S3 Leitlinie

Nationale VersorgungsLeitlinie **Unipolare Depression**

DGPPN
BÄK, KBV, AWMF

S3-Leitlinie/Nationale VersorgungsLeitlinie

Unipolare Depression

2. Auflage

AWMF-Register-Nr.: nvl-005

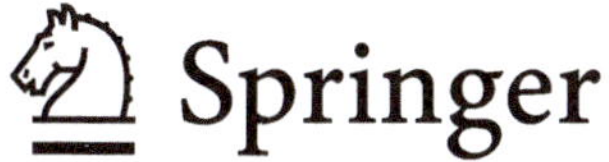

Redaktion:
Prof. Dr. med. Dr. phil. Martin Härter, Institut und Poliklinik für Medizinische Psychologie, Universitätsklinikum Hamburg-Eppendorf
Dr. med. Susanne Schorr, Ärztliches Zentrum für Qualität in der Medizin (ÄZQ), Berlin
Prof. Dr. med. Dr. rer. soc. Frank Schneider, Klinik für Psychiatrie, Psychotherapie und Psychosomatik, Uniklinik RWTH Aachen sowie Institut für Neurowissenschaften und Medizin, Forschungszentrum Jülich

Ergänzungen und Modifikationen der Leitlinie sind über die Webseite www.depression.versorgungsleitlinien.de zugänglich.

Bitte beachten Sie, dass nur die unter www.versorgungsleitlinien.de enthaltenen Dokumente des Programms für Nationale VersorgungsLeitlinien durch die Träger des NVL-Programms autorisiert und damit gültig sind. Bei NVL-Dokumenten, die Sie von anderen Webseiten beziehen, übernehmen wir keine Verantwortung für deren Gültigkeit.

ISBN 978-3-662-52905-8 978-3-662-52906-5 (eBook)
DOI 10.1007/978-3-662-52906-5

Die Deutsche Nationalbibliothek verzeichnet diese Publikation in der Deutschen Nationalbibliografie; detaillierte bibliografische Daten sind im Internet über http://dnb.d-nb.de abrufbar.

Springer

Umschlaggestaltung: deblik Berlin

Gedruckt auf säurefreiem und chlorfrei gebleichtem Papier

Springer ist Teil von Springer Nature
Die eingetragene Gesellschaft ist Springer-Verlag GmbH Germany
Die Anschrift der Gesellschaft ist: Heidelberger Platz 3, 14197 Berlin, Germany

Herausgeber der S3-Leitlinie/Nationale VersorgungsLeitlinie Unipolare Depression

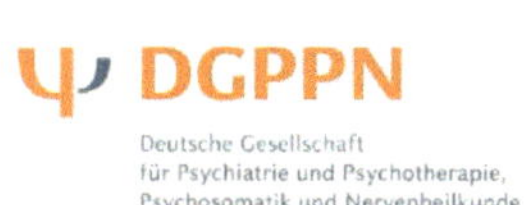

Deutsche Gesellschaft für Psychiatrie und Psychotherapie, Psychosomatik und Nervenheilkunde

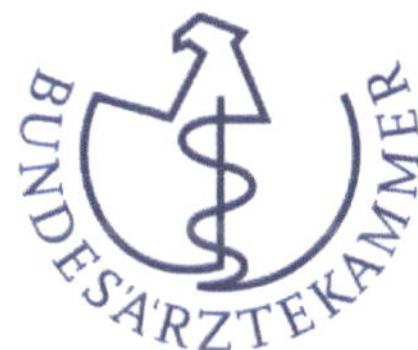

Bundesärztekammer

Kassenärztliche Bundesvereinigung

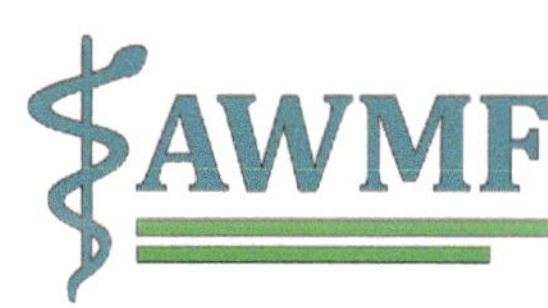

Arbeitsgemeinschaft der Wissenschaftlichen Medizinischen Fachgesellschaften

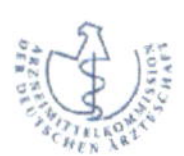

Arzneimittelkommission der deutschen Ärzteschaft (AkdÄ)

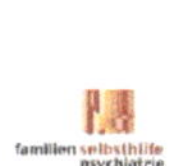

Bundesverband der Angehörigen psychisch Kranker (BApK)

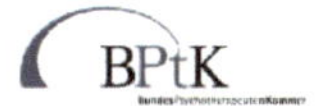

Bundespsychotherapeutenkammer (beratend) (BPtK)

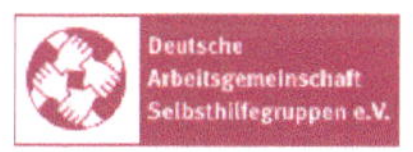

Deutsche Arbeitsgemeinschaft Selbsthilfegruppen (DAGSHG)

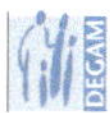

Deutsche Gesellschaft für Allgemeinmedizin und Familienmedizin (DEGAM)

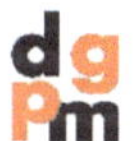

Deutsche Gesellschaft für Psychosomatische Medizin und Ärztliche Psychotherapie (DGPM)

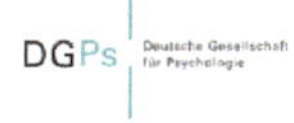

Deutsche Gesellschaft für Psychologie (DGPs)

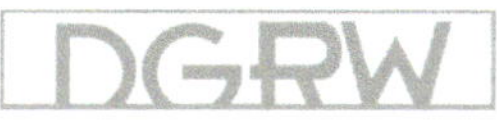

Deutsche Gesellschaft für Rehabilitationswissenschaften (DGRW)

Am Konsensprozess beteiligt und mitgetragen von

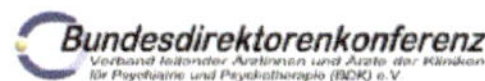

Bundesdirektorkonferenz psychiatrischer Krankenhäuser (und Arbeitskreis Depressionsstationen) (BDK)

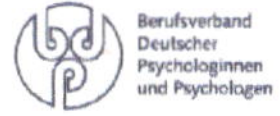

Berufsverband Deutscher Psychologinnen und Psychologen (BDP)

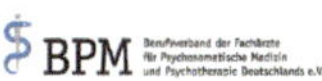

Berufsverband der Fachärzte für Psychosomatische Medizin und Psychotherapie Deutschlands (BPM)

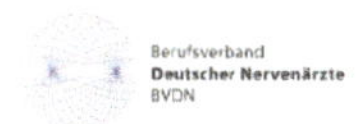

Berufsverband Deutscher Nervenärzte (BVDN)

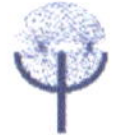

Berufsverband Deutscher Psychiater (BVDP)

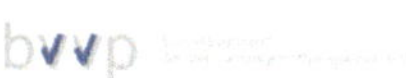

Berufsverband der Vertragspsychotherapeuten (BVVP)

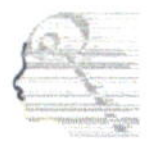

Chefarztkonferenz psychosomatisch-psychotherapeutischer Krankenhäuser und Abteilungen

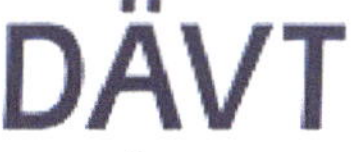

Deutsche Ärztliche Gesellschaft für Verhaltenstherapie (DÄVT)

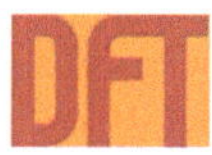

Deutsche Fachgesellschaft für tiefenpsychologisch fundierte Psychotherapie (DFT)

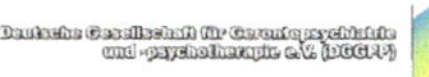

Deutsche Gesellschaft für Gerontopsychiatrie und -psychotherapie (DGGPP)

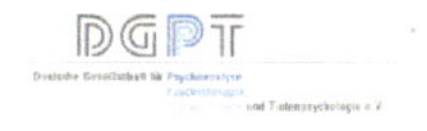

Deutsche Gesellschaft für Psychoanalyse, Psychotherapie, Psychosomatik und Tiefenpsychologie (DGPT)

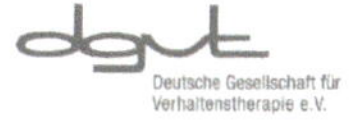

Deutsche Gesellschaft für Verhaltenstherapie (DGVT)

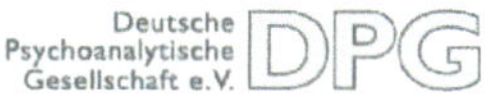

Deutsche Psychoanalytische Gesellschaft (DPG)

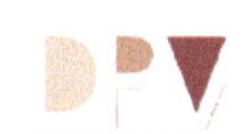

Deutsche Psychoanalytische Vereinigung (DPV)

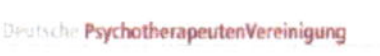

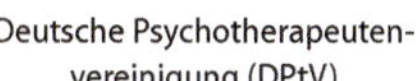

Deutsche Psychotherapeutenvereinigung (DPtV)

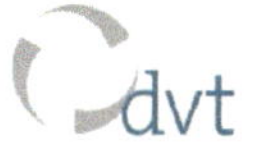

Deutsche Fachverband für Verhaltenstherapie (DVT)

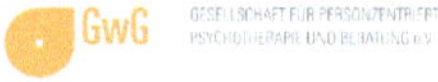

Gesellschaft für Personzentrierte Psychotherapie und Beratung (GwG)

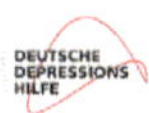

Stiftung Deutsche Depressionshilfe

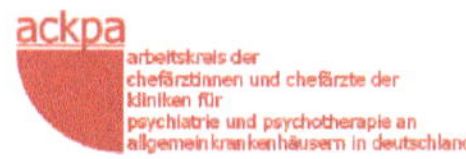

Arbeitskreis für Chefärztinnen und Chefärzte der Kliniken für Psychiatrie und Psychotherapie an Allgemeinkrankenhäusern in Deutschland (ackpa)

Impressum

Herausgeber

Die Leitlinie ***Unipolare Depression*** wurde von der **Deutschen Gesellschaft für Psychiatrie und Psychotherapie, Psychosomatik und Nervenheilkunde (DGPPN)** als S3-Leitlinie initiiert und koordiniert und wird gemeinsam von den beteiligten Organisationen inklusive Bundesärztekammer, Kassenärztlicher Bundesvereinigung, Arbeitsgemeinschaft der Wissenschaftlichen Medizinischen Fachgesellschaften und der DGPPN als kombinierte S3-Leitlinie/ Nationale VersorgungsLeitlinie herausgegeben.

Verantwortliche Organisationen

Deutsche Gesellschaft für Psychiatrie und Psychotherapie, Psychosomatik und Nervenheilkunde (DGPPN)	www.dgppn.de	Federführung für S3-Leitlinie
Bundesärztekammer (BÄK) Arbeitsgemeinschaft der Deutschen Ärztekammern	www.baek.de	
Kassenärztliche Bundesvereinigung (KBV)	www.kbv.de	
Arbeitsgemeinschaft der Wissenschaftlichen Medizinischen Fach gesellschaften (AWMF)	www.awmf-online.de	
Arzneimittelkommission der deutschen Ärzteschaft (AkdÄ)	www.akdae.de	
Bundespsychotherapeutenkammer (beratend) (BPtK)	www.bptk.de	
Bundesverband der Angehörigen psychisch Kranker (BApK)	www.bapk.de	
Deutsche Arbeitsgemeinschaft Selbsthilfegruppen (DAG SHG)	www.dag-selbsthilfegruppen.de	
Deutsche Gesellschaft für Allgemeinmedizin und Familienmedizin (DEGAM)	www.degam.de	
Deutsche Gesellschaft für Psychosomatische Medizin und Ärztliche Psychotherapie (DGPM)	www.dgpm.de	
Deutsche Gesellschaft für Psychologie (DGPs)	www.dgps.de	
Deutsche Gesellschaft für Rehabilitationswissenschaften (DGRW)	www.dgrw-online.de	

Am Konsensprozess beteiligt und mitgetragen von

Arbeitskreis für Chefärztinnen und Chefärzte der Kliniken für Psychiatrie und Psychotherapie an Allgemeinkrankenhäusern in Deutschland (ACKPA)	www.ackpa.de
Bundesdirektorenkonferenz psychiatrischer Krankenhäuser (und Arbeitskreis Depressionsstationen) (BDK)	www.bdk-deutschland.de
Berufsverband Deutscher Psychologinnen und Psychologen (BDP)	www.bdp-verband.org
Berufsverband der Fachärzte für Psychosomatische Medizin und Psychotherapie Deutschlands (BPM)	www.bpm-ev.de
Berufsverband Deutscher Nervenärzte (BVDN)	www.bv-nervenarzt.de
Berufsverband Deutscher Psychiater (BVDP)	www.bv-psychiater.de
Bundesverband der Vertragspsychotherapeuten (BVVP)	www.bvvp.de
Chefarztkonferenz psychosomatisch-psychotherapeutischer Krankenhäuser und Abteilungen (CPKA)	www.cpka.de
Deutsche Ärztliche Gesellschaft für Verhaltenstherapie (DÄVT)	www.daevt.de
Deutsche Fachgesellschaft für tiefenpsychologisch fundierte Psychotherapie (DFT)	www.dft-online.de

Deutsche Gesellschaft für Gerontopsychiatrie und -psychotherapie (DGGPP)	www.dggpp.de
Deutsche Gesellschaft für Psychoanalyse, Psychotherapie, Psychosomatik und Tiefenpsychologie (DGPT)	www.dgpt.de
Deutsche Gesellschaft für Verhaltenstherapie (DGVT)	www.dgvt.de
Deutsche Psychoanalytische Gesellschaft (DPG)	www.dpg-psa.de
Deutsche Psychoanalytische Vereinigung (DPV)	www.dpv-psa.de
Deutsche Psychotherapeutenvereinigung (DPtV)	www.dptv.de
Deutscher Fachverband für Verhaltenstherapie (DVT)	www.verhaltenstherapie.de
Gesellschaft für Personzentrierte Psychotherapie und Beratung (GwG)	www.gwg-ev.org
Stiftung Deutsche Depressionshilfe	www.deutsche-depressionshilfe.de

Verantwortlich für die S3-Leitlinie

Deutsche Gesellschaft für Psychiatrie und Psychotherapie, Psychosomatik und Nervenheilkunde (DGPPN), vertreten durch Prof. Dr. Dr. Frank Schneider (Klinik für Psychiatrie, Psychotherapie und Psychosomatik, Uniklinik RWTH Aachen) und Prof. Dr. Dr. Martin Härter (Universitätsklinikum Hamburg-Eppendorf, Institut und Poliklinik für Medizinische Psychologie).

Koordination und Redaktion

Prof. Dr. Dr. Martin Härter, Dr. phil. Alessa Jansen, PD Dr. phil. Levente Kriston – Universitätsklinikum Hamburg-Eppendorf, Institut und Poliklinik für Medizinische Psychologie
Prof. Dr. Stefan Leucht – Klinikum rechts der Isar, Klinik für Psychiatrie und Psychotherapie der TU-München
Prof. Dr. Mathias Berger – Universitätsklinikum Freiburg, Abteilung für Psychiatrie und Psychotherapie

Methodische Unterstützung des Koordinations- und Redaktionsteams und Moderation

Dr. med. Monika Nothacker – Arbeitsgemeinschaft der Wissenschaftlichen Medizinischen Fachgesellschaften (AWMF)
Dr. med. Carmen Khan (bis Januar 2015), Dr. Susanne Schorr, Corinna Schaefer (ab Januar 2015) – Ärztliches Zentrum für Qualität in der Medizin (ÄZQ)

Verantwortlich für die Nationale VersorgungsLeitlinie

Ärztliches Zentrum für Qualität in der Medizin (ÄZQ)
(Gemeinsame Einrichtung von Bundesärztekammer und Kassenärztlicher Bundesvereinigung)
im Auftrag von BÄK, KBV, AWMF

KORRESPONDENZ

ÄZQ – Redaktion Nationale VersorgungsLeitlinien
TiergartenTower, Straße des 17. Juni 106-108, 10623 Berlin
Tel.: 030-4005-2508 – Fax: 030-4005-2555
E-Mail: versorgungsleitlinien@azq.de
Internet: www.versorgungsleitlinien.de
– Kommentare und Änderungsvorschläge bitte nur an diese Adresse –

GÜLTIGKEITSDAUER UND FORTSCHREIBUNG

Die 2. Auflage der NVL/S3-Leitlinie Unipolare Depression wurde am 16. November 2015 durch die Träger des NVL-Programms verabschiedet und ist bis zur nächsten Überarbeitung bzw. spätestens bis November 2020 gültig.

Verantwortlich für die kontinuierliche Fortschreibung, Aktualisierung und Disseminierung ist das Ärztliche Zentrum für Qualität in der Medizin (ÄZQ) gemeinsam mit der Leitlinien-Kommission der Arbeitsgemeinschaft der Wissenschaftlichen Medizinischen Fachgesellschaften (AWMF).

Fassungen der Leitlinie

In der vorliegenden Fassung der S3-Leitlinie/NVL **Unipolare Depression** ist die Langfassung und der Leitlinienreport enthalten. Weitere Fassungen und ergänzende Materialien sind unter www.depression.versorgungsleitlinien.de verfügbar.

EXPERTENKOMITEE (ALPHABETISCH)

Mitglieder der NVL-Steuergruppe
Dr. med. Ingrid Bräunlich (BApK)
Prof. Dr. med. Tom Bschor (AkdÄ)
Prof. Dr. med. Dipl.-Päd. Jochen Gensichen, MPH (DEGAM)
Prof. Dr. phil. Martin Hautzinger (Vertretung: Prof. Dr. sc. hum. Christine Kühner) (DGPs)
Dipl.-Psych. Jürgen Matzat (DAG SHG)
Prof. Dr. phil. Rainer Richter (BPtK)
Prof. Dr. med. Henning Schauenburg (DGPM)
Prof. Dr. med. Dr. rer. soc. Frank Schneider (DGPPN)
Prof. Dr. phil. Holger Schulz (DGRW)

Mitglieder der Konsensgruppe

Dr. Frank Bergmann (BVDN)
Prof. Dr. Heinz Böker (DPV)
Prof. Dr. Matthias Franz (DPG)
Prof. Dr. Hans Gutzmann (DGGPP)
Dr. Christian Kieser (ACKPA)
Dipl.-Psych. Christa Leiendecker (DGPT)
Prof. Dr. Hans-Jürgen Luderer (GwG)
Dr. Herbert Menzel (BPM)
Dr. Wolfgang Merkle (CPKA)
Dipl.-Psych. Rudi Merod (DGVT)
PD Dr. Thomas Messer (DÄVT)
Inge Neiser (BDP)
Dr. Cornelia Rabe-Menssen (DPtV)
Prof. Dr. Peter Schönknecht (Stiftung Deutsche Depressionshilfe)
Prof. Dr. Ulrich Schweiger (DVT)
Dr. Regine Simon (BVVP)
Prof. Dr. Karin Tritt (DFT)
Prof. Dr. Manfred Wolfersdorf (BDK)
Dr. Christian Vogel (BVDP)

Weitere Autoren

Neben den Mitgliedern der Steuergruppe haben außerdem folgende Experten an einzelnen Kapiteln mitgewirkt:
Prof. Dr. Harald Baumeister, Freiburg/Ulm (somatische Komorbidität)
PD Dr. Isaac Bermejo, Freiburg (transkulturelle Aspekte)
Prof. Dr. Martin Bohus, Mannheim (psychische Komorbidität)
Prof. Dr. Michael Grözinger, Aachen (EKT)
Prof. Dr. Ute Habel, Aachen (zyklusassoziierte Störungen)
Dipl.-Psych. Timo Harfst, Berlin (systemische Therapie)
Dr. Karsten Henkel, Aachen (körperliches Training)
Prof. Dr. Michael Hüll, Freiburg/Emmendingen (Pharmakotherapie im Alter)
Ramona Meister, MSc, Hamburg (Nebenwirkungen in der Psychotherapie)
PD Dr. Frank Padberg, München (TMS)
Prof. Dr. Ingo Vernaleken, Aachen (somatische Komorbidität)

Besonderer Hinweis:
Die Medizin unterliegt einem fortwährenden Entwicklungsprozess, so dass alle Angaben, insbesondere zu diagnostischen und therapeutischen Verfahren, immer nur dem Wissensstand zur Zeit der Drucklegung der VersorgungsLeitlinie entsprechen können. Hinsichtlich der angegebenen Empfehlungen zur Therapie und der Auswahl sowie Dosierung von Medikamenten wurde die größtmögliche Sorgfalt beachtet. Gleichwohl werden die Benutzer aufgefordert, die Beipackzettel und Fachinformationen der Hersteller zur Kontrolle heranzuziehen und im Zweifelsfall einen Spezialisten zu konsultieren. Fragliche Unstimmigkeiten sollen bitte im allgemeinen Interesse der NVL-Redaktion mitgeteilt werden.

Der Benutzer selbst bleibt verantwortlich für jede diagnostische und therapeutische Applikation, Medikation und Dosierung.
In dieser VersorgungsLeitlinie sind eingetragene Warenzeichen (geschützte Warennamen) nicht besonders kenntlich gemacht. Es kann also aus dem Fehlen eines entsprechenden Hinweises nicht geschlossen werden, dass es sich um einen freien Warennamen handelt.

Inhaltsverzeichnis

Methodik

Einführung

Als gemeinsames Produkt eines von der Deutschen Gesellschaft für Psychiatrie und Psychotherapie, Psychosomatik und Nervenheilkunde (DGPPN) initiierten Projektes zur Erarbeitung einer S3-Leitlinie und eines Auftrages im Rahmen des **Programms für Nationale VersorgungsLeitlinien (NVL)** von Bundesärztekammer (BÄK), Kassenärztlicher Bundesvereinigung (KBV) und Arbeitsgemeinschaft der Wissenschaftlichen Medizinischen Fachgesellschaften (AWMF) haben die zuständigen Fachgesellschaften und Organisationen die S3-Leitlinie/Nationale VersorgungsLeitlinie **Unipolare Depression** 2009 erarbeitet und konsentiert. Es handelte sich um das erste Leitlinienprojekt, das zeitgleich als **S3-Leitlinie und NVL** entsprechend den unten näher beschriebenen Anforderungen und Angaben realisiert wurde. Die Revision der vorliegenden Leitlinie wurde von Oktober 2013 – Oktober 2015 im Rahmen eines von der Deutschen Gesellschaft für Psychiatrie und Psychotherapie, Psychosomatik und Nervenheilkunde (DGPPN) finanzierten Projektes erarbeitet und konsentiert.

Dieser Konsens kam durch Einigung von Experten der **Arzneimittelkommission der deutschen Ärzteschaft (AkdÄ)**, der **Deutschen Gesellschaft für Allgemeinmedizin und Familienmedizin (DEGAM)**, der **Deutschen Gesellschaft für Psychosomatische Medizin und Ärztliche Psychotherapie (DGPM)**, der **Deutschen Gesellschaft für Psychiatrie und Psychotherapie, Psychosomatik und Nervenheilkunde (DGPPN)**, der **Deutschen Gesellschaft für Psychologie (DGPs)**, der **Deutschen Gesellschaft für Rehabilitationswissenschaften (DGRW)**, der **Bundesdirektorenkonferenz psychiatrischer Krankenhäuser (und Arbeitskreis Depressionsstationen) (BDK)**, des **Berufsverbandes Deutscher Psychologinnen und Psychologen (BDP)**, des **Berufsverbandes der Fachärzte für Psychosomatische Medizin und Psychotherapie Deutschlands (BPM)**, des **Berufsverbandes Deutscher Nervenärzte (BVDN)**, des **Berufsverbandes Deutscher Psychiater (BVDP)**, des **Bundesverbandes der Vertragspsychotherapeuten (BVVP)**, der **Chefarztkonferenz der psychosomatisch-psychotherapeutischen Krankenhäuser und Abteilungen (ACKPA)**, der **Deutschen Ärztlichen Gesellschaft für Verhaltenstherapie (DÄVT)**, der **Deutschen Fachgesellschaft für tiefenpsychologisch fundierte Psychotherapie (DFT)**, der **Deutschen Gesellschaft für Gerontopsychiatrie und -psychotherapie (DGGPP)**, der **Deutschen Gesellschaft für Psychoanalyse, Psychotherapie, Psychosomatik und Tiefenpsychologie (DGPT)**, der **Deutschen Gesellschaft für Verhaltenstherapie (DGVT)**, der **Deutschen Psychoanalytischen Gesellschaft (DPG)**, der **Deutschen Psychoanalytischen Vereinigung (DPV)**, des **Deutschen Fachverbandes für Verhaltenstherapie (DVT)**, der **Gesellschaft für Personzentrierte Psychotherapie und Beratung (GwG)**, der **Stiftung Deutsche Depressionshilfe** sowie der **Deutschen Psychotherapeutenvereinigung** zustande. Die direkte Beteiligung von Patienten am Entstehungsprozess und bei der Konsentierung wurde durch die Mitwirkung von PatientenvertreterInnen der **Deutschen Arbeitsgemeinschaft Selbsthilfegruppen (DAG SHG)** sowie des **Bundesverbandes der Angehörigen psychisch Kranker (BApK)** gewährleistet.

Die **Bundespsychotherapeutenkammer (BPtK)** und das Ärztliche Zentrum für Qualität in der Medizin **(ÄZQ)** beteiligten sich beratend bei der Entwicklung der S3-Leitlinie/Nationalen VersorgungsLeitlinie ***Unipolare Depression***.

Der Revisionsprozess wurde durch die **Klinik für Psychiatrie, Psychotherapie und Psychosomatik an der Uniklinik RWTH Aachen**, das **Institut und die Poliklinik für Medizinische Psychologie des Universitätsklinikums Hamburg-Eppendorf** sowie durch das Ärztliche Zentrum für Qualität in der Medizin (ÄZQ) von Oktober 2013 bis November 2015 organisiert.

Die grundlegende methodische Vorgehensweise ist im Methodenreport des NVL-Programms [213] und im Regelwerk der AWMF (www.awmf.org) beschrieben. Hintergründe und Verfahren der Patientenbeteiligung am NVL-Programm sind im Handbuch zur Patientenbeteiligung dargestellt [215].

Zielsetzung, Anwendungsbereich und Adressaten

Zielsetzung

Depressive Störungen gehören zu den häufigsten Beratungsanlässen und Erkrankungen in der Versorgung [52]. Die Erforschung der Behandlungsmöglichkeiten hat in den vergangenen Jahren deutliche Fortschritte gemacht, dennoch bestehen in allen Bereichen der Versorgung von Patienten mit Depression Optimierungspotenziale, insbesondere hinsichtlich einer abgestuften und vernetzten Versorgung zwischen haus-, fachärztlicher und psychotherapeutischer Behandlung sowie der Indikationsstellung für ambulante und stationäre Behandlungsmaßnahmen und deren Abstimmung. Auf Seiten der behandelnden Akteure und der Patienten bestehen nicht selten Vorbehalte gegenüber evidenzbasierten Therapieverfahren, wie Pharmako- oder Psychotherapie, die eine adäquate und suffiziente Behandlung erschweren [583].

Konkret sollen mit der Revision der S3-Leitlinie/Nationalen VersorgungsLeitlinie Unipolare Depression folgende Ziele angestrebt werden:

- die Erkennung, Diagnostik und Behandlung von Depressionen in Deutschland zu verbessern;
- Schlüsselempfehlungen zu prioritären Versorgungsproblemen zwischen allen an der Versorgung beteiligten Gruppen unter Einbeziehung von Patienten- und Angehörigenvertretern abzustimmen, darzulegen und zu implementieren;
- die Empfehlungen entsprechend dem besten Stand der wissenschaftlichen Erkenntnisse unter Berücksichtigung der Kriterien der Evidenzbasierten Medizin zu formulieren und zu aktualisieren;
- durch Einbeziehung aller an der Versorgung beteiligten Professionen, Organisationen und Patienten sowie dem darauf beruhenden umfassenden Konsens eine effektive Verbreitung und Umsetzung der Empfehlungen zu ermöglichen;
- die Versorgungsabläufe für depressive Erkrankungen über die verschiedenen Bereiche darzustellen, die dabei entstehenden Entscheidungssituationen zu benennen und das jeweilige Vorgehen der Wahl zu definieren;
- spezifische Empfehlungen hinsichtlich der Abstimmung und Koordination der Versorgung aller beteiligten Fachdisziplinen und weiteren Fachberufe im Gesundheitswesen zu geben;
- Besonderheiten des deutschen Gesundheitswesens zu identifizieren und darin begründete Prozessempfehlungen unter Berücksichtigung internationaler Literatur zu formulieren;
- Barrieren der Umsetzung der Leitlinien-Empfehlungen zu identifizieren und Lösungswege aufzuzeigen;
- auf die systematische Berücksichtigung der im Rahmen des Programms erstellten Empfehlungen in der Aus-, Fort- und Weiterbildung und in Qualitätsmanagementsystemen hinzuwirken.

Adressaten und Anwendungsbereich

Der Geltungsbereich dieser Leitlinie bezieht sich auf **unipolare depressive Störungen**, d. h. **depressive Episoden** (F32), **rezidivierende depressive Störungen** (F33), **anhaltende affektive Störungen** (hier nur: **Dysthymie**, F34.1), **sonstige affektive Störungen** (hier nur: **rezidivierende kurze depressive Störung**, F38.1) und **zyklusassoziierte depressive Störungen** (hier nur: **Depressionen in der Peripartalzeit, prämenstruelle dysphorische Störung** und **Depressionen in der Perimenopause**), jeweils ab einem Behandlungsalter von 18 Jahren.

- **Die Empfehlungen der Leitlinie richten sich an:**
  - alle Berufsgruppen, die mit der Erkennung, Diagnostik und Behandlung von Patienten mit unipolarer Depression befasst sind: Hausärzte (Fachärzte für Allgemeinmedizin bzw. hausärztlich tätige Fachärzte für Innere Medizin, praktische Ärzte), Fachärzte für Psychiatrie und Psychotherapie bzw. Nervenheilkunde, Fachärzte für Psychosomatische Medizin und Psychotherapie, Ärzte mit Zusatzbezeichnung Psychotherapie und Psychoanalyse, Psychologische Psychotherapeuten, behandlungsergänzende Fachberufe (z. B. Gesundheitsfachberufe wie Fachkrankenpfleger für Psychiatrie, Ergotherapeuten und Sozialarbeiter/Sozialpädagogen);
  - Kinder- und Jugendlichenpsychotherapeuten sowie Kinder- und Jugendpsychiater (sofern eine Behandlung vor dem 19. Lebensjahr begonnen wurde) zur Orientierung und Harmonisierung der Transition; die vorliegende NVL adressiert Depression im Kinder- und Jugendalter explizit nicht, dazu gibt es eine eigene S3-Leitlinie, AWMF Reg.Nr. 028–043.
  - Fachkrankenhäuser und Fachabteilungen für Psychiatrie, Psychotherapie, Akut- und Rehabilitationskliniken für psychosomatische Medizin sowie andere Rehabilitationseinrichtungen;
  - an unipolaren depressiven Störungen erkrankte Erwachsene und deren Angehörige;
  - Entscheidungsträger im Gesundheitswesen;
  - die Öffentlichkeit zur Information über evidenzbasierte diagnostische/therapeutische Vorgehensweisen.

- **Darüber hinaus richtet sie sich zusätzlich auch an:**
  - die Vertragsverantwortlichen von »Strukturierten Behandlungsprogrammen« und »Integrierten Versorgungsverträgen« sowie
  - die medizinischen wissenschaftlichen Fachgesellschaften und andere Herausgeber von Leitlinien, deren Leitlinien ihrerseits die Grundlage für NVL bilden.

Bei dieser Leitlinie handelt es sich – *ebenso wie bei jeder anderen medizinischen Leitlinie* – explizit nicht um eine Richtlinie im Sinne einer Regelung des Handelns oder Unterlassens, die von einer rechtlich legitimierten Institution konsentiert, schriftlich fixiert und veröffentlicht wurde, für den Rechtsraum dieser Institution verbindlich ist und deren Nichtbeachtung definierte Sanktionen nach sich zieht [214, 397].

Eine Leitlinie wird erst dann wirksam, wenn ihre Empfehlungen bei der individuellen Patientenversorgung Berücksichtigung finden. Sie muss vor ihrer Verwendung bei einem individuellen Behandlungsfall hinsichtlich ihrer Anwendbarkeit auf regionaler oder lokaler Ebene überprüft und gegebenenfalls angepasst werden.

Die Entscheidung darüber, ob einer bestimmten Empfehlung gefolgt werden soll, muss unter Berücksichtigung der beim individuellen Patienten vorliegenden Gegebenheiten und der verfügbaren Ressourcen getroffen werden [214, 397].

Zusammensetzung des Leitlinien-Gremiums

Das Leitliniengremium wurde **multidisziplinär unter Beteiligung von Patienten- und Angehörigenvertretern** zusammengesetzt (■ Abbildung 1). Der gemeinsamen Entwicklung der S3-Leitlinie und der NVL wurde in Form **unterschiedlich zusammengesetzter Gremien** (Untergruppen) Rechnung getragen. Die Aufteilung erwies sich dabei als für den gesamten Erstellungsprozess hilfreich und zielführend. Die grundsätzliche Organisationsstruktur die bei der Erstellung der ersten Version der Leitlinie entwickelt wurde, wurde für den Revisionsprozess beibehalten.

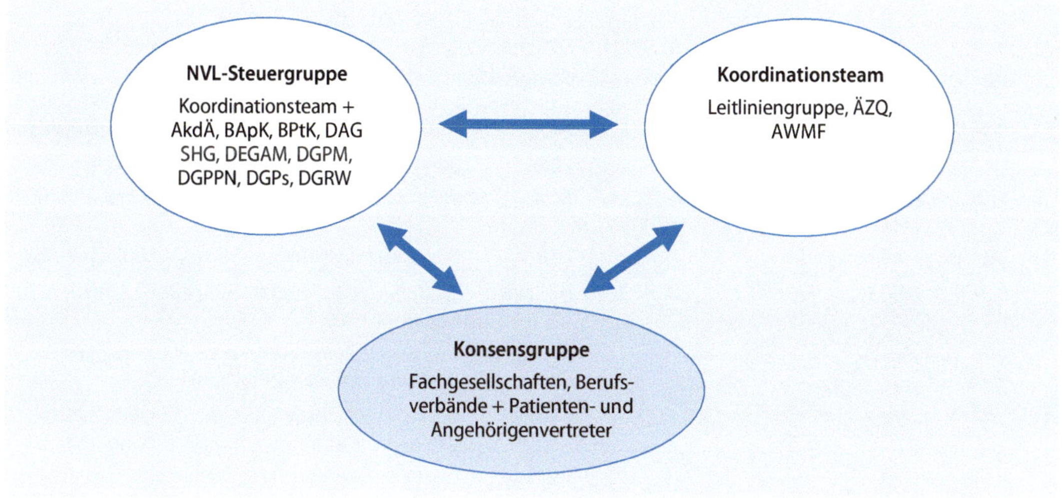

Abbildung 1 Organigramm der Erstellung der S3-Leitlinie bzw. Nationalen VersorgungsLeitlinie »Unipolare Depression«

Konsensgruppe

Die an der Versorgung von erwachsenen Patienten mit unipolarer Depression maßgeblich beteiligten Fachgesellschaften, Berufsverbände, Patienten- und Angehörigenorganisationen wurden durch das Koordinationsteam des S3-Leitlinien-Verfahrens (Tabelle 2) angesprochen und um Entsendung von Mandatsträgern in die Konsensgruppe gebeten (Tabelle 1). Dabei wurden alle Fachgesellschaften, Berufsverbände, Patienten- und Angehörigenorganisationen kontaktiert, die auch bei der Entwicklung der ersten Version der Leitlinie beteiligt waren. Mit Ausnahme des Deutschen Hausärzteverbandes, der seine Interessen durch die Deutsche Gesellschaft für Allgemeinmedizin und Familienmedizin (DEGAM) vertreten ließ und des Kompetenznetzes Depression, welches durch die Nachfolgeorganisation Stiftung Deutsche Depressionshilfe vertreten wurde, waren alle Beteiligten erneut bereit, an der Revision der Leitlinie mitzuwirken.

Die Leitung des gesamten Revisionsprozesses oblag Prof. Dr. Dr. Frank Schneider (Aachen) und Prof. Dr. Dr. Martin Härter (Hamburg). Jede beteiligte Fachgesellschaft, jeder Berufsverband, jede Organisation hatte **im formalen Konsensusverfahren eine Stimme**. Ausgenommen hiervon waren die Vertreter der Bundespsychotherapeutenkammer (BPtK), die analog dem Koordinationsteam (Redaktionsteam, Vertreter Ärztliches Zentrum für Qualität in der Medizin (ÄZQ) und Vertreterin Arbeitsgemeinschaft der Wissenschaftlichen Medizinischen Fachgesellschaften (AWMF)) eine beratende Funktion einnahmen. Die Benennung des Stimmberechtigten und die Abgabe der Voten erfolgten im Einvernehmen mit den von der jeweiligen Fachgesellschaft bzw. Organisation entsandten Repräsentanten.

Es fand ein gemeinsames Treffen im Januar 2015 der Leitlinien-Konsensrunde statt, welches von Prof. Dr. Dr. Frank Schneider (Aachen) und Prof. Dr. Dr. Martin Härter (Hamburg) mit Unterstützung von Dr. Carmen Khan (ÄZQ) und Dr. Monika Nothacker (AWMF) moderiert wurde. Empfehlungen und Statements wurden in dieser Sitzung durch einen Nominalen Gruppenprozess (NGP) konsentiert, Empfehlungen und Statements, die nicht in dieser Sitzung abgestimmt werden konnten, wurden anschließend per Mail konsentiert.

Tabelle 1 Beteiligte Mitglieder der Konsensrunde (grau unterlegt sind die Mitglieder der Steuergruppe)

Vertreter	Stellvertreter	Fachgesellschaft/Organisation	
Prof. Dr. Tom Bschor		AkdÄ	Arzneimittelkommission der deutschen Ärzteschaft
Dr. Ingrid Bräunlich		BApK	Bundesverband der Angehörigen psychisch Kranker
Prof. Dr. Rainer Richter	Dipl.-Psych. Timo Harfst	BPtK	Bundespsychotherapeutenkammer (beratend)
Dipl.-Psych. Jürgen Matzat		DAGSHG	Deutsche Arbeitsgemeinschaft Selbsthilfegruppen
Prof. Dr. Jochen Gensichen		DEGAM	Deutsche Gesellschaft für Allgemeinmedizin und Familienmedizin
Prof. Dr. Henning Schauenburg		DGPM	Deutsche Gesellschaft für Psychosomatische Medizin und Ärztliche Psychotherapie
Prof. Dr. Dr. Frank Schneider		DGPPN	Deutsche Gesellschaft für Psychiatrie und Psychotherapie, Psychosomatik und Nervenheilkunde
Prof. Dr. Martin Hautzinger	Prof. Dr. Christine Kühner	DGPs	Deutsche Gesellschaft für Psychologie
Prof. Dr. Holger Schulz		DGRW	Deutsche Gesellschaft für Rehabilitationswissenschaften
Dr. Christian Kieser		ACKPA	Arbeitskreis für Chefärztinnen und Chefärzte der Kliniken für Psychiatrie und Psychotherapie an Allgemeinkrankenhäusern in Deutschland
Dr. Wolfgang Merkle		CKPA	Chefarztkonferenz der psychosomatisch-psychotherapeutischen Krankenhäuser und Abteilungen
Prof. Dr. Manfred Wolfersdorf		BDK	Bundesdirektorenkonferenz psychiatrischer Krankenhäuser (und Arbeitskreis Depressionsstationen)
Dipl.-Psych. Inge Neiser		BDP	Berufsverband Deutscher Psychologinnen und Psychologen
Dr. Herbert Menzel		BPM	Berufsverband der Fachärzte für Psychosomatische Medizin und Psychotherapie Deutschlands
Dr. Frank Bergmann		BVDN	Berufsverband Deutscher Nervenärzte
Dr. Christian Vogel		BVDP	Berufsverband Deutscher Psychiater
Dr. Regine Simon		BVVP	Bundesverband der Vertragspsychotherapeuten
PD Dr. Thomas Messer		DÄVT	Deutsche Ärztliche Gesellschaft für Verhaltenstherapie
Prof. Dr. Karin Tritt		DFT	Deutsche Fachgesellschaft für tiefenpsychologisch fundierte Psychotherapie
Prof. Dr. Heinz Gutzmann		DGGPP	Deutsche Gesellschaft für Gerontopsychiatrie und -psychotherapie
Dipl.-Psych Christa Leiendecker		DGPT	Deutsche Gesellschaft für Psychoanalyse, Psychotherapie, Psychosomatik und Tiefenpsychologie
Dipl.-Psych. Rudi Merod		DGVT	Deutsche Gesellschaft für Verhaltenstherapie
Prof. Dr. Matthias Franz		DPG	Deutsche Psychoanalytische Gesellschaft
Prof. Dr. Heinz Böker		DPV	Deutsche Psychoanalytische Vereinigung
Prof. Dr. Ulrich Schweiger		DVT	Deutscher Fachverband für Verhaltenstherapie
Prof. Dr. Hans-Jürgen Luderer		GwG	Gesellschaft für Personzentrierte Psychotherapie und Beratung
Prof. Dr. Peter Schönknecht			Stiftung Depressionshilfe
Dr. Cornelia Rabe-Menssen		DPtV	Deutsche Psychotherapeutenvereinigung Vereinigung

Steuergruppe

Die an der Versorgung von erwachsenen Patienten mit unipolarer Depression maßgeblich beteiligten Fachgesellschaften wurden nach der Entscheidung zu einer gemeinsamen Entwicklung der S3-Leitlinie und der NVL bei der Erstellung der ersten Version der Leitlinie Unipolare Depression um Entsendung von Mandatsträgern in die **NVL-Expertengruppe (Steuergruppe)** gebeten, bzw. darum, den in der Konsensgruppe vertretenen Personen ein Mandat für die Steuergruppe zu erteilen. Die Nominierung lag im Verantwortungsbereich der angesprochenen wissenschaftlichen Fachgesellschaften. Berufsverbände und Vertreter von Krankenhäusern sind generell an der Entwicklung Nationaler VersorgungsLeitlinien nicht beteiligt. Im Rahmen dieses Verfahrens wurde die Bundespsychotherapeutenkammer (BPtK) gebeten, einen beratenden Vertreter für die Steuergruppe zu benennen. Stimmberechtigt war jeweils ein Repräsentant jeder beteiligten Fachgesellschaft bzw. Organisation (AkdÄ, BApK, DAGSHG, DEGAM, DGPM, DGPPN, DGPs, DGRW), analog der Regelung in der Leitlinien-Konsensrunde. Die Mitglieder der Koordinationsgruppe sowie die Bundespsychotherapeutenkammer (BPtK) waren nicht stimmberechtigt. Insgesamt fanden im Zeitraum von November 2013 bis Oktober 2014 fünf Treffen der Leitlinien-Steuergruppe statt, die von Prof. Dr. Dr. Frank Schneider (Aachen) und Prof. Dr. Dr. Martin Härter (Hamburg) moderiert wurden.

Die Unterteilung von Steuer- und Konsensgruppe wurde bei der Revision der Leitlinie aufrechterhalten und auch die Verteilung der Mandate wurde beim Revisionsprozess beibehalten. Das Beibehalten dieser Struktur wurde beim ersten Initiierungstreffen zum Auftakt der Revision durch die Steuergruppe erneut bestätigt.

Koordinationsteam

Das Koordinationsteam bestand aus Mitarbeitern des **Instituts und der Poliklinik für Medizinische Psychologie am Universitätsklinikum Hamburg-Eppendorf,** der **Abteilung Psychiatrie und Psychotherapie am Universitätsklinikum Freiburg**, des **Klinikum rechts der Isar, Klinik für Psychiatrie und Psychotherapie der TU-München** (Leitlinien-Gruppe), Mitarbeitern des Ärztlichen Zentrums für Qualität in der Medizin für die Träger des NVL-Verfahrens und einer Repräsentantin der **AWMF** (▫ Tabelle 2). Neben der Vorbereitung der Sitzungen der Konsens- und Steuergruppe oblagen dem Koordinierungsteam die Aufbereitung der Evidenz, die Erstellung der Hintergrundtexte und die Vorbereitung von Empfehlungsvorschlägen. Die Moderation des formalisierten Konsensverfahrens erfolgte durch eine Vertreterin der

▫ Tabelle 2 Koordinationsteam

Prof. Dr. Dr. Martin Härter	Leitlinien-Gruppe	S3-Projektgruppe (verantwortlich)
Dr. Alessa Jansen	Leitlinien-Gruppe	S3-Projektgruppe
PD Dr. Levente Kriston	Leitlinien-Gruppe	S3-Projektgruppe
Prof. Dr. Stefan Leucht	Leitlinien-Gruppe	S3-Projektgruppe
Prof. Dr. Mathias Berger	Leitlinien-Gruppe	S3-Projektgruppe
Dr. Monika Nothacker	AWMF	Moderation S3/NVL-Projektgruppe
Dr. Carmen Khan, Dr. Susanne Schorr, Corinna Schaefer	ÄZQ	Moderation S3/NVL-Projektgruppe

AWMF und eine Vertreterin des ÄZQ. Prof. Dr. Dr. Frank Schneider nahm als Verantwortlicher der federführenden Fachgesellschaft DGPPN an den Aktivitäten des Koordinationsteams teil.

Patientenbeteiligung bei der Leitlinien-Entwicklung

Ziel der Beteiligung von Patienten am Programm für NVL ist einerseits die Berücksichtigung der Patientensicht bei der Erstellung der NVL und andererseits die Erarbeitung von Patientenversionen der NVL. Die Beteiligung von Patienten an der NVL-Erstellung und -Begutachtung erfolgt in Abstimmung mit dem Patientenforum bei der Bundesärztekammer.

Die Interessenvertretung der von Depression betroffenen Personen und deren Angehörigen übernahm im Rahmen der Entwicklung der NVL/S3-Leitlinie Depression Herr Jürgen Matzat von der Deutschen Arbeitsgemeinschaft Selbsthilfegruppen e. V. (DAG-SHG) sowie Frau Dr. Ingrid Bräunlich vom Bundesverband der Angehörigen psychisch Kranker e. V. (BApK).

Zur Einbeziehung der Patienten siehe auch: www.leitlinien.de/patienten.

Schlüsselfragen

Die thematische Schwerpunktsetzung bei der Revision der Leitlinie war zum einen, die Aktualisierung der Inhalte unter Berücksichtigung neuer Erkenntnisse in der Diagnostik und Behandlung sowie Versorgung depressiver Erkrankungen. Zum anderen sollte eine horizontale und vertikale Erweiterung der Leitlinie erfolgen. Dazu sollten die 2009 aktuellen Versorgungsleitlinien und die formulierten Empfehlungen bzgl. ihrer wissenschaftlichen und klinischen Evidenz überprüft und ggf. aktualisiert oder ergänzt werden. Außerdem sollte eine stärkere Berücksichtigung der in der 1. Auflage der Leitlinie für die Neuauflage formulierten Themen, wie »Gender und geschlechtsspezifische Aspekte«, »Schwangerschaft und Stillzeit« und »Migrationshintergrund«, erfolgen, d.h. die formulierten Empfehlungen wurden daraufhin überprüft, inwieweit zu diesen drei Themenbereichen Anpassungen und/oder Erweiterungen vorgenommen werden sollten. Darüber hinaus war bezüglich der psychotherapeutischen Verfahren die Prüfung der Evidenzlage bei der Systemischen Therapie geplant.

Quellen/Auswahl und Bewertung der Evidenz

Quell-Leitlinien

Entsprechend den internationalen Bemühungen zur Kooperation und Arbeitsteilung im Bereich der Leitlinien-Entwicklung schlug das Koordinationsteam bei der Erstellung der 1. Auflage der Leitlinie Unipolare Depression die Verwendung bereits existierender Leitlinien als **»primäre Evidenzgrundlage«** [1104] vor; die Konsensusgruppe stimmte diesem Vorgehen zu. Einschlusskriterium für Leitlinien war dabei deren hohe methodische Qualität nach DELBI [53]. Zusätzliche Berücksichtigung fanden Leitlinien deutscher Fachgesellschaften und der Arzneimittelkommission der deutschen Ärzteschaft.

Für die Aktualisierung wurden die Quell-Leitlinien, die für die erste Auflage identifiziert worden waren, auf Gültigkeit, methodische Qualität und ggf. Updates überprüft. Diese wurden erneut als Quell-Leitlinien herangezogen. Von Experten zusätzlich als relevant erachtete Leitlinien wurden nach methodischer Prüfung als zusätzliche Evidenzgrundlagen herangezogen.

- **Folgende Quell-Leitlinien wurden berücksichtigt:**
  - National Institute for Clinical Excellence (NICE). Depression: Management of depression in primary and secondary care. Clinical Guideline 90; 2009 [1060]
  - Canadian Network for Mood and Anxiety Treatments (CANMAT) Clinical guidelines for the management of major depressive disorder in adults; 2009 [228]

- **Folgende Leitlinien wurden zusätzlich als Evidenzquellen berücksichtigt:**
  - American Psychiatric Association (APA). Practice guideline for the treatment of patients with major depressive disorder; 2010 [22]
  - The Scottish Intercollegiate Guidelines Network (SIGN). Non-pharmaceutical management of depression; 2010 [1308]
  - World Federation of Societies of Biological Psychiatry (WFSBP). Treatment of unipolar depressive disorders, part 1: Acute and continuation treatment of major depressive disorder; 2013 [1565]
  - National Collaborating Centre for Mental Health, Antenatal and postnatal mental health. Clinical management and service guidance; 2014 [1058]

Systematische Suche nach aggregierter Evidenz im Rahmen der Aktualisierung

Im Rahmen der Aktualisierung wurde eine systematische Recherche nach aggregierter Evidenz zum Krankheitsbild Depression durchgeführt, um möglichen Änderungsbedarf zu identifizieren. Dabei wurden keine speziellen Fragestellungen recherchiert, sondern breit nach Übersichtsarbeiten/Metaananlysen ab 2009 zum Thema Depression/Dysthymie gesucht. Um angesichts der Themenbreite und der Ressourcen möglichst spezifische Ergebnisse zu erzielen, erfolgte die Recherche in Datenbanken, die auf die Verfügbarmachung hochwertiger systematischer Übersichtsarbeiten fokussieren: **Cochrane Library** und **Trip Database**. Die gefundenen Publikationen wurden erst als Titel/Abstract und dann im Volltext gescreent. Die eingeschlossenen Studien wurden bewertet und in Evidenzsummaries dargestellt. Insgesamt wurden im Rahmen der Recherche **276** für die Aktualisierung relevante systematische Übersichtsarbeiten identifiziert. Recherchestrategien und Ergebnisse der Recherche sind im ▶ Anhang 3 des Leitlinienreports dargestellt (verfügbar unter: www.depression.versorgungsleitlinien.de).

Auf eine formale Extraktion in Evidenztabellen wurde weitgehend verzichtet, weil die Suche ausschließlich auf systematische Übersichtsarbeiten fokussierte, die teils eine erhebliche Anzahl an Primärstudien einschlossen und jeweils für mehrere Fragstellungen relevant waren. Eine tabellarische Übersicht der aggregierten Evidenz zur Wirksamkeit von Antidepressiva findet sich im ▶ Anhang 4 des Leitlinienreports (verfügbar unter: www.depression.versorgungsleitlinien.de). Eine narrative, umfassende Darstellung der empfehlungsbegründenden Evidenz findet sich im Hintergrundtext zu jeder Empfehlung. Die grundsätzlichen Limitationen der Evidenz werden im Kapitel »Methodenkritische Aspekte« diskutiert.

Diese Arbeiten wurden inhaltlich auf Übereinstimmung mit den Empfehlungen der bestehenden Leitlinie geprüft. Bei Abweichungen zwischen den Ergebnissen aktueller systematischer Übersichtsarbeiten und Empfehlungen der Leitlinie wurde, basierend auf den in der Übersichtsarbeit eingeschlossenen Primärstudien, gegebenenfalls eine Änderung der Empfehlungen vorgenommen. Zusätzlich wurden Primärstudien, die von beteiligten Experten oder Autoren der Revision als relevant erachtet wurden, berücksichtigt. Zusätzliche Evidenz wurde dann berücksichtigt, wenn es sich um randomisierte-kontrollierte Studien (RCTs) bzw. auf RCTs basierende Übersichtsarbeiten handelte, in denen erwachsene Patienten mit einer formalen Depressionsdiagnose untersucht wurden. Auf schwächere Evidenz (keine formale Depressionsdiagnose, kontrollierte Studien oder Kohortenstudien) wurde nur dann zurückgegriffen, wenn keine höherwertige Evidenz im entsprechenden Bereich vorlag oder aus ethischen Gründen nicht verfügbar ist (beispielsweise Kohortenstudien zum Einsatz von Antidepressiva während der Schwangerschaft). Aufgrund der umfassenden Menge an Primärstudien zur Behandlung von Depression wurden bei der Erstellung des Hintergrundtexts bevorzugt systematische Übersichtsarbeiten und Metaanalysen dargestellt. Auf die Darstellung einzelner Primärstudien wurde an Stellen, an denen deren zentrale Aussagen bereits durch Übersichtsarbeiten abgedeckt waren, verzichtet.

Evidenz- und Empfehlungsgrade

S3-Leitlinien der AWMF und NVL haben das Ziel, die in ihnen enthaltenen Empfehlungen **auf Basis der best verfügbaren Evidenz und im Konsens aller an der Erstellung Beteiligten** zu formulieren. Das evidenzbasierte Vorgehen beinhaltet, dass a priori für einzelne Fragestellungen die best verfügbare Evidenz festgelegt wird, welche nach methodischen Kriterien klassifiziert wird. Für die Bewertung der Wirksamkeit (efficacy) einer Intervention liefern – in aller Regel – randomisierte klinische Studien (RCTs) die zuverlässigsten Ergebnisse, weil sie, sofern methodisch adäquat und der jeweiligen Fragestellung angemessen durchgeführt, mit der geringsten Ergebnisunsicherheit (Zufall, systematische Verzerrung) behaftet sind.

Im Rahmen einer Evidenzhierarchie stellten daher bei dieser Leitlinie **systematische Übersichtsarbeiten und Metaanalysen qualitativ hochwertiger doppelblinder randomisiert-kontrollierter Studien (RCT) die höchste Evidenzstufe** dar. Lagen zu einer Fragestellung keine RCTs oder Metaanalysen bzw. systematische Reviews (auf der Basis der Quell-Leitlinien oder der Literaturrecherche) vor, wurde bei der Erstellung der ersten Auflage zunächst nach kontrollierten, nichtrandomisierten Studien gesucht, in der nächsten Ebene nach Korrelations- oder Vergleichsstudien bzw. nach Fallserien. Nicht randomisierte Beobachtungsstudien wurden bei der Revision nicht erneut systematisch recherchiert, konnten aber bei der Aufbereitung von Evidenz durch Experten für einige Themenfelder berücksichtigt werden. Die Evidenzebenen waren maßgeblich für die Ableitung der Grade einer Empfehlung: Je höher die Evidenzebene, desto stärker auch die Empfehlung (▫ Tabelle 3 und ▫ Tabelle 4).

Andererseits wurden bei der Vergabe der Empfehlungsgrade neben der Evidenz auch weitere ergänzende, klinische Faktoren berücksichtigt, insbesondere:

- ethische Verpflichtungen;
- klinische Relevanz der Effektivitätsmaße der Studien;
- Anwendbarkeit der Studienergebnisse auf die Patientenzielgruppe;
- Präferenzen der Patienten und
- Umsetzbarkeit im Alltag, insbesondere in den diversen Versorgungsbereichen.

Entsprechend dieser Konsensusaspekte konnte eine **Auf- oder eine Abwertung des Empfehlungsgrades gegenüber dem Evidenzgrad** erfolgen. Zusätzlich zu Empfehlungen wurden von der Konsensrunde auch so genannte **Statements** verabschiedet. Diese fanden Verwendung, wenn es für praktische Behandlungs- oder Vorgehenshinweise keine Evidenz gab, obwohl sie aus Expertensicht der Konsensrunde plausibel waren, oder wenn auf fehlende Evidenz und entsprechenden Forschungsbedarf hingewiesen werden sollte.

In der vorliegenden Leitlinie liegt der Graduierung der Empfehlungen folgende Einteilung der Evidenz hinsichtlich ihrer methodischen Qualität zugrunde: Grundlage zur Evidenzdarlegung sind die **Evidenzkategorien des britischen NICE** [1065] in der Modifikation, die in der Quell-Leitlinie verwendet wurde. Die Überleitung in Empfehlungsgrade der NVL ist in ▫ Tabelle 5 dargestellt und erfolgt unter Bezugnahme auf den aktuellen NVL-Methoden-Report [213].

In der aktualisierten Leitlinie ist zum ersten Mal für **jede Empfehlung die dieser zugrunde liegende Evidenzstufe** (engl. »level of evidence«) angegeben. Im Gegensatz zu den Empfehlungen wurde diese

Tabelle 3 Evidenzebenen

Ia	Evidenz aus einer Metaanalyse von mindestens drei randomisiert-kontrollierten Studien (randomized controlled trials, RCTs).
Ib	Evidenz aus mindestens einer randomisiert-kontrollierten Studie oder einer Metaanalyse von weniger als drei RCTs.
IIa	Evidenz aus zumindest einer methodisch gut kontrollierten Studie ohne Randomisierung.
IIb	Evidenz aus zumindest einer methodisch guten, quasi-experimentellen deskriptiven Studie.
III	Evidenz aus methodisch guten, nichtexperimentellen Beobachtungsstudien, wie z. B. Vergleichsstudien, Korrelationsstudien und Fallstudien.
IV	Evidenz aus Berichten von Expertenkomitees oder Expertenmeinung und/oder klinische Erfahrung anerkannter Autoritäten.

Tabelle 4 Grade der Empfehlung

A	**»Soll«-Empfehlung:** Zumindest eine randomisierte kontrollierte Studie von insgesamt guter Qualität und Konsistenz, die sich direkt auf die jeweilige Empfehlung bezieht und nicht extrapoliert wurde (Evidenzebenen Ia und Ib).
B	**»Sollte«-Empfehlung:** Gut durchgeführte klinische Studien, aber keine randomisierten klinischen Studien, mit direktem Bezug zur Empfehlung (Evidenzebenen II oder III) oder Extrapolation von Evidenzebene I, falls der Bezug zur spezifischen Fragestellung fehlt.
0	**»Kann«-Empfehlung:** Berichte von Expertenkreisen oder Expertenmeinung und/oder klinische Erfahrung anerkannter Autoritäten (Evidenzkategorie IV) oder Extrapolation von Evidenzebene IIa, IIb oder III. Diese Einstufung zeigt an, dass direkt anwendbare klinische Studien von guter Qualität nicht vorhanden oder nicht verfügbar waren.
KKP*	**»Klinischer Konsenspunkt«:** Empfohlen als gute klinische Praxis (»Good Clinical Practice Point«) im Konsens und aufgrund der klinischen Erfahrung der Mitglieder der Leitliniengruppe als ein Standard in der Behandlung, bei dem keine experimentelle wissenschaftliche Erforschung möglich oder angestrebt ist.

* Klinische Konsenspunkte (KKP) wurden abweichend vom üblichen NVL-Verfahren eingeführt, um den besonderen Bedingungen der gemeinsamen Erstellung von S3-Leitlinie und Nationaler VersorgungsLeitlinie Rechnung zu tragen.

Tabelle 5 Überleitung der Evidenzgrade der S3-Leitlinie in Empfehlungsgrade und Symbolik der NVL

Evidenzgrad (analog zu NICE)	Vereinfachte Definition der Quellen	Empfehlungsgrad S3/NVL	Symbol NVL	Beschreibung
I	Metaanalysen; hochwertige randomisierte kontrollierte Studien	**A**	⇑⇑	Starke Empfehlung
II oder III	Kontrollierte Studien ohne Randomisierung; Beobachtungs-Studien	**B**	⇑	Empfehlung
IV	Expertenmeinung	**0**	⇔	Empfehlung offen
–	Klinischer Konsenspunkt*	**KKP***	–	Gute klinische Praxis*

* Klinische Konsenspunkte (KKP) wurden abweichend vom üblichen NVL-Verfahren eingeführt, um den besonderen Bedingungen der gemeinsamen Erstellung von S3-Leitlinie und Nationaler VersorgungsLeitlinie Rechnung zu tragen; Erläuterung Tabelle 4.

Angabe jedoch nicht konsentiert, so dass sie als vom Redaktionsteam erstellte beschreibende Dokumentation angesehen werden sollten mit dem Zweck, eine spezifische Orientierung für die globale Einschätzung der empirischen Verankerung der Empfehlungen zu bieten.

Empfehlungsformulierung, formale Konsensfindung

Die Formulierung der Empfehlungen sowie die Darstellung des sich aus den Quell-Leitlinien und/oder der Primärliteratur ergebenden Empfehlungsgrads erfolgten in einem ersten Schritt durch das Koordinationsteam. Die anschließende Diskussion erfolgte in der Steuergruppe, schließlich in der Konsensrunde. Alle in der Leitlinie enthaltenen Empfehlungen wurden in einer Konsensuskonferenz am 16.01.2015 in Berlin im Rahmen eines Nominalen Gruppenprozesses (NGP) abgestimmt. Dementsprechend wurde ein Nominaler Gruppenprozess [369, 1045, 1390] moderiert von Frau Dr. Monika Nothacker (AWMF) und Dr. Carmen Khan (ÄZQ) durchgeführt.

In Anlehnung an das Vorgehen beim Nominalen Gruppenprozess wurde für die strukturierte Konsensfindung folgende Vorgehensweise gewählt:

- Präsentation der zu konsentierenden Inhalte, Gelegenheit zu Rückfragen zum methodischen Vorgehen/inhaltlichen Verständnis;
- Registrierung von Stellungnahmen im Umlaufverfahren durch die Moderatorin;
- Aufnahme begründeter Alternativen;
- Abstimmung ggf. des Erstentwurfs und der Alternativen;
- falls kein Konsens erreicht wurde: Feststellen von Diskussionspunkten mit Debatte/Diskussion;
- endgültige Abstimmung.

An diesem Prozess nahmen die benannten Vertreter der an der Erstellung beteiligten Fachgesellschaften und Organisationen teil. Falls die benannten Vertreter nicht am Konsensverfahren teilnehmen konnten, wurde von ihnen in Abstimmung mit der Fachgesellschaft oder Organisation ein Repräsentant ausgewählt. Dies war jedoch nicht in allen Fällen möglich. Jeder Fachgesellschaft und Organisation stand im Abstimmungsverfahren jeweils eine Stimme zur Verfügung. Ein Konsens wurde bei einer Zustimmung von mindestens 75% erreicht, ein starker Konsens bei einer Zustimmung von mindestens 95%.

Im Rahmen der Konsensuskonferenz konnten 27 Empfehlungen aus Zeitgründen nicht mehr abgestimmt werden. Diese wurden zwischen dem 17.02. und 01.03.2015 in einem schriftlichen DELPHI-Prozess final konsentiert. In einer Delphi-Runde konnte Konsens über alle Empfehlungen erzielt werden.

Die Protokolle der Sitzungen können unter nvl@azq.de angefordert werden.

Methodenkritische Aspekte

Pharmakotherapie

Zu den Wirksamkeitsuntersuchungen in der Pharmakotherapie ist kritisch anzumerken, dass die überwiegend verwendete Hamilton-Rating-Skala Depression als Basis der Wirksamkeitsbeurteilung kein optimales Instrument darstellt [1586]. Dennoch weist sie eine sehr hohe Korrelation ($r = 0{,}8$) mit anderen klinisch relevanten Parametern, beispielsweise Beschwerdeschilderungen der Patienten, auf [1375]. Ihr größter Vorteil liegt in der einfachen Anwendbarkeit und der Möglichkeit von weltweiten Vergleichen zwischen Studien.

Die meisten Akutstudien sind zudem von kurzer Dauer (typisch sechs bis sieben Wochen), denn eine Verlängerung dieser Studien über sechs Wochen hinaus bringt keine prinzipiell neuen Erkenntnisse bezüglich Response und Remissionsraten [1254, 1423].

Für die Bewertung eines Therapieeffekts speziell in der Depressionsbehandlung sind Studien mit Kontrollbedingungen unverzichtbar. Gerade der ausgeprägte Placeboeffekt bei depressiven Patienten, wie er nachfolgend dargestellt wird, hat zur Folge, dass einfache Vorher-Nachher-Vergleiche in der Depressionsforschung ungeeignet zur Bewertung eines Therapieeffekts psychotherapeutischer oder pharmakologischer Interventionen sind.

Randomisiert-kontrollierte Studien erlauben demnach die relativ besten Aussagen über die Wirksamkeit therapeutischer Verfahren, dennoch haben auch diese Studienansätze methodische Begrenzungen, nicht zuletzt auch im Bereich der Depressionstherapie: So werden in RCTs typischerweise diagnostisch möglichst homogene Stichproben von depressiven Patienten rekrutiert, die nicht ohne weiteres den Patienten in der klinischen Praxis entsprechen. Letztere sind stärker durch einen hohen Grad von Komorbidität mit weiteren psychischen oder somatischen Symptomen bzw. Erkrankungen gekennzeichnet. Viele Studien, besonders im angloamerikanischen Bereich, beziehen sich auf Patienten, die nicht in der Routinepraxis gesehen bzw. für Studien gewonnen werden, sondern gezielt über Zeitungsanzeigen angeworben werden. Solche Studien enthalten oft nur eine begrenzte Zahl im engeren Sinn depressiver Patienten (z. B. STAR-D-Studie, 22%, [1546]). Sehr schwer depressive Patienten haben insgesamt eine geringere Chance, in Studien einbezogen zu werden, sei es wegen der Sorge um eine höhere Suizidalität oder wegen der ethischen Unmöglichkeit, schwer depressive Patienten in potenziell weniger wirksame Therapiearme zu randomisieren [763]. Dies ist einer der Gründe, warum in den letzten vier Jahrzehnten in RCTs mit Antidepressiva immer mehr leicht bis subsyndromal depressive Patienten untersucht wurden [763]. Die Einbeziehung solcher Patienten berührt das Problem der Placebowirkung in besonderer Weise (s. u.). Schließlich ist primär aus dem Bereich der Psychotherapie bekannt und teilweise auf Aspekte z. B. des Clinical Management bei Pharmakotherapie übertragbar, dass Therapeutenvariablen (Übersicht: [66]) und Patientenpräferenzen [1407] wesentliche Faktoren des Behandlungserfolges darstellen. Diese werden in RCTs gegenüber den zu vergleichenden spezifischen Therapieverfahren oft nicht berücksichtigt (z. B. [840]).

Placebowirkungen sind ubiquitärer Bestandteil medizinischer und therapeutischer Behandlungen. Sie bestehen im Wesentlichen aus den drei Komponenten Spontanverbesserung, Messfehler und wahrer Placeboeffekt. Wahre Placeboeffekte werden vor allem als Lern- und Erwartungseffekte, aber auch als Ausdruck unspezifischer therapeutischer Faktoren wie Fürsorge, Strukturierung und persönlicher Kontakt gesehen. Der Anteil von Placeboeffekten liegt bei psychischen Erkrankungen deutlich höher als bei anderen medizinischen Konditionen [658]. Dago und Quitkin [312] fanden, dass zudem bei Depressionstherapien höhere Placeboeffekte dann zu erwarten sind, wenn eine depressive Episode im Kontext psychosozialer Belastungen auftrat. Weiter wird das Phänomen beschrieben, dass eine Korrelation zwischen der Höhe des Placeboeffektes und dem Jahr der Publikation einer Studie besteht, d.h. seit Jahren nimmt die Höhe der Placeboeffekte zu [1504].

Breit rezipiert wurden die Studien von Kirsch und Kollegen [774, 775, 776], die postulieren, dass möglicherweise ca. 50% der Wirkung von Antidepressiva auf Placeboeffekte zurückzuführen ist. So fanden die Autoren, dass im Bereich leichter Depressionen die Placebowirkung einen Großteil des antidepressiven Effektes von Medikamenten ausmacht und dass erst bei schweren Depressionen, im Rahmen des Rückgangs der Placebowirkung, ein wahrer Medikamenteneffekt zum Tragen kommt. Konkret bedeutet dies, dass die Differenz zum Placeboeffekt den von ehemals von der NICE als Grenzwert der klinischen Signifikanz festgelegten Wert von d=0,5 erst ab einem Hamilton-Depressionsscore von 28 überschreitet [774]. Eine neuere Studie [1020] bestätigt den hohen Placeboanteil der medikamentösen antidepressiven Therapie. Moncrieff et al. (2001) betonen das Phänomen, dass die in der Vergangenheit durchgeführten, allerdings wenigen Studien mit aktiven Placebomedikamenten (Imitation von Nebenwirkungen, z. B. Atropin) zu einer weiteren Verringerung wahrer Effekte führten. Das Update der NICE-Guideline zur Therapie der Depressionen aus dem Jahr 2009 diskutiert die genannten Probleme und weist zusätzlich darauf hin, dass bei der depressionsspezifischen Placebowirkung auch der Einfluss der nicht direkt depressionsbezogenen Komponenten der Medikation (z. B. Schlafinduzierung, Angstlinderung) berücksichtigt werden muss [1061].

Psychotherapie

Die Aussagekraft randomisiert-kontrollierter Studien (RCTs), insbesondere zum Nachweis der Wirksamkeit psychotherapeutischer Verfahren, wird seit längerem in Deutschland kontrovers diskutiert (z. B. im Wissenschaftlichen Beirat Psychotherapie (gem. § 11 PsychThG) oder im Unterausschuss Psychotherapie des Gemeinsamen Bundesausschuss). Zwar ist unbestritten, dass RCTs i. d. R. zu den reliabelsten Aussagen hinsichtlich der Wirksamkeit (efficacy) von Therapieverfahren führen, die Aussagekraft der so gewonnenen Zusammenhänge für die klinische Versorgung (effectiveness) wird aber kritisch gesehen.

Insbesondere hinsichtlich des Paradigmas der randomisierten Zuweisung in Studien werden Schwierigkeiten gesehen, die die Umsetzbarkeit in die Praxis erschweren können [385, 1237]. Im Bereich der Psychotherapie haben die »Passung«, d. h. die vertrauensvolle und emotional tragfähige Beziehung zwischen Patient und Therapeut, und auch die Präferenz der Patienten für ein bestimmtes therapeutisches Vorgehen im klinischen Alltag eine hohe Bedeutung. Weiter ist die fehlende Möglichkeit einer »Verblindung« relevant, da es auch in der Psychotherapieforschung einen starken »Allegiance-Effekt« gibt, wonach die therapeutische Orientierung des Forschenden das Studienergebnis beeinflusst (vgl. Wampold, 2001 [1505], zum Allegiance-Effekt in der Psychotherapieforschung).

Ein weiteres Problem wird in der Entwicklung eines adäquaten Kontrolldesigns für Psychotherapiestudien gesehen. Die Kontrolle durch andere psychotherapeutische Verfahren ist wegen des, verglichen mit Pharmakotherapiestudien, ungleich höheren Aufwandes (Gewinnung angemessen ausgebildeter und supervidierter Therapeuten in einem nicht primär verfügbaren Therapieverfahren) häufig schwierig. Metaanalysen zu zahlreichen randomisiert-kontrollierten Studien zeigen, dass der Effekt einer Psychotherapie tatsächlich mit dem Grad der »Aktivität« der Kontrollbedingung variiert. So ist er im Vergleich zu einer Wartegruppe oder zu einem Medikamentenplacebo höher als zu einer aktiven Kontrolle beispielsweise mit Antidepressiva oder unsystematischen, unterstützenden Gesprächen [502, 552]. Bezüglich der Effektivität einer Psychotherapie besteht kein statistisch signifikanter Unterschied zwischen den beiden Kontrollbedingungen Warteliste oder Medikamentenplacebo [611].

Placeboeffekte sind in der Psychotherapie relativ schwer zu isolieren. Dies hat damit zu tun, dass zu einem erheblichen Teil Ergebnisse von Psychotherapie auf unspezifische Wirkfaktoren (wie eben Erwartungshaltungen, generelle Zuwendung, Strukturierung und Vermittlung von Hoffnung) zurückzuführen sind. Insofern diese Faktoren jeglicher Form von psychotherapeutischen oder psychosozialen Interventionen zuzuschreiben sind, gibt es keine befriedigende und allgemein anerkannte Definition eines Placeboeffektes im Rahmen von Psychotherapien. Sogenannte »nicht spezifische« oder »Placebo-Psychotherapien« sind schwer einzuordnen und werden manchmal als »Kontrolle« und manchmal als wirksame Interventionen verwendet. Sie können helfen, die wirksamen Komponenten von anderen Interventionen zu identifizieren, womit sich eine Analogie zum medikamentösen Placebo herstellen lässt. Die nicht spezifischen Komponenten einer Psychotherapie werden jedoch selten als Placebo, sondern vielmehr als intendierte »allgemeine Wirkfaktoren« eingeordnet.

Bei der Diskussion von Placebokomponenten in der Psychotherapie muss berücksichtigt werden, dass Psychotherapie generell eine aktive und partizipative Haltung von Patienten befördern möchte. Dies geht idealerweise mit einer dann erhöhten Selbstwirksamkeit als zentralem Element psychotherapeutischer Wirkung einher und hat damit den Anspruch, rezeptive Erwartungshaltungen, wie sie unbewusst im Placeboeffekt wirksam werden können, teilweise zu überwinden. Im Vergleich zu Pharmakotherapiestudien können Psychotherapiestudien daher nicht doppelblind durchgeführt werden, da zumindest der Therapeut (zumeist aber auch der Patient) wissen, was er tut. Selbst beim Einsatz so genannter verblindeter Rater entspricht die Verblindung nicht dem, wie es in Pharmakotherapiestudien möglich ist, da

Patienten bei der Untersuchung häufig indirekt preisgeben, ob sie sich zum Beispiel derzeit in aktiver Psychotherapie oder auf einer Warteliste befinden [668].

Dies ist nur schwer mit der eher »passiven« Patientenrolle bei der Einnahme von Antidepressiva vergleichbar. Auch die Einnahme von Medikamenten hat symbolische und unspezifisch psychologisch aktivierende, eben Placeboeffekte, die dann aber nicht durch die »Überführung« in eine aktivere Patientenrolle genutzt werden [1020].

Dies ist zu berücksichtigen, wenn Effekte der Psychotherapie mit denen der Pharmakotherapie verglichen werden. In doppelblinden randomisierten Antidepressivastudien wird die Effektstärke reduziert, da im Verumarm wegen des Risikos, nur Placebo zu erhalten, weniger Hoffnung als bei Pharmakotherapie im Versorgungsalltag induziert wird, im Placeboarm jedoch mehr als durch »watchful waiting«. Daher wird teilweise gefordert, dass für einen korrekten Vergleich der Wirksamkeit von Psychotherapie und Antidepressiva sowohl Psychotherapie als auch Pharmakotherapie offen durchgeführt werden. In einer Metaanalyse, in der Studien mit direkten Vergleichen zwischen offener Psychotherapie und offener Pharmakotherapie depressiver Episoden ausgewertet wurden, fand sich eine signifikante, in Bezug auf die absolute Patientenzahl jedoch geringe Überlegenheit von Antidepressiva gegenüber Psychotherapie (NNT = 14) [301], sodass die Autoren selbst zum Schluss kommen, dass die hier identifizierten Unterschiede wohl nicht als klinisch relevant betrachtet werden können.

Die Forderung nach versorgungsnahen kontrollierten oder Feldstudien, die Praxisbedingungen besser abbilden, trägt der Tatsache Rechnung, dass die in RCTs aufgenommenen Patientenkollektive in der Regel – im Vergleich zur ambulanten psychotherapeutischen Praxis in der BRD – deutlich kürzer behandelt wurden. Ein weiteres Problem besteht darin, dass zurzeit kaum Studien vorliegen, die nicht nur die Wirksamkeit unter kontrollierten Bedingungen (efficacy), sondern auch den Nutzen unter Versorgungsbedingungen (effectiveness) untersuchen sowie über ausreichend lange Behandlungs- und Katamnesezeiträume verfügen (dies gilt im Übrigen auch für Studien zur Antidepressivatherapie). Daher erscheint es sinnvoll, neben randomisiert-kontrollierten Studien auch andere Forschungsdesigns, z. B. ursprüngliche Fallserien und Versorgungsstudien zur Überprüfung des Nutzens einer Therapie in der Routineversorgung, in die Bewertung des Gesamtnutzens einzelner Psychotherapieverfahren einzubeziehen [611, 1282, 1318]. Schließlich wird angeführt, dass in der Versorgungspraxis die Mehrheit der Patienten unter vielfältigen, zu berücksichtigenden komorbiden Erkrankungen leiden, die eine manualisierte Durchführung der Therapieverfahren erschweren können [237, 859].

Diesen möglichen Einschränkungen stehen umfassende systematische Analysen von Psychotherapiestudien gegenüber [835], die zeigen, dass durch RCTs valide Aussagen zur Wirksamkeit von psychotherapeutischen Verfahren gemacht werden können, d. h. die Frage beantworten können, inwieweit die Veränderungen tatsächlich auf das Verfahren und nicht auf andere Faktoren zurückgehen. Auch Shadish et al. (1997, 2000) [1317, 1318] fanden in zwei aufwändigen Sekundäranalysen von Metaanalysen als zentrales Ergebnis, dass Labor- und Feldstudien hinsichtlich der Effektindikatoren (also z. B. symptomatische Besserungen) im Wesentlichen übereinstimmende Ergebnisse zeigen. Grawe (2005) [524] konnte schließlich zeigen, dass eine methodisch hochwertige Kontrolle durch andere Therapieverfahren auch unter Praxisbedingungen realisierbar ist.

In der Konsensgruppe wie der Steuergruppe bestand keine Einigung, ob RCTs im Bereich der Psychotherapieforschung die herausragende Bedeutung und Wertung zusteht, wie sie sie z. B. im Bereich der Nutzenbewertung von Medikamenten haben. Konsens bestand darüber, dass es in der Psychotherapieforschung aufwendiger sein kann, valide RCTs zu konzipieren und durchzuführen (z. B. Randomisierung, größere Bedeutung von Kontextfaktoren, lange Beobachtungsdauer). Das hat unter anderem dazu geführt, dass für einzelne psychotherapeutische Verfahren wie der Verhaltenstherapie eine erheblich größere Anzahl RCTs vorliegt als für andere (insbesondere tiefenpsychologisch fundierte Psychotherapie und Psychoanalyse). Aus dem Fehlen von RCTs für einzelne Verfahren kann aber nicht zwingend der Rückschluss gezogen werden, dass diese Verfahren nicht wirksam sind. In der richtlinienpsychotherapeutischen Versorgung wird darüber hinaus die Unterscheidung zwischen Akut- und Erhaltungstherapie bzw. Rezidivprophylaxe aus konzeptionellen Gründen nicht getroffen (▶ Kapitel »Psychotherapie als alleinige Erhaltungstherapie bzw. Rezidivprophylaxe«).

Aufgrund der oben dargestellten Diskussion entschloss sich die Steuer- und Konsensgruppe zu einer differenzierten Vorgehensweise in der Empfehlungsvergabe für das Kapitel Psychotherapie:
- für keines der Verfahren wurde eine spezifische Empfehlung ausgesprochen;
- alle angewendeten Verfahren der Richtlinienpsychotherapie wurden genannt;
- für alle untersuchten Verfahren wurden die vorliegenden Studien (RCTs und Metaanalysen) aufgeführt. Bei einzelnen Verfahren, wenn solche nicht vorlagen, wurden auch naturalistische Studien berücksichtigt.

Hiermit soll es dem Nutzer der Leitlinie ermöglicht werden, sich schnell einen Überblick über die Evidenzlage zu den einzelnen Verfahren zu verschaffen. Dieses Vorgehen wurde im Konsens aller Beteiligten abgestimmt.

Es bestand dagegen kein mehrheitsfähiger Konsens in der Steuer- und Konsensgruppe, wonach die einzelnen psychotherapeutischen Verfahren hinsichtlich ihrer differentiellen Wirksamkeit bei einzelnen Indikationen im Vergleich zu anderen Verfahren dargestellt werden könnten. Dies mag als Mangel an der vorliegenden Leitlinie gelten, ist aber dem vereinbarten und geforderten Konsensprozess geschuldet.

▪ Publication Bias

Die selektive Veröffentlichung von Studien (entsprechend der von den Autoren gewünschten Richtung der Ergebnisse) ist ein inzwischen so gut untersuchtes Phänomen, dass entsprechende methodische Standards zur Prüfung solcher Effekte gut etabliert sind (Funnel-Plot, Trim-and-Fill-Method, Egger's-Test, Selektionsmodelle [965]). Der kompetitive Bereich der Pharmakotherapie mit seinen industriellen und anderen Interessen ist anfällig für dieses Phänomen [881, 984]. Als zentral gilt die Studie von Turner et al. [1460], die unter Zuhilfenahme von bei der FDA registrierten Studien einen ausgeprägten Publication Bias im Bereich der Antidepressiva nachwies. Nach dieser Übersichtsarbeit wird der Gesamteffekt antidepressiver Medikation, der – wie oben berichtet – bei leichter erkrankten Patienten nur schwer von der Placebowirkung abzugrenzen ist, sehr wahrscheinlich aufgrund der selektiven Veröffentlichungspraxis zusätzlich um ein Drittel überschätzt (Hedges's g liegt für alle publizierten Studien bei 0,41; bezieht man alle bei der FDA registrierten Studien ein, sinkt der Effekt auf 0,31 [1460]). Die Tendenz zur bevorzugten Veröffentlichung positiver Studienergebnisse existiert unabhängig von spezifischen industriellen Interessen und betrifft auch die Psychotherapieforschung. Jüngere Untersuchungen fanden Hinweise auf einen Publication Bias im Rahmen typischer, eher kürzer angelegter kontrollierter Psychotherapiestudien. Bei statistischer Kontrolle für den Effekt dieses Publikation-Bias resultiert in einer Metaanalyse von Cuijpers et al. (2010) [303] ebenfalls eine Reduktion der Effektstärken für Psychotherapie um etwa ein Drittel (Reduktion der mittleren Effektstärke von 0,67 auf 0,42). Eine später publizierte Arbeit [1075] konnte dieses Ergebnis mit einer etwas anderen Methodik jedoch nicht replizieren und konnte keinen Einfluss eines Publication Bias auf die Evidenz von psychotherapeutischen Interventionen belegen. Dieses diskrepante Ergebnis führen die Autoren darauf zurück, dass sie ihre Replikation auf homogene, also sich untereinander ausreichend ähnelnde Datensätze beschränkt hatten. Eine weitere Metaanalyse aus der Arbeitsgruppe um Cuijpers [433] weist erneut auf einen unangemessen hohen Anteil signifikant positiver Psychotherapieergebnisse hin. Analog zur Pharmakotherapie ist auch für die Psychotherapieforschung zu fordern, die Qualität der Studien zu verbessern und insbesondere diese häufiger unter Praxisbedingungen durchzuführen.

Systematische Übersichtsarbeiten und Metaanalysen

Systematische Übersichtsarbeiten und Metaanalysen randomisiert-kontrollierter Studien werden in der Regel als die stärkste empirische Evidenz bei der Beurteilung der Wirksamkeit von Behandlungen betrachtet. Während mehrere Richtlinien existieren, die die Erstellung und Beschreibung solcher Arbeiten regeln, bleibt bei der Interpretation ihrer Ergebnisse immer Raum für Flexibilität und Subjektivität. Die uneinheitliche und manchmal widersprüchliche Beurteilung von metaanalytischen Befunden ist in erster Linie auf die Annahmen, Werte und Präferenzen der Leser [809] und auf die (fehlende) Passung zwischen der Arbeit und dem Verwendungskontext [55] zurückzuführen. Häufige Diskussionspunkte betreffen die Mischung von unterschiedlichen Studien in einer Analyse (»Apfel-und-Birnen« Problem), die Zusammenfassung methodisch fragwürdiger Studien (»Garbage-in-Garbe-out« Problem) und die Nichtveröffentlichung negativer Befunde (»File-Drawer« Problem) [1324]. Einen hilfreichen standardisierten Interpretationsansatz bietet das GRADE-System [837], in dem die methodische Qualität (interne Validität, »Risk of Bias«) der eingeschlossenen Studien, die statistische Heterogenität und die Präzision der geschätzten Effekte, die Anwendbarkeit und die Indirektheit der Ergebnisse sowie die Wahrscheinlichkeit einer systematisch verzerrten Publikationsstrategie (»Publication Bias«) berücksichtigt werden. Die Beurteilung dieser Aspekte (mit GRADE, mit anderen Systemen oder unsystematisch) und die Kombination der einzelnen Komponenten in eine konsensuelle Gesamtbewertung erfordern den Einbezug von Experten und verschiedenen Leistungsträgern, weswegen auch dieser Leitlinie nicht nur die empirische Evidenz, sondern auch die Arbeit durch ein sorgfältig ausgewähltes und zusammengestelltes Experten- und Entscheidungsgremium zugrunde liegt.

Insgesamt ist die evidenzbasierte Forschung sowohl im Bereich der Pharmako- als auch der Psychotherapie sehr umfangreich. Die Qualität der Studien nimmt insgesamt zu. RCTs gehören zu den erforderlichen und geeigneten Instrumenten der Erforschung und Weiterentwicklung der besten Interventionen zur Behandlung und Versorgung von depressiven Patienten. Diese Ausführungen geben dennoch Anlass, die bisherigen Ergebnisse, so hilfreich sie auch sein mögen, kritisch zu werten und nicht darin nachzulassen, die Qualität der Studien zu verbessern und insbesondere diese häufiger unter Praxisbedingungen durchzuführen.

Externe Begutachtung

Vor der Veröffentlichung der endgültigen Version der NVL Unipolare Depression wurde der Entwurf in einem öffentlich zugänglichen Diskussionsforum unter www.leitlinien.de sechs Wochen lang (20.07.2015 bis 31.08.2015) für Kommentierungen bereitgestellt. Der Beginn dieses externen Begutachtungsverfahrens im Rahmen einer Konsultationsphase wurde über eine öffentliche Pressemitteilung sowie zusätzlich per Mail als Nachricht an alle relevanten Stakeholder bekannt gegeben.

Beiträge der interessierten Fachöffentlichkeit, von Vertretern verschiedener Interessengruppen oder auch individuelle Beiträge wurden vom 20.07.2015 bis 31.08.2015 durch das ÄZQ gesammelt und an den Expertenkreis zur Stellungnahme weitergeleitet.

Insgesamt gingen *142 Kommentare* zur S3-Leitlinie bzw. NVL ein. Die eingegangenen Kommentare wurden zunächst vom ÄZQ anonymisiert und dann vom Redaktionsteam aufbereitet und diskutiert. Daraus resultierende Änderungen einerseits bzw. die Feststellung keines Änderungsbedarfs andererseits mit jeweiligen Begründungen wurden der Steuergruppe präsentiert und von ihr beschlossen. Dieses Verfahren wurde mit der Konsensgruppe abgestimmt. Nähere Informationen zu den Inhalten der Kommentare können auf Anfrage bei der NVL-Redaktion (nvl@azq.de) eingesehen werden.

Finanzierung und redaktionelle Unabhängigkeit

Die Finanzierung der Leitlinienerstellung erfolgte durch Fördermittel der Deutschen Gesellschaft für Psychiatrie, Psychotherapie, Psychosomatik und Nervenheilkunde (DGPPN)[1].

Die Erstellung erfolgte in finanzieller Unabhängigkeit von der finanzierenden Organisation. Die Expertenarbeit, auch der Redaktionsgruppe und der beiden Verantwortlichen für die Leitlinie, erfolgte ehrenamtlich ohne Honorar. Die wissenschaftliche Aufarbeitung der Evidenz und die Organisation erfolgten im Rahmen einer durch Projektmittel finanzierten wissenschaftlichen Mitarbeit. Die Reisekosten der Experten wurden durch Projektmittel der DGPPN bzw. durch die beteiligten Fachgesellschaften getragen, die Reisekosten für die Mitarbeiter des Koordinationsteams und für die beiden Verantwortlichen der Leitlinie wurden durch die DGPPN getragen.

Gültigkeit der NVL, Zuständigkeit für die Aktualisierung

Gültigkeitsdauer und Fortschreibung

Die 2. Auflage der NVL/S3-Leitlinie Unipolare Depression wurde am 16. November 2015 publiziert. Die Gültigkeit der NVL/S3-Leitlinie ist in der aktuellen Fassung der Leitlinie festgelegt. Eine fünfjährliche Überarbeitung und Herausgabe – gemessen ab dem Zeitraum der schriftlichen Publikation – wird angestrebt.

Verantwortlichkeit für die Aktualisierung

Für die Aktualisierung ist die NVL-Redaktion im ÄZQ verantwortlich. Im Falle neuer relevanter Erkenntnisse, welche die Überarbeitung der NVL erforderlich machen, erfolgt eine kurzfristige Aktualisierung und Information der Öffentlichkeit über die Internetseite des Programms für Nationale VersorgungsLeitlinien (www.versorgungsleitlinien.de) und die Internetseiten des Leitlinienregisters der AWMF (www.awmf.org/leitlinien/detail/ll/nvl-004.html).

Umgang mit Interessenkonflikten

Alle Autoren der NVL haben etwaige Interessenkonflikte am Anfang des Leitlinienprozesses schriftlich offengelegt (▶ auch www.depression.versorgungsleitlinien.de, Leitlinienreport, Anhang 2). Alle potentiellen Interessenkonflikte wurden im Rahmen der Diskussion der Leitliniengruppe offen thematisiert. Ausschlüsse wurden als nicht erforderlich angesehen.

1 Durch die *Fördermittel der DGPPN* wurden eine wissenschaftliche Referentin am Institut und Poliklinik für Medizinische Psychologie am Universitätsklinikum Hamburg-Eppendorf sowie Reisekosten finanziert.

1 Grundlagen

1.1 Begriff der Depression

Depressionen sind psychische Störungen, die durch einen Zustand deutlich gedrückter Stimmung, Interesselosigkeit und Antriebsminderung über einen längeren Zeitraum gekennzeichnet sind. Damit verbunden treten häufig verschiedenste körperliche Beschwerden auf [238]. Depressive Menschen sind durch ihre Erkrankung meist in ihrer gesamten Lebensführung beeinträchtigt. Es gelingt ihnen nicht oder nur schwer, alltägliche Aufgaben zu bewältigen, sie leiden unter starken Selbstzweifeln, Konzentrationsstörungen und Grübelneigung. Depressionen gehen wie kaum eine andere Erkrankung mit hohem Leidensdruck einher, da diese Erkrankung in zentraler Weise das Wohlbefinden und das Selbstwertgefühl von Patienten beeinträchtigt [1548]. Im Weiteren beschränken sich die Ausführungen entsprechend dem Geltungsbereich dieser Leitlinie auf die **unipolare depressive Störung**, d. h. **depressive Episoden**, **rezidivierende depressive Störungen**, **anhaltende affektive Störungen** (hier nur: **Dysthymie**), **sonstige affektive Störungen** (hier nur: **rezidivierende kurze depressive Störung**) und **zyklusassoziierte depressive Störungen** (hier nur: **Depressionen in der Peripartalzeit, prämenstruelle dysphorische Störung** und **Depressionen in der Perimenopause**).

1.2 Deskriptive Epidemiologie

1.2.1 Prävalenz und Inzidenz

Depressionen zählen zu den häufigsten, aber hinsichtlich ihrer individuellen und gesellschaftlichen Bedeutung meistunterschätzten Erkrankungen [1047]. Die Anzahl neuer Erkrankungsfälle innerhalb eines Jahres, die so genannte **Jahresinzidenz**, liegt bei ein bis zwei Erkrankungen auf 100 Personen.

Das Risiko, im Laufe des Lebens an einer Depression (alle Formen) zu erkranken (**Lebenszeitprävalenz**), liegt national wie international bei 16–20 % [148, 376]. Das Lebenszeitrisiko für eine *diagnostizierte Depression* liegt laut Selbstauskunft in der ersten Erhebungswelle der aktuellen *Studie zur Gesundheit Erwachsener in Deutschland (DEGS1)* bei 11,6% [220, 692]. Laut dieser Studie leiden nach Selbstauskunft aktuell ca. 8,1% der Bevölkerung im Alter von 18 bis 79 Jahren unter einer *depressiven Symptomatik* [220]. Die Häufigkeit einer *unipolaren Depression* in der Allgemeinbevölkerung wird in einem Zeitfenster von 12 Monaten auf 7,7%, die **12-Monatsprävalenz für eine Major Depression auf 6% und für eine Dysthymie auf 2% geschätzt** (◘ Tabelle 6). Damit liegt die Anzahl der Betroffenen in Deutschland, die in einem Zeitraum von 12 Monaten an einer unipolaren Depression erkrankt sind, bei ca. 6,2 Mio. [692].

Bei ca. einem Fünftel der Patienten, die an depressiven Episoden erkranken, treten auch hypomanische, manische oder gemischte Episoden auf. Diese bipolaren Störungen werden als eigenständige Erkrankungen von der »unipolaren« Depression abgegrenzt und sind nicht Gegenstand dieser Leitlinie.

◘ Tabelle 6 12-Monats-Prävalenz affektiver Störungen (DEGS1), in % mit 95%-Konfidenzintervall (nach [692])

	Frauen	Männer	gesamt
Unipolare Depression	10,6 (9,2–12,2)	4,8 (4,0–5,7)	7,7 (6,9–8,6)
Major Depression	8,4 (7,2–9,9)	3,4 (2,8–4,3)	6,0 (5,2–6,8)
Dysthymie	2,5 (1,9–3,2)	1,4 (1,0–2,0)	2,0 (1,6–2,4)
Bipolare Störungen	1,7 (1,2–2,5)	1,3 (0,8–2,0)	1,5 (1,1–2,0)

1.2.2 Epidemiologische Zusammenhänge zu soziodemographischen Faktoren

Frauen sind zahlreichen Längs- und Querschnittsstudien zufolge **häufiger** von depressiven Störungen betroffen als Männer [126, 695, 711, 757, 760, 823]. Ihr Erkrankungsrisiko liegt mit einer 12-Monatsprävalenz für eine unipolare Depression von 10,6 % **doppelt so hoch** wie bei Männern mit 4,8 % [692] (◘ Tabelle 6). Bezogen auf die Vier-Wochen-Prävalenz depressiver Störungen liegen in Deutschland Frauen aller Altersgruppen ebenfalls deutlich vor den gleichaltrigen Männern.

In der Literatur wird diskutiert, inwieweit die **Geschlechtsunterschiede in der Häufigkeit von Depressionen** lediglich auf unterschiedliches Inanspruchnahmeverhalten, unterschiedliche Erkennungsraten oder durch unterschiedliche Symptomatologie von Depressionen bei Männern und Frauen erklärbar sind. Vergleicht man Daten aus epidemiologischen Bevölkerungsstudien mit Studien im Behandlungskontext, so ist das Geschlechterverhältnis in beiden Erhebungssettings jedoch ähnlich (ca. 2:1), was gegen eine Verzerrung der Schätzungen von Erkrankungsraten durch eine unterschiedliche Inanspruchnahme spricht [821, 823, 824]. Auch die ärztlichen Erkennungsraten von Depressionen unterscheiden sich nach einer aktuellen Metaanalyse [240] und früheren Arbeiten (Zsf. [823, 824]) nicht in Abhängigkeit vom Geschlecht. Der Hypothese, dass sich Männer erst später und damit unter höherer Symptombelastung in Behandlung begeben, spricht entgegen, dass diese im Behandlungskontext im Durchschnitt keine ausgeprägtere Symptomatik aufweisen [949, 950] und die Krankheitsverläufe von Männern nicht ungünstiger sind (z. B. [375]), was zu erwarten wäre, wenn die Depression zu Behandlungsbeginn ausgeprägter oder bereits chronifizierter wäre. Gegen die Hypothese, dass Frauen eher bereit sind, depressive Symptome zuzugeben, sprechen Beobachtungen aus den epidemiologischen Studien, wonach Frauen nicht häufiger als Männer sog. »stigmatisierende« Kernsymptome wie Traurigkeit oder Anhedonie schildern, sondern eher ausgeprägtere Symptome im Bereich körperlich-vegetativer Beschwerden [757, 1339]. In einer niederländischen Studie an mehr als 1.000 Patienten wurden Traurigkeit und Freudlosigkeit sogar häufiger von männlichen als weiblichen Patienten genannt [1297].

Im Zusammenhang damit steht eine weitere Hypothese zu einem möglichen Artefakt, die einen **kriteriumsbezogenen Geschlechterbias** in den gängigen Diagnosesystemen wie DSM-IV, DSM-5 oder ICD-10 kritisiert, wonach hier «weibliche« Symptome überrepräsentiert sind, während das depressive Erleben von Männern möglicherweise nicht adäquat erfasst wird. So wurde postuliert, dass Männer einen atypischen Ausdruck der Depression aufweisen, der durch Leitsymptome wie höhere Reizbarkeit, geringe Stresstoleranz und antisoziale Züge gekennzeichnet ist (sog. »Männerdepression« [1259, 1544]). Jedoch fand die überwiegende Mehrzahl klinischer und populationsbasierter Studien keine höheren Reizbarkeitswerte bei Männern (vgl. [125, 878, 949, 950, 1297]) oder sogar eine höhere Reizbarkeit bei depressiven Patientinnen [710, 1145]. Ähnlich identifizierten manche Autoren (2010) [1010] höhere Männerdepressionsraten, definiert über o.g. Merkmale, bei weiblichen gegenüber männlichen Studenten. Erklärungsansätze, die versuchen, expansive und Substanzstörungen bei Männern als maskierte Depression einzuordnen, sind ebenfalls nicht unproblematisch (z. B. [959]). Zum einen sprechen genetische Untersuchungen gegen eine so starke Überlappung, zum anderen müssten mit demselben Argument auch andere Störungen als maskierte Depression bezeichnet werden, die wiederum bei Frauen häufiger auftreten, wie Angst- oder Essstörungen.

Die hier angesprochene Diskussion berührt jedoch die Frage der grundsätzlichen **Validität der derzeitigen Klassifikationssysteme**, die sich hauptsächlich auf die Deskription psychopathologischer Symptome konzentrieren. So sind z. B. bestimmte neurobiologische Krankheitskorrelate, wie der mögliche Mangel an serotonerger Transmission, nicht nur für die Depression, sondern auch für zahlreiche andere psychische Störungen relevant (u. a. Schizophrenie, Angststörungen, Essstörungen, Borderline-Persönlichkeitsstörung, antisoziale Persönlichkeitsstörung, Impulskontrollstörungen), die ebenfalls durch unterschiedliche Prävalenzraten bei Männern und Frauen charakterisiert sind. Inwieweit sich diese unterschiedlichen Störungen schließlich durch einen pathologischen »Generalfaktor« oder anhand einer anderen Einteilung von Phänotypen besser beschreiben lassen, kann nach derzeitigem Forschungsstand noch nicht befriedigend beantwortet werden. Momentan überzeugt es jedoch weder unter Forschungsaspekten noch unter therapeutischer Perspektive, die unterschiedlichsten Ausdruckformen psychischer Erkrankungen gleichermaßen unter dem Depressionsbegriff zu subsumieren [821]. Grundsätzlich sollten mögliche geschlechtsspezifische Artefakte in der Depressionsdiagnostik jedoch berücksichtigt werden, wobei ihr Erklärungspotenzial nicht ausreicht, um das deutliche Überwiegen der Depressionsraten bei Frauen zu erklären.

Neuere Studien lassen vermuten, dass das Erkrankungsrisiko für **Mädchen und junge Frauen** steiler ansteigt als für ihre männlichen Altersgenossen [126]. Mädchen weisen möglicherweise schon vor Beginn der Adoleszenz latent mehr Risikofaktoren auf (u. a. Erziehungsstilfolgen, Missbrauchserfahrungen), die dann angesichts der vielfältigen Veränderungen und Herausforderungen im Jugendalter das Entstehen einer Depression begünstigen [823, 1084]. 15- bis 19-jährige Frauen weisen die höchste Suizidversuchsrate (im Vergleich zu allen anderen Altersgruppen bei beiden Geschlechtern) auf, hingegen ist in den vergangenen Jahren in mehreren Ländern eine Zunahme der Suizidrate bei männlichen Jugendlichen zu beobachten [42, 1544]. **Frauen** weisen zudem einen *signifikant früheren Beginn* einer unipolar depressiven Ersterkrankung [1544], eine *längere Episodendauer* [1544] und eine *höhere Rückfallgefahr* für weitere depressive Phasen auf (vgl. [823]). Aufgrund der immer noch schlechten Datenlage – die meisten Untersuchungen gingen nur bis 65 Jahre – ist es unklar, ob sich die Geschlechtsunterschiede im mittleren und höheren Lebensalter angleichen, zumal die epidemiologischen Studien unter anderem aufgrund der höheren somatischen Komorbidität im Alter weniger valide Daten erbringen [117, 781, 1550]. *Bipolare affektive Störungen* sind hingegen bei beiden Geschlechtern gleich häufig [693, 1548].

Depressionen treten in **jedem Lebensalter** auf. Allgemein sind sowohl der Zeitpunkt der Ersterkrankung als auch der Verlauf der Depression individuell sehr verschieden (▶ Kapitel 1.4 »Verlauf und Prognose«). Das durchschnittliche Alter bei depressiver Ersterkrankung wurde früher zwischen dem 35. und 45. Lebensjahr angenommen [1521]. Der aktuelle Bundesgesundheitssurvey liefert jedoch Hinweise, dass in Deutschland **50 % aller Patienten bereits vor ihrem 31. Lebensjahr** erstmalig an einer Depression erkranken [693]. Zudem besteht die Tendenz, dass die Erkrankungsraten in jüngeren Altersgruppen zunehmen (sog. »Kohorteneffekt«, vgl. [396, 414]). Darüber hinaus erkrankt ein beträchtlicher Anteil an Patienten bereits in der Kindheit oder der Adoleszenz an der ersten depressiven Episode [414]. In einer 10-Jahres-Längsschnittstudie konnte ein bedeutsamer Anstieg der an unipolarer Depression erkrankten Jugendlichen im Alter zwischen 15 und 18 Jahren nachgewiesen werden [564]. Ergebnisse nationaler und internationaler Studien berichten von Prävalenzen zwischen 15–20 % bis zur Vollendung des 18. Lebensjahres mit einem starken Anstieg der Prävalenz in der Pubertät [149, 1551].

Schätzungen zur **12-Monatsprävalenz von depressiven Störungen bei älteren Menschen** in Heimen und anderen Institutionen erreichen Werte zwischen 15 % und 25 % [393]. Bei **Dysthymien** kann über die Lebensspanne hinweg zunächst eine stetige Zunahme, dann jedoch ab dem 30. Lebensjahr eine allmähliche und ab dem 65. Lebensjahr eine deutliche Abnahme festgestellt werden [323]. Dennoch sind **im höheren Lebensalter Depressionen die häufigste psychische Störung**, wobei eine **hohe Komorbidität mit körperlichen Erkrankungen** und Funktionseinschränkungen besteht [576, 729, 1495]. Eine aktuelle Metaanalyse bevölkerungsbasierter Studien ergab eine Punktprävalenz von 7,2% (95% CI 4,4–10,6%) für eine Major Depression und eine Punktprävalenz von 17,1% (95% CI 9,7–26,1%) für eine depressive Symptomatik bei älteren Menschen über 75 Jahren [928]. Höhere Prävalenzschätzungen liegen für spezifische Settings vor; so sind unter den Patienten der Primärversorgung bis zu 37% [343] und unter Bewohnern von Pflegeheimen bis zu 50% [1414] von einer depressiven Symptomatik betroffen. Die **Suizidrate** (vollendete Suizide) steigt kontinuierlich mit dem Lebensalter an und ist bei Hochbetagten am höchsten. Generell, aber vor allem im höheren Lebensalter, ist die komplexe Interaktion zwischen genetischer Disposition, frühkindlichen Erfahrungen, somatischen Erkrankungen (vor allem vaskulärer Art) und psychosozialen Faktoren (Armut, Verwitwung, Vereinsamung, gesellschaftlicher Statusverlust) für das Entstehen sowie den Verlauf depressiver Störungen von besonderer Relevanz [116, 700, 1113, 1394]. So kann z. B. die größere Häufigkeit von Depressionen in Alten- und Pflegeheimen durchaus eine Folge der durch eine vorbestehende depressive Störung gestörten bzw. beeinträchtigen sozialen Integration sein und nicht die Folge z. B. der Verhältnisse im Heim. Depressive Störungen im Alter sind folgenschwer. Sie gehen mit Funktionseinschränkungen [115], einer reduzierten Lebensqualität [1466], kognitiven Beeinträchtigungen sowie einer erhöhten Suizidalität und nicht-suizidalen Mortalität einher [65, 1302, 1500]. Erkrankungsverläufe körperlicher Erkrankungen werden durch komorbide depressive Störungen deutlich negativ beeinflusst [500].

Der **Familienstand** und das Vorhandensein bzw. Fehlen einer **vertrauensvollen persönlichen Beziehung** sind als Protektiv- bzw. Risikofaktoren bei unipolaren Depressionen gesichert [323, 987]. *Getrennte, geschiedene* und *verwitwete* Personen und *solche ohne enge Bezugspersonen* erkranken eher. So fanden Jacobi et al. (2014) [691] eine deutlich erhöhte 12-Monatsprävalenz affektiver Störungen für diese Gruppe von 16,3 % im Vergleich zu Personen, die in einer festen Partnerschaft leben (7,1 %).

Unter den **sozioökonomischen Faktoren** korrelieren ein *höheres Bildungsniveau* und eine *sichere berufliche Anstellung* mit niedrigeren Depressionsraten [148, 987]. So liegt die 12-Monatsprävalenz affektiver Störungen von Personen aus der *unteren sozialen Schicht* mit 14,0 % mehr als doppelt so hoch wie bei denjenigen aus hohen sozialen Schichten (6,3 %) [691]. Darüber hinaus haben Menschen, die in *städtischer Umgebung* und *in Mietwohnungen* leben, eine substanziell höhere Depressionsrate als diejenigen, die auf dem Land und in einem Eigenheim wohnen [987]. Die 12-Monatspävalenz affektiver Störungen von Personen, die in Gemeinden mit unter 20 000 Einwohnern leben, liegt mit 7,8% deutlich niedriger im Vergleich zu Personen, die in Städten mit mehr als 500 000 Einwohnern leben (13,9%) [691].

1.2.3 Komorbide psychische Störungen

Komorbidität beschreibt das Vorhandensein von mehr als einer spezifischen Störung bei einer Person in einem definierten Zeitraum [102]. Unter »lebenszeitlicher Komorbidität« wird das Auftreten von zwei oder mehr verschiedenen Störungen über die Lebenszeit eines Individuums verstanden. In nationalen Komorbiditätssurveys [690, 695, 759] zeigte sich, dass die meisten über die Lebensspanne zu ermittelnden psychischen Störungen ([759]: 79 %) komorbid auftreten. Für Personen mit multiplen Komorbiditäten werden dabei die stärksten funktionellen Beeinträchtigungen berichtet.

Wittchen (1996) [1549] und Frances et al. (1990) [439] formulierten Hypothesen dazu, welcher Zusammenhang zwischen zwei komorbiden Störungen bestehen kann:

- *Kausale Beziehung*: Eine depressive Störung kann z. B. dazu prädisponieren, eine Substanzabhängigkeit zu entwickeln.
- *Wechselseitige Kausalität*: Depressive Störungen scheinen z. B. gehäuft mit generalisierten Angststörungen verbunden zu sein, umgekehrt gehen generalisierte Angststörungen gehäuft mit einer sekundären Depression einher.
- *Komorbidität bei gemeinsamem ätiologischem Faktor*: Eine Verlusterfahrung kann sowohl eine depressive Störung als auch eine Angststörung auslösen.
- *Komorbidität bei zugrunde liegenden komplexen Faktoren*: Mehrere Faktoren spielen wechselseitig bei der Entstehung einer depressiven und einer anderen psychischen Störung zusammen.
- *Komorbidität bei überlappenden diagnostischen Kriterien*: Zwei Störungen überlappen sich hinsichtlich der diagnostischen Kriterien, z. B. hinsichtlich Schlafstörungen und Unruhe bei Depression und Demenz.

Depressive Störungen weisen eine **hohe Komorbidität mit anderen psychischen Störungen** auf [756, 1164]. Bezogen auf die letzten 12 Monate vor der Untersuchung wurde in einem nationalen deutschen

Survey bei 60,7% aller Patienten mit unipolaren depressiven Störungen das Vorliegen einer Komorbidität erfasst, darunter bei 24,1% drei und mehr zusätzliche Diagnosen [691]. Patienten mit komorbiden Erkrankungen haben ein *höheres Chronifizierungsrisiko*, eine *ungünstigere Prognose* und ein *erhöhtes Suizidrisiko* [319].

Besonders häufig zeigt sich eine Komorbidität mit **Angst- und Panikstörungen** [127]. Beinahe 50% derjenigen, die bezogen auf die Lebenszeit die Kriterien für eine depressive Störung erfüllen, erfüllen auch die Kriterien für die Diagnose einer Angststörung [588, 732, 1204]. Eine Komorbidität von Depression und Angst geht mit *höherer Symptomschwere*, *Chronizität*, *höherer funktioneller Beeinträchtigung*, *höherer Suizidrate* und einem *geringeren Ansprechen auf medikamentöse Therapie* einher [63, 508, 542, 732].

Eine weitere häufige und prognostisch ungünstige Komorbidität besteht mit **Alkohol-, Medikamenten- und Drogenabhängigkeit**. Ein Drittel aller depressiven Patienten weist, bezogen auf die Lebenszeit, einen Substanzmittelabusus in der Anamnese auf. Bei Patienten mit einer **Suchterkrankung** liegt die Komorbidität mit depressiven Störungen zwischen 30% und 60% [588, 760, 1203]. Der hohe Anteil an Depressionen bei Suchtkranken ist häufig eine sekundäre Folge der Suchterkrankung [1191].

Auch **Essstörungen, somatoforme Störungen, Persönlichkeitsstörungen** sowie **Zwangsstörungen** weisen eine hohe Komorbidität mit depressiven Störungen auf. Beispielsweise weisen 43% der Patientinnen mit einer **Essstörung** (*Anorexia nervosa* oder *Bulimia nervosa*) eine komorbide depressive Störung auf [505, 557]. In klinischen Studien wurden **Persönlichkeitsstörungen** bei 41–81% der depressiven Patienten diagnostiziert; bei 35% der Patienten mit Persönlichkeitsstörungen war zusätzlich eine Depression vorhanden [640, 1347].

Bei **chronischen Depressionen** liegen als häufigste komorbide Persönlichkeitsstörungen die *ängstlich-vermeidende* (25,3%) sowie die *zwanghafte* (18,1%) und die *selbstschädigende* (16%) vor [737]. Die Anteile gleichzeitiger Diagnosen von Persönlichkeitsstörungen und einer depressiven Episode liegen bei 20–29% für die *Borderline-* und die *dependente Persönlichkeitsstörung* und bei 10–19% für die *selbstunsichere* und die *zwanghafte Persönlichkeitsstörung* [1156, 1464].

1.2.4 Komorbide somatische Erkrankungen

Die Wechselwirkungen zwischen somatischen und psychischen Erkrankungen sind vielfältig und besonders für die Depression gut belegt. Zum einen sind schwere körperliche Erkrankungen häufig mit psychischen Belastungen verbunden, die das Ausmaß einer behandlungsbedürftigen psychischen Störung erreichen können. Dabei ist dies nicht nur als eine psychische Reaktion auf die belastende Situation einer schwerwiegenden körperlichen Erkrankung zu verstehen, sondern es handelt sich vielmehr um ein **komplexes, interagierendes Bedingungsgefüge von somatischer Erkrankung, angewandten Behandlungsmaßnahmen, individuellen Bewältigungsressourcen und psychischen Störungen** [715]. Zum anderen hat aber auch eine depressive Störung erhebliche Auswirkungen auf den körperlichen Allgemeinzustand des Betroffenen. Das Ausmaß dieser körperlichen Beeinträchtigung – z. B. durch Schlafstörungen, Erschöpfung oder allgemeine Schwäche – ist so hoch, dass Depressionen diesbezüglich vergleichbar sind mit anderen chronischen somatischen Erkrankungen wie Diabetes, Arthritis und Bluthochdruck [238, 1524].

Darüber hinaus zeigen epidemiologische Studien, dass **depressive Patienten ein erhöhtes Risiko für verschiedenste somatische Erkrankungen** haben [94, 653, 1132, 1445]. Eine WHO-Studie zeigte, dass das Risiko, an einer körperlichen Beeinträchtigung zu erkranken, ein Jahr nach einer depressiven Erkrankung um das 1,8-fache erhöht ist, wobei diese Assoziation für sich genommen noch nichts über eine mögliche Kausalität aussagt [1110]. Zu den gehäuft im Rahmen depressiver Episoden auftretenden somatischen Beeinträchtigungen zählen u. a. *arteriosklerotische Herz-Kreislauf-Erkrankungen, Krebs, Migräne, Asthma bronchiale, Allergien, Ulcus pepticum, Diabetes mellitus* und *Infektionserkrankungen* [100, 653, 974, 1173, 1445]. Eine Schwächung des Immunsystems wurde für Trauernde nachgewiesen und könnte einen Teil der Assoziation depressiver und körperlicher/psychosomatischer Erkrankungen erklären [1001].

Die hohe **Prävalenz depressiver Störungen bei Patienten mit somatischen Erkrankungen** ist in vielen epidemiologischen Studien nachgewiesen [93, 101, 577, 893, 982, 1109, 1307] und ist mit schwerwiegenden Folgen wie erhöhter Mortalität [80, 730], erhöhter Morbidität [722], höheren direkten und indirekten Kosten [99, 587, 673, 674], einer geringeren Behandlungsadhärenz [511, 1583] und reduzierter Lebensqualität [92, 98] verbunden. Methodisch gute bevölkerungsrepräsentative epidemiologische Studien zeigen eine deutlich höhere **12-Monats-Prävalenz** einer depressiven Episode bei chronisch somatisch erkrankten Patienten (9%) in allerdings deutlicher Abhängigkeit von der jeweiligen somatischen Erkrankung. Abgesehen von Erkrankungen wie der sog. Fibromyalgie, des chronischen Müdigkeitssyndrom und der Chemikalienhypersensitivität zeigen insbesondere chronische Darmerkrankungen (ca. 16%), chronisch neurologische Erkrankungen (bis zu 16% bei MS), Atemwegserkrankungen (ca. 13%), chronische Wirbelsäulenerkrankungen (13%), Tumorerkrankungen (12%) und rheumatologische Erkrankungen (ca. 10%) deutliche Erhöhungen der Prävalenz; aber auch bei chronisch kardialen, vaskulären oder sonstigen somatischen Erkrankungen war die Prävalenz erhöht [1133]. In einer aktuellen Studie wurde die **4-Wochen-Prävalenz** für eine affektive Störung auf bis zu 6,5% für Krebspatienten geschätzt, wobei Brustkrebspatientinnen das höchste Risiko für das Vorliegen einer psychischen bzw. depressiven Störung (8,7%) aufwiesen [982].

Studien belegen, dass das relative Risiko, eine **kardiovaskuläre Erkrankung** zu erleiden oder daran zu versterben, erhöht ist, wenn Patienten erhöhte Depressionswerte aufweisen. Das relative Risiko für kardiovaskuläre Erkrankungen beim Vorhandensein depressiver Störungen liegt je nach Studie zwischen 1,1 % und 4,2 % [80, 418, 819, 1178]. Für Patienten, die nach einem *Myokardinfarkt* an einer Depression erkranken, liegt die **Mortalität** deutlich höher als für Infarktpatienten ohne Depression [867]. Die Frage, ob eine antidepressive Therapie erneute akute kardiovaskuläre Ereignisse oder die Mortalität beeinflusst, ist trotz mehrerer großer, insbesondere Kohorten-Studien noch nicht sicher beantwortet [227]. Eine Metaanalyse berichtet eine signifikante Abnahme der Rehospitalisierungsrate (zumeist aus kardiologischen Gründen) [968].

Von besonderer Bedeutung sind auch die **Zusammenhänge zwischen hirnorganischen Erkrankungen und Depressionen**, vor allem im höheren Lebensalter. Dies gilt analog zu den kardiovaskulären Erkrankungen für *zerebrovaskuläre Erkrankungen*, wie *Schlaganfälle* und *vaskuläre Demenzen* [712, 1444]. Vor allem die Beeinträchtigung subkortikaler Hirnfunktionskreise führt zu Depressionen, besonders häufig zum Beispiel beim *Morbus Parkinson* [884]. Die in diesem Kontext auftretenden Depressionen bieten zum Teil ein eigenes Erscheinungsbild mit ausgeprägte(re)n exekutiven Funktionsstörungen, vor allem Aufmerksamkeitsdefizite, Verlangsamung und Affektlabilität. Dies hat zu neuen Operationalisierungen wie z. B. dem einzelnen Vorschlag einer »vaskulären Depression« als eigener diagnostischer Kategorie geführt [13, 712].

Immer noch nicht vollständig geklärt ist der **Zusammenhang zwischen Depression und Alzheimer-Demenz**. Sicher ist, dass speziell Patienten, die im höheren Lebensalter erstmalig an einer Depression erkranken und über kognitive Störungen klagen, mit zunehmender Dauer der Verlaufsbeobachtung eine Demenz erleiden [1393, 1395]. Andererseits zeigte vor kurzem eine Metaanalyse, dass Depressionen generell ein doppelt so hohes Risiko für die Entwicklung einer Alzheimer-Demenz mit sich bringen [1116].

1.2.5 Folgewirkungen depressiver Störungen

Depressive Störungen haben unter den psychischen Störungen eine besonders hohe Bedeutung für die Gesundheitsversorgung. Nach einer WHO-Studie zählen depressive Störungen zu den **wichtigsten Volkskrankheiten** und werden in den nächsten Jahren noch deutlich an Bedeutung zunehmen [915, 1046, 1467]. Eine Maßeinheit ist hierbei besonders relevant: Der Indikator *»Disability-adjusted Life Years«*

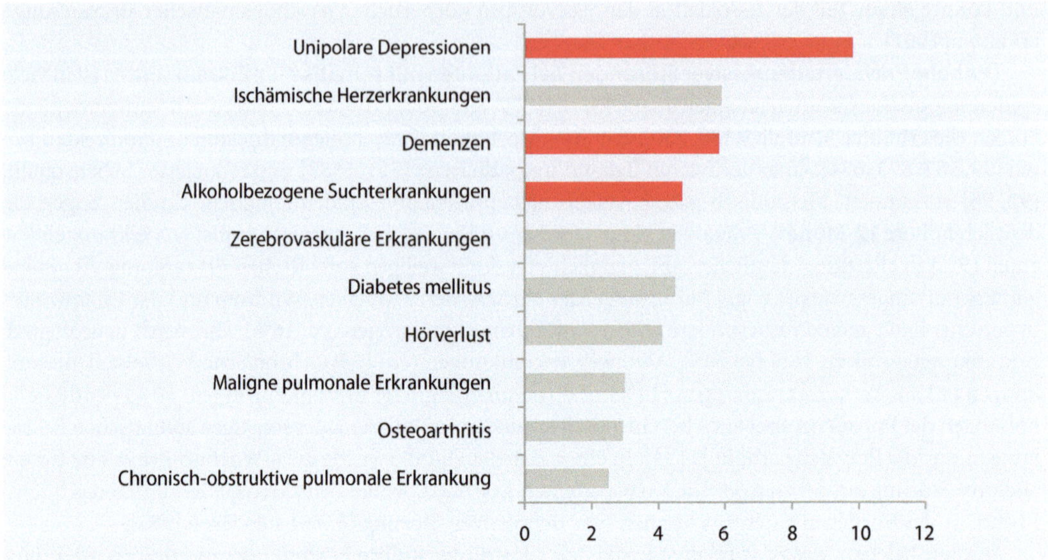

Abbildung 2 Hochrechnung der World Health Organisation (WHO): Burden of Disease 2030 der Industrieländer für 12-Monatsprävalenzen [1105, 1286]

(DALYs) erfasst die Summe der Lebensjahre, die durch Behinderung oder vorzeitigen Tod aufgrund einer Erkrankung verloren gehen. Die Zahlen werden dabei aufgrund regionaler epidemiologischer Befunde auf die Weltbevölkerung extrapoliert. Hierbei nahmen unipolare depressive Störungen 2004 den dritten Rang ein, was ihre Bedeutung unter allen weltweiten Erkrankungen auf Lebensbeeinträchtigung und vorzeitigen Tod angeht. Die WHO geht darüber hinaus davon aus, dass *unipolare Depressionen* bis 2030 unter den das Leben beeinträchtigenden oder verkürzenden Volkskrankheiten insgesamt die größte Bedeutung vor allen anderen Erkrankungen haben werden (Abbildung 2 [1105]).

Die Symptome einer Depression führen zu einer **starken Beeinträchtigung der körperlichen und psychischen Befindlichkeit** [48, 725, 729, 794]. Depressive Menschen beschreiben ihr körperliches und seelisches Befinden zu jeweils 77 % als schlecht bis sehr schlecht im Vergleich zu nicht depressiven mit 38 % bzw. 17 % [1548]. Auch die Alltagsaktivitäten sind durch eine Depression deutlich beeinträchtigt. So erleben depressive Patienten bezogen auf die letzten vier Wochen an zehn Tagen leichte und an sieben Tagen starke Beeinträchtigungen in ihrer Lebensführung, während dies bei nicht depressiven Personen nur an 1,5 bzw. 0,6 Tagen vorkommt [1548].

Durch Krankheiten weltweit verlorene Lebensjahre in Millionen

Darüber hinaus, gehen depressive Störungen mit einer **hohen Mortalität, v. a. durch Suizide**, einher. Nach Angaben des Statistischen Bundesamtes nehmen sich in Deutschland insgesamt **pro Jahr mehr als 10 000 Menschen** das Leben. Die Zahl der Suizide übersteigt damit deutlich die der jährlichen Verkehrstoten, die im Jahr 2013 bei 3.771 lag [1381]. Fast alle Patienten mit *schweren Depressionen* haben zumindest Suizidgedanken. Die Suizidrate bei Depressiven ist dabei etwa 30-Mal höher als in der Durchschnittsbevölkerung [571]. 8,6 % der Patienten, die im Verlauf ihres Lebens wegen Suizidalität stationär behandelt wurden, versterben durch Suizid; unter den stationär behandelten Patienten mit einer affektiven Störung, die nicht speziell wegen Suizidalität hospitalisiert wurden, sind es 4,4 % [167]. Insgesamt ist die **Anzahl der Suizidversuche ca. sieben bis zwölf Mal höher als die der vollzogenen Suizide**. Eine Multicenter-Studie in psychiatrisch-psychotherapeutischen Kliniken in Baden-Württemberg ergab, dass 30 % der depressiven Patienten bereits einen Suizidversuch in ihrem Leben unternommen hatten. Bei 45 % lag bei

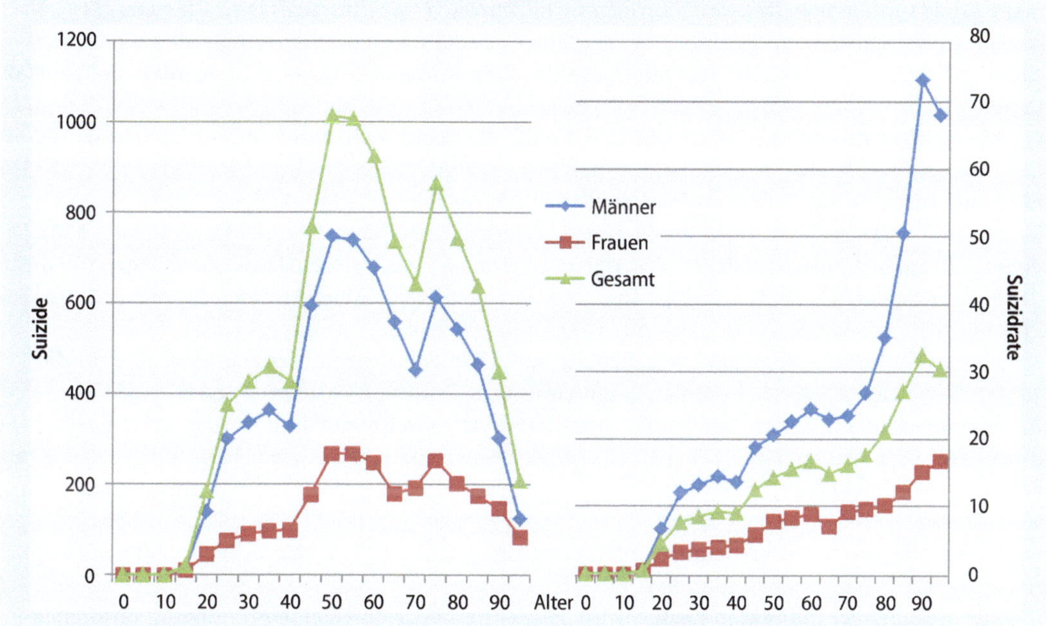

Abbildung 3 Suizide und Suizidrate nach Alter und Geschlecht pro 100.000 und Jahr in der Altersgruppe[2]

Aufnahme akute Suizidalität vor [586]. Die Suizidrate steigt ab dem 70. Lebensjahr deutlich an. Dabei liegt die **Suizidrate älterer Männer** (Altersgruppe 80+Jahre) ca. 20-Mal höher als die von jungen Frauen, die demgegenüber das höchste Suizidversuchsrisiko haben [14, 615, 1380, 1567]. **Männer versterben mehr als doppelt so oft durch Suizid** als Frauen (Statistisches Bundesamt, 2012; Abbildung 3). Fast jede zweite Frau (47,2%), die sich im Jahre 2012 das Leben nahm, war älter als 60 Jahre. Dagegen sind 45,5% der durch Suizid verstorbenen Männer zwischen 40 und 65 Jahre alt.

Depressive Störungen haben darüber hinaus gravierende Auswirkungen auf die **sozialen Beziehungen** und die **Arbeitsfähigkeit** der Betroffenen [1110]. In diesem Zusammenhang wurde in den letzten Jahren in Deutschland vermehrt der Begriff und das Syndrom **Burnout** diskutiert (▶ 1.3 Ätiopathogenese und Risikofaktoren sowie [349]).

Nicht nur für den Betroffenen selbst ist eine depressive Störung mit zahlreichen Beeinträchtigungen verbunden, sie stellt auch **an Partner und Familienangehörige enorme Anforderungen** und erfordert ein hohes Maß an Verständnis und Geduld. Familiäre und Partnerbeziehungen sind häufig in Mitleidenschaft gezogen, wenn ein Familienmitglied an einer Depression erkrankt. Eine Depression eines Elternteils kann zu **erheblicher Verunsicherung der Kinder und zu einer möglichen Vernachlässigung der Kinder** führen [1192]. Studien konnten bei Kindern depressiver Mütter eine verlangsamte motorische und geistige Entwicklung, Schulprobleme, Verhaltensauffälligkeiten und verringertes Selbstwertgefühl nachweisen [512].

Hohe **direkte und indirekten Kosten**, die durch Depression verursacht werden, weisen auf die hohe gesellschaftsökonomische Relevanz der Erkrankung hin [985]. Depressive Störungen reduzieren die **berufliche Leistungsfähigkeit**, da neben der allgemeinen Antriebsstörung die Konzentration und andere kognitive Funktionen betroffen sind [140]. Depressive Arbeitnehmer haben mit 6,1 Tagen **wesentlich**

2 Der »Knick« in der Kurve der Anzahl der Suizide bei den 60- bis 70-Jährigen spiegelt die Geburtenlücke nach dem zweiten Weltkrieg wider. (Quelle: Statistisches Bundesamt, 2012).

mehr Arbeitsunfähigkeitstage im Monat als nicht depressive Arbeitnehmer mit 1,7 Tagen [1111]. Nach Angaben der Deutschen Angestellten Krankenkasse (DAK) waren depressive Episoden unter den psychischen Störungen im Jahr 2013 die **häufigste Einzeldiagnose im Zusammenhang mit Arbeitsausfalltagen** (AU-Tage) [678].

Die **direkten Kosten** der Depressionen, das heißt die Inanspruchnahme von medizinischen Heilbehandlungen, Präventions-, Rehabilitations- und Pflegemaßnahmen lagen im Jahr 2008 bei etwa 5,2 Mrd. Euro und machten somit fast ein Fünftel aller durch psychische Erkrankungen verursachten Kosten (28,7 Mrd. Euro) aus, davon mehr als die Hälfte (2,9 Mrd. Euro) für stationäre Maßnahmen [1382]. Die direkten Krankheitskosten für depressive Allgemeinarztpatienten liegen ein Drittel über denen von nichtdepressiven Senioren [219, 929, 1589]. Mit dem demographischen Wandel werden depressive Störungen im Alter zu einer zentralen und drängenden Versorgungsherausforderung [1217].

Eine große epidemiologische Untersuchung von 3.555 volljährigen Personen erbrachte für die 131 als depressiv diagnostizierten Patienten durchschnittliche Pro-Kopf-Kosten von 686 Euro pro Jahr [455]. Auch Untersuchungen auf der Basis von Krankenkassendaten weisen auf die hohe ökonomische Relevanz depressiver Erkrankungen hin [778, 1373, 1374]. So zeigen Sekundäranalysen einer ostdeutschen Krankenkasse (AOK plus) [778], dass 44% der Versorgungskosten für die über die Krankenkasse abgerechneten Gesundheitsleistungen auf den stationären Versorgungssektor entfallen. Krankenhausbehandlungen wegen einer depressiven Erkrankung wurden jedoch lediglich von 6% der Versicherten mit einer Depressionsdiagnose in Anspruch genommen.

Zur Messung der **indirekten Kosten** wird die Kennzahl der durch eine Erkrankung verlorenen Erwerbstätigkeitsjahre berechnet. Hier gehen die Ausfälle durch Arbeitsunfähigkeit, Invalidität oder vorzeitigen Tod der erwerbstätigen Bevölkerung ein. Im Jahr 2008 lagen die **verlorenen Erwerbstätigkeitsjahre** für alle Erkrankungen bei 4,25 Mio. Jahren [1384]. Davon verursachen die psychischen Störungen 763.000 verlorene Erwerbstätigkeitsjahre. Dabei ist fast ein Drittel auf die Gruppe der Depressionen zurückzuführen.

Obwohl der Verlauf der Gesamtkosten durch alle Erkrankungen über die Jahre 2002 bis 2008 relativ stabil bleibt, ist für die durch depressive Störungen bedingten Kosten, etwas stärker bei den Frauen, ein deutlicher Anstieg zu verzeichnen. Auch der Anteil der durch Depression bedingten indirekten Kosten im Vergleich zu allen psychischen Erkrankungen hat sich über die Jahre erhöht. **Frühberentungen** aufgrund von eingeschränkter Erwerbsfähigkeit werden am häufigsten durch psychische Erkrankungen bedingt. Auch hier stehen depressive Erkrankungen an erster Stelle der Ursachen. Während die Gesamtzahl der Frühberentungen in den Jahren 2010 bis 2012 tendenziell sank, ist beim Anteil der Frühberentungen durch Depressionen ein Anstieg zu verzeichnen [1383].

Trotz eines wachsenden öffentlichen Bewusstseins sind psychische Probleme immer noch mit einem **Stigma** assoziiert [1274]. In der Öffentlichkeit ist der Begriff Depression häufig mit der Vorstellung verknüpft, dass erkrankte Personen »unausgeglichen« oder »neurotisch« sind [1183]. Auch Arbeitgeber können gegenüber Menschen mit psychischen Problemen Vorurteile haben und stellen sie offensichtlich seltener ein als Arbeitnehmer mit anderen chronischen Erkrankungen, wie z. B. Diabetes mellitus [504].

1.3 Ätiopathogenese und Risikofaktoren

Depressionen umfassen **kein homogenes Krankheitsbild**. Erklärungshypothesen lassen sich vereinfacht biologischen und psychologischen Modellvorstellungen zuordnen [12, 593, 823], wobei keiner dieser Ansätze bisher eine überzeugende monokausale Erklärung liefern konnte. Die Heterogenität der Symptome depressiver Störungen macht es auch unwahrscheinlich, dass ein Faktor allein für die Entstehung einer Depression verantwortlich ist. Daher werden von der Mehrzahl der Experten **multifaktorielle Erklärungskonzepte** angenommen, die von einer **Wechselwirkung aus biologischen und psychosozialen**

Faktoren ausgehen. Die Bedeutung der verschiedenen Faktoren kann von Patient zu Patient erheblich variieren. Insofern umfasst der Depressionsbegriff ein **breites Spektrum psychischer Störungen**, das von weitgehend eigengesetzlich verlaufenden (oder: biologisch determinierten) Erkrankungen über eine Kombination verschiedener Faktoren bis zu weitgehend psychosozial determinierten Erkrankungen reicht.

Mehrere Studien an großen Populationen belegen die erhöhte Wahrscheinlichkeit für das Auftreten affektiver Störungen bei **genetisch vulnerablen Individuen** [142, 963, 1092, 1184, 1458, 1582]. Das Auftreten einer affektiven Störung soll nach dem Vulnerabilitäts-Stress-Modell erst im Zusammenspiel mit Auslösefaktoren wie hormoneller Umstellung im Wochenbett oder körperlichen Erkrankungen sowie psychosozialen Faktoren (z. B. Verluste, Trennungen, berufliche Enttäuschungen, Überforderungen, interpersonelle Konflikte, Beziehungskrisen, mangelnde soziale Unterstützung usw.) bedingt werden [127].

Nach genetisch epidemiologischen Studien treten depressive Störungen **familiär gehäuft** auf. Angehörige ersten Grades haben ein etwa **50 % höheres Risiko** als die Allgemeinbevölkerung, selbst an einer unipolaren depressiven Störung zu erkranken. In einer dänischen Zwillingsstudie wurde gezeigt, dass die *Konkordanzraten für bipolare Verläufe* bei eineiigen Zwillingen bei 80 %, bei zweieiigen Zwillingen bei 15–20 % liegen [142]. Die *Konkordanzraten für unipolare Verläufe* betragen bei eineiigen Zwillingen um 50 %, bei zweieiigen Zwillingen 15–20 %. Das Vorliegen einer depressiven Störung bei der Mutter gilt per se als Risikofaktor für die spätere Entwicklung einer depressiven Störung bei dem Kind, wobei unklar bleibt, welchen Anteil die genetische und nichtgenetische Transmission bzw. die nicht genetischen Faktoren hieran haben [561]. Bislang ist es jedoch noch nicht gelungen, genetische Marker auf DNA-Ebene zu lokalisieren. Es wird davon ausgegangen, dass affektive Störungen durch **Alterationen auf verschiedenen Genen (mit-) verursacht** werden und dass sich diese in verschiedenen Familien und bei den jeweils erkrankten Individuen unterschiedlich kombinieren (zusammenfassend [127]).

Tierexperimentelle Forschungsarbeiten zur Depression legen nahe, dass die **Stressreaktion** bzw. **Stressbewältigung** entscheidenden Einfluss auf die an affektiven Störungen beteiligten Neurotransmittersysteme hat. Dabei spielt eine zentrale Rolle, ob die Stressquelle kontrolliert werden kann oder nicht. Sind die Stressoren etwa nach dem **Paradigma erlernter Hilflosigkeit** unkontrollierbar, überfordert dies bei anhaltender oder wiederholter Stressexposition die zentralnervösen Stressadaptationsmöglichkeiten schneller, als wenn eine Kontrolle wahrgenommen wird; die Folge ist depressionsäquivalentes Verhalten [591, 1313].

Im Zusammenhang mit Stresserleben wurde in den letzten Jahren in Deutschland häufig die **Verbindung von Depression und Burn-out** diskutiert. Das **Burnout-Syndrom** ist wissenschaftlich allerdings nicht als Krankheit kodiert. Es handelt sich hingegen um eine körperliche, emotionale und geistige Erschöpfung aufgrund beruflicher oder anderweitiger Überlastung bei der Lebensbewältigung. Diese wird meist durch Stress ausgelöst, der wegen der verminderten Belastbarkeit nicht bewältigt werden kann. Burnout wird in der ICD-10 als »Ausgebranntsein« und »Zustand der totalen Erschöpfung« mit dem Diagnoseschlüssel Z73.0 erfasst. Er gehört zum übergeordneten Abschnitt Z73 und umfasst »Probleme mit Bezug auf Schwierigkeiten bei der Lebensbewältigung«. Nach dieser Einstufung ist Burnout eine Rahmen- oder Zusatzdiagnose und keine Behandlungsdiagnose, die zum Beispiel eine Therapie erforderlich macht. Längerfristige Arbeitsüberforderungen können aber das Risiko für die Entwicklung einer psychischen Erkrankung, wie zum Beispiel einer Depression, erhöhen, und Burnout bzw. Burnout-ähnliche Symptome können ein Hinweise auf eine zugrundeliegende Depression sein, weswegen Anzeichen von Burnout ernst genommen werden sollten [348]. Zu den ersten Warnsignalen gehören meist körperliche Beschwerden, wie zum Beispiel Schlafstörungen. Betroffene können nicht einschlafen oder wachen morgens zu früh auf und »spüren« ihre (Arbeits)-Probleme sofort »auf der Bettdecke«. Welche anderen Beschwerden auftreten, hängen von individuellen Charakteristika der betroffenen Person ab. Manche Menschen regieren mit Magenbeschwerden, andere mit Rückenproblemen oder Kopfschmerzen. Hinzu kommt ein umfassendes Gefühl von Erschöpfung und Energieverlust, das jedoch häufig erst nach Befragung durch den Arzt deutlich wird [1528].

Besonders schwerer **chronischer Stress** wurde durch Separationsexperimente induziert, in denen bei jungen Primaten eine frühe Trennung von der Mutter erfolgt [173, 174, 569]. Diese Befunde haben für die Depressionsforschung beim Menschen hohe Relevanz: Depressive Patienten haben in ihrer Kindheit im Vergleich zu gesunden Kontrollpersonen **zwei- bis dreimal so häufig Verlusterlebnisse** erlebt, was den Schluss zulässt, dass Trennungserlebnisse eine gesteigerte Vulnerabilität bedingen, im späteren Leben depressiv zu erkranken [7, 78, 295, 839]. Prospektive Studien zeigen, dass chronischer Stress am Arbeitsplatz – z. B. durch hohe Anforderungen bei gleichzeitig subjektiver geringer autonomer Kontrolle über Arbeitsabläufe und -umfang und einem Missverhältnis von notwendiger Anstrengung und (ideeller und materieller) Belohnung – prädiktiv für Depressivität ist (OR = 1,8 [1336]).

Ein **psychodynamisches Modell** der Beziehungsgeschichten depressiver Menschen beschreibt, wie stark deren Trennungsempfindlichkeit erhöht ist, so dass eine ständige Abhängigkeit von wichtigen Bezugspersonen oder ein Gefühl von Beziehungslosigkeit und Einsamkeit bleibt [808]. Die frühen Beziehungserfahrungen können von fehllaufenden affektiven Abstimmungsprozessen zwischen den primären Bezugspersonen und dem später depressiv werdenden Kind geprägt sein [528]. Die elterlichen Affekte werden in einem intergenerationalen Transfer von Stimmungszuständen vermittelt [1200], so dass die vorbestehende Ängstlichkeit oder Depressivität der Bezugsperson sich mitteilt und verinnerlicht wird [1457].

Ein **verstärkungstheoretisches interpersonelles Erklärungsmodell** [876, 879] geht davon aus, dass im Vorfeld einer Depression potenziell verstärkende Ereignisse quantitativ und qualitativ abnehmen bzw. in der sozialen Umgebung nicht mehr im bisherigen Umfang erreichbar sind, z. B. durch Trennung, soziale Isolation oder Armut. Der Wegfall an Belohnungen, die für das Wohlbefinden einer Person bedeutsam waren, hat eine zunehmende depressive Verstimmung und Resignation zur Folge, die ihrerseits einen Rückgang von Verhaltensweisen bewirkt, die für die Erreichung alternativer Verstärkerquellen nötig wären [593]. Moderiert wird dieser Zusammenhang durch individuelle soziale Fertigkeiten und Kompetenzen [591]. Gerade der Verlust sozialer Verstärkung durch wichtige Kontaktpersonen, sei es durch Tod, Trennung, Zurückweisung oder anhaltende Konflikte, haben, entsprechend dem Extinktionsprinzip, nach diesem Erklärungsansatz entscheidende Bedeutung für die Depressionsentstehung [591, 593, 1138].

Kognitionspsychologische Hypothesen gehen davon aus, dass Depressionen kognitive Störungen zugrunde liegen [593]. Depressive Störungen sollen entstehen, wenn bei einem Individuum situative Auslöser mit realitätsfremden, verzerrten, negativen Kognitionen verarbeitet werden, die mit gelernter Hilflosigkeit und Verhaltensdefiziten sowie einem Mangel an positiv verstärkenden Aktivitäten gepaart sind. Die situativen Auslöser beziehen sich hierbei entweder auf aktuelle oder auf chronische Belastungen. Depressive Störungen basieren dieser Annahme zufolge auf dysfunktionalen Einstellungen, negativen automatischen Gedanken über sich selbst, die Welt und die Zukunft; entsprechend verzerrt sollen die Informationsverarbeitung sowie die Interaktionsprozesse sein [179].

1.4 Verlauf und Prognose

1.4.1 Allgemeiner Verlauf

Depressionen zeichnen sich typischerweise durch einen **episodischen Verlauf** aus, d. h. die Krankheitsphasen sind **zeitlich begrenzt** und **klingen häufig auch ohne therapeutische Maßnahmen ab** [1467]. Untersuchungen aus der Ära vor Einführung der Psychopharmaka belegen durchschnittliche **Episodendauern einer unipolaren Depression von sechs bis acht Monaten** [127]. Die Entwicklung effektiver Therapien führte zu einer deutlichen Verkürzung und weniger starken Ausprägung der depressiven Phasenlänge. Die **mittlere Episodendauer behandelter unipolarer depressiver Störungen wird auf 16 Wochen** geschätzt, wobei bei ungefähr 90 % der Patienten die depressive Episode als mittel- bis schwergradig eingeschätzt wird [758].

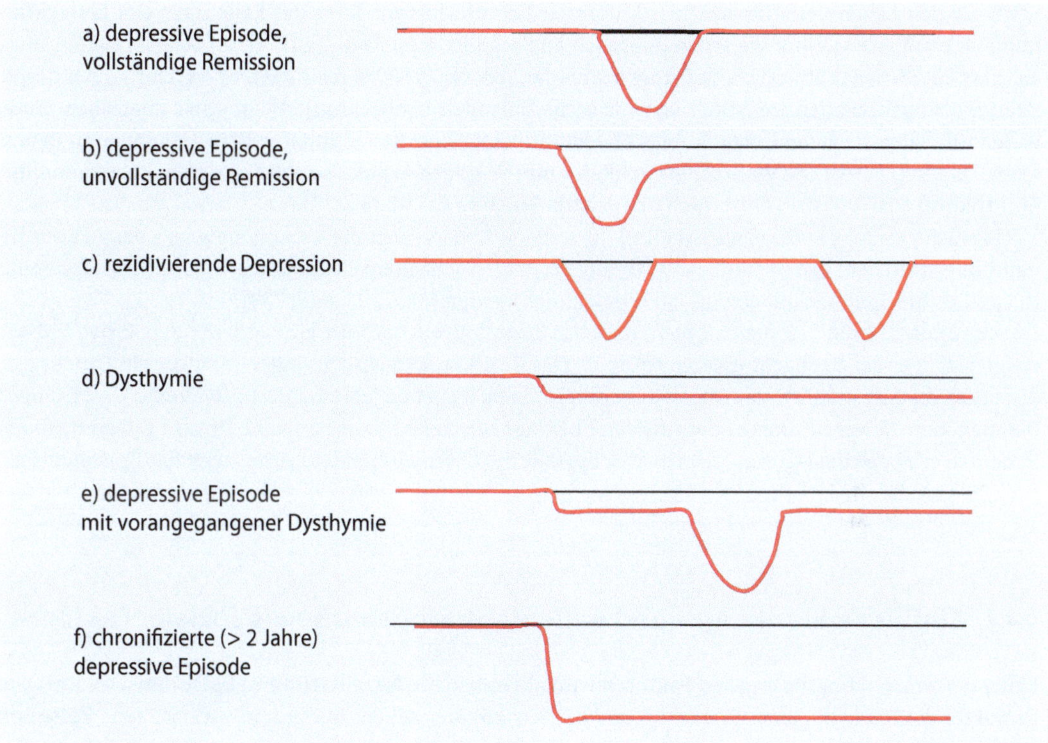

Abbildung 4 Verläufe unipolarer depressiver Störungen

Die Verläufe depressiver Störungen weisen eine **große interindividuelle Variabilität** auf (Abbildung 4). Eine *depressive Episode* kann vollständig remittieren, so dass der Patient in der Folgezeit völlig symptomfrei ist (Beispiel a). Bei unvollständiger Remission bleibt eine Residualsymptomatik bestehen (Beispiel b), die u. a. das Risiko für eine erneute depressive Episode erhöht (Beispiel c). Eine *Dysthymie* ist von einer mindestens seit zwei Jahren bestehenden subsyndromalen depressiven Symptomatik gekennzeichnet (Beispiel d), aus der sich eine zusätzliche depressive Episode entwickeln kann (Beispiel e). Im letzteren Fall spricht man von der so genannten *doppelten Depression* (Englisch: *double depression*). Hält eine depressive Episode länger als zwei Jahre ohne Besserung bzw. Remission im Intervall an, spricht man von einer chronischen depressiven Episode (»persistent depressive disorder« [19], ▶ Abschnitt 2.2.2.1 Symptomatik und Diagnosestellung nach DSM-5).

Eine Langzeitstudie von Keller et al. [739, 742, 743] zeigte für über 400 behandelte Patienten mit unipolarer depressiver Störung eine Remissionsrate von 50 % innerhalb von sechs Monaten; nach zwei Jahren wiesen noch 21 % der Patienten, obwohl sie nach wie vor behandelt wurden, eine die Diagnose einer depressiven Episode rechtfertigende Symptomatik auf. Nach fünf Jahren bei teilweiser Weiterbehandlung waren es noch 12 % und nach zehn Jahren noch immer 7 %. Nach einer epidemiologischen Studie waren 50 % der in der Mehrzahl (67 %) behandelten depressiven Patienten (n = 273) nach drei Monaten wieder gesund [1364]. Bei einem Drittel der Betroffenen trat eine lediglich partielle Besserung ein; besonders bei langjährigem Krankheitsverlauf blieb eine Restsymptomatik bestehen. 63 % der depressiven Patienten erreichten nach sechs Monaten ihre gewohnte Leistungsfähigkeit wieder, nach zwölf Monaten waren dies 76 % [1364]. Mehrere Studien fanden für etwa 15–20 % der depressiven Patienten eine Chronifizierung mit einer Dauer der Beschwerden von über zwei Jahren [35, 162, 375, 743, 1364, 1441].

Über den Lebensverlauf betrachtet kommt es bei **mindestens 50 % der Fälle nach der Ersterkrankung zu wenigstens einer weiteren depressiven Episode** [829, 1046, 1103, 1548]. Angst (1986) nimmt an, dass 20–30 % der affektiven Störungen singulär, jedoch 70–80 % rezidivierend verlaufen. Bei unipolaren Störungen werden im Mittel vier bis sechs Episoden beobachtet [34]. In einer deutschen Studie waren fünf Jahre nach der Erkrankung 42 % der unipolar depressiven und nur 30 % der bipolaren Patienten rückfallfrei [996]. **Die Wahrscheinlichkeit einer Wiedererkrankung erhöht sich nach zweimaliger Erkrankung auf 70 % und liegt nach der dritten Episode bei 90 %** [829].

Betrachtet man das Rückfallrisiko in Jahresintervallen, so liegt dieses, abhängig von der Art der Behandlung, nach dem ersten Jahr bei 30–40 % [122, 739]. Nach einem Zwei-Jahres-Intervall muss mit einer Rückfallwahrscheinlichkeit von 40–50 % gerechnet werden [323, 597, 649, 739].

Zusammenfassend lässt sich sagen, dass das kumulative Risiko für eine erneute depressive Episode steigt, je länger der Beobachtungszeitraum ist. Das Rezidivrisiko wird geringer, je länger ein Patient rezidivfrei bleibt. Hinsichtlich des rezidivierenden Verlaufs bestehen jedoch interindividuelle Unterschiede. Bei manchen Patienten sind die depressiven Episoden durch jahrelange gesunde Phasen getrennt, andere Patienten erleben eine Häufung depressiver Episoden. Mit zunehmendem Alter steigt das Episodenrisiko [23]. Folgen die wiederkehrenden Episoden einem saisonalen Muster, wird die depressive Störung auch als *saisonal bedingte Depression* bezeichnet.

1.4.2 Einfluss erkrankungs- und patientenbezogener sowie sozialer Faktoren

Unter den erkrankungsbezogenen Faktoren wird allgemein die **Anzahl früherer Episoden** als wichtigster Prädiktor des Rückfalls- bzw. Wiedererkrankungsrisikos angesehen. Außerdem wirkt sich die **Episodendauer** prognostisch ungünstig aus: Das Rückfallrisiko steigt und die Chance auf vollständige Remission verringert sich, je länger die depressive Episode andauert. So zeigte sich in einer Längsschnittstudie, dass sich in mehr als der Hälfte der Fälle innerhalb von sechs Monaten eine Remission einstellte, mit zunehmender Dauer sanken die Remissionsraten jedoch drastisch [743]. Dementsprechend günstig wirkt sich die **Dauer der gesunden Phase** auf die Prognose aus; sind Patienten fünf Jahre lang symptomfrei, so können keine klinischen Charakteristika mehr als Risikofaktoren bestimmt werden [229].

Von **vollständiger Remission** sollte nur gesprochen werden, wenn der Patient tatsächlich **symptomfrei** ist [67]. Weiterhin vorhandene depressive Symptome sprechen dagegen für eine **unvollständige Remission** und stellen einen weiteren Risikofaktor für eine Wiedererkrankung dar [708]. Neben dem Verlauf hat auch die Ausprägung der depressiven Störung einen Einfluss auf die Prognose. Vor allem Patienten mit einer so genannten »**Double Depression**« (Vorhandensein einer depressiven Episode mit gleichzeitiger Dysthymie) weisen im Vergleich zu Patienten, die nur an einer depressiven Störung leiden, ein erhöhtes Risiko für weitere depressive Episoden auf [738].

Ein zusätzlicher wichtiger Faktor, der sich ungünstig auf die Gesundung des Patienten auswirkt, ist das **Vorliegen einer psychischen oder somatischen Komorbidität**, z. B. mit *Substanzmissbrauch, Persönlichkeits-, Angst- oder Essstörungen* sowie anderen *chronischen Krankheiten* [23, 229, 463, 735]. Betrachtet man patientenbezogene und soziale Faktoren, so bedingen vor allem **junges Alter bei Ersterkrankung** [492], **weibliches Geschlecht** und ein **lediger Familienstatus** [1029] sowie mangelhafte **soziale Unterstützung** der Betroffenen eine signifikant erhöhte Anfälligkeit für einen Rückfall. So konnte kürzlich gezeigt werden, dass durch diese Faktoren, ergänzt um (persistierende) **somatische Komorbidität** und **späteren Behandlungsbeginn**, die immer wieder beschriebene »schlechtere Prognose« im höheren Lebensalter nahezu vollständig erklärt werden kann. Danach scheint das Lebensalter allein die Prognose kaum zu beeinträchtigen [1007].

2 Diagnostik

2.1 Klassifikation

Im internationalen Klassifizierungssystem der ICD-10 (▶ dort Kapitel V »Psychische und Verhaltensstörungen, Affektive Störungen – F30-F39«) werden **depressive Störungen** als psychopathologische Syndrome von bestimmter Dauer innerhalb der diagnostischen Kategorie der **»Affektiven Störungen«** definiert (◘ Tabelle 7). Bei den in dieser diagnostischen Kategorie zusammengefassten Störungsbildern beziehen sich die Hauptsymptome auf eine **Veränderung der Stimmung (Affektivität)** bzw. des allgemeinen Aktivitätsniveaus. Hierbei bilden die »schwere Depression« und die »Manie« die beiden Pole des Gesamtspektrums, das von *depressiver Niedergestimmtheit*, verbunden mit *gravierendem Interessenverlust* und *Freudlosigkeit* sowie *erhöhter Ermüdbarkeit* bei der depressiven Episode bis zur *gehobenen, expansiven* oder *gereizten Stimmung*, verbunden mit *erhöhter Aktivität* bei der Manie reicht. Zur exakten Klassifikation werden weitere häufige Symptome herangezogen, deren Anzahl und Ausprägung den Schweregrad bestimmt.

Im Weiteren beschränken sich die Ausführungen entsprechend dem Geltungsbereich dieser Leitlinie auf die **unipolare depressive Störung**, d. h. **depressive Episoden** (F32), **rezidivierende depressive Störungen** (F33), **anhaltende affektive Störungen** (hier nur: **Dysthymie**, F34.1), **sonstige affektive Störungen** (hier nur: **rezidivierende kurze depressive Störung**, F38.1) und **zyklusassoziierte depressive Störungen** (hier nur: **Depressionen in der Peripartalzeit, prämenstruelle dysphorische Störung** (N94 als »Schmerzzustand im Zusammenhang mit dem Menstruationszyklus«) und **Depressionen in der Perimenopause**).

2.1.1 Syndromale Klassifikation

Unipolare depressive Störungen sind nach der Definition in der ICD-10 auf syndromaler Ebene von den **bipolaren Störungen** bzw. den manischen, gemischten oder hypomanen Episoden und der **Zyklothymie** abzugrenzen. Kennzeichnend für unipolare depressive Störungen in diesem Sinne ist, dass bei ihnen keine Phasen gehobener, euphorischer oder gereizter Stimmungslage vorkommen, wie sie für bipolare Störungen – d. h. der Manie, der Hypomanie, der Zyklothymie bzw. in gemischt manisch depressiven Phasen – typisch sind. Monophasische Depressionen zeichnen sich vielmehr durch die Hauptmerkmale *depressive, gedrückte Stimmung, Interessenverlust und Freudlosigkeit bzw. Verminderung des Antriebs mit erhöhter Ermüdbarkeit und Aktivitätseinschränkung* aus (▶ Kapitel 2.1.2 »Klassifikation nach Schweregrad«). Ferner können depressive Episoden in Übereinstimmung mit der ICD-10 danach klassifiziert werden, ob im Rahmen der Depression *psychotische Symptome* (nur bei schweren depressiven Episoden) vorkommen oder nicht und inwieweit zusätzlich *somatische Symptome* bei leichter- bis mittelgradiger Schwere vorliegen oder nicht (▶ Kapitel 2.1.2 »Klassifikation nach Schweregrad«).

◘ **Tabelle 7** Hauptkategorien affektiver Störungen nach ICD-10

F30	Manische Episode
F31	Bipolare affektive Störung
F32	Depressive Episode
F33	Rezidivierende depressive Störungen
F34	Anhaltende affektive Störungen
F38	Sonstige affektive Störungen
F39	Nicht näher bezeichnete affektive Störungen

2.1.2 Klassifikation nach Schweregrad

Die ICD-10 trifft für depressive Episoden eine Schweregradunterscheidung von *leichten* (F32.0), *mittelgradigen* (F32.1) und *schweren* (F32.2) *depressiven Episoden*. Der Schweregrad der depressiven Störung richtet sich nach der Anzahl der erfüllten **Haupt-** und **Zusatzsymptome**. Für *Dysthymien* (F34.1), d. h. über mindestens zwei Jahre andauernde depressive Verstimmungen, sind keine Unterscheidungen nach der Schwere vorgesehen, weil sie sich gerade dadurch auszeichnen, dass sie die Kriterien bzw. die Symptomanzahl selbst für eine leichte depressive Episode nicht erfüllen.

2.1.3 Klassifikation nach Dauer und Verlauf

Ferner lassen sich depressive Störungen nach Verlauf und Dauer klassifizieren. Bezüglich der **Zeitdauer** gilt nach ICD-10, dass *(leichte, mittelgradige oder schwere) depressive Episoden* **zumindest 14 Tage** angedauert haben müssen, um die entsprechende Diagnose bei Vorliegen der Kriterien stellen zu können. Bei *schweren depressiven Episoden* kann die Diagnose nach weniger als zwei Wochen Dauer gerechtfertigt sein, wenn die Symptome besonders schwer sind und sehr rasch auftreten.

Hinsichtlich des **Verlaufs** ist relevant, inwieweit depressive Störungen voll oder nur partiell remittieren (zwischen depressiven Episoden) oder chronisch verlaufen. Allerdings sieht die ICD-10 – anders als das DSM-5– keine Codierung für die Remissionsstärke oder die Chronizität der Störung vor.

Schließlich lassen sich depressive Störungen mit der ICD-10 nach der Frequenz wiederkehrender Erkrankungsphasen klassifizieren. **Rezidivierende depressive Störungen** sind solche, die sich durch **wiederholte depressive** (*leichte, mittelgradige oder schwere*) *Episoden* charakterisieren lassen. Zentrales Kriterium ist, dass in der Vorgeschichte zumindest eine Episode einer depressiven Störung bestand, bei gleichzeitigem Ausschluss von unabhängigen Episoden mit gehobener Stimmung und Überaktivität, die die Kriterien für eine Manie erfüllen könnten. Die Besserung zwischen den Episoden ist im Allgemeinen vollständig, wobei eine Minderheit von Patienten eine anhaltende Depression entwickelt, hauptsächlich im höheren Lebensalter.

Empfehlung/Statement	Empfehlungsgrad
2-1 Zur Abgrenzung der verschiedenen affektiven Störungen und ihres Schweregrades ist sowohl die aktuelle Symptomatik als auch der bisherige Verlauf ausschlaggebend. LoE IIa: Beobachtungsstudien [34, 35, 162, 375, 492, 739, 742, 743, 758, 829, 1007, 1029, 1046, 1103, 1364, 1441, 1548] und formale Klassifikationssysteme [1569][3]	**Statement**

3 Die Evidenz ist für die Aussage angegeben, dass depressive Syndrome verschieden lang dauern und unterschiedliche Schweregrade aufweisen können.

2.2 Symptomatik und Diagnosestellung gemäß ICD-10

2.2.1 Diagnosestellung

Entsprechend dem Geltungsbereich dieser Leitlinie werden **depressive Episoden** (▶ Kapitel 2.2.1.1), **rezidivierende depressive Episoden** (▶ Kapitel 2.2.1.2), **anhaltende affektive Störungen** (**Dysthymie**; ▶ Kapitel 2.2.1.3) sowie **depressive Episoden im Rahmen eines bipolaren Verlaufs** (▶ Kapitel 2.2.1.4) hinsichtlich ihrer Diagnosestellung beschrieben. Die Schweregradbestimmung wird in ▶ Kapitel 2.2.2 »Diagnose nach ICD-10 – Notwendige diagnostische Maßnahmen« erläutert.

2.2.1.1 Symptomatik depressiver Episoden

Hauptsymptome depressiver Episoden sind nach der ICD-10 [1569] (▶ dort Kapitel F32):

- depressive, gedrückte Stimmung;
- Interessenverlust und Freudlosigkeit;
- Verminderung des Antriebs mit erhöhter Ermüdbarkeit (oft selbst nach kleinen Anstrengungen) und Aktivitätseinschränkung.

Eine **depressive, gedrückte Stimmung** wird von Patienten häufig ganz unterschiedlich charakterisiert: Manche sprechen von *Niedergeschlagenheit, Hoffnungslosigkeit, Verzweiflung*, andere betonen stärker das *Gefühl der Gefühllosigkeit*. Patienten können sich *weder über positive Ereignisse freuen noch Trauer empfinden*. Dieser Zustand wird als unvergleichbar mit anderen Zuständen seelischen oder körperlichen Leidens erlebt und stellt eine besondere Belastung dar. 70–80 % der Patienten berichten zusätzlich über *Angstgefühle*, meist ohne konkreten Angstgegenstand, sondern als *Ausdruck einer starken Unsicherheit und Zukunftsangst*; hiermit steht häufig die *rasche Irritierbarkeit* in Verbindung und das *Gefühl*, durch jegliche Anforderung, z. B. in sozialen Kontakten, überfordert zu sein. Die gedrückte Stimmung selbst ändert sich von Tag zu Tag wenig, trotz möglicher charakteristischer Tagesschwankungen, und sie ist meist unabhängig von den jeweiligen Lebensumständen. Typisch kann ein *ausgeprägtes »Morgentief«* sein, das sich im weiteren Tagesverlauf zurückbildet; in den Abendstunden kann dann eine deutlich gebesserte Stimmung vorliegen. Allerdings ist in selteneren Fällen auch eine umgekehrte Reihenfolge möglich.

Interessenverlust und Freudlosigkeit, in diesem Symptomkontext häufig auch als *Anhedonie* bezeichnet, wird typischerweise von depressiv Erkrankten geschildert. Der hiermit verbundene *Rückgang des Aktivitätsniveaus*, der nur bei leichteren Erkrankungsphasen und unter erheblichen Anstrengungen überwunden werden kann, bezieht sich zumeist auf Alltagsbereiche (Haushalt, Körperpflege, Berufstätigkeit), aber auch auf bisher als erfreulich und anregend empfundene Hobbies und Freizeitaktivitäten.

Energielosigkeit und Ermüdbarkeit stehen im Zusammenhang mit der Antriebslosigkeit und sind Ausdruck für das Selbsterleben der Patienten, *kaum mehr belastbar* und bereits durch Alltagsaktivitäten wie Anziehen und Waschen oder durch soziale Kontakte erschöpft zu sein. Häufig ist damit ein *Rückzug der Patienten*, z. B. ins Bett, verbunden.

Zusatzsymptome sind nach ICD-10 (▶ dort Kapitel F32):

1. verminderte Konzentration und Aufmerksamkeit;
2. vermindertes Selbstwertgefühl und Selbstvertrauen;
3. Schuldgefühle und Gefühle von Wertlosigkeit;
4. negative und pessimistische Zukunftsperspektiven;
5. Suizidgedanken, erfolgte Selbstverletzung oder Suizidhandlungen;
6. Schlafstörungen;
7. verminderter Appetit.

Die **verminderte Konzentration und Aufmerksamkeit** sowie die damit *einhergehende Einschränkung im Denkvermögen* und *Entscheidungsschwierigkeiten bzw. Entscheidungslosigkeit* zeichnen sich dadurch aus, dass depressive Patienten sich häufig nicht in der Lage sehen, sonst selbstverständliche Alltagsaufgaben und -aktivitäten zu bewältigen, weil sie sich nicht auf die jeweiligen äußeren Ansprüche konzentrieren können. Gleichzeitig mit dieser *Denkhemmung* ist das Denken Depressiver häufig durch *wiederkehrende Grübeleien, Selbstzweifel und Ängste* charakterisiert.

Schuldgefühle und **Gefühle von Wertlosigkeit** sowie ein massiver *Selbstwertmangel* und ein herabgesetztes *Selbstvertrauen* betreffen auch Patienten, die außerhalb depressiver Episoden ein an sich stabiles Selbstwertgefühl haben. Der Verlust bezieht sich dabei auf die selbstverständliche Gewissheit bezüglich bisheriger Kompetenzen, z. B. im Beruf, in sozialen Kontakten, in Freizeitaktivitäten oder in der Haushaltsführung.

Negative und pessimistische Zukunftsperspektiven beziehen sich darauf, dass die *Zukunftserwartungen* depressiver Patienten *unrealistisch negativ und pessimistisch* verzerrt sind. Dies schließt in der Regel auch Erwartungen bezüglich der Gesundungsprognose ein, da viele Patienten glauben, ihre depressive Störung werde sich nicht mehr bessern. Entsprechend der negativen Selbst- und Weltsicht wird jeder neue Tag als Belastung und die *Zukunft als aussichtslos* erlebt.

Suizidalität, zumindest in Form von *Suizidgedanken,* ist bei depressiven Patienten sehr häufig. Bei vielen Patienten besteht der Wunsch, möglichst rasch an einer unheilbaren Krankheit oder einem Unfall zu sterben oder es bestehen mehr oder weniger konkrete Überlegungen über eine aktive Beendigung des eigenen Lebens. Teilweise sind *Suizidgedanken* von Wahnsymptomen und Halluzinationen begleitet in der Form, dass ein Patient überzeugt ist, nur durch seinen Tod seine Familie vor dem Untergang retten oder eine große Schuld ausgleichen zu können.

Schlafstörungen äußern sich bei depressiven Patienten am häufigsten in Form von *Schlaflosigkeit.* Typischerweise treten *Durchschlafstörungen* und *Früherwachen* auf; es sind aber auch *Einschlafstörungen* möglich, während vermehrter Schlaf tagsüber oder in Form verlängerten Nachtschlafs (Hypersomnie) selten ist.

Verminderter Appetit drückt sich bei einer depressiven Episode so aus, dass sich die Betroffenen zum Essen regelrecht zwingen müssen. Sind diese Veränderungen des Appetits stark ausgeprägt, kann es zu *erheblichem Gewichtsverlust* kommen.

▪ Subtypisierung: Somatisches Syndrom und psychotische Symptome

In der ICD-10 kann bei leichten- bzw. mittelgradigen depressiven Episoden auch klassifiziert werden, ob zusätzlich zu den Haupt- und Zusatzsymptomen ein **somatisches Syndrom** vorliegt. Typische Merkmale des somatischen Syndroms sind:

1. Interessenverlust oder Verlust der Freude an normalerweise angenehmen Aktivitäten;
2. mangelnde Fähigkeit, auf eine freundliche Umgebung oder freudige Ereignisse emotional zu reagieren;
3. frühmorgendliches Erwachen, zwei oder mehr Stunden vor der gewohnten Zeit;
4. Morgentief;
5. der objektive Befund einer psychomotorischen Hemmung oder Agitiertheit;
6. deutlicher Appetitverlust;
7. Gewichtsverlust, häufig mehr als 5 % des Körpergewichts im vergangenen Monat;
8. deutlicher Libidoverlust.

Die **Depression mit somatischem Syndrom** entspricht der Form nach der depressiven Störung, die früher als »*endogen*« oder »*autonom*« bezeichnet wurde. In der ICD-10 wird das als »somatisch« bezeichnete Syndrom synonym auch als »*melancholisch*«, »*vital*«, »*biologisch*« oder »*endogenomorph*« benannt, wobei die wissenschaftliche Absicherung dieses Syndroms unsicher bleibt. Die Subklassifizierung »mit somatischem Syndrom« liefert allerdings wichtige Anhaltspunkte für die klinische Diagnose und differenzielle Therapie, weil die depressiven Patienten mit somatischem Syndrom vergleichsweise stärker zur Entwicklung psychotischer Symptome neigen und vermehrt suizidgefährdet sind [127].

Zudem haben Depressionen mit somatischem Syndrom die Eigenschaft, sich eher von psychosozialen Faktoren abzukoppeln und zu verselbständigen bzw. sich an chronobiologische Rhythmen anzukoppeln (häufigeres Auftreten im Frühjahr und Herbst). Außerdem kann sich die Depression mit somatischem Syndrom in extremer Ausprägung in einem sehr raschen Wechsel von depressiver Stimmung mit normaler Gestimmtheit (z. B. in einem 48-Stunden-Rhythmus) zeigen, wobei dieses Phänomen so stark chronobiologisch determiniert sein kann, dass es auch unter Isolation von äußeren Zeitgebern fortbestehen kann [127, 133, 1055, 1175].

Der *Interessenverlust* bzw. der *Verlust von Freude* an normalerweise angenehmen Aktivitäten sowie die *fehlende emotionale Reagibilität* auf eine freundliche Umgebung oder freudige Ereignisse sind das Hauptmerkmal einer depressiven Episode mit somatischem Syndrom. Darüber hinaus müssen mindestens zwei (bei Erfüllung beider Hauptmerkmale) bzw. drei (bei Erfüllung eines Hauptmerkmals) der weiteren Symptome *frühmorgendliches Erwachen, Morgentief, objektive psychomotorische Hemmung oder Agitiertheit, Appetitverlust, Gewichtsverlust* sowie *deutlicher Libidoverlust* erfüllt sein.

Bei **depressiven Erkrankungen im Alter** finden sich häufiger als bei Jüngeren *Hypochondrie, somatische Syndrome* generell (insbesondere gastrointestinal), *Agitation*, seltener dagegen *Schuldgefühle* und *sexuelle Beeinträchtigungen* als psychopathologische Besonderheiten [613].

Ferner kann bei Vorliegen der Kriterien für eine **schwere depressive Episode** zusätzlich kodiert werden, inwieweit **psychotische Symptome** in der gegenwärtigen Episode additiv gegeben sind (F32.2 *ohne psychotische Symptome* bzw. F32.3 *mit psychotischen Symptomen*). Hierunter fallen *Wahnideen*, *Halluzinationen* oder ein *depressiver Stupor*. Wahn und Halluzinationen stimmen zumeist mit depressiven Themen überein und sind daher **stimmungskongruent** (*synthyme psychotische Phänomene*); seltener sind sie **stimmungsinkongruent** (z. B. in Form von Verfolgungswahn) und zu den depressiven Inhalten unpassend (sog. *parathyme psychotische Phänomene*).

Wahnideen schließen gewöhnlich Ideen der Versündigung, Verarmung oder einer bevorstehenden Katastrophe, für die sich der Patient verantwortlich fühlen könnte, ein. Sie können aber auch in Form von *hypochondrischem Wahn* (Überzeugung, unheilbar krank zu sein), *nihilistischem Wahn* (Überzeugung, innerlich bereits tot und/oder in einem Totenreich zu sein) oder *Verkleinerungswahn* (Gewissheit, körperlich ständig weiter zu schrumpfen) auftreten. Dabei sind die Übergänge von depressiven Verzerrungen zu überwertigen Ideen, die im Gespräch zumindest noch einer vorübergehenden Korrektur zugänglich sind, bis zu einer vollkommenen Wahngewissheit fließend. **Halluzinationen**, meist akustischer Art, treten bei einem ausgesprochen kleinen Teil von Patienten mit psychotisch ausgestalteter Depression auf. Diese bestehen gewöhnlich aus *diffamierenden oder anklagenden Stimmen. Geruchshalluzinationen* (olfaktorische Halluzinationen), die gleichfalls vorkommen können, beziehen sich auf Fäulnis oder verwesendes Fleisch. Eine schwere psychomotorische Hemmung kann sich bis zu einem **Stupor** steigern, in dem eine Kontaktaufnahme mit Patienten kaum mehr möglich ist, diese keine Nahrung mehr zu sich nehmen und wie erstarrt wirken.

2.2.1.2 Symptomatik rezidivierender depressiver Störungen

Rezidivierende depressive Störungen – d. h. wiederholte depressive Störungen – sind dem Schweregrad nach wie die monophasischen Depressionen auch in (gegenwärtig) *leichte* (F33.0), *mittelgradige* (F33.1) bzw. *schwere Episoden* (F33.2 – ohne psychotische Symptome bzw. F33.3 – mit psychotischen Symptomen) unterteilt. Haupt- und Zusatzkriterien entsprechen jenen der monophasischen Depressionen, wobei wiederum bei leichter bzw. mittelgradiger Episode nach dem Vorliegen eines somatischen Syndroms bzw. bei der schweren Episode nach dem Vorliegen psychotischer Symptome unterschieden werden kann. Zentrale Kriterien sind, wie unter ► Kapitel 2.1.3 »Klassifikation nach Dauer und Verlauf« erwähnt, dass **in**

der Vorgeschichte der gegenwärtigen depressive Episode **zumindest eine weitere depressive Episode** eruierbar ist, dass die gegenwärtige Episode den Kriterien für eine leichte, mittelgradige oder schwere depressive Episode entspricht und wenigstens zwei Episoden (also z. B. die gegenwärtige und eine frühere) mindestens zwei Wochen gedauert haben und von mehreren Monaten ohne eindeutige affektive Symptomatik getrennt sein sollen.

2.2.1.3 Symptomatik anhaltender depressiver Störungen (Dysthymie)

Bei einer **Dysthymie** handelt es sich um eine **lang anhaltende (chronifizierte) und gewöhnlich fluktuierende depressive Stimmungsstörung**, bei der einzelne depressive Episoden selten – wenn überhaupt – ausreichend schwer sind, um als auch nur leichte oder als mittelgradige (rezidivierende) depressive Störung beschrieben zu werden. Sie beginnt *gewöhnlich früh im Erwachsenenleben.* Bei Beginn im höheren Lebensalter tritt die Störung häufig nach einer abgrenzbaren depressiven Episode, nach einem Trauerfall oder einer anderen Belastung auf.

Da sie jahrelang andauert und manchmal den größeren Teil des Erwachsenenlebens besteht, zieht sie **beträchtliches subjektives Leiden und Beeinträchtigungen** nach sich. Gelegentlich kann jedoch eine depressive Episode die anhaltende affektive Störung überlagern (so genannte »**double depression**«). In der Anamnese, insbesondere zu Beginn der Störung, können Kriterien der leichten depressiven Episode erfüllt gewesen sein. Die betroffenen Patienten haben gewöhnlich zusammenhängende Perioden von Tagen oder Wochen, in denen sie ein *gutes Befinden* beschreiben. Aber meistens, oft monatelang, fühlen sie sich *müde* und *depressiv*; *alles* ist für sie *eine Anstrengung* und *nichts wird genossen.* Sie *grübeln* und *beklagen sich*, *schlafen schlecht* und *fühlen sich unzulänglich*, sind aber in der Regel *fähig*, *mit den wesentlichen Anforderungen des täglichen Lebens zurechtzukommen.*

2.2.1.4 Depressive Episode im Rahmen eines bipolaren Verlaufs

Auch im Rahmen eines **bipolaren Verlaufs** können depressive Symptome auftreten, die gegenwärtig entweder die Kriterien für eine *leichte* bzw. *mittelgradige depressive Episode* (F31.3) oder für eine *schwere depressive Episode* (F31.4) erfüllen können. Diagnoseleitend ist hierbei, dass **auch manische Symptome** vorliegen, d. h. in der Anamnese muss sich wenigstens eine hypomanische, manische oder gemischte affektive Episode finden. Die bipolare affektive Störung ist durch wiederholte Episoden von gehobener Stimmung, vermehrtem Antrieb und vermehrter Aktivität (Manie oder Hypomanie), dann wieder von Stimmungssenkung, vermindertem Antrieb und verminderter Aktivität (Depression) gekennzeichnet. **Bipolare Störungen sind jedoch nicht Gegenstand dieser Leitlinie [347].**

2.2.2 Diagnose nach ICD-10 – Notwendige diagnostische Maßnahmen

Zur Diagnosestellung einer depressiven Störung und ihrer Schweregradbestimmung nach ICD-10 sind die folgenden diagnostischen Kriterien maßgeblich:

Mindestens zwei (schwere Episode: drei) Hauptsymptome müssen **mindestens zwei Wochen** anhalten. Kürzere Zeiträume können berücksichtigt werden, wenn die Symptome ungewöhnlich schwer oder schnell aufgetreten sind.

Schweregradbestimmung: Die Patienten leiden zusätzlich zu den Hauptsymptomen unter mindestens zwei (leichte Episode, F32.0), drei bis vier (mittelgradige Episode, F32.1) bzw. mindestens vier (schwere Episode, F32.2) Zusatzsymptomen.

Das **somatische Syndrom** ist bei **leichter** (F32.01) bzw. **mittelgradiger depressiver Episode** (F32.11) nur dann zu klassifizieren, wenn **wenigstens vier** Merkmale des somatischen Syndroms eindeutig feststellbar sind. Für die schwere depressive Episode ist diese Zusatzcodierung nicht vorgesehen, weil davon auszugehen ist, dass diese aufgrund ihrer Schwere die somatischen Symptome mit einschließt.

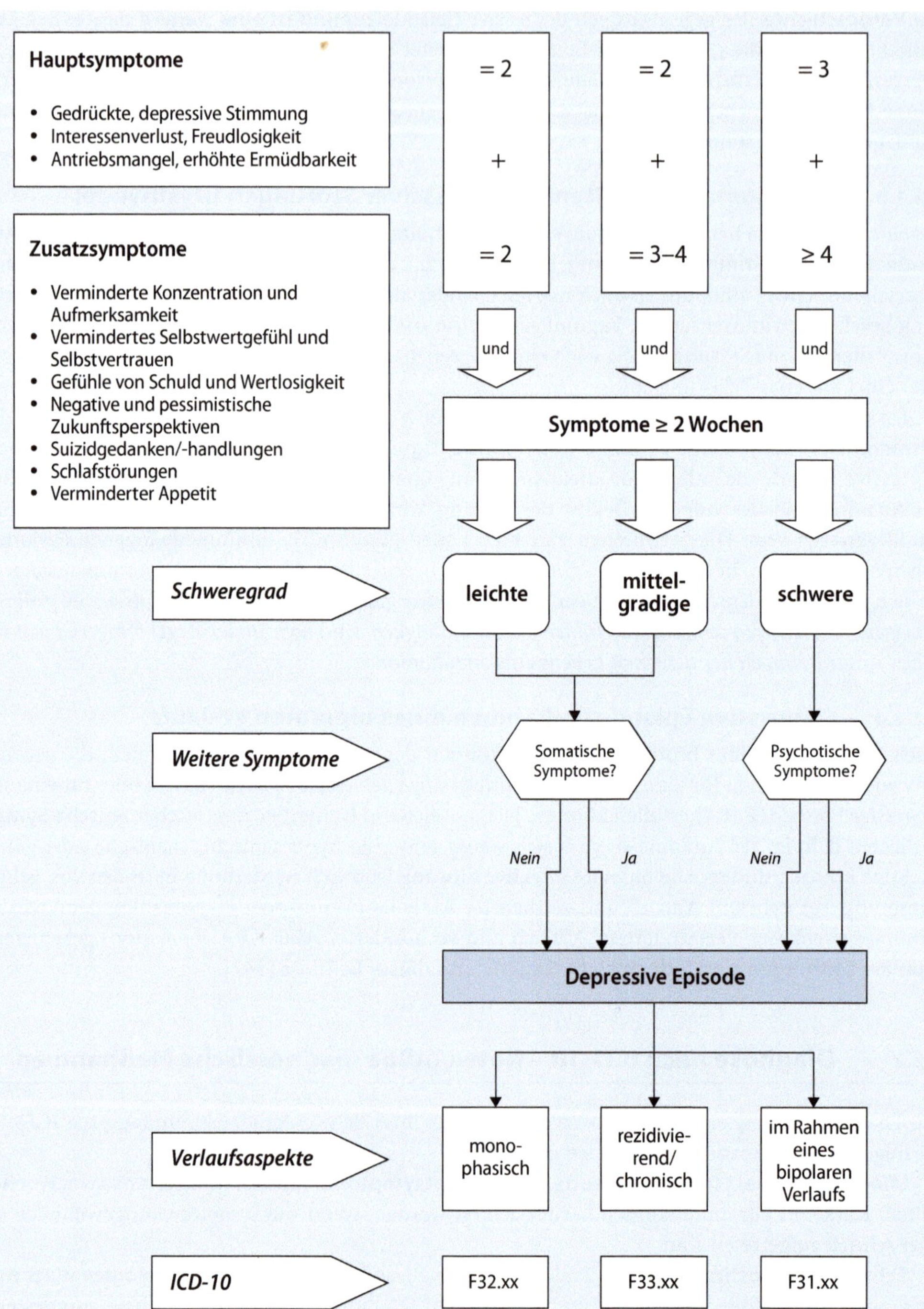

Abbildung 5 Diagnose depressiver Episoden nach ICD-10 Kriterien (mod. n. [1175])

Eine **schwere depressive Episode** kann zusätzlich »**mit psychotischen Symptomen**« (F32.3) klassifiziert werden, wenn Wahnideen (gewöhnlich Ideen der Versündigung, der Verarmung oder einer bevorstehenden Katastrophe), Halluzinationen oder ein depressiver Stupor auftreten.

Eine **rezidivierende depressive Episode** unterschiedlichen Schweregrades (F33.x) liegt vor, wenn es neben der gegenwärtigen depressiven Episode in der Vorgeschichte wenigstens eine weitere gab.

2.2.2.1 Symptomatik und Diagnosestellung nach DSM-5

Zwischen **ICD-10** und dem US-amerikanischen **DSM-5 (Diagnostic and Statistical Manual of Mental Disorders)** [21] bestehen eine Reihe von Unterschieden. Den depressiven Störungen ist nun im DSM-5 – auch im Gegensatz zum DSM-IV – ein separates Kapitel gewidmet, welches vom Kapitel über bipolare und verwandte Störungen getrennt wurde.

Die **Major Depressive Disorder** wird analog zur ICD-10 ebenfalls nach einzelner oder rezidivierender Episode, nach dem *aktuellen Schweregrad* und nach dem *Vorliegen psychotischer Symptome* eingeteilt. Zudem bietet das DSM-5 folgende Kategorien zur Spezifizierung: »mit Angst«, »mit gemischten Merkmalen« (wenn manische Symptome vorliegen, die das Kriterium einer manischen Episode aber nicht erfüllen), »mit melancholischen Merkmalen« (analog zum somatischen Syndrom der ICD-10), »mit atypischen Merkmalen«, »mit psychotischen Merkmalen«, »mit Katatonie«, »mit peripartalem Beginn« und »mit saisonalem Muster«.

Das DSM-5 bietet eine differenziertere Möglichkeit der **Einteilung von Remission in Teil- oder Vollremission** und fordert für das Vorliegen einer depressiven Episode **mindestens fünf Symptome**, während **im ICD-10** für die leichte depressive Episode nur **vier Symptome** erforderlich sind. Die Kategorien »subthreshold depression« und »minor depression«, welche im DSM-IV vorhanden waren, werden im DSM-5 nicht mehr aufgegriffen.

Im DSM-5 wird die Unterscheidung zwischen den Diagnosen *Dysthymie* und *Chronische Major Depression* zugunsten einer gemeinsamen neuen Kategorie der **Persistierenden Depressiven Störung** aufgehoben, die ebenfalls ein Zeitkriterium von zwei Jahren anlegt. Innerhalb der *Persistierenden Depressiven Störung* kann spezifiziert werden, ob ein reines *dysthymes Syndrom* vorliegt (d. h. die Diagnosekriterien für eine Major Depression waren in den letzten zwei Jahren nicht erfüllt, analog zur Dysthymie nach ICD-10 F34.1), ob durchgängig eine *anhaltende Major Depressive Episode* vorliegt oder ob zeitweise die Kriterien für eine Major Depressive Episode erfüllt waren. Im letzten Fall wird zusätzlich spezifiziert, ob diese Kriterien aktuell erfüllt sind oder nicht. Im Gegensatz zur ICD-10 hat die Diagnose der *Persistierenden Depressiven Störung* **Vorrang vor der Diagnose** der *Episode einer Major Depression*, d. h. diese wird im DSM-5 nicht zusätzlich kodiert, sondern es wird – wie vorher erläutert – spezifiziert, ob diese Kriterien zusätzlich erfüllt sind oder waren. In der ICD-10 hat umgekehrt der Schweregrad Vorrang, d. h. sind die Kriterien einer depressiven Episode über einen langen Zeitraum voll erfüllt, so wird eine depressive Episode diagnostiziert, wobei die Diagnose einer *Persistierenden Major Depression* in der ICD-10 nicht explizit existiert.

Im DSM-5 werden folgende drei Störungsbilder dem Kapitel der depressiven Störungen zugeordnet, die in der ICD-10 ebenfalls klassifiziert werden können, jedoch anderen Kapiteln zugeordnet sind. Die **Prämenstruelle Dysphorische Störung** wird im DSM-5 detailliert beschreiben und ist in der ICD-10 unter *Prämenstruelle Beschwerden* (N94.3) den Krankheiten des Urogenitalsystems zugeordnet. **Substanz- oder medikamenteninduzierte depressive Störungen** gehören in der ICD-10 zu den *Psychischen und Verhaltensstörungen durch psychotrope Substanzen* (F1) und **depressive Störungen, die auf andere medizinische Ursachen zurückzuführen** sind, werden in der ICD-10 den *Organischen, einschließlich symptomatischen psychischen Störungen* (F0) zugeordnet.

Im Vergleich zum DSM-IV wurde im DSM-5 **Trauer als Ausschlusskriterium** für die Diagnose einer depressiven Episode entfernt. Es wird an mehreren Stellen darauf hingewiesen, dass sich die Symptome von Depression und Trauer überschneiden können, jedoch bei einer normalen Trauerreaktion keine depressive Episode diagnostiziert werden sollte. Es werden Kriterien genannt, um eine depressive Episode und eine Trauerreaktion zu unterscheiden, so stehen zum Beispiel bei der depressiven Episode andauernde depressive Stimmung und Freudlosigkeit im Mittelpunkt, während bei einer **Trauerreaktion** *Gefühle von Leere und Verlust im Mittelpunkt* stehen, diese wellenförmig verläuft und zudem auch von positiven Emotionen und Humor begleitet sein kann. Sollte aber zusätzlich zur normalen Trauerreaktion eine depressive Episode vorliegen, so kann diese nun diagnostiziert werden. Beim gemeinsamen Auftreten von Trauer und einer depressiven Episode ist die Funktionseinschränkung größer und die Prognose schlechter als bei Trauer ohne zusätzliche depressive Episode. Depressionen in Verbindung mit Trauer treten häufiger bei Personen auf, welche auch andere Vulnerabilitäten für depressive Störungen aufweisen.

Im ▶ Kapitel »Klinische Erscheinungsbilder mit weiterem Forschungsbedarf« sind Störungsbilder beschrieben, welche Anregungen für weitere Forschung darstellen und noch nicht für den klinischen Gebrauch bestimmt sind. Hier wird auch die **Anhaltende Komplexe Trauerreaktion** benannt, welche eine Trauerreaktion beschreibt, die länger als 12 Monate andauert (bei Kindern länger als 6 Monate), mit starker klinischer bzw. funktionaler Einschränkung verbunden ist und in der Art und Schwere außerhalb der kulturellen, religiösen oder altersentsprechenden Normen liegt. Es werden diverse Kriterien benannt, wie z. B. anhaltendes Sehnen und Beschäftigung mit der verstorbenen Person, Schwierigkeiten, den Tod zu akzeptieren, Selbstbeschuldigung, exzessives Vermeiden von Erinnerungen, der Wunsch selbst zu sterben, um bei der verstorbenen Person zu sein, oder Schwierigkeiten, Aktivitäten und anderen Beziehungen wahrzunehmen und die Zukunft zu planen. Eine normale Trauerreaktion kann im Kapitel **Andere klinische relevante Probleme** unter V62.82 **Unkomplizierte Trauer** (ICD-10 Z63.4) klassifiziert werden. Das Störungsbild **Angst und Depression gemischt (ICD-10 F41.2)** findet weder im DSM-IV noch im DSM-5 eine Entsprechung.

Ganz neu aufgenommen im DSM-5 wurde ebenfalls die **Disruptive Affektregulationsstörung**, welche eine Störung mit wiederkehrenden Gefühlsausbrüchen beschreibt, die sich verbal oder im Verhalten zeigen können und der Situation und dem Entwicklungsstand unangemessen sind. Die Stimmung zwischen den Gefühlsausbrüchen ist meist gereizt. Die Störung sollte nur bei Kindern bzw. Jugendlichen zwischen 6 und 18 Jahren diagnostiziert werden und kann in der ICD-10 als sonstige *anhaltende affektive Störung (F34.8)* klassifiziert werden. Sie wurde zum DSM-5 neu hinzugefügt, um das Überdiagnostizieren von bipolaren Störungen bei Kindern zu vermeiden.

2.2.2.2 Kritik am DSM-5

Das DSM-5 wird von Forschern und Praktikern kritisch diskutiert [19, 21], auch von Presse und Medien wurde die Diskussion aufgegriffen. Ein Kritikpunkt ist, dass Konsensprozesse von Experten im Vordergrund standen, während der Fokus weniger auf der empirischen Datenbasis und der Begleitforschung lag und dass zudem dem ursprünglichen Vorhaben, das Klassifikationssystem auf der Grundlage von neurobiologischen Forschungsergebnissen radikal zu erneuern, nicht entsprochen werden konnte [1387], weswegen der Sinn der Neuauflage infrage gestellt wird.

Auch wird befürchtet, dass es durch das DSM-5 zur künstlichen Erhöhung der Prävalenz psychischer Störungen und damit auch zu unnötiger Verordnung von Psychopharmaka kommen könnte [694], da für einige Störungen die Schwellen für die Erfüllung der Diagnose herabgesetzt wurden sowie neue Diagnosen »im Grenzbereich zwischen gesund und krank« [1387; S. 207] eingeführt wurden. Als Nachteil wird zudem die mangelnde Vergleichbarkeit mit Forschungsergebnissen angesprochen, welche auf dem DSM-IV beruhen; auch Messinstrumente müssten dementsprechend neu angepasst werden. Dem wird allerdings entgegengesetzt, dass das unsachgemäße Verschreiben von Psychopharmaka durch überforderte Ärzte kein DSM-5-immanentes Problem darstellt [694].

Der Gefahr des Überdiagnostizierens wird einerseits entgegengesetzt, dass zwar neue Diagnosen hinzugefügt wurden, andere jedoch zusammengelegt wurden, wodurch sich die Anzahl der Diagnosen gegenüber dem DSM-IV von insgesamt 172 auf jetzt 152 reduzierte und außerdem durch Verschieben von diagnostischen Kategorien (z. B. Zwangsstörungen als eigenständige und von den Angststörungen unabhängige Kategorie) die Prävalenz psychischer Störungen nicht erhöht wird [694]. Es wird auf genaue Erläuterungen (z. B. zur Abgrenzung von Depression und normaler Trauerreaktion) verwiesen. Andererseits wird aber auch betont, dass kritisch zu beobachten ist, ob durch die neuen Kriterien die gemessene Prävalenz psychischer Störungen ansteigt und ob alle Kategorien zielführend sind. Dies wird beispielsweise anhand der »leichten kognitiven Störung« diskutiert, welche meist im Rahmen einer Altersvergesslichkeit zu betrachten ist und für die keine evidenzbasierten Therapien zur Verfügung stehen [694]. Es wird auch darauf hingewiesen, dass die Bedenken des Überdiagnostizierens nicht nur für DSM-5 gelten (welches zudem ausführliche Erläuterungen zum sachgemäßen Gebrauch beinhaltet), sondern dass einige Diagnosen in der ICD-10 sogar »weichere« Kriterien haben (z. B. vier statt fünf Mindestsymptome bei der Depression und weniger präzise Kategorien wie die Störung »Angst und Depression gemischt« [694]).

2.2.2.3 Erkennen depressiver Störungen

Das Erkennen einer Depression wird häufig dadurch erschwert, dass Patienten **selten spontan über typische Symptome einer Depression berichten.**

Patienten können oft depressive Symptome nicht zuordnen und vermuten bei ihren Beschwerden eher organische Ursachen. Nicht selten haben sie Schwierigkeiten, über psychische Beschwerden zu sprechen und beklagen verschiedene somatische Beschwerden oder allgemeines Unwohlsein. Daher ist es wichtig, dass depressive Störungen in ihren verschiedenen Symptomrepräsentationen frühzeitig erkannt und erwogen werden, wenn Beschwerden wie *Schlafstörungen*, *Appetitstörungen*, *Kraftlosigkeit*, *Schmerzen* oder andere unspezifische Krankheitsmerkmale geschildert werden. ◘ Tabelle 8 zeigt Beschwerden auf, die auf eine depressive Störung hinweisen können:

In diesen diagnostisch nicht eindeutigen Situationen können *Merkmale des äußeren Erscheinungsbildes*, fokussiert erhobene *Einschätzungen des psychischen Befindens* sowie das *interaktionelle Verhalten* bereits in der Primärversorgung die Verdachtsdiagnose »Depression« begründen bzw. untermauern. Bestimmte Äußerungen, Symptom- und Beschwerdeschilderungen machen die Erhebung des vollständigen psychischen Befundes erforderlich. Besonders zu achten ist bei der Befunderhebung auch auf Körperpflege, Kleidung, Gestik, Mimik und Physiognomie wie auch auf den körperlichen Allgemeinzustand. Das Sprechverhalten mit Klang, Tempo, Modulation, vor allem der sprachliche Ausdruck und auch das Sprachverständnis können bei depressiven Störungen spezifisch beeinträchtigt sein. Bei schwereren Depressionen imponiert häufig auch eine *psychomotorische Verlangsamung*. Nicht zuletzt geht es auch um die Einschätzung der Fähigkeiten und Strategien des Patienten, mit psychischen Belastungen umzugehen.

◘ **Tabelle 8** Beschwerden, die auf eine depressive Störung hinweisen (mod. n. [582])

- Allgemeine körperliche Abgeschlagenheit, Mattigkeit;
- Schlafstörungen (Ein- und Durchschlafstörungen);
- Appetitstörungen, Magendruck, Gewichtsverlust, Obstipation, Diarrhöe;
- diffuser Kopfschmerz;
- Druckgefühl in Hals und Brust, Globusgefühl;
- funktionelle Störungen von Herz und Kreislauf (z. B. Tachykardie, Arrhythmie, Synkopen), Atmung (z. B. Dyspnoe), Magen und Darm;
- Schwindelgefühle, Flimmern vor den Augen, Sehstörungen;
- Muskelverspannungen, diffuse Nervenschmerzen (neuralgiforme Schmerzen);
- Libidoverlust, Sistieren der Menstruation, Impotenz, sexuelle Funktionsstörungen;
- Gedächtnisstörungen.

Die Berücksichtigung fremdanamnestischer Angaben kann nicht nur bei hirnorganisch kognitiv beeinträchtigten Patienten diagnostisch wegweisend sein.

Empfehlung/Statement	Empfehlungsgrad
2-2 Da depressive Patienten selten spontan über typische depressive Kernsymptome berichten und eher unspezifische Beschwerden wie Schlafstörungen mit morgendlichem Früherwachen, Appetitminderung, allgemeine Kraftlosigkeit, anhaltende Schmerzen und/oder körperliche Beschwerden angeben, soll das Vorliegen einer depressiven Störung bzw. das Vorhandensein weiterer Symptome einer depressiven Störung **aktiv exploriert** werden. LoE IV: Expertenkonsens basierend auf Referenzleitlinie [582][4]	**A**

Das Vorliegen einer depressiven Störung ist insbesondere bei Patienten, die einen oder mehrere der in ◘ Tabelle 9 aufgeführten Risikofaktoren aufweisen, wahrscheinlich.

Für Patienten mit diesen Risikofaktoren ist die Identifizierung möglicherweise depressiv Erkrankter durch **gezieltes Fragen mithilfe spezifischer Testverfahren** angebracht ([1059]; ► Kapitel 2.2.2.4 »Nutzen von Screening zur Früherkennung«). Bei Hinweisen auf depressive Symptome oder auffälligen Testwerten sollte eine weitere ausführliche Diagnosestellung veranlasst werden.

Eine Möglichkeit der schnellen Erfassung einer unipolaren depressiven Störung bietet z. B. der »**Zwei-Fragen-Test**«, der mit einer *Sensitivität*[5] *von 96 %* und einer *Spezifität*[6] *von 57 %* [1529] ein sehr zeitökonomisches Vorgehen darstellt:

1. Fühlten Sie sich im letzten Monat häufig niedergeschlagen, traurig bedrückt oder hoffnungslos?
2. Hatten Sie im letzten Monat deutlich weniger Lust und Freude an Dingen, die Sie sonst gerne tun?

Werden beide Fragen mit »Ja« beantwortet, ist die klinische Erfassung der formalen Diagnosekriterien erforderlich, da **nur durch die explizite Erhebung aller relevanten Haupt- und Nebensymptome eine adäquate Diagnosestellung nach ICD-10 möglich** ist. Dies geschieht in aller Regel über eine fundierte Exploration des Patienten im Gespräch, wobei die Beispielfragen in ◘ Tabelle 10 hierbei leitend sein können.

◘ Tabelle 9 Risikofaktoren für eine depressive Störung (mod. n. [582])

- Frühere depressive Episoden;
- bipolare oder depressive Störungen in der Familiengeschichte;
- Suizidversuche in der eigenen Vor- oder der Familiengeschichte;
- komorbide somatische Erkrankungen;
- komorbider Substanzmissbrauch bzw. komorbide Substanzabhängigkeit;
- aktuell belastende Lebensereignisse;
- Mangel an sozialer Unterstützung.

---

4 Die Evidenz ist für die Aussage, dass häufig körperliche Symtome vorhanden sind, angegeben.

5 Sensitivität = Ausmaß, in dem die »richtig Positiven«, d. h. depressiven Patienten, und die »falsch Negativen«, d. h. die fälschlicherweise nicht identifizierten depressiven Patienten, durch einen Test auch als solche erkannt werden.

6 Spezifität = Ausmaß, in dem die »richtig Negativen«, d. h. nicht depressiven Patienten, und die »falsch Positiven«, d. h. die fälschlicherweise als depressiv identifizierten Patienten, durch einen Test auch als solche erkannt werden.

Tabelle 10 Beispielfragen zur Symptomerfassung (n. [1245])

Hauptsymptome	
Depressive Stimmung	»Haben Sie sich in den letzten zwei Wochen niedergeschlagen oder traurig gefühlt?« »Gab es Zeiten, zu denen Ihre Stimmung besser oder schlechter war?«
Interessenverlust und Freudlosigkeit	»Haben Sie in der letzten Zeit das Interesse oder die Freude an wichtigen Aktivitäten (Beruf, Hobby, Familie) verloren?« »Hatten Sie in den letzten zwei Wochen fast ständig das Gefühl, zu nichts mehr Lust zu haben?«
Erhöhte Ermüdbarkeit und Antriebsmangel	»Haben Sie Ihre Energie verloren?« »Fühlen Sie sich ständig müde und abgeschlagen?« »Fällt es Ihnen schwer, die Aufgaben des Alltags wie gewohnt zu bewerkstelligen?«
Zusatzsymptome	
Verminderte Konzentration und Aufmerksamkeit	»Haben Sie Schwierigkeiten, sich zu konzentrieren?« »Haben Sie Mühe, die Zeitung zu lesen, fernzusehen oder einem Gespräch zu folgen?«
Vermindertes Selbstwertgefühl und Selbstvertrauen	»Leiden Sie an fehlendem Selbstvertrauen und/oder Selbstwertgefühl?« »Fühlen Sie sich so selbstsicher wie sonst?«
Gefühle von Schuld und Wertlosigkeit	»Machen Sie sich häufig Selbstvorwürfe?« »Fühlen Sie sich häufig schuldig für alles, was geschieht?«
Negative und pessimistische Zukunftsperspektiven	»Sehen Sie die Zukunft schwärzer als sonst?« »Haben Sie Pläne für die Zukunft?«
Suizidgedanken/ Suizidhandlungen	»Geht es Ihnen so schlecht, dass Sie über den Tod nachdenken oder daran, dass es besser wäre, tot zu sein?« »Hatten oder haben Sie konkrete Pläne, sich etwas anzutun?« »Haben Sie versucht, sich etwas anzutun?« »Gibt es etwas, was Sie am Leben hält?«
Schlafstörungen	»Hat sich an Ihrem Schlaf etwas geändert?« »Schlafen Sie mehr/weniger als sonst?«
Verminderter Appetit	»Hatten Sie mehr/weniger Appetit in der letzten Zeit?« »Haben Sie ungewollt abgenommen?«

Bei *leichten bis mittelgradigen depressiven Episoden* sollte bei entsprechendem klinischen Verdacht zusätzlich das Vorhandensein **somatischer Zusatzsymptome** erfasst werden. Bei *schweren depressiven Episoden* sollte das Vorhandensein **psychotischer Zusatzsymptome** geprüft werden. Mögliche Fragen zur Erfassung einer psychotischen Symptomatik sind:

- »Sind Sie davon überzeugt, dass Sie etwas sehr Schlimmes getan haben, dass Sie verarmen oder dass Sie für etwas Schlimmes, das passiert ist, verantwortlich sind?«
- »Hören Sie Stimmen, die andere nicht hören?«

2.2.2.4 Nutzen von Screening zur Früherkennung

In der Praxis kann der Einsatz einfacher und kurzer Fragebögen als diagnostische Hilfsmittel zur Früherkennung sowie zur Verlaufskontrolle einer depressiven Störung hilfreich sein. Diese Instrumente können unter Berücksichtigung der häufig knappen zeitlichen Ressourcen ein adäquates Mittel sein, um schnell und effektiv das Vorliegen depressiver Beschwerden und deren Schweregrad zu Beginn und im Verlauf einer Behandlung zu erfassen. Ein frühzeitiges Erkennen depressiver Beschwerden ist erforderlich, da das Übersehen einer depressiven Störung für den Patienten schwerwiegende Folgen haben kann. Insbesondere bei Risikogruppen, z. B. *Patienten mit persistierenden somatischen Beschwerden*, bei *früheren oder familiär gehäuften depressiven Episoden* oder wenn *aufgrund des klinischen Eindrucks* der Verdacht auf eine depressive Störung besteht, kann der Einsatz von Fragebögen sinnvoll sein.

Screeninginstrumente liefern **valide Hinweise** auf eine mögliche depressive Störung. Dennoch ist nur durch die klinische Erfassung aller relevanten Haupt- und Zusatzsymptome nach ICD-10 und der zusätzlichen Erfassung der Dauer und des Verlaufs der Symptome eine **adäquate klinische Diagnose** möglich (▶ Kapitel 2.2.2 »Diagnose nach ICD-10 – Notwendige diagnostische Maßnahmen«). Für den Einsatz in der Praxis stehen verschiedene Instrumente zur Verfügung, die das Erkennen einer depressiven Störung erleichtern: Einfach, schnell einsetz- und rasch auswertbar sind der von der WHO herausgegebene »*WHO-5-Fragebogen zum Wohlbefinden*« [1570], der »*Gesundheitsfragebogen für Patienten* (Kurzform PHQ-D)« [921, 1367] sowie die *Allgemeine Depressionsskala (ADS)* [595]. Eine weitere Möglichkeit der schnellen Erfassung einer möglichen depressiven Störung ist der so genannte »*Zwei-Fragen-Test*« ([1529]; ▶ Kapitel 2.2.2 »Diagnose nach ICD-10 – Notwendige diagnostische Maßnahmen«).

Der **routinemäßige Einsatz bei allen Patienten** im Sinne eines »*Massenscreenings*« (»systematisches Screening«) ist hingegen nicht zu empfehlen, da der zeitliche Aufwand in einer ungünstigen Relation zum Nutzen steht [475, 490, 1059]. Hierdurch werden in unverhältnismäßiger Anzahl auch Patienten mit leichten und passageren depressiven Störungen auffällig, die einer weitergehenden und umfangreichen Diagnostik zugeführt werden müssten, ohne dass ein unmittelbares therapeutisches Eingreifen erforderlich ist.

Empfehlung/Statement	Empfehlungsgrad
2-3 In der Versorgung von Patienten, die einer Hochrisikogruppe angehören – z. B. aufgrund früherer depressiver Störungen oder komorbider somatischer Erkrankungen – sollten Maßnahmen zur Früherkennung bezüglich Depression bei Kontakten in der Hausarztversorgung und in Allgemeinkrankenhäusern eingesetzt werden. LoE IIa: Metaanalyse von Beobachtungsstudien [582] und Referenzleitlinie [1059]	**B**
2-4 Die Diagnose einer behandlungsrelevanten depressiven Störung sollte, wenn in einem Screening erhöhte Depressionswerte festgestellt werden, durch die anschließende direkte und vollständige Erfassung der Haupt- und Zusatzsymptome (Schweregrad) sowie Fragen zu Verlauf und Dauer gestellt werden. LoE IV: Expertenkonsens basierend auf Referenzleitlinie [1059]	**B**

2.3 Differenzialdiagnostik

2.3.1 Differenzialdiagnostik

Das Vorliegen von Niedergeschlagenheit, Erschöpfung, Traurigkeit, Selbstzweifeln und Resignation sowie das Auftreten einzelner depressiver Symptome sind nicht gleichbedeutend mit dem Vorliegen einer depressiven Störung. **Bei vielen psychischen Störungen gehören depressive Symptome zum typischen Krankheitsbild.** Bei einer **Schizophrenie** ist es z. B. häufig schwierig, die Symptome einer depressiven Störung von den *Negativsymptomen der schizophrenen Grunderkrankung* – wie sozialer Rückzug, verflachter Affekt und Apathie – zu unterscheiden (▶ die S3-Behandlungsleitlinie Schizophrenie [350]). Daher ist bei entsprechendem Verdacht eine differenzialdiagnostische Abgrenzung ratsam, um möglichen Komplikationen bei der Behandlung vorzubeugen. Episoden einer depressiven Störung mit ausgeprägter gereizter Stimmung können auch schwer von **gemischten Episoden** (Differenzialdiagnose) mit *gereizter Stimmung* abgrenzbar sein. Die Differenzialdiagnose erfordert eine sehr sorgfältige klinische Evaluation bezüglich des Vorliegens manischer Symptome.

Bei Patienten mit **multiplen psychischen und körperlichen Erkrankungen** oder älteren Patienten kann die Diagnose einer depressiven Störung erschwert sein, da bei ihnen Symptome wie allgemeine Schwäche oder Schlafstörungen auch unabhängig von einer Depression auftreten können. Andererseits kann ein Nichterkennen des Depressionskontextes zu einer Fehlbehandlung führen [1550]. Gerade im Alter wird zudem häufig über *Schwindel, Konzentrations- und Gedächtnisstörungen* geklagt. Sofern sich Hinweise auf eine Antriebsminderung sowie Affektlabilität finden oder wenn sich keine Hinweise auf eine Depression in der Vorgeschichte finden, sollte immer an eine beginnende **Demenz** gedacht werden und eine entsprechende (Früh-)diagnostik eingeleitet werden [582, 1393]. Als Hinweise für eine behandlungsbedürftige Depression können Symptome wie *Schuldgefühle, starrer Affekt, Tagesschwankungen mit Morgentief, depressiver Wahn, Suizidalität* oder ein *phasenhafter Verlauf der Störung* mit früheren depressiven Episoden angesehen werden (▶ Kapitel 2.3.2 »Suizidalität«).

Auch das Vorliegen einer **depressiven Anpassungsstörung** (z. B. als eine Trauerreaktion nach Verlust des Partners oder nach der Diagnose einer körperlichen Erkrankung), die besonders bei älteren Patienten mit depressiven Symptomen häufiger vorkommt [1037], sollte überprüft werden. Die Grenze zwischen unbewältigter Trauer und einer depressiven Verstimmung ist nicht immer eindeutig, jedoch kann als Anhaltspunkt gelten, dass **Trauerreaktionen** zumeist innerhalb von zwei Monaten nach einem schweren Verlust nachlassen. Weitere Unterschiede sind [1158]:

- Bei Trauerreaktionen besteht für gewöhnlich eine grundsätzliche Ansprechbarkeit für positive Ereignisse (Schwingungsfähigkeit). Negative Gefühle kommen üblicherweise in Wellen, oft unterbrochen durch positive Erinnerungen an den Verstorbenen, bei Depressionen sind Stimmung und Gedanken häufiger durchgehend negativ.
- Trauerreaktionen sind gewöhnlich nicht mit vegetativen Symptomen verbunden, wie z. B. Gewichtsabnahme oder frühmorgendliches Erwachen.
- Es gibt gewöhnlich keine Anzeichen für andauernde, schwere Selbstzweifel oder starke Schuldgefühle. Suizidabsichten sind eher selten.
- Sie führen für gewöhnlich nicht zu Phasen anhaltender Unfähigkeit zu sozialer oder beruflicher Rollenerfüllung (> 3 Monate).

Eine depressive Episode muss ferner von einer **organischen depressiven Störung** unterschieden werden. Diese Diagnose ist zu stellen, wenn die Störung des Affekts sehr wahrscheinlich als direkte körperliche Folge eines spezifischen medizinischen Krankheitsfaktors (z. B. *Multiple Sklerose, Schlaganfall, Hypothyreose*) angesehen wird.

Tabelle 11 Beispiele zu Screeningfragen zur Differenzialdiagnose (aus Composite International Diagnostic Interview nach ICD-10 und DSM-IV [1552, 1553])

Panikstörung	»Hatten Sie schon einmal einen Angstanfall, bei dem Sie ganz plötzlich von starker Angst, Beklommenheit oder Unruhe überfallen wurden?«
Generalisierte Angststörung	»Haben Sie sich schon einmal über mindestens einen Monat oder länger ängstlich, angespannt und voll ängstlicher Besorgnis gefühlt?«
Soziale Phobie	»Hatten Sie jemals unbegründete Ängste, mit anderen zu reden, etwas in Gegenwart anderer zu tun oder im Mittelpunkt der Aufmerksamkeit zu stehen?«
Agoraphobie	»Litten Sie jemals unter unbegründeten Ängsten, öffentliche Verkehrsmittel zu benutzen, in Geschäfte zu gehen oder sich auf öffentlichen Plätzen aufzuhalten?«
Posttraumatische Belastungsreaktion	»Haben Sie jemals ein ungewöhnlich schreckliches oder bedrohliches Ereignis erlebt, unter dessen Nachwirkungen Sie monatelang litten?«
Spezifische Phobie	»Gab es jemals eine Zeitspanne, in der Sie unter einer unbegründeten Angst vor besonderen Situationen, Gegenständen oder Tieren litten?«
Zwangsstörung	»Haben Sie jemals unter Gedanken gelitten, die unsinnig waren und immer wieder kamen, auch wenn Sie es gar nicht wollten?«
Manische oder hypomanische Episoden	»Waren Sie jemals über mehrere Tage ungewöhnlich glücklich, überdreht oder reizbar, so dass sich Freunde oder Angehörige Sorgen machten?«
Essstörung	»Haben Sie sich jemals über mehrere Monate hinweg große Sorgen darüber gemacht, wie viel Sie essen, zu dick zu sein oder zuzunehmen?«
Alkoholmissbrauch oder -abhängigkeit	»Gab es einmal eine Zeit in Ihrem Leben, in der Sie fünf oder mehr Gläser Alkohol pro Tag getrunken haben?«
Medikamentenmissbrauch oder -abhängigkeit	»Haben Sie schon mehrmals Anregungs-, Beruhigungs-, Schlaf- oder Schmerzmittel ohne ärztliche Verschreibung oder in höherer Dosierung eingenommen?«
Drogenmissbrauch oder -abhängigkeit	»Haben Sie in Ihrem Leben schon mehrmals irgendwelche Drogen wie z. B. Haschisch, Ecstasy, Kokain oder Heroin eingenommen?«

Depressive Symptome kommen außerdem häufig vor im Rahmen von **Angst- und Panikstörungen, somatoformen Störungen, Substanzmissbrauch** sowie **Ess- und Persönlichkeitsstörungen** (▶ Kapitel 2.3.3 »Diagnostisches Vorgehen bei komorbiden Erkrankungen«).

Die in der Tabelle 11 dargestellten **Screeningfragen**, die sich auf den **Zeitraum der vergangenen vier Wochen** beziehen, können zur Differenzialdiagnose bei Verdacht auf Vorliegen einer anderen als einer depressiven Störung bzw. auf Vorliegen einer zusätzlichen, komorbiden psychischen Störung gestellt werden [582]. Entsprechend sollte den Fragen eine Einleitung etwa in dieser Art vorangestellt werden: »Bitte beantworten Sie alle Fragen bezogen auf die letzten vier Wochen.« Werden die jeweiligen Fragen bejaht, ist eine weiterführende Diagnostik notwendig.

Ergänzend zu den in der Tabelle 11 behandelten Störungen ist auch die Frage nach Trauer oder nach früher behandelten psychischen Störungen wie Schizophrenie obligat.

Die differenzialdiagnostische Aufmerksamkeit sollte den gesamten Behandlungsprozess begleiten, da sich häufig erst im Verlauf weitere klinisch relevante Faktoren (wie z. B. Substanzabhängigkeit, andere psychische Störungen und Belastungsfaktoren oder neu auftretende körperliche Erkrankungen) ergeben können.

2.3.2 Suizidalität

Das **Suizidrisiko** ist bei depressiv Erkrankten etwa **30-mal höher** als in der Allgemeinbevölkerung [571]. 8,6 % aller wegen Suizidalität und 4,0 % aller wegen einer depressiven Störung (ohne spezielle Suizidalität) einmal hospitalisierten Patienten versterben irgendwann durch Suizid. 60–70 % der Patienten haben während einer aktuellen depressiven Episode auch Suizidgedanken [167, 571, 720, 1011, 1560]. Insgesamt gehen – ohne Dunkelziffer berechnet – bis zu 70% der jährlich etwa 10.000 Suizide in Deutschland auf eine depressive Erkrankung zurück [788, 1221]. Daher ist es besonders wichtig, **Patienten aktiv und empathisch im Rahmen der Erstdiagnostik zur Suizidalität zu explorieren**. Auch im weiteren Behandlungsverlauf, in dem Suizidalität neu auftreten kann, ist eine **regelmäßige Erfassung** notwendig. Abgeschätzt werden soll dabei der **aktuelle Handlungsdruck** (Lebensüberdruss, Todesgedanken, Suizidabsichten, Suizidpläne bzw. Suizidversuche). **Das Befragen der Patienten über ihre suizidalen Gedanken, Impulse und Pläne führt entgegen einer weit verbreiteten Fehleinschätzung nicht dazu, dass diese erst dadurch auf die Idee gebracht werden. Die meisten Patienten sind sehr erleichtert, wenn das Thema entlastend angesprochen wird** [582]. Die Abschätzung des Suizidrisikos sollte durch Erfragen von Risikomerkmalen vorgenommen werden:

- »Haben Sie in letzter Zeit daran denken müssen, nicht mehr leben zu wollen?«
- »Häufiger?«
- »Haben Sie auch daran denken müssen, ohne es zu wollen? Haben sich Suizidgedanken aufgedrängt?«
- »Konnten Sie diese Gedanken beiseiteschieben?«
- »Haben Sie konkrete Ideen, wie Sie es tun würden?«
- »Haben Sie Vorbereitungen getroffen?«
- »Umgekehrt: Gibt es etwas, was Sie davon abhält?«
- »Haben Sie schon mit jemandem über Ihre Suizidgedanken gesprochen?«
- »Haben Sie jemals einen Suizidversuch unternommen?«
- »Hat sich in Ihrer Familie oder Ihrem Freundes- und Bekanntenkreis schon jemand das Leben genommen?«

Empfehlung/Statement	Empfehlungsgrad
2-5 Bei jedem Patienten mit einer depressiven Störung sollte Suizidalität regelmäßig, bei jedem Patientenkontakt klinisch eingeschätzt und gegebenenfalls exploriert werden. Expertenkonsens basierend auf Metaanalyse von Beobachtungsstudien [571] und Referenzleitlinien [582, 720, 1560][7]	KKP
2-6 Bei akuter Suizidgefährdung und fehlender Absprachefähigkeit bis zum nächsten vereinbarten Termin sollen die Patienten unter Berücksichtigung der individuell erforderlichen Sicherheitskautelen notfallmäßig in eine psychiatrische Behandlung überwiesen werden. LoE IV: Expertenkonsens	A

7 Die Beurteilung bezieht sich auf die vorhandene Suizidalität.

2.3.3 Diagnostisches Vorgehen bei komorbiden Erkrankungen

2.3.3.1 Psychische Komorbidität

Eine differenzialdiagnostische Abklärung bezüglich einer **psychischen Komorbidität** hat eine große Relevanz, da diese sowohl die Behandlung und Prognose der depressiven Störung erschwert als auch das Ausmaß von Einschränkungen und Behinderungen beeinflussen kann. Besonders häufig zeigt sich eine Komorbidität von depressiven Störungen mit **Angst- und Panikstörungen**, **somatoformen Störungen**, **Substanzmissbrauch** sowie **Ess- und Persönlichkeitsstörungen**.

Empfehlung/Statement	Empfehlungsgrad
2-7 Depressive Störungen treten oft gleichzeitig mit anderen psychischen Störungen auf. LoE IV: Expertenkonsens	**Statement**

Psychologische Zusatzdiagnostik ist nicht per se indiziert. Die Indikation einer auf andere Störungen gerichteten Diagnostik hängt davon ab, ob konkrete Verdachtsmomente gegeben sind. Bestätigen Screeningfragen den Verdacht (z. B. ◘ Tabelle 8), müssen Symptome weiter aktiv exploriert werden. Je nach klinischer Erfahrung des Untersuchers kann es bei Verdacht auf erhebliche Komorbidität auch hilfreich sein, spezifische Instrumente (wie z. B. die *diagnostischen Checklisten nach ICD-10* [637] oder *strukturierte klinische Interviews*) einzusetzen. Ergänzend ist eine *funktionale Diagnostik*, *Problem- und Zielanalyse*, u. U. einschließlich einer *Verhaltensbeobachtung* für die Behandlungsplanung wesentlich [81, 323, 593, 1300].

2.3.3.2 Somatische Komorbidität

Viele **somatische Erkrankungen** (wie z. B. Tumorerkrankungen, muskuloskelettale, endokrinologische, kardiovaskuläre und pulmonale Erkrankungen, metabolische Störungen, Allergien, Infektionserkrankungen, Hirnerkrankungen) können mit depressiven Symptomen verbunden sein. Beim Vorhandensein einer körperlichen Erkrankung müssen wenigstens zwei Fälle unterschieden werden (vgl. [463]); weitere mögliche Assoziationen werden in ▶ Kapitel 3.7 »Therapie bei Komorbidität« aufgezeigt:

- *Fall 1:* Die körperliche Erkrankung oder ihre medikamentöse Behandlung ist die direkte Ursache der unipolaren depressiven Symptomatik (z. B. Hypo- oder Hyperthyreodismus und andere endokrine Erkrankungen, Autoimmunerkrankungen wie Vaskulitis; Behandlung mit z. B. Tuberkulostatika, Antihypertensiva, Steroidhormone). In diesem Fall ist wahrscheinlicher die Diagnose einer organischen depressiven Störung (ICD-10: F06.32) zu stellen. Hier steht die Behandlung der körperlichen Erkrankung bzw. die Modifikation der Medikation im Vordergrund des Vorgehens. Die psychische Symptomatik wird ggf. zusätzlich behandelt [463].
- *Fall 2:* Die körperliche Erkrankung ist nicht ursächlich für die affektive Störung, aber als relevanter Faktor auslösend oder aufrechterhaltend für die depressive Symptomatik. In diesem Falle sollte bei der Behandlung der depressiven Symptomatik insbesondere auch der Aufbau adäquater Bewältigungsmechanismen im Vordergrund stehen.

Wegen der Verbindung von somatischen Erkrankungen und depressiven Symptomen können **somatische Zusatzuntersuchungen** notwendig werden, um organische Grunderkrankungen zu erkennen oder auszuschließen sowie eventuelle Kontraindikationen für eine Pharmakotherapie der depressiven Störung zu identifizieren. Deshalb ist vor Beginn einer Therapie eine **sorgfältige internistische, neurologische und neuroradiologische Untersuchung** indiziert. Auch Medikamentenwirkstoffe, die aktuell angewendet werden oder abgesetzt wurden, können eine depressive Symptomatik verursachen oder verstärken [752]. Daher ist vor einer Behandlung auch eine **routinemäßige Erfassung der verschriebenen und zusätzlich eingenommenen Medikamente** notwendig.

Vor Aufnahme einer ambulanten Psychotherapie durch Psychologische Psychotherapeuten ist ein **ärztlicher Konsiliarbericht** vorgeschrieben. Dieser soll gegebenenfalls Angaben zu den aktuellen Beschwerden, zum psychischen und somatischen Befund, relevante anamnestische Daten im Zusammenhang mit den aktuellen Beschwerden, medizinische Diagnosen, Differenzial- und Verdachtsdiagnosen, relevante Vor- und Parallelbehandlungen im ambulanten oder stationären Setting (z. B. laufende Medikation) und Befunde, die eine ärztliche oder ärztlich veranlasste Begleitbehandlung erforderlich machen, enthalten.

Empfehlung/Statement	Empfehlungsgrad
2-8_mod_2015 Bei depressiven Störungen sollten das Vorliegen von komorbiden körperlichen Erkrankungen sowie die Einnahme von Medikamenten und Noxen, die mit depressiven Symptomen einhergehen können, sorgfältig geprüft werden. Bei Patienten, die fortan ausschließlich in psychotherapeutischer Behandlung sind, soll der körperliche Status in jedem Fall zuverlässig abgeklärt werden. LoE: IV: Expertenkonsens basierend auf Referenzleitlinie [752]	B
2-9 Nach der Erhebung der gegenwärtigen depressiven Symptomatik sollte eine ausführliche Anamnese und Befunderhebung weiterer psychischer und/oder somatischer Erkrankungen erfolgen. LoE IV: Expertenkonsens basierend auf Referenzleitlinien [463, 752]	B
2-10 Bei entsprechenden Hinweisen auf eine die Erkrankung komplizierende somatische Komorbidität sollte eine Überweisung des Patienten zum Facharzt und bei komplizierender psychischer Komorbidität zum Facharzt für Psychiatrie und Psychotherapie oder Psychotherapeuten erfolgen. LoE IV: Expertenkonsens	0

2.4 Fremdanamnese

Die Fremdanamnese durch **Angehörige** oder sonstige **enge Bezugspersonen** liefert häufig wichtige Zusatzinformationen zu den Umständen des Beginns von depressiven Episoden, zu eventuellen früheren depressiven Episoden, zu eventuellen psychotischen Zuständen und anderen Zusatzsymptomen oder auch zu Erkrankungen weiterer Familienangehöriger. Die Einbeziehung von Angehörigen zu diagnostischen Zwecken kann den Prozess der Anamneseerhebung unter Umständen sinnvoll ergänzen und beschleunigen.

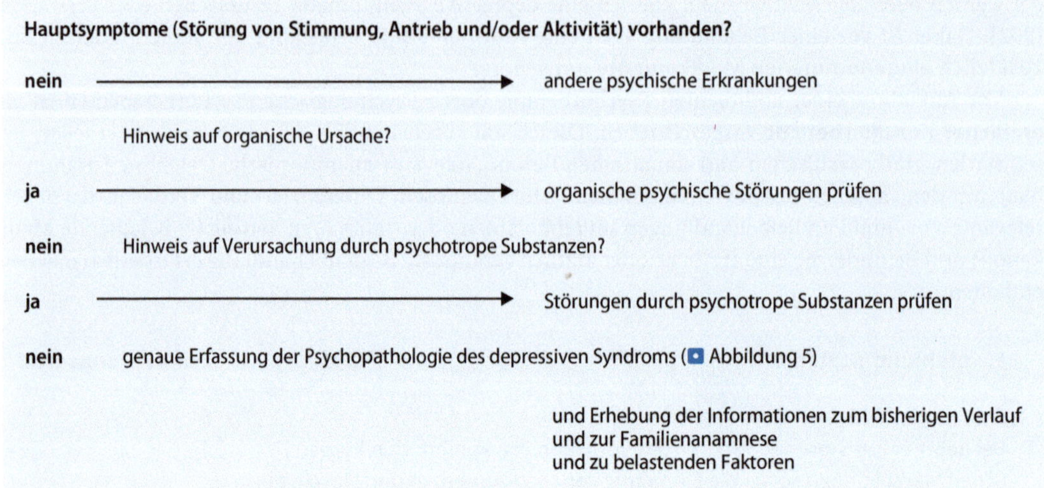

Abbildung 6 Prozedurales Vorgehen bei der Diagnostik der unipolaren depressiven Störung (mod. n. [8, 1245])

2.5 Stufenplan der Diagnostik

Aus den bisherigen Erläuterungen ergibt sich folgender **Stufenplan der Diagnostik einer unipolaren depressiven Störung** (Abbildung 6):

1. Bei Vorliegen eines Verdachts auf eine depressive Störung sollte geklärt werden, ob eine Veränderung von Stimmung und/oder Antrieb vorliegt (*Hauptsymptome*).
2. Es sollte geklärt werden, ob diese Veränderung in Stimmung und Antrieb eher einer depressiven Symptomatik oder einer anderen psychischen Störung zuzuordnen ist (*Differenzialdiagnostik*).
3. Ferner sollte eine somatische, insbesondere hirnorganische Ursache bzw. eine Verursachung durch Gebrauch oder Missbrauch psychotroper Substanzen ausgeschlossen werden.
4. Sind diese Ursachen ausgeschlossen, ist die Diagnose der depressiven Störung durch genaue Erhebung des psychopathologischen Befundes (Zusatzsymptome) und bisherigen Verlaufs zu stellen.

2.6 Verlaufsdiagnostik

Je nach Ausgangslage (akuter, teilremittierter oder remittierter Zustand) besteht das Ziel der Depressionsbehandlung entweder in der (weiteren) **Symptomreduktion** oder in der **Verhinderung von Rückfällen**. Weitere Ziele stellen die Wiedererlangung, die Erhaltung oder die Verbesserung des psychosozialen Funktionsniveaus (Leistungsfähigkeit, soziale Interaktionen und Kontakte, Erwerbstätigkeit) sowie der Teilhabe dar, bezogen auf die Situation vor der Erkrankung (▶ Kapitel 3.1 »Behandlungsziele und Einbezug von Patienten und Angehörigen«). An dieser allgemeinen Zielvorgabe sind der Therapiefortschritt und Behandlungserfolg zu messen, d. h. es bedarf einer **behandlungsbegleitenden Verlaufsdiagnostik und Prozessevaluation** [323]. Besonders während der Akutbehandlung ist ein **regelmäßiges Monitoring der Behandlung notwendig**, z. B. um in Erfahrung zu bringen, ob der Patient auf die Behandlung anspricht, die Therapie einhalten kann und der gewünschte therapeutische Fortschritt erreicht wird und der Patient weiter dem Therapieplan folgen möchte. Sich abzeichnende Komplikationen und Nebenwirkungen werden durch das Monitoring frühzeitig erkannt und können eine veränderte Dosierung bzw. einen Wechsel der begonnenen Medikation oder die Aufnahme einer Psychotherapie bzw. eine erneute methodenselektive Indikationsstellung im Rahmen einer begonnenen Psychotherapie erforderlich machen [582].

Das Ansprechen auf medikamentöse, psychotherapeutische und ergänzende psychosoziale Maßnahmen (z. B. Ergotherapie, Soziotherapie) ist regelmäßig, nach den Empfehlungen der WHO einmal wöchentlich zu prüfen, zumindest initial in den ersten vier Wochen. Spätestens nach drei bis vier Wochen sollte eine genaue *Wirkungsprüfung* erfolgen, aufgrund derer eine Entscheidung getroffen wird, ob die Behandlung fortgesetzt oder verändert werden sollte. Zur Beurteilung des Behandlungsfortschritts in der Akutbehandlung stehen die *Symptombesserung* und die *Erhöhung des psychosozialen Funktionsniveaus* im Vordergrund. Ein Ausbleiben einer Symptomreduktion in den ersten ein bis drei Behandlungswochen ist ein negativer Prädiktor für den Erfolg einer Psycho- oder Psychopharmakotherapie.

Empfehlung/Statement	Empfehlungsgrad
2-11 Stellt sich in der Akutbehandlung 3-4 Wochen nach Behandlungsbeginn keine positive Entwicklung im Sinne der Zielvorgaben ein, sollte ein bislang nicht wirksames Vorgehen nicht unverändert fortgesetzt werden. LoE IV : Expertenkonsens basierend auf Referenzleitlinien [323, 582]	**0**

Es gibt viele bewährte Skalen, um das Ansprechen auf die Therapie und die Besserung der depressiven Symptomatik zu ermitteln [600]. Dazu gehören:
zur ***Selbstbeurteilung*** (z. B.):
- der Gesundheitsfragebogen für Patienten, Patient Health Questionnaire-Depression (PHQ-D, ▶ Kapitel 2.6 »Verlaufsdiagnostik«);
- das *Beck-Depressionsinventar* (BDI-II: [113]; deutsch: [598]);
- die *Hospital Anxiety and Depression Scale* (*HADS* [625]);
- *Geriatrische Depressionsskala* (*GDS* [1329]; deutsch: [425]);
- *Fragebogen zur Depressionsdiagnostik* (*FDD* [822]).

zur ***Fremdbeurteilung*** (z. B.):
- *Hamilton-Depression-Rating-Skala* (*HDRS* [559]);
- *Bech-Rafaelsen-Melancholie-Skala* (*BRMS* [108]; deutsch: [1388]);
- *Montgomery-Asberg Depression Rating Scale* (*MADRS* [1014, 1069]; deutsch: [1014, 1069]).

Der Einsatz eines systematischen Monitoring inklusive der Verwendung einer Checkliste durch Haus- und Fachärzte bzw. Psychologische Psychotherapeuten im Kontext eines gestuften Versorgungsmodells für die Behandlung von Patienten mit unipolarer Depression wird gegenwärtig im Rahmen des Hamburger Netzes für psychische Gesundheit erprobt und evaluiert [584, 1518]. Eine randomisiert-kontrollierte Studie in deutschen Hausarztpraxen zeigte, dass das Depressions-Monitoring eine signifikante Symptomreduktion bei den Patienten erreicht und kosteneffektiv in der breiteren Anwendung ist [476].

3 Therapie

3.1 Behandlungsziele und Einbezug von Patienten und Angehörigen

3.1.1 Aufklärung, allgemeine Behandlungsziele und Wahl der Behandlungsalternative

Am Beginn der Behandlung von Patienten mit depressiven Störungen steht ein **Aufklärungsgespräch**. Dessen Ziel ist es, realistische Hoffnung zu vermitteln und Patienten zu entlasten. Verständliche Informationen dienen dazu zu erklären, dass es für die Behandlung der bestehenden Erkrankungsepisode bewährte und wirksame therapeutische Möglichkeiten gibt. Eine Aufklärung kann schwierig sein, da depressiv negativistisches Denken und eine depressive Denkhemmung einem solchen Bemühen zuwiderlaufen. Wichtig ist dann, dem Patienten zu vermitteln, dass es sich bei einer Depression um eine Krankheit handelt und ein zentrales Kennzeichen dieser Erkrankung das Gefühl darstellt, sich in einem unveränderlichen Zustand zu befinden (Verlust der Zeitperspektive).

Als **allgemeine Behandlungsziele** gelten für Patienten mit depressiven Störungen [67, 421, 740, 847, 1079, 1135, 1246, 1422, 1425, 1427, 1588]:

- die Symptome der depressiven Störung zu vermindern und letztlich eine vollständige Remission zu erreichen;
- die Mortalität, insbesondere durch Suizid zu verringern;
- die berufliche und psychosoziale Leistungsfähigkeit und Teilhabe wiederherzustellen;
- das seelische Gleichgewicht wieder zu erreichen sowie
- die Wahrscheinlichkeit für einen direkten Rückfall oder eine spätere Wiedererkrankung zu reduzieren.

Während in Therapiestudien zumeist *Verbesserungen auf Depressivitätsskalen* das entscheidende Remissionskriterium sind, sind für Patienten auch andere Aspekte von großer Bedeutung [1588]. Über die Abwesenheit depressiver Symptome hinaus sind insbesondere eine allgemeine *bejahende Lebenseinstellung* (z. B. Optimismus, Vitalität, Selbstbewusstsein, Lebenswillen), die *Rückkehr zum herkömmlichen psychosozialen Funktionsniveau, verbesserte Bewältigung von Alltagsstress und -verpflichtungen* oder auch eine *verbesserte Beziehungsqualität* zu engen Bezugspersonen als weitere spezifische Therapieziele bedeutsam. Üblicherweise werden dabei die individuellen Ziele des Patienten erfragt und partizipativ vereinbart.

Die Behandlung einer depressiven Störung ist auf die Linderung der depressiven Symptome ausgerichtet, ggf. einschließlich der Bearbeitung vorhandener, die Störung unterhaltender psychischer Mechanismen und Verarbeitungen. Die **Wahl der geeigneten Behandlungsalternative** richtet sich nach *klinischen Faktoren*, wie der *Symptomschwere* und dem *Erkrankungsverlauf* sowie der *Patientenpräferenz*. Grundsätzlich gibt es vier primäre Behandlungsstrategien:

- aktiv-abwartende Begleitung (»watchful waiting« oder »niederschwellige psychosoziale Interventionen« ▶ Kapitel 3.3 »Niederschwellige psychosoziale Interventionen« bzw. 3.4 »Pharmakotherapie«)
- *medikamentöse Behandlung* (▶ Kapitel 3.4 »Pharmakotherapie«)
- *psychotherapeutische Behandlung* (▶ Kapitel 3.5 »Psychotherapie«)
- *Kombinationstherapie* (▶ Kapitel 3.4 »Pharmakotherapie« und 3.5 »Psychotherapie«)

Weitere Therapieverfahren, z. B. *Elektrokonvulsionstherapie*, *Lichttherapie* oder *Wachtherapie*, *Sport-* und *Bewegungstherapie* ergänzen die Behandlungsmöglichkeiten. Weitere Verfahren (z. B. Ergotherapie, Künstlerische Therapien) werden in der Behandlung ebenfalls eingesetzt.

3.1.2 Behandlungsphasen und phasenspezifische Behandlungsziele

Bei einer *leichten depressiven Episode* kann mit dem Beginn der Behandlung abgewartet werden, wenn die Patienten eine Behandlung ablehnen oder man davon ausgehen kann, dass die depressive Symptomatik sich ohne Therapie zurückbildet (**»watchful waiting«** – **»aktiv-abwartende Begleitung«**). Jedoch sollte üblicherweise **innerhalb der nächsten beiden Wochen** eine erneute Überprüfung der Symptomatik erfolgen [1059]. Dieses Vorgehen bietet sich nicht an für Patienten, die eine komplexere primäre Behandlungsstrategie wünschen und bei denen eine entsprechende Indikation besteht [1059]. Das »watchful waiting« kann mit allgemeinen psychoedukativen Ansätzen – beispielsweise Aufklärung bezüglich des Schlaf-Wach-Rhythmus oder der Tagesstrukturierung – verbunden werden.

Gespräche im Sinne **einer psychiatrisch-psychotherapeutischen bzw. psychosomatischen Grundversorgung** sind im Rahmen des aktiv-abwartenden Begleitens indiziert. Darüber hinaus können niederschwellige psychosoziale Interventionen (► Kapitel 3.3), wie beispielsweise **Bibliotherapie** (Unterstützung durch Selbsthilfe- bzw. Selbstmanagement-Bücher) und andere **Maßnahmen des Selbstmanagements** (z. B. spezifische e-Health-Anwendungen, die empirisch gut belegt sind) zum Einsatz kommen[8].

Die Behandlung einer Depression, insbesondere wenn es sich um eine rezidivierende Depression handelt, lässt sich in drei Phasen aufgliedern: die **Akuttherapie**, die **Erhaltungstherapie** und die **Langzeit- bzw. Rezidivprophylaxe** ([829]; ◘ Abbildung 7). Tritt während der akuten Episode eine Besserung des Zustandes des Patienten mit einer mindestens 50-%igen Abnahme depressiver Symptomatik ein (erfasst mittels Selbst- oder Fremdbeurteilungsverfahren), wird dies, wie es sich in den letzten Jahren als Konsens etabliert hat, als ein **Ansprechen auf die Behandlung** angesehen (»*Response*«; [829, 1422]; ◘ Tabelle 12). Zur Abschätzung der Symptomverbesserung bietet sich der **Einsatz von klinischen Skalen** an (z. B. BDI, PHQ-D, HADS zur Selbst- bzw. HDRS, BRMS und MADRS zur Fremdeinschätzung; ► Kapitel »Stufenplan der Diagnostik« und zu den jeweiligen Cut-Off-Werten »Cut-off-Werte bei Fragebogenverfahren«).

Die vollständige Wiederherstellung des ursprünglichen Funktionszustandes oder eines weitgehend symptomfreien Zustands durch die Akuttherapie bezeichnet man als **Remission**. Tritt während der Erhaltungstherapie die depressive Symptomatik erneut auf, spricht man von einem **Rückfall (»Relapse«)**. Bleibt der Patient in der Erhaltungsphase (vier- bis neun Monate; ◘ Abbildung 7) symptomfrei, spricht man von **vollständiger Genesung**. Ein Wiederauftreten einer erneuten depressiven Episode nach der Genesung wird als **Rezidiv** bzw. **Wiedererkrankung** bezeichnet [829].

Übliches Hauptkriterium der Wirksamkeit der Behandlung und für die Entscheidung über das weitere therapeutische Vorgehen ist in den meisten Studien und Leitlinien der **Grad der Symptomreduktion** des

◘ **Tabelle 12** Definition von Symptomveränderungen

Ansprechen (»Response«)	Reduzierung der depressiven Symptomatik in einschlägigen Skalen (z. B. BDI, PHQ-D, HDRS) um 50 % des Ausgangswertes zu Behandlungsbeginn.
Remission	Vollständige Wiederherstellung des ursprünglichen Funktionszustandes oder ein weitgehend symptomfreier Zustand nach der Akuttherapie.
Rückfall (»Relapse«)	Wiederauftreten einer depressiven Episode während der Erhaltungstherapie.
Vollständige Genesung	Symptomfreie Zeit für ca. 6 Monate nach Remission.
Rezidiv	Wiederauftreten einer depressiven Episode nach vollständiger Genesung.

8 Derzeit ist bei den Selbstmanagementstrategien, z. B. mittels e-Health, in Deutschland noch nicht ausreichend geklärt, ob und wie diese im GKV-System eingesetzt und finanziert werden.

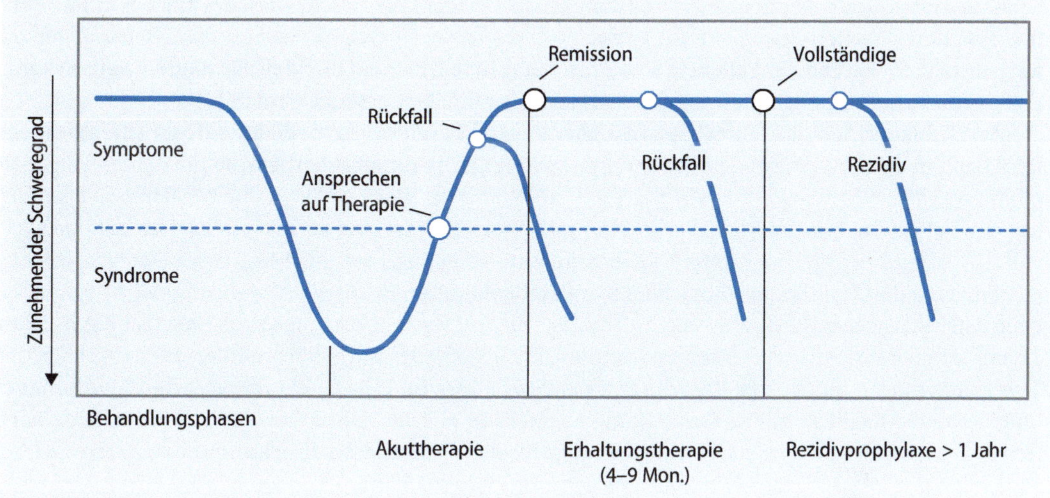

Abbildung 7 Erkrankungsphasen und Behandlungsabschnitte (nach [829])

Tabelle 13 Einstufung des Therapieerfolgs

Symptomreduktion	< 20 %	=	kein Effekt bzw. Wirkung
Symptomreduktion	20–50 %	=	minimaler Effekt bzw. geringe Wirkung
Symptomreduktion	> 50 %	=	Teilremission
Symptomreduktion	= 100 %	=	Vollständige Remission*

* Eine Symptomreduktion um 100 % ist bezogen auf das Unterschreiten des Cut-off-Werts für eine Depression des jeweiligen Testverfahrens zu verstehen.

Patienten bzw. die **Remission** [229, 1059, 1433]. Vier Stufen des Therapieerfolgs werden unterschieden ([291]; Tabelle 13).

3.1.2.1 Akuttherapie

Das **Ziel der Akuttherapie** ist, den Leidensdruck des Patienten zu lindern, die Symptome der gegenwärtigen depressiven Episode zu behandeln und die möglichst weitgehende Remission der depressiven Episode zu erreichen sowie die berufliche und psychosoziale Leistungsfähigkeit und Teilhabe wiederherzustellen. Diese Behandlungsphase erstreckt sich in der Regel über *sechs bis zwölf Wochen* vom Beginn der Behandlung bis zu dem Zeitpunkt, zu dem die Depressionssymptome nicht mehr vorhanden oder zumindest stark zurückgegangen sind und die psychosoziale Funktionsfähigkeit wiederhergestellt ist. Zudem ist es in der Akuttherapie ein wesentliches Ziel, die mit Depression verbundene Mortalität zu vermeiden.

3.1.2.2 Erhaltungstherapie

Eine vorzeitige Behandlungsbeendigung nach einer akuten depressiven Episode ist mit einer hohen Rückfallgefahr verbunden, selbst wenn eine vollständige Symptomremission erreicht wurde [470]. In dieser Therapiephase sind die depressiven Symptome zwar weitgehend abgeklungen, die eigentliche

Krankheitsepisode ist aber noch nicht vollständig überwunden. Entsprechend ist das **Ziel der Erhaltungstherapie** durch Weiterführung der medikamentösen und/oder psychotherapeutischen Behandlung den noch instabilen Zustand der Patienten so weit zu stabilisieren, dass ein **Rückfall vermieden werden kann**. Durch eine Erhaltungstherapie kann das Rückfallrisiko um 70 % gesenkt werden [470].

Zur Reduktion des Rückfallrisikos ist es daher sinnvoll, bei alleiniger **medikamentöser Therapie** (nach Remission in der Akutphase) eine **psychopharmakologische Erhaltungstherapie** über einen Folgezeitraum von i.d.R. *vier bis neun Monaten* [23, 229, 1059] mit der gleichen Dosis, die zur Remission geführt hat, anzuschließen. Erst am Ende der Erhaltungstherapiephase ist eine schrittweise Dosisreduktion sinnvoll ([23, 229, 1059, 1488]; ▶ Kapitel 3.4.5 »Erhaltungstherapie« und ▶ Kapitel 3.4.6 »Rezidivprophylaxe«).

Umfasste die Akuttherapie ausschließlich **Psychotherapie**, ist die Weiterführung der psychotherapeutischen Akutbehandlung über einen *Zeitraum von acht bis zwölf Monaten* nach Ende der eigentlichen Therapie in Form **niedrigerer Sitzungsfrequenz** [323, 352], d. h. mit größeren Intervallen zwischen den Therapiesitzungen, sinnvoll (▶ Kapitel 3.5 »Psychotherapie«). Im Falle einer **kombinierten Akutbehandlung** sollte die medikamentöse Behandlung ebenfalls in gleicher Dosis fortgesetzt werden. Eine Fortführung der Psychotherapie erscheint, zumindest für den Zeitraum der Erhaltungstherapie, ebenfalls als sinnvoll, wenn sie sich in der Akutphase als wirksam erwiesen hat.

Bei rezidivierenden Depressionsformen kann bei Vorliegen von Komorbidität und/oder zusätzlichen psychosozialen oder lebensgeschichtlich bedeutsamen Belastungsfaktoren auch eine Fortsetzung einer höherfrequenten Psychotherapie sinnvoll sein.

3.1.2.3 Rezidivprophylaxe

Depressionen zählen zu den Erkrankungen, die immer wieder auftreten können. Vor allem in der ersten Zeit nach einer überstandenen depressiven Episode ist das Risiko einer Wiedererkrankung (Rezidiv) hoch (▶ Kapitel 1.4 »Verlauf und Prognose«). Einer der **Hauptrisikofaktoren für erneute depressive Episoden sind Restsymptome**, die nach dem Ende einer depressiven Episode weiter andauern und das Auftreten einer erneuten depressiven Episode vorhersagen können [1078, 1148]. Daher ist unter bestimmten Voraussetzungen im Anschluss an die Erhaltungstherapie eine weitere Behandlung erforderlich. Dieser Behandlungsabschnitt wird als **Rezidivprophylaxe** bezeichnet und hat das Ziel, das Auftreten einer erneuten Krankheitsepisode langfristig zu verhindern. Eine Rezidivprophylaxe ist nicht für alle Patienten erforderlich, sondern nur für jene, die ein erhöhtes Risiko für ein Wiederauftreten der Depression aufweisen und/oder bei denen lebensgeschichtlich erworbene ungünstige, die Störung unterhaltende Einflussfaktoren und verminderte Bewältigungsressourcen vorliegen, die zur Auslösung weiterer Krisen oder zur Chronifizierung beitragen können.

Insbesondere *diejenigen Patienten mit mehreren zurückliegenden depressiven Episoden (rezidivierende Depression), einer chronischen depressiven Störung* und/oder Patienten, die während dieser Episoden *starke funktionelle Einschränkungen* erlebten, bedürfen einer längerfristigen Weiterführung der Behandlung [470, 1059].

Eine **medikamentöse Behandlung** in dieser Therapiephase erfolgt bei Patienten, die zwei oder mehr depressive Episoden in der jüngsten Vergangenheit aufwiesen und dabei bedeutsame funktionelle Einschränkungen hatten, sinnvollerweise **mindestens zwei Jahre** lang mit der gleichen Dosis, die sich in der Akutbehandlung als effektiv erwiesen hat ([443, 470, 1059]; ▶ Kapitel 3.4 »Pharmakotherapie«).

Hinsichtlich einer **psychotherapeutischen Langzeitbehandlung** zeigen Studien, dass hierdurch eine Stabilisierung der in der Akutphase erzielten Behandlungseffekte und eine höhere Nachhaltigkeit erreicht werden kann (z. B. [413, 443]). Eine zusätzliche psychotherapeutische Rezidivprophylaxe kann v. a. nützlich sein, wenn:

- der Aufbau von Bewältigungsfertigkeiten indiziert ist;
- langfristige psychosoziale Belastungen vorliegen;
- die Remission einer vorher chronifizierten (> 2 Jahre) depressiven Störung vorliegt;

- Patienten für eine bestimmte Zeit frei von Medikation sein müssen;
- über die depressive Episode hinaus Störungen im Bereich der Beziehungen, der Selbst- oder der Gefühlsregulation vorliegen.

3.1.3 Einbezug von Patienten und Angehörigen

3.1.3.1 Aufklärung und Mitarbeit

Unerlässlich für die Genesung und auch zur Vorbeugung einer Wiedererkrankung ist die Mitarbeit des Patienten. Ihre Sicherstellung vor und im Verlauf jeder Behandlung sollte gewährleistet sein. Die Grundlage dafür ist die **Schaffung eines stabilen therapeutischen Bündnisses**, in dem empathisch auf den Patienten eingegangen und Verständnis für die Beschwerden gezeigt wird. Hinderliche Aspekte, wie die Angst vor oder dem Erleben von Nebenwirkungen, die Wirklatenz bei pharmakologischen und v. a. psychotherapeutischen Maßnahmen und depressionsspezifische Schwierigkeiten (»keine Energie zur Therapie«, Resignation) können bei vielen Patienten zu Widerständen gegen die Behandlung führen, so dass Therapieabbrüche bei der Behandlung von Depressionen nicht selten sind. Nicht zu unterschätzen ist auch die Schwierigkeit vieler Patienten zu akzeptieren, dass zur Vermeidung von Rückfällen oder Wiedererkrankungen für eine gewisse Zeit die Fortführung der erfolgreichen Behandlungsmaßnahmen auch nach dem Abklingen der depressiven Symptomatik notwendig ist. All diesem kann in den therapeutischen Gesprächen durch **aktives Ansprechen** konstruktiv begegnet werden.

Zur Sicherstellung einer guten Kooperation des Patienten während der sich über Monate und manchmal Jahre erstreckenden Behandlung tragen sowohl eine **aktive Gestaltung der Therapeut-Patient-Beziehung** als auch **gezielte Informationen** und **regelmäßige Aufklärungsgespräche** wesentlich bei. Patienten gewinnen durch die **Vermittlung eines adäquaten Krankheitsmodells, Psychoedukation** über die Depression, die **intensive Aufklärung** über die vorgeschlagenen Behandlungsmaßnahmen, das Thematisieren der Behandlungsdauer und den **aktiven Einbezug in die medizinische Entscheidungsfindung** ein verbessertes Verständnis ihrer Krankheit [687, 1095]. Hierbei ist es wichtig, auf Verständlichkeit und Klarheit der Informationen zu achten. Eine professionell durchgeführte Aufklärung entspricht auch den Vorgaben, welche das Patientenrechtegesetz von 2013 gemacht hat (§§ 630 a BGB).

Empfehlung/Statement	Empfehlungsgrad
3-1 Im Gespräch mit Patienten und Angehörigen soll eine verständliche Sprache verwendet werden. Soweit Fachausdrücke verwendet werden, sollen diese erklärt werden. LoE IV: Expertenkonsens	**A**

Im Rahmen des Aufklärungsgespräches, z. B. am Beginn einer antidepressiven Pharmakotherapie, kann die **Erklärung biologischer Aspekte** von Depressionen hilfreich sein. Eine solche Erläuterung entlastet Patienten unter Umständen von Schuldgefühlen und kann das Gefühl persönlichen Versagens relativieren. Auch die **eingehende Aufklärung** über die **Wirkweise und Nebenwirkungen der Antidepressiva** (»Botenstoffe im Gehirn«) sowie ihr **fehlendes Abhängigkeitspotential** kann helfen, dass Vorbehalte und Befürchtungen der betroffenen Patienten oder ihrer Angehörigen über das suchterzeugende und die Persönlichkeit verändernde Potential von Antidepressiva ausgeräumt werden. Darüber hinaus sollten Patienten informiert werden, dass bei einer medikamentösen Behandlung mit einer **Wirklatenz** zu rechnen ist und **Nebenwirkungen besonders am Anfang der Behandlung** auftreten können. Häufige Nebenwirkungen der Medikamente sollten immer direkt und mit Hinweis auf ihre meist vorübergehende Natur, sowie mit einer Gewichtung hinsichtlich der erwarteten Wirkung beruhigend angesprochen werden. Des Weiteren sollte ein Aufklärungsgespräch thematisieren, mit welchen realistischen Zeitdauern bei depressiven Episoden und ihrer Behandlung zu rechnen ist. Auch die Notwendigkeit der **Fortführung der Antidepressivatherapie** für weitere vier bis neun Monate nach dem Abklingen der depressiven Symptomatik soll angesprochen werden.

Wenn eine Psychotherapie oder eine psychosoziale Maßnahme (z. B. Ergotherapie, Soziotherapie) indiziert sind, sollte erwogen werden, Patienten vorab im Gespräch auf die eigenen Ressourcen und Möglichkeiten der Beeinflussung des Therapieerfolgs, aber auch auf mögliche **Auswirkungen einer Psychotherapie**, wie z. B. Veränderungen im sozialen Umfeld durch die neu erworbenen sozialen Fertigkeiten, hinzuweisen. Auch soll ein Hinweis erwogen werden, dass bis zum **Ansprechen auf die Psychotherapie** ein längerer Zeitraum vergehen kann. Weiterhin soll vermittelt werden, dass eine **Fortführung der Psychotherapie** auch nach dem Abklingen der depressiven Episode sinnvoll ist, um die in der Therapie erarbeiteten Einsichten und Fertigkeiten zu festigen und zu stabilisieren. Zusätzlich kann zu den vereinbarten Therapien auch der Besuch einer Selbsthilfegruppe bzw. einer Angehörigengruppe hilfreich sein [1558]. Die Einbeziehung von Angehörigen und die Zusammenarbeit mit Angehörigengruppierungen hat ebenfalls positive Effekte [1558].

Empfehlung/Statement	Empfehlungsgrad
3-2 Patienten und Angehörige sollen über Selbsthilfe- und Angehörigengruppen informiert und, wenn angebracht, zur Teilnahme ermuntert werden. LoE IV: Expertenkonsens basierend auf Referenzleitlinie [1558]	**A**

3.1.3.2 Evidenzbasierte Patienteninformation

Idealerweise erfolgt die Patienten- und, soweit angebracht, die Angehörigenaufklärung nicht nur während des ärztlich-therapeutischen Gesprächs, sondern auch in schriftlicher Form. Entsprechende, allgemein verständliche und gleichzeitig **evidenzbasierte Patienteninformationen bzw. medizinische Entscheidungshilfen** liegen vor (z. B. in [684, 885, 888, 1446] oder [582]: dort auch in Englisch, Französisch, Italienisch, Spanisch und Türkisch; ▶ auch [1453]: dort auch in Russisch und Polnisch). Eine evidenzbasierte Patienteninformation ist die Voraussetzung dafür, dass sich Patienten auf der Grundlage des darin widergespiegelten Wissens an der therapeutischen Entscheidungsfindung während des ärztlichen und/oder psychotherapeutischen Gesprächs beteiligen können ([906], ▶ Kapitel 3.1.3.3 »Partizipative Entscheidungsfindung«).

Wesentliche Inhalte einer Patienteninformation sind:

- Aufklärung über das Krankheitsbild einer Depression einschließlich Merkmalen, an denen Betroffene ihre Erkrankung erkennen können (bereits durch die Einordnung einer depressiven Störung als schwere Erkrankung kann ein Patient deutliche Unterstützung und Entlastung erfahren);
- Aufklärung über die Ursachen und die biopsychosoziale Eingebundenheit einer depressiven Störung nach dem Vulnerabilitäts-Stress-Modell;
- Aufklärung über die Behandlungsoptionen mit ihren jeweiligen Vor- und Nachteilen (Pharmakotherapie, Psychotherapie, Kombinationstherapie, nichtmedikamentöse somatische Therapien) und den Behandlungsablauf, Wirklatenzen und mögliche Nebenwirkungen der Behandlung, Thematisierung der Behandlungsdauer und aktiver Einbezug des Patienten in die Entscheidungsfindung und
- Aufklärung über die Prognose einer depressiven Störung.

Medizinische Entscheidungshilfen (sog. Decision Aids) beinhalten standardisierte Informationen, eine verständliche Darstellung von Behandlungsmöglichkeiten und der jeweiligen Vor- und Nachteile sowie Wahrscheinlichkeiten für einen Behandlungserfolg [1370, 1371, 1446]. Zudem werden Werte und Präferenzen auf Seiten der Patienten im Rahmen der Entscheidungsfindung berücksichtigt und integriert. Entscheidungshilfen können dem Patienten text-, video- oder webbasiert dargeboten werden. Es können drei Kategorien unterschieden werden:

1. Entscheidungshilfen, die in Konsultationen verwendet werden;
2. Entscheidungshilfen, die primär außerhalb von Konsultationen verwendet werden;
3. Entscheidungshilfen, die interaktive Technologien (z. B Web-basiert) verwenden.

Im Internet verfügbare Entscheidungshilfen, die öffentlich zugänglich sind, finden sich auf der Seite des Hamburger Netzes psychische Gesundheit (www.psychenet.de) oder der Seite des Faktencheck Depression (www.faktencheck-depression.de).

Empfehlung/Statement	Empfehlungsgrad
3-3_mod_2015 Depressive Patienten sollen über Symptomatik, Verlauf und Behandlung der Depression aufgeklärt werden. Dabei können zur Unterstützung evidenzbasierte Patienteninformationen oder Entscheidungshilfen, beides auf der Grundlage dieser Leitlinie, eingesetzt werden. Wenn es angebracht ist und die Patienten einverstanden sind, gilt dies auch für deren Angehörige. LoE Ib: Metaanalyse [1371] [9], Referenzleitlinien [582, 1558]	A

In der Regel ist es sinnvoll und wünschenswert, die Angehörigen an depressiven Störungen erkrankter Patienten in die Behandlung einzubeziehen und sie in einem ersten Schritt über die Krankheit zu informieren. Dabei sind die **Rechtsvorschriften in Zusammenhang mit der Schweigepflicht** zu beachten [923].

3.1.3.3 Partizipative Entscheidungsfindung

Patienten mit depressiven Störungen wollen über ihre Erkrankung und die Behandlungsmöglichkeiten möglichst gut informiert werden und sich bei der behandlungsbezogenen Entscheidung beteiligen [906]. Eine gemeinsame Entscheidungsfindung trägt zu höherem Wissen und realistischeren Erwartungen über den Erkrankungsverlauf und zu höherer Patientenzufriedenheit bei. Bei der **Partizipativen Entscheidungsfindung (Englisch: Shared Decision Making)** wird ein gleichberechtigtes Zusammenarbeiten von Arzt bzw. Psychotherapeut und Patient angestrebt.

Das Vorgehen bei der Partizipativen Entscheidungsfindung lässt sich durch folgenden beispielhaften Ablauf beschreiben (◘ Tabelle 14). Zunächst erfolgt die Beschreibung und Erklärung der depressiven Störung (Schritt 1: Beschreibung der Erkrankung), woran sich die Mitteilung anschließt, dass eine **Behandlungsentscheidung** ansteht. Die Rollen von Arzt/Psychotherapeut und Patient bei der Partizipativen Entscheidungsfindung werden durch das Angebot der Zusammenarbeit und die **prinzipielle Gleichberechtigung beider Partner** (»*Equipoise*« = »Gleichgewicht oder Gleichwertigkeit«) bestimmt [386]. Einerseits bezieht sich die Gleichwertigkeit auf unterschiedliche, je nach Indikation gleichwertige Behandlungsmöglichkeiten, die verfügbar sind (z. B. Psychotherapie oder Pharmakotherapie bei einer mittelgradigen depressiven Episode). Andererseits ist mit »Equipoise« auch das Gleichgewicht von Arzt

9 Die Metaanalyse bezieht sich auf medizinische Entscheidungshilfen.

bzw. Psychotherapeut und Patient im Einfluss auf die medizinische Entscheidungsfindung gemeint [908] (Schritt 2: Gleichwertigkeit der Optionen betonen [»Equipoise«]).

Anschließend werden im Gespräch die **Vor- und die Nachteile der möglichen Entscheidungsoptionen** erläutert und vor dem Hintergrund der Lebenssituation des Patienten gegeneinander abgewogen (Schritt 3: Behandlungsmöglichkeiten und Risiken beschreiben). Dann wird erfragt, inwiefern das Besprochene verstanden wurde und welche **Erwartungen oder Befürchtungen zu den Behandlungsoptionen auf Patientenseite** bestehen (Schritt 4: Explorieren von Verständnis, Gedanken, Befürchtungen). Dieser Austausch umfasst zusätzlich zu Informationen über Depressionen und deren Verlauf auch Aspekte des Lebensumfeldes des Patienten, seine Werte, Bedürfnisse und Emotionen (Schritt 5: Erwartungen auf Seiten des Patienten erfassen). Beim Vorgehen der Partizipativen Entscheidungsfindung werden die medizinisch-psychologischen und evidenzbasierten Erkenntnisse auf der einen Seite mit den Patientenfragen und Patientenbedürfnissen auf der anderen Seite in Verbindung gebracht. Dabei werden Fachdetails, wie z. B. Ansprechraten, Wirkprofile, Wirklatenz, in laienverständlicher Sprache erörtert. Die Kernfrage, welche die beste Behandlung für den jeweiligen Patienten ist, wird anhand mehrerer individueller Fragen und Entscheidungskriterien erörtert. Patienten selbst fragen z. B. häufig, wie schnell die Wirkung eintrifft oder wie bereit sie sind, eventuelle Nebenwirkungen in Kauf zu nehmen, oder auch wie viel Zeit und Aktivität für eine Therapie aufgewendet werden muss.

Danach werden die unterschiedlichen Präferenzen von Patient und Behandler ermittelt und ein **Abwägen der Behandlungsalternativen** erfolgt, bevor eine Entscheidung getroffen wird (Schritt 6: Entscheidung besprechen, treffen oder aufschieben). Schließlich wird gemeinsam ein **Plan zur Umsetzung der gewählten Behandlung** beschlossen (Schritt 7: Folgevereinbarung treffen). ◘ Tabelle 14 gibt die einzelnen Schritte der Partizipativen Entscheidungsfindung wieder. Die Reihenfolge ist dabei nicht zwingend; es kommt lediglich darauf an, dass die Schritte berücksichtigt werden.

Die Partizipative Entscheidungsfindung eignet sich vor allem, wenn mehrere Therapieoptionen zur Wahl stehen, wenn die Konsequenzen der Entscheidung bedeutsam für Patienten sind oder wenn Patienten sich Beteiligung ausdrücklich wünschen [909]. Das Vorgehen bei der Partizipativen Entscheidungsfindung erfordert die **Bereitschaft und Einwilligung von Patienten**. Daher kann eine Beteiligung an der Entscheidung in Situationen, in denen Patienten aufgrund des Schwere ihrer Erkrankung, z. B. sehr schwere Depression, wahnhafte Depression, Krisen- oder Notfallsituationen, in ihrer Einwilligungsfähigkeit eingeschränkt sind oder sich durch eine Beteiligung überfordert fühlen [907, 909], weniger sinnvoll sein.

Positive Effekte partizipativer Entscheidungsfindung auf affektive und kognitive Endpunkte konnten konsistent gezeigt werden, während die Auswirkungen auf klinische und gesundheitsökonomische Endpunkte gegenwärtig noch nicht klar sind [909, 1325].

◘ Tabelle 14 Schritte der Partizipativen Entscheidungsfindung (nach [387, 585])

Schritt 1	Aufklärung über Diagnose, Verlauf und Prognose der Erkrankung sowie Angebot einer Partizipativen Entscheidungsfindung
Schritt 2	Gleichwertigkeit der möglichen Behandlungsoptionen betonen (»Equipoise«)
Schritt 3	Behandlungsmöglichkeiten und Vor- sowie Nachteile beschreiben
Schritt 4	Explorieren von Verständnis, Gedanken und Befürchtungen des Patienten
Schritt 5	Erwartungen und unterschiedliche Entscheidungspräferenzen erfassen
Schritt 6	Entscheidung besprechen, treffen oder aufschieben
Schritt 7	Folgevereinbarung treffen

Empfehlung/Statement	Empfehlungsgrad
3-4 Über die gesetzlich vorgeschriebene Aufklärungspflicht hinaus sollte mit dem Patienten im Rahmen einer partizipativen Entscheidungsfindung über mögliche Behandlungsstrategien und die damit verbundenen erwünschten Wirkungen und möglichen Risiken gesprochen und entschieden werden. LoE Ib: Metaanalysen [909, 1325]	B

3.1.3.4 Psychoedukation von Patienten und Angehörigen

Psychoedukation ist eine in der klinischen Praxis sehr häufig angewandte, aber wissenschaftlich kaum beforschte Maßnahme in der Behandlung depressiver Störungen. Nach der klassischen Definition von Goldman und Quinn (1988) [507] bezeichnet der Begriff der **Psychoedukation** »*jede Schulung einer Person mit einer psychischen Störung, die dem Ziel der Behandlung und Rehabilitation dient*«. Diese Definition und vor allem die Beschränkung auf reine Informationsvermittlung blieben jedoch nicht unwidersprochen. Die meisten Arbeiten der vergangenen Jahre betonen den Aspekt der Akzeptanz und Bewältigung der Krankheit und ihrer Folgen. Die Arbeitsgruppe, aus der 2007 die Deutsche Gesellschaft für Psychoedukation hervorging, versteht unter Psychoedukation »*systematische didaktisch-psychotherapeutische Interventionen..., die dazu geeignet sind, Patienten und ihre Angehörigen über die Krankheit und ihre Behandlung zu informieren, das Krankheitsverständnis und den selbstverantwortlichen Umgang mit der Krankheit zu fördern und sie bei der Krankheitsbewältigung zu unterstützen. Im Rahmen einer Psychotherapie bezeichnet Psychoedukation denjenigen Bestandteil der Behandlung, bei dem die aktive Informationsvermittlung, der Austausch von Informationen unter den Betroffenen und die Behandlung allgemeiner Krankheitsaspekte im Vordergrund stehen.*« ([103], S. 3). In der Praxis umfassen **psychoedukative Interventionen** ein breites Spektrum, von der **reinen Information** (Mitteilung der Diagnose mit Information über die Erkrankung, Informationsbroschüren und Büchern) bis hin zu zeitlich **aufwändigen Hilfen bei der Krankheitsbewältigung**. Die Grenze zur Psychotherapie ist dabei fließend.

Ziel der Psychoedukation ist insbesondere die **Motivation und Initiierung von Veränderungen im Verhalten und den Einstellungen** von Betroffenen und ihren Angehörigen. In der Behandlung depressiver Patienten (stationär und ambulant) gehören psychoedukative Maßnahmen für Betroffen mittlerweile zum Standardrepertoire, während für Angehörige deutlich seltener solche Angebote vorgehalten werden [816]. Bei den meisten Konzepten zur Psychoedukation stehen die Informationsvermittlung über das Krankheitsbild, mögliche Auslöser und Behandlungsmöglichkeiten, eine verbesserte Krankheitsbewältigung und die Entstigmatisierung der Erkrankungen und der Betroffenen im Vordergrund [815, 944, 1278, 1294]. Hierdurch soll eine höhere Akzeptanz, eine aktivere Patientenmitarbeit und eine verbesserte Selbstkontrolle und Kompetenz erreicht werden.

Die meisten Studien zu Psychoedukation bei affektiven Störungen bezogen sich auf *Patienten mit einer bipolaren Störung* [141, 265, 266, 358, 832, 1240] und kamen zum Ergebnis, dass psychoedukative Maßnahmen sich positiv auf Wissen und Krankheitsbewältigung auswirken. Studien, die sich auf depressive Störungen bezogen, kamen zu ähnlich positiven Effekten. So konnte gezeigt werden, dass sowohl **Wissen und Einstellungen gegenüber der Erkrankung** Depression als auch die **Medikamentenadhärenz verbessert** werden konnten [26, 501, 688]. Außerdem zeigten psychoedukative Maßnahmen **Verbesserungen im Umgang mit der Erkrankung**, dem **Erkrankungsverlauf** und dem **Behandlungserfolg** [366, 1405, 1487].

Studien konnten auch **positive Effekte psychoedukativer Maßnahmen auf die Familie und Angehörige** zeigen ([574, 626, 1272] bei Kindern, Jugendlichen und ihren Familien). Im Rahmen einer neueren Studie in Deutschland zur Inanspruchnahme einer spezifischen psychoedukativen Maßnahme bei Angehörigen depressiver Patienten stellten Kronmüller et al. (2006) [816] fest, dass Patienten aus der Teilnehmergruppe ein günstigeres Krankheitskonzept und mehr Wissen über ihre Erkrankung hatten, allerdings fühlten sich Patienten, deren Angehörige an der Gruppe teilnahmen, aber auch stärker von diesen kritisiert und nahmen weniger soziale Unterstützung im Alltag wahr. Die Autoren schließen hieraus eine Notwendigkeit zu differenziellen familienorientierten Behandlungsangeboten (► vgl. auch [736, 1369]). Insgesamt kann die Psychoedukation von Patienten und Angehörigen als eine sinnvolle und vielversprechende Methode angesehen werden, um eine aktivere Krankheitsbewältigung und Patientenmitarbeit zu fördern, und auf diesem Weg den Behandlungsprozess und den Krankheitsverlauf günstig zu beeinflussen. Eine **systematische Übersichtsarbeit** [1461] kommt schließlich zu dem Ergebnis, dass ein gesteigertes Wissen über Depression und deren Behandlung mit einer günstigeren Depressionsprognose sowie einer Reduktion der psychosozialen Belastung von Angehörigen verbunden ist.

Empfehlung/Statement	Empfehlungsgrad
3-5 Psychoedukative Angebote für Betroffene und Angehörige sollten zur Verbesserung des Informationsstands, der Akzeptanz und der Patientenmitarbeit im Rahmen einer Gesamtbehandlungsstrategie als sinnvolle Ergänzung angeboten werden. LoE Ib: Metaanalyse [1461] und RCTs [26, 366]	**B**

3.2 Versorgungskoordination und Interaktion der Behandelnden

Das folgende Kapitel fokussiert auf die Behandlungsschwerpunkte und die **Interaktion der an der Versorgung depressiver Patienten beteiligten Berufsgruppen sowie die unterschiedlichen Settings** (ambulante, stationäre und rehabilitative Versorgung), in denen entsprechende Maßnahmen vorgehalten werden.

3.2.1 Akteure in der Versorgung

Die Behandlung von Patienten mit depressiven Erkrankungen erfordert, insbesondere aufgrund des intensiven Behandlungsbedarfs bei schweren und chronischen Formen sowie des hohen Risikos einer Chronifizierung, eine kontinuierliche und abgestimmte medizinische, psychotherapeutische und psychosoziale Versorgung. Obwohl in den letzten Jahren durch zahlreiche Aktivitäten (z. B. Awarenessprogramme, Leitlinien-Entwicklung, Fortbildungs- und Qualitätssicherungsprogramme, Entwicklung von Modellen Integrierter Versorgung) eine verbesserte Versorgung depressiver Patienten erreicht werden konnte, besteht sowohl in der **Früherkennung**, der **Diagnostik und Behandlung** als auch **bezüglich der Kooperation zwischen verschiedenen Versorgungsebenen weiterer Optimierungsbedarf** [137, 582, 647, 1189, 1289]. Dem Ansatz einer sinnvollen Kooperation steht das derzeit fraktionierte Versorgungssystem mit wenig vernetzten ambulanten, stationären und rehabilitativen Angeboten gegenüber [964]. So sind bei Diagnose und Behandlung depressiver Erkrankungen verschiedene Akteure beteiligt, die alle für eine evidenzbasierte Versorgung depressiver Erkrankungen notwendigen diagnostischen und therapeutischen Maßnahmen erbringen sollen. Als **zentrale Akteure** in der Versorgung für depressive Erkrankungen gelten v. a.

- Hausärzte (Fachärzte für Allgemeinmedizin bzw. für Innere Medizin, praktische Ärzte, Diplom-Mediziner);
- Fachärzte für Psychiatrie und Psychotherapie bzw. Nervenheilkunde;
- Fachärzte für Psychosomatische Medizin und Psychotherapie;
- Ärzte mit Zusatzbezeichnung Psychotherapie und Psychoanalyse; Psychologische Psychotherapeuten;
- weitere Leistungserbringer für psychosoziale Therapien (Ergotherapeuten, Sozialarbeiter und -pädagogen, Gesundheitsfachkräfte);
- Universitätskliniken, Fachkrankenhäuser und Fachabteilungen in Allgemeinkrankenhäusern für Psychiatrie und Psychotherapie, Psychiatrie, Psychotherapie und Psychosomatik bzw. Psychosomatische Medizin und Psychotherapie, einschließlich zugeordneter Instituts- und Hochschulambulanzen und spezifische, z. B. gerontopsychiatrische Zentren;
- Rehabilitationseinrichtungen (insbesondere psychosomatische Rehabilitationskliniken).

Von Bedeutung sind darüber hinaus weitere Fachärzte wie Arbeitsmediziner, Gynäkologen, Orthopäden, Urologen etc. sowie vielerorts Selbsthilfegruppen von Betroffenen bzw. von Angehörigen [964] und Einrichtungen für ambulantes betreutes Wohnen und Tagesstätten.

3.2.1.1 Hausärztliche Versorgung

Hausärzte haben bei der Versorgung depressiver Störungen eine **zentrale Rolle** inne. Hausärzte behandeln einen hohen Anteil von Patienten, die eine depressive Erkrankung aufweisen [985, 1554]. Depressionen gehören zu den fünf häufigsten Krankheiten in der Hausarztpraxis [1312]. Anhand des 2014 publizierten »*Faktencheck Depression*« der Bertelsmann Stiftung wurden regionale Unterschiede in der Diagnostik und Behandlung von Depression auf Grundlage von Versicherungsdaten von ca. 7,7 Millionen Versicherten von insgesamt 84 unterschiedlichen Krankenversicherungen der Betriebskrankenkassen (BKK) und Innungskrankenkassen (IKK) aus dem Stichjahr 2011 untersucht [985]. Dabei zeigte sich, dass **der größte Anteil der Depressionsdiagnosen** (59%) ausschließlich **von einem Hausarzt** gestellt wird. Die zweitgrößte Gruppe bilden die Depressionsdiagnosen, die durch einen Hausarzt und einen fachspezifischen Arzt bzw. Psychotherapeuten gestellt werden (15%). Allein über einen fachspezifischen Arzt bzw. Psychotherapeuten erfolgt eine Diagnosestellung bei 12%. Dabei werden insbesondere **nicht spezifizierte Depressionsdiagnosen** (ICD-Codes F 32.8/ 32.9 oder F 33.8/33.9) ausschließlich von Hausärzten gestellt (78%). Bei etwa der Hälfte aller spezifizierten Depressionsdiagnosen ist ein fachspezifischer Arzt bzw. Psychotherapeut an der Diagnosestellung beteiligt. Im ebenfalls 2014 publizierten »*Versorgungsreport 2013/2014*« des Wissenschaftlichen Instituts der AOK (WIdO) zeigte sich, dass 2010 etwa zwei Drittel, bei denen in der ambulanten Versorgung eine depressive Störung kodiert wurde, durch den Hausarzt versorgt wurden [484] (◘ Tabelle 15). Die besondere Bedeutung des Hausarztes besteht darin, dass er sehr häufig als **erstes Glied in der Versorgungskette** depressiver Erkrankungen steht [1312, 1548]. Als langjährigem Begleiter von Patienten und dessen Angehörigen kommt ihm eine besondere Rolle beim Aufbau einer empathischen und vertrauensvollen Arzt-Patienten-Beziehung sowie der Entwicklung eines angemessenen Verständnisses der Krankheit, ihrer Symptome, ihrer Behandlung und ihrer Prognose für Patienten und Angehörige zu. Darüber hinaus kommt ihm eine wichtige Beratungsfunktion zu, inwieweit Fachärzte, Psychologische und Ärztliche Psychotherapeuten, Gesundheitsfachberufe und flankierende Dienste in die Behandlung einbezogen werden sollen. Eine enge Zusammenarbeit mit psychiatrischen, psychosomatischen und psychologischen Fachkollegen in der Versorgung bietet den Patienten eine umfassende Versorgung und gewährleistet zudem einen sicheren Zugang zu den Spezialisten bei Bedarf.

Die Versorgung der Patienten zwischen den unterschiedlichen Versorgungsbereichen zeigt sich nach oben genannten Kassendaten (◘ Tabelle 15) inadäquat verteilt. Nach wie vor werden viele schwergradig erkrankte Patienten ausschließlich von Hausärzten und nicht von psychiatrisch-psychotherapeutischen

Tabelle 15 Qualifikation der Behandelnden bei rein ambulant behandelten Patienten 2010 in % (nach [484])

Schweregrad	Versorgung durch HA	Versorgung durch FA	Versorgung durch HA und FA	Versorgung durch andere Fachärzte
F32.2/F32.3 Schwere depressive Episode mit/ohne psychotische Symptome	37,8	28,1	29,9	4,2
F32.1 mittelgradige depressive Episode	44,3	26,8	24,7	4,2
F32.0 leichte depressive Episode	54,8	18,7	12,2	14,3
F32.8/F32.9 sonstige oder nicht näher bezeichnete depressive Episode	75,4	4,9	4,9	13,6
Gesamt	64,1	13,2	11,8	10,8

HA = Hausärzte; FA = spezifische Fachärzte, d. h. Fachärzte für Psychiatrie, Psychologische Psychotherapeuten etc.

Fachärzten versorgt. Hier könnte ggf. ein sog. **Collaborative Care** bzw. **Stepped Care Ansatz** [491], wie in ► Kapitel 3.2.4 dargestellt, beitragen, eine adäquatere Verteilung der Patienten zu erreichen.

Hausärzte und auch andere Fachärzte bieten darüber hinaus **niederschwellige Maßnahmen** zur Versorgung depressiv kranker Menschen im Rahmen der so genannten *Psychosomatischen Grundversorgung* an [211]. Auch bei der Beratung und Durchführung von *niederschwelligen psychosozialen Interventionen* (wie z. B. »angeleitete Selbsthilfe«, »Technologie-gestützte Interventionen« und einfachem »Case Management«) können Hausärzte in Zukunft eine koordinierende Rolle einnehmen, um im Kontext von Multimorbidität einer weiteren Fragmentierung der Versorgung vorzubeugen [786]. Es liegen beispielsweise Belege für die Wirksamkeit von Problemlöseinterventionen, die durch Hausärzte durchgeführt wurden vor [669, 1052]; eine aktuelle **Netzwerkmetaanalyse** liefert darüber hinaus Hinweise für die Wirksamkeit verschiedener niedrigdosierter psychotherapeutischer Interventionen in der primärärztlichen Versorgung depressiver Patienten [898]. Schließlich werden in Hausarztpraxen **Praxismitarbeiter**, insbesondere Medizinische Fachangestellte, Krankenschwestern ggf. mit Zusatzqualifikationen, wie z. B. Versorgungsassistentin in der Hausarztpraxis (VERAH) oder ähnliche, in die klinische Patientenversorgung unter Leitung des Arztes eingebunden [482, 1337]. Erprobungen solcher Ansätze erfolgen seit 2013 auch für die hausärztliche Versorgung mit älteren depressiven Patienten, Studienergebnisse sind allerdings noch nicht veröffentlicht [1526].

Die kumulative Evidenz für die Behandlung von Patienten mit Depressionen durch die hausärztliche Versorgungsebene zeigt, dass signifikante positive Effekte auf die Symptomentwicklung, die Versorgungsqualität und Kosten erreicht werden können; allerdings werden diese Effekte in der Versorgungsrealität nicht immer erreicht [49, 170, 731, 1215, 1288].

3.2.1.2 Fachärztliche Versorgung

Die ambulante fachärztliche Versorgung depressiv erkrankter Patienten wird in Deutschland durch *Fachärzte für Psychiatrie und Psychotherapie*, für *Psychiatrie, für Nervenheilkunde* sowie durch *Fachärzte für Psychosomatische Medizin und Psychotherapie* gewährleistet. Außerdem sind Ärzte mit den *Zusatztiteln Psychotherapie* und *Psychoanalyse* an der Behandlung der Patienten beteiligt. Die Facharztdichte variiert stark in Abhängigkeit von Regionen, Bevölkerungsdichte und alten bzw. neuen Bundesländern [33, 127, 457]. In Deutschland sind bezogen auf die Facharztbezeichnungen 1.982 an der vertragsärztlichen Versorgung teilnehmende Fachärzte für Psychiatrie und Psychotherapie, 2.417 Nervenärzte, 1.444 Neurologen, 2.574 Fachärzte für Psychosomatische Medizin und Psychotherapie und 2.461 psychotherapeutisch tätige Ärzte niedergelassen (KBV-Statistik, Stichtag: 31.12.2013).

Das Spektrum der Behandlungsmaßnahmen reicht im Anschluss an die organische, psychopathologische und soziale Differenzialdiagnostik von der Krankheitsaufklärung (Psychoedukation), oft unter Einbezug der Angehörigen, der Durchführung bzw. Vermittlung psychoedukativer Gruppen, der Pharmakotherapie, der supportiven Gesprächsführung, der Zusammenarbeit mit Selbsthilfegruppen, der psychotherapeutischen Behandlung bis hin zur **Differenzialindikation und Durchführung der Richtlinienpsychotherapie** und zu gezielten sozialpsychiatrischen bzw. soziotherapeutischen Maßnahmen. Wegen der hohen Komorbidität chronischer psychischer Erkrankungen mit somatischen Erkrankungen, ist in der Regel eine enge Kooperation von Haus- und Fachärzten anzustreben.

Fachärzte für Psychiatrie und Psychotherapie bzw. für Nervenheilkunde behandeln mit dem **gesamten Spektrum der Behandlungsmaßnahmen** depressive Patienten aller Schweregrade. Darüber hinaus ist in der ambulanten Versorgung ihre Konsultation, insbesondere bei schweren, psychotischen oder mit akuter Suizidalität und fehlender Absprachefähigkeit verbundenen Depressionen oder komplizierenden Faktoren wie Pharmakotherapieunverträglichkeit oder Behandlungsresistenz, indiziert.

Bei **Suizidalität** ist die Zuweisung angezeigt, wenn in anderen therapeutischen Settings (z. B. Hausarzt, Ärztlicher oder Psychologischer Psychotherapeut) kein ausreichendes spezifisches Krisenmanagement möglich ist bzw. eine Klinikeinweisung abzuklären ist. Dies gilt auch für die breite und zunehmende gerontopsychiatrische Versorgung ambulanter und vor allem in Heimen lebender depressiver Patienten sowie analog für Patienten mit mentaler Behinderung. Auch die Behandlung von Patienten mit Komorbidität von Depressionen mit körperlichen Erkrankungen inkl. neurologisch erkrankter Patienten (Apoplexie, M. Parkinson, Epilepsie u.a.) gehört zu ihrer Versorgungsaufgabe.

Fachärzte für Psychosomatische Medizin und Psychotherapie sind, über die psychotherapeutische Behandlung depressiver Patienten aller Schweregrade hinaus, insbesondere an der psychotherapeutischen Behandlung von Patienten mit Komorbidität von Depressionen und körperlichen Erkrankungen beteiligt. Bei der Frage nach der Indikation zu einer medikamentösen Rezidivprophylaxe ist in der Regel der Facharzt für Psychiatrie und Psychotherapie bzw. für Nervenheilkunde zur umfassenden Information des Patienten über die alternativen Behandlungsmöglichkeiten zu konsultieren.

Bei der Frage einer **psychotherapeutischen Rezidivprophylaxe** können Fachärzte für Psychiatrie und Psychotherapie bzw. für Nervenheilkunde, Fachärzte für Psychosomatische Medizin und Psychotherapie sowie Ärztliche und Psychologische Psychotherapeuten konsultiert werden.

Patienten mit schweren chronischen Depressionen werden auch in **psychiatrischen Institutsambulanzen** mit einem komplexen Behandlungsangebot in einem multiprofessionellen Team behandelt.

3.2.1.3 Psychotherapeutische Versorgung durch Psychologische Psychotherapeuten

Die ambulante psychotherapeutische Versorgung von Erwachsenen mit psychischen Störungen erfolgt zu einem beträchtlichen Anteil durch **Psychologische Psychotherapeuten**, die an der kassenärztlichen Versorgung teilnehmen und von den Patienten nicht nur über den Hausarzt oder eine Einrichtung der stationären/teilstationären Versorgung, sondern auch eigeninitiativ und als erste Anlaufstelle aufgesucht werden. Zum Tätigkeitsspektrum gehören auch die Differenzialindikation und Durchführung der Richtlinienpsychotherapie. Die Beantragung einer Richtlinienpsychotherapie seitens Psychologischer Psychotherapeuten erfordert einen ärztlichen Konsiliarbericht der zu ggf. bestehenden Kontraindikationen zu einer Psychotherapie oder zu einer ggf. erforderlichen weiteren ärztlichen Behandlung Stellung nimmt. Die bestehende Psychotherapeutendichte weist, wie bei den Fachärzten, erhebliche regionale Schwankungen mit einem deutlichen West-Ost-Gefälle und einer hohen Psychotherapeutendichte in den Ballungsgebieten auf. Bei der psychotherapeutischen Behandlung solcher Depressionen, bei denen eine begleitende psychopharmakologische Behandlung indiziert ist, kooperieren sie mit einem Facharzt (i. d. R. für

Psychiatrie und Psychotherapie bzw. Nervenheilkunde) bzw. bei Patienten mit Komorbidität von Depressionen und körperlichen Erkrankungen auch mit dem Hausarzt. In Deutschland nehmen ca. 15.669 *Psychologische Psychotherapeuten* an der vertragspsychotherapeutischen Versorgung teil (KBV-Statistik, Stichtag: 31.12.2013). Als Behandlungsverfahren gemäß Psychotherapie-Richtlinie werden von den Psychologischen Psychotherapeuten Behandlungen mit den Psychotherapieverfahren *Verhaltenstherapie* (48 %), *tiefenpsychologisch fundierte Psychotherapie* (35 %), *tiefenpsychologisch fundierte und analytische Psychotherapie* (5 %) und *analytische Psychotherapie* (12 %) angeboten (KBV-Statistik, Stichtag: 31.12.2011). Psychologische Psychotherapeuten bieten psychotherapeutische Behandlungen auch in psychotherapeutischen Ambulanzen, teilstationären, stationären und rehabilitativen Einrichtungen und Beratungsstellen an.

Die **Behandlungsmaßnahmen** umfassen neben einer psychopathologischen und psychotherapeutischen Differenzialdiagnostik, der Aufklärung über die Krankheit und ihre Behandlungsmöglichkeiten, der Klärung der Wünsche und Präferenzen der Patienten, vor allem die Anwendung wissenschaftlich anerkannter Psychotherapieverfahren und -methoden (gem. Psychotherapeutengesetz bzw. Psychotherapie-Richtlinie).

3.2.1.4 Leistungserbringer weiterer therapeutischer Maßnahmen

Neben den biologischen und psychotherapeutischen Verfahren sind **psychosoziale Therapien** die dritte Säule einer modernen psychiatrischen Behandlung. Eine umfassende Darstellung dieser Maßnahmen und Empfehlungen sind der S3-Leitlinie »Psychosoziale Therapien bei schweren psychischen Erkrankungen« zu entnehmen (▶ [349]). Zentrales Ziel psychosozialer Therapien ist die weitgehende Unabhängigkeit und Selbständigkeit und Teilhabe in Alltag und Beruf. Im stationären und teilstationären Bereich sind Berufsgruppen, wie z. B. *Ergotherapeuten, Sozialarbeiter, Physiotherapeuten* usw., integraler Bestandteil des interprofessionellen Teams. Im ambulanten Bereich bestehen verschiedene Möglichkeiten der Finanzierung, die an unterschiedlichen Stellen (z. B. in den Heilmittelrichtlinien) geregelt sind.

Ergotherapeuten kommen für depressive Patienten durch nicht genehmigungspflichtige Heilmittelverordnung seitens Haus- und Fachärzten zum Einsatz (Einzel- oder Gruppentherapie). Insbesondere die »psychisch-funktionelle Behandlung« dient der gezielten Therapie krankheitsbedingter Störungen der psychosozialen und sozioemotionalen Funktionen und der daraus resultierenden Fähigkeitsstörungen im Verhalten, in der zwischenmenschlichen Interaktion und Kommunikation, der Kognition sowie der Beweglichkeit und Geschicklichkeit. Im Regelfall können bis zu 40 Behandlungseinheiten verordnet werden.

Zu den psychosozialen Therapieverfahren zählt auch die Soziotherapie (▶ Kapitel 3.6.6.2). **Soziotherapie** ist eine definierte ambulante Versorgungsleistung für Patienten mit schweren psychischen Störungen, die sie in die Lage versetzen soll, andere medizinische Behandlungen in Anspruch zu nehmen. Soziotherapie in diesem Zusammenhang umfasst Trainings- und Motivationsmethoden sowie Koordinierungsmaßnahmen und wird von vertraglich zugelassenen Personen erbracht (die Rahmenbedingungen der Verordnungsmöglichkeiten sind bei [474] beschrieben). Grundlage ist § 37a SGB V. Soziotherapie ist seit dem 1. Januar 2000 aufgrund einer individuellen medizinischen Notwendigkeit, die aus Diagnose, Schweregrad und Dauer der Erkrankung sowie den krankheitstypischen Fähigkeitsstörungen besteht, verordnungsfähig. Voraussetzungen sind eine positive Prognose bzw. Therapiefähigkeit und die Erfordernis, dadurch Klinikaufenthalte zu vermeiden, zu verkürzen oder zu ersetzen, falls diese nicht durchführbar sind. Durchgeführt wird diese Leistung von *Sozialarbeitern/Sozialpädagogen* oder *Fachkrankenschwestern und Fachpflegern für Psychiatrie*. Die Leistungserbringer müssen spezielle Anforderungen erfüllen und vertraglich zugelassen sein, um Soziotherapie gem. § 37a SGB V zulasten der GKV durchführen zu dürfen.

Häusliche Krankenpflege psychisch Kranker (HKP; früher ambulante psychiatrische Pflege (APP) genannt; ▶ Kapitel 3.6.6.3) ist seit Juli 2005 Bestandteil der Häuslichen Krankenpflege. Sie wurde mit der

Neuregelung der Richtlinien zur Verordnung von Häuslicher Krankenpflege nach § 92 SGB V aufgenommen. Die Einzelheiten sind in einer Richtlinie des Gemeinsamen Bundesausschusses (G-BA) geregelt:
- HKP kann nur bei Vorliegen einer **schwereren Depression** verordnet werden.
- Die **Diagnose** muss nach den Richtlinien des G-BA fachärztlich *gesichert*, d. h. durch einen Facharzt für Psychiatrie und Psychotherapie bzw. Nervenheilkunde gestellt sein.
- Die **Dauer** der Verordnung ist auf *bis zu vier Monate* begrenzt.

Ambulantes Betreutes Wohnen oder Tagesstätten für Menschen mit psychischen Erkrankungen sind weitere wichtige Säulen der (gemeinde)psychiatrischen Versorgung.

3.2.2 Stationäre Versorgung

Neben dem im internationalen Vergleich gut ausgebauten, ambulanten Versorgungssektor durch Praxen, Ambulanzen und Beratungsstellen verfügt die Bundesrepublik Deutschland auch über eine **sehr gute stationäre Versorgung durch Krankenhäuser und Kliniken.** Der stationäre Sektor teilt sich in drei Versorgungssubsysteme auf: die *psychiatrisch-psychotherapeutische Krankenhausversorgung*, die *psychosomatisch-psychotherapeutische Krankenhausversorgung* und die *psychosomatische Rehabilitation* [1517].

Die **stationäre psychiatrisch-psychotherapeutische Behandlung bzw. psychiatrisch-psychotherapeutisch-psychosomatische** wird sowohl an Fachkrankenhäusern als auch an Universitätsabteilungen sowie Fachabteilungen in Allgemeinkrankenhäusern durchgeführt. Im Jahr 2013 gab es in Deutschland ca. 405 psychiatrische Fachabteilungen oder Fachkrankenhäuser mit insgesamt ca. 54.400 Betten [1379]. Neben allgemeinpsychiatrisch-psychotherapeutisch orientierten Stationen mit störungsspezifischen Angeboten werden depressive Patienten auch auf spezialisierten Depressionsstationen behandelt. In psychiatrisch-psychotherapeutischen Fachkrankenhäusern machen Patienten mit Depression mit einem Anteil von 20–30 % heute nach den Suchtpatienten die zweitgrößte Patientengruppe des stationären Klientels aus [586, 1288, 1557, 1559, 1561].

Das **multimodale Angebot psychiatrisch-psychotherapeutischer Stationen** umfasst neben einer ärztlichen, psychologischen und pflegerischen Betreuung eine psychopharmakologisch-antidepressive Behandlung sowie regelhaft Einzel- und Gruppenpsychotherapie. Weitere Therapieverfahren, z. B. *Elektrokonvulsionstherapie*, *Lichttherapie* oder *Wachtherapie*, *Sport-* und *Bewegungstherapie*, ergänzen die Behandlungsmöglichkeiten. Weitere Verfahren (z. B. Ergotherapie, Künstlerische Therapien) werden in der Behandlung ebenfalls eingesetzt. Diese und die meisten für Depressionen spezialisierten Stationen [1561] bieten darüber hinaus psychoedukative Programme an. Der Einbezug der Angehörigen in die Behandlung unter einer diagnostischen Perspektive bis zu Angeboten der Angehörigenarbeit ist ein weiterer wichtiger Bestandteil der Therapie. Rehabilitative Aspekte wie Belastungserprobungen, z. B. im Büro- oder Haushaltstraining innerhalb des Krankenhauses oder als Arbeitserprobungen außerhalb der Klinik, gehören zum Standardtherapieangebot der Kliniken. Umfangreiche Studien zur Qualitätssicherung (Prä-Post-Design) der stationären psychiatrisch-psychotherapeutischen Behandlung zeigten, dass die stationäre Behandlung akuter depressiver Episoden sehr erfolgreich ist, was sich u. a. in einer klinisch bedeutsamen Reduktion der depressiven Symptomatik zeigt [586, 887, 1288, 1295]. Das stationäre Behandlungsangebot wird im Sinne stationär-ambulanter Behandlungskontinuität durch das multimodale Behandlungsangebot der psychiatrisch-psychotherapeutischen Institutsambulanzen ergänzt.

Psychosomatisch-psychotherapeutische Behandlungen im Krankenhaus finden an eigenen Fachkrankenhäusern, an Abteilungen für Psychosomatische Medizin und Psychotherapie, in Allgemein- und zunehmend auch psychiatrisch-psychotherapeutischen bzw. psychosomatischen Krankenhäusern sowie an derart beide Disziplinen vorhaltenden Universitätsabteilungen statt. Im Jahr 2013 existierten in Deutschland ca. 220 Fachkrankenhäuser bzw. -abteilungen für Psychosomatische Medizin und Psychotherapie bzw. Psychotherapeutische Medizin mit ca. 9.600 Betten [1379]. Etwa die Hälfte der behandelten Patienten leidet unter häufig rezidivierenden bzw. chronischen, depressiven Störungen (ca. 50 % Hauptdiagnose, ca. 20 % Nebendiagnose depressive Erkrankung [1455]). Das **multimodale Angebot psychotherapeutischer Stationen** umfasst neben regelhafter Einzel- und Gruppenpsychotherapie, Ergotherapie, ggf. begleitender antidepressiver Pharmakotherapie, vor allem auch komplementäre Verfahren (z. B. Künstlerische Therapien) sowie darüber hinausgehende störungsspezifische, psychoedukative Angebote. Ähnlich wie auf psychiatrisch-psychotherapeutischen Depressionsstationen spielen rehabilitative Aspekte eine wichtige Rolle. Für den Erfolg stationärer psychosomatisch-psychotherapeutischer Angebote gibt es Belege aus Untersuchungen mit gemischten Patientengruppen, die mehrheitlich (50–70 %) Diagnosen aus dem Spektrum der depressiven Erkrankungen aufweisen [447, 886, 887, 1455].

In **stationären Rehabilitationseinrichtungen** (2012 ca. 230 Einrichtungen mit ca. 15.000 Betten) werden die Behandlungen vorrangig von den Rentenversicherungen getragen [1301]. Patienten mit depressiven Störungen erhalten dort psychotherapeutische Angebote, insbesondere gruppenpsychotherapeutische Angebote, in einem deutlich geringerem Ausmaß, aber auch Einzelpsychotherapie. Psychotherapieferne Leistungen, z. B. Krankengymnastik, Sport- und Bewegungstherapie sowie andere Leistungen, wie Ergotherapie, Psychoedukation und klinische Sozialarbeit, werden in unterschiedlicher Intensität durchgeführt. Elemente, die als besonders relevant für die rehabilitative Behandlung eingeschätzt werden, sind u. a. die Diagnostik von Funktions-, Aktivitäts- und Teilhabestörungen, Maßnahmen zum Erhalt der Lebensqualität bei chronischer Erkrankung sowie die Abschätzung der Erwerbsprognose, die Abschätzung der Arbeitsfähigkeit und Hilfen zur beruflichen Förderung und Wiedereingliederung sowie auch die Psychotherapie chronifizierter Erkrankungen unter Langzeitperspektive. Zur Wirksamkeit der Behandlung im Bereich der Rehabilitation liegen Prä-Post-Studien vor. Ergebnisse einer Metaanalyse zahlreicher spezifischer Untersuchungen [1385] ergeben für Patienten mit einer depressiven Störung bei Zugrundelegung störungsspezifischer Maße ebenfalls einen signifikanten Erfolg rehabilitativer Behandlungsmaßnahmen.

3.2.3 Schnittstellen in der Behandlung

Folgende Indikationskriterien für unterschiedliche Stufen der Versorgung sind sinnvoll (adaptiert nach [581], ▶ vgl. auch [221]):

- Bei *leichten bis mittelschweren depressiven Störungen* kann eine alleinige ambulante Behandlung, nach lege artis durchgeführter somatischer, psychopathologischer und psychologischer Diagnostik, von allen relevanten Behandlungsgruppen, d. h. Hausärzten oder Fachärzten für Psychiatrie und Psychotherapie sowie für Psychosomatische Medizin und Psychotherapie oder Nervenärzte, Ärzten mit Zusatztitel Psychotherapie und Psychoanalyse oder Psychologischen Psychotherapeuten erfolgen. Bei hausärztlicher Behandlung ist **nach spätestens sechs Wochen** bei nicht ausreichender Besserung die Konsultation bei einem Facharzt für Psychiatrie und Psychotherapie bzw. Nervenarzt oder einem Ärztlichen bzw. Psychologischen Psychotherapeuten zu erwägen. Bei psychotherapeutischer Behandlung ist bei fehlender Besserung **nach spätestens drei Monaten** die Konsultation eines Facharztes für Psychiatrie und Psychotherapie bzw. Nervenarztes zu empfehlen.
- Zusätzlich zur oben beschriebenen Problematik wird die Überweisung oder Mitbehandlung zum bzw. durch den Facharzt für Psychiatrie und Psychotherapie bzw. Nervenarzt empfohlen insbesondere bei:
  - Unklarer psychiatrischer Differentialdiagnostik;
  - Schwerer Symptomatik;
  - Therapieresistenz;
  - Problemen bei der Pharmakotherapie und/oder in einer Psychotherapie;
  - Interaktionsproblemen im Rahmen der Kombinationstherapie von Antidepressiva mit anderen Medikamenten;

  - Akuter Selbst- und Fremdgefährdung;
  - Psychotischen Symptomen oder depressivem Stupor;
  - Komorbidität einer depressiven Störung mit einer anderen schweren, psychischen Störung sowie mit anderen schweren körperlichen Erkrankungen;
  - Bei der Notwendigkeit zur Behandlung durch ein multiprofessionelles Team soll eine Überweisung zu einer psychiatrischen Institutsambulanz, wo komplexe Behandlungsprogramme vorgehalten werden, geprüft werden;
  - Zur ergänzenden psychodiagnostischen bzw. testpsychologischen Abklärung.
- *Psychologische Psychotherapeuten und Fachärzte für Psychosomatische Medizin und Psychotherapie* führen im Allgemeinen Richtlinienpsychotherapie durch. Eine Überweisung zu den Genannten wird außerdem empfohlen:
  - Zur psychotherapeutischen Mitbehandlung bei schwerer Symptomatik im Rahmen einer Kombinationstherapie;
  - Bei psychotherapeutisch zugänglicher Therapieresistenz;
  - Bei Komorbidität einer depressiven Störung mit einer anderen schweren psychischen Störung zur psychotherapeutischen (Mit-)behandlung;
  - Bei Problemen in einer Psychotherapie;
  - Bei einer psychotherapeutischen Behandlung bei Komorbidität von Depression und chronischen körperlichen Erkrankungen;
  - Zur ergänzenden psychodiagnostischen bzw. testpsychologischen Abklärung.
- Fachärzte für Psychosomatische Medizin und Psychotherapie sowie Ärztliche Psychotherapeuten können, wenn sie nicht ausschließlich Psychotherapie anbieten und bei entsprechender Qualifikation auch pharmakotherapeutisch konsultiert werden, insbesondere dann, wenn ohnedies eine Kombinationstherapie aus Pharmako- und Psychotherapie Anwendung findet.
- Bei *schweren und/oder chronifizierten Depressionen* ist i. d. R. neben einer fachärztlichen Pharmakotherapie eine zusätzliche Psychotherapie (durch einen Facharzt oder Psychologischen oder Ärztlichen Psychotherapeuten) indiziert.
- Eine *Notfallindikation zur stationären psychiatrisch-psychotherapeutischen Behandlung* besteht insbesondere bei Vorliegen einer akuten suizidalen Gefährdung oder Fremdgefährdung mit fehlender oder eingeschränkter Absprachefähigkeit sowie deutlichen psychotischen Symptomen.
- Eine *Indikation zur stationären psychiatrisch-psychotherapeutischen Behandlung* besteht meist auch bei der Gefahr der depressionsbedingten Isolation und anderen schwerwiegenden psychosozialen Faktoren, bei den Therapieerfolg massiv behindernden äußeren Lebensumständen (z. B. durch Milieuänderung), bei Therapieresistenz gegenüber ambulanten Therapien und bei der starken Gefahr einer (weiteren) Chronifizierung sowie bei so schweren Krankheitsbildern, dass die ambulanten Therapiemöglichkeiten nicht ausreichen. Soll in derartigen Fällen vorrangig eine Psychotherapie angeboten werden, kann auch eine Indikation zur *stationären psychosomatisch-psychotherapeutischen Behandlung* bestehen.
- Gemäß SGB IX ist eine *Indikation für eine stationäre Rehabilitationsbehandlung* v. a. dann gegeben, wenn die Therapieziele in der Festigung von Behandlungserfolgen, der Behandlung von Krankheitsfolgen, der Verbesserung des Umgangs mit der (chronischen bzw. chronifizierten) Erkrankung oder der Verbesserung oder Wiedererlangung der Erwerbsfähigkeit bestehen.
- Eine *Indikation für ambulante Ergotherapie* nach den Heilmittelrichtlinien besteht insbesondere dann, wenn Maßnahmen zur Verbesserung oder zum Erhalt der eigenständigen Lebensführung und/oder der Grundarbeitsfähigkeiten (wie z. B. Antrieb, Motivation, Belastbarkeit, Ausdauer, Flexibilität und Selbständigkeit in der Tagesstrukturierung) angezeigt sind.
- Eine *Indikation für Soziotherapie oder für häusliche psychiatrische Krankenpflege* liegt insbesondere bei schwerer Symptomatik mit deutlicher Funktions- und Teilhabestörung vor.

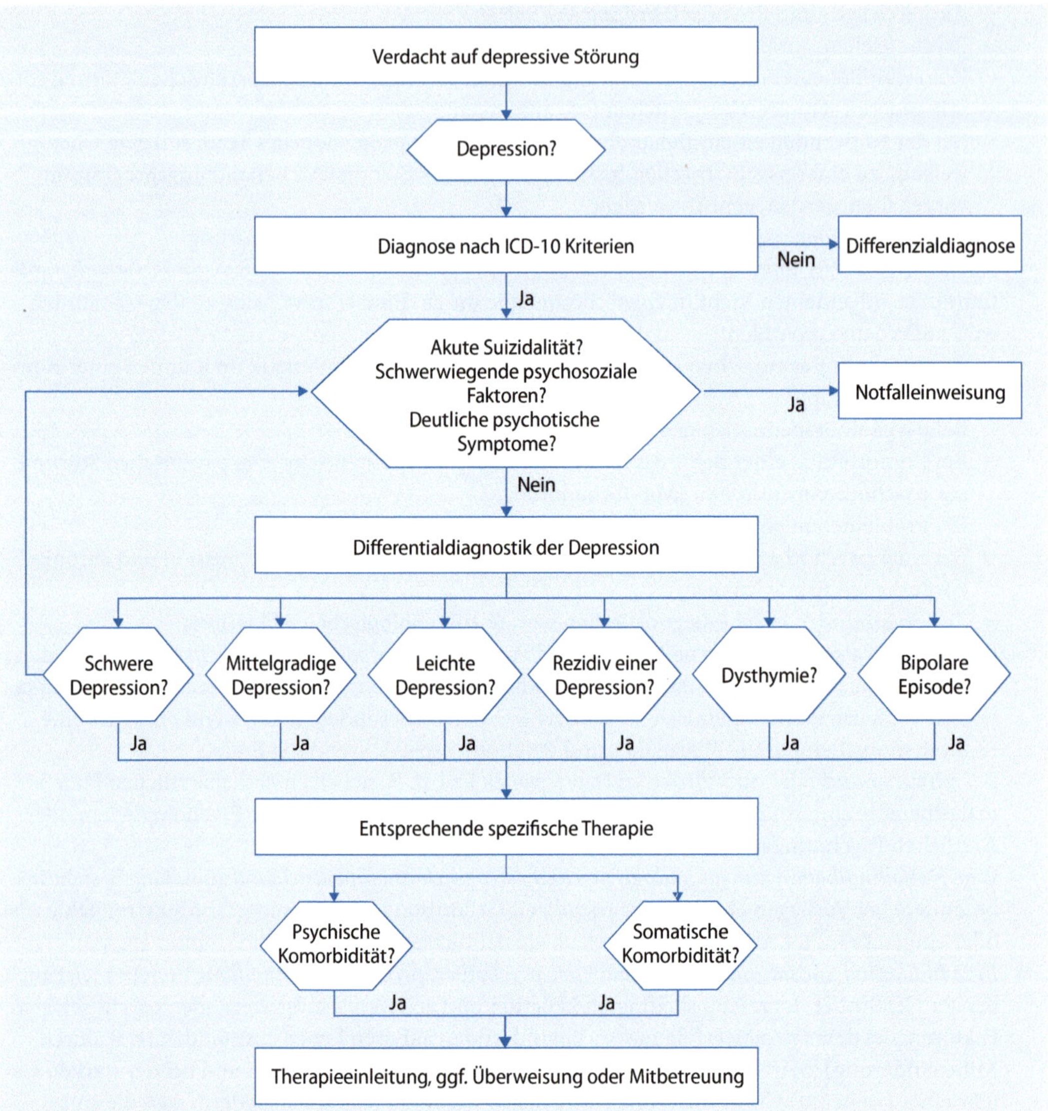

Abbildung 8 Diagnostischer Prozess depressiver Störungen

In diesem Zusammenhang sind auch Kriterien bedeutsam, die eine Entscheidung für eine **Überweisung zur Konsiliar- bzw. Weiterbehandlung** erleichtern und transparenter gestalten. Im Rahmen der **Akut- und Erhaltungstherapie** stellen sich neben Kooperationsfragen zwischen Haus-, Fachärzten, Ärztlichen und Psychologischen Psychotherapeuten sowie Fachkliniken auch Kooperationsfragen der ambulanten Einrichtungen mit Tageskliniken, Institutsambulanzen, stationären und ambulanten Rehabilitationseinrichtungen sowie Leistungserbringern im Bereich der psychosozialen Therapien, z. B. niedergelassenen Ergotherapeuten oder ambulanter Behandlungen unter Einschluss von Soziotherapie bzw. häuslicher psychiatrischer Pflege.

In Abbildung 8 ist der Diagnoseprozess mit den jeweiligen Schnittstellen und Kooperationsebenen schematisch dargestellt (► Kapitel 2 »Diagnostik«).

Zur Abgrenzung der verschiedenen depressiven Störungen und ihres Schweregrades ist sowohl die aktuelle Symptomatik als auch der bisherige Verlauf bedeutsam. Hierbei ist eine behandlungsrelevante Diagnose depressiver Erkrankungen durch die **direkte und vollständige Erfassung der Haupt- und Zusatzsymptome** sowie **Fragen zu Verlauf, Schwere und dem Vorliegen somatischer bzw. psychotischer Symptome** möglich. Eine differenzialdiagnostische Abgrenzung ist insbesondere bzgl. einer **bipolaren Störung**, einer **psychotischen Erkrankung**, einer **Suchterkrankung** sowie einer **demenziellen Erkrankung** wichtig. Da viele andere Erkrankungen auch mit depressiven Symptomen verbunden sein können, ist daher bei entsprechendem Verdacht auch eine ausführliche Anamnese weiterer psychischer Störungen und somatischer Erkrankungen nach der Erhebung der gegenwärtigen depressiven Symptomatik notwendig.

Das zentrale Behandlungsziel ist die vollständige **Symptomremission und Rückfallprophylaxe.** Die hierzu geeignete Behandlungsplanung ist im Sinne einer **partizipativen Entscheidungsfindung** mit dem Patienten abzustimmen (▶ Kapitel 3.1 »Behandlungsziele und Einbezug von Patienten und Angehörigen«). Im Anschluss an eine Akuttherapie sollte die Behandlung über vier bis neun Monate zur Stabilisierung des Behandlungserfolgs und Reduzierung des Rückfallrisikos beibehalten werden (Erhaltungstherapie) (◘ Abbildung 9). Bei **Erstmanifestationen** kann anschließend eine vorsichtige Reduktion der Therapieintensität erfolgen. Bei **rezidivierenden Depressionen** ist eine Langzeitrezidivprophylaxe entweder in Form einer singulären Pharmako- oder Psychotherapie oder als Kombinationsbehandlung aus medikamentöser und psychotherapeutischer Behandlung indiziert (▶ Kapitel 3.4 »Pharmakotherapie« und ▶ Kapitel 3.5 »Psychotherapie« zu den nichtmedikamentösen somatischen Therapien ▶ Kapitel 3.6 »Nichtmedikamentöse somatische Therapieverfahren«). Bei psychotherapeutischen Behandlungen, z. B. im Rahmen der Richtlinienpsychotherapie, wird eine Trennung von Akutbehandlung, Erhaltungstherapie und Langzeitrezidivprophylaxe nicht in ähnlicher Weise vorgenommen, da symptomlindernde und prophylaktische therapeutische Elemente stärker ineinander greifen.

Neben der Pharmakotherapie und der Psychotherapie stehen weitere Behandlungsmethoden zur Verfügung (▶ Kapitel 3.3 und ▶ Kapitel 3.6).

3.2.4 Komplexe Behandlungskonzepte

Komplexe Behandlungskonzepte basieren auf einer grundsätzlichen Gleichberechtigung, allerdings unterschiedlichen Spezialisierung aller an der Behandlung depressiver Patienten beteiligten Akteure. Hierbei orientieren sich die unterschiedlichen Akteure an wissenschaftlich fundierten und versorgungssystemspezifisch abgestimmten Algorithmen [580, 612, 617]. Solche komplexen Versorgungsformen, wie **Case Management, Disease Management-Programme (DMP)** oder **Modelle Integrierter Versorgung (IV)** zielen z. B. auf eine Optimierung des Krankheits- und Behandlungsverlaufs, eine Verringerung von Fehl-, Unter- oder Überversorgung sowie von Chronifizierung (▶ [780]). Bei all diesen komplexen Behandlungsmodellen werden abgestimmte, leitlinienorientierte Diagnose- und Behandlungsprozesse als Grundlage angenommen.

Eine wichtige Rolle spielen hier sog. »gestufte« (Stepped Care) (z. B. [171, 1305, 1342]) bzw. »interdisziplinäre Versorgungsmodelle« (Collaborative Care) [584]. Bei **Stepped Care** (= gestufte Behandlung) beginnt die Behandlung von Patienten mit derjenigen Interventionsform, die leitliniengemäß adäquat ist und gleichzeitig die geringste Behandlungsintensität aufweist. Durch regelmäßiges Monitoring des Therapieverlaufs kann die Behandlung bei Nichtansprechen auf der nächst höheren Intensitätsstufe fortgesetzt werden [1480]. Berücksichtigt werden unterschiedliche Intensitätsgrade und niedrigschwellige Interventionen, so dass der Zugang zu einer angemessenen Behandlung einerseits erleichtert und andererseits eine adäquate Zuweisung vorhandener Ressourcen erreicht werden kann [1214]. **Collaborative Care** ist eine leitlinienbasierte Versorgungsform, die einem systematisch integrativen Ansatz folgt. Der

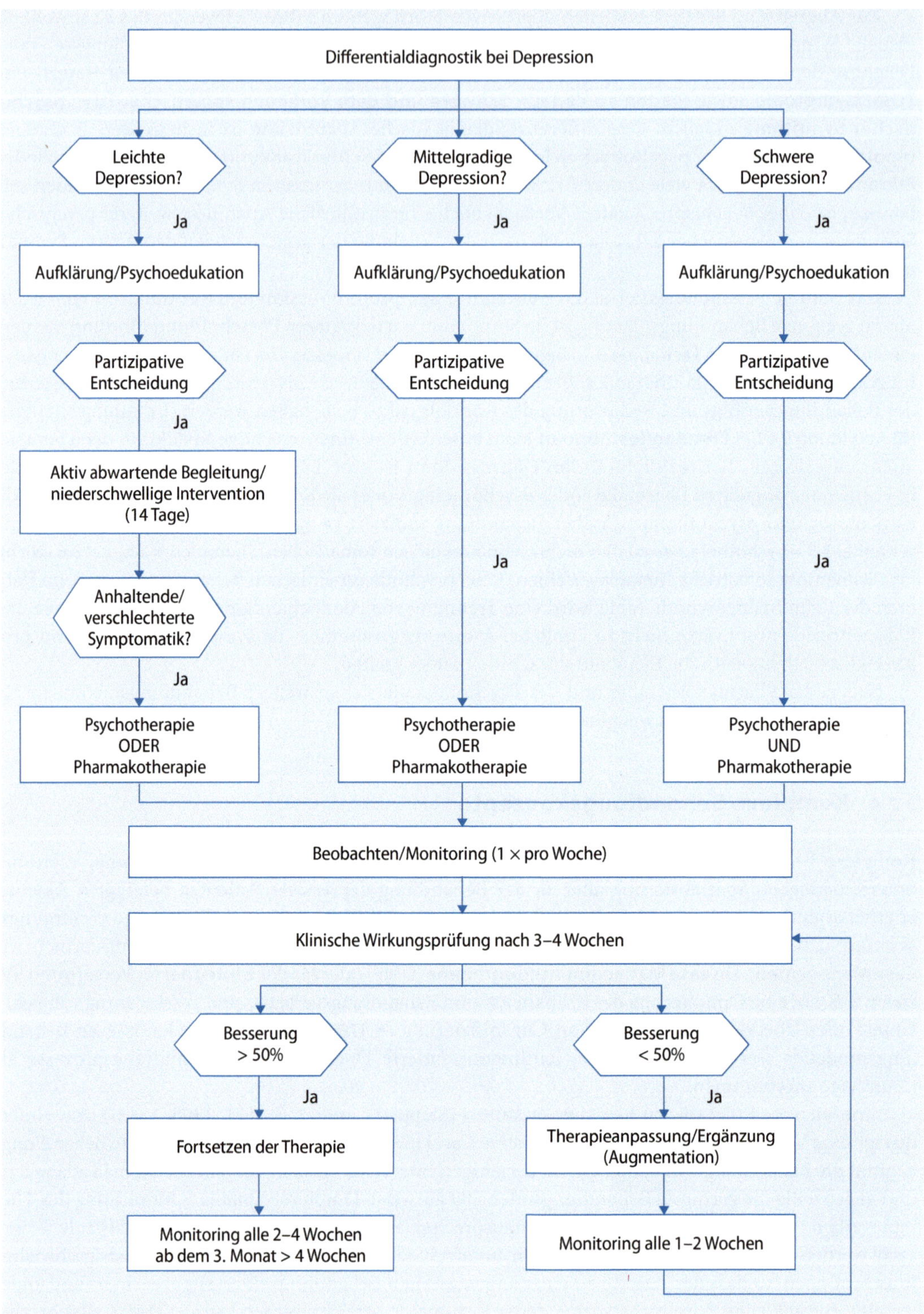

Abbildung 9 Therapie depressiver Störungen

Fokus liegt hier auf der verbesserten Vernetzung zwischen den an der Versorgung von depressiven Patienten beteiligten Akteuren (z. B. Hausarzt, Psychiater, Psychotherapeut, Krankenpflege etc.), um so Patienten eine leitlinienbasierte und bzgl. der Aufgaben verteilte und vernetzte Behandlung anzubieten [584]. Ein weiterer Schwerpunkt ist eine stärkere Patientenbeteiligung durch eine verbesserte Patientenaufklärung, Psychoedukation und Förderung des Selbstmanagements [727, 1497]. Häufig werden Stepped Care Modelle in Collaborative Care Modelle integriert, um den Übergang zwischen verschiedenen Intensitätsstufen und damit eventuell wechselnden Behandelnden zu gewährleisten.

Sowohl für die Wirksamkeit als auch für die Effizienz von Stepped Care und Collaborative Care liegen belastbare Befunde vor [723, 726, 728, 1468]. So konnte beispielsweise durch ein Stepped Collaborative Care Modell (bestehend aus Psychoedukation sowie vermehrten fachpsychiatrischen Konsultationen) im Vergleich zur Regelversorgung eine höhere Medikamenten-Compliance und eine größere Reduktion der Depressionssymptomatik erreicht werden [726]. Auch für ältere Patienten (> 65 Jahre) mit mittelgradiger bis schwerer Depression liegen positive Befunde für eine Intervention vor, bei der Patienten regelmäßig zuhause durch geschultes Personal bei der Versorgungskoordination, Medikamenteneinnahme und beim Selbstmanagement unterstützt wurden [206]. In einer **Metaanalyse** wurden außerdem positive Belege für die Rückkehr ins Arbeitsleben durch den Einsatz zusätzlicher arbeitsplatzbezogener Maßnahmen neben der klinischen Versorgung depressiver Patienten identifiziert [1080]. Eine **aktuelle Metaanalyse** belegt ebenfalls die Effektivität von Collaborative Care [1442]. Hier zeigte sich eine klinisch bedeutsame Verbesserung der depressiven Symptomatik durch den Einsatz komplexer Interventionen. Ein weiteres **systematisches Review** [1479] kommt jedoch zu dem Schluss, dass aufgrund der limitierten Studienlage weitere Studien durchgeführt werden sollten, bevor eine breite Implementierung von Stepped bzw. Collaborative Care empfohlen werden könne. In einem Projekt des »Hamburger Netzes psychische Gesundheit (www.psychenet.de)« wurde in einer Kombination von Stepped und Collaborative Care eine leitliniengerechte gestufte Depressionsdiagnostik und -behandlung unter Einbezug innovativer niedrigschwelliger Interventionen gemeinsam mit Hausärzten, Psychotherapeuten und Psychiatern sowie Kliniken umgesetzt und systematisch evaluiert [584, 610].

Im deutschen Gesundheitswesen werden Modelle der sektorenübergreifenden Integrierten Versorgung seit 2000 als innovative Versorgungsprojekte vom Gesetzgeber ermöglicht [581]. Durch die Gesundheitsreform 2000 wurden für die Krankenkassen und die Leistungserbringer die Möglichkeiten erweitert, die Grenzen bisheriger bereichsspezifischer Strukturen zu überwinden. Hierzu ermöglichte es der neu eingeführte § 140a-d SGB V den Krankenkassen, Verträge mit Leistungserbringern für eine verschiedene Leistungssektoren übergreifende Versorgung der Versicherten abzuschließen. Die Integrierte Versorgung soll somatische, psychotherapeutische und sozialpsychiatrische Behandlungsmöglichkeiten verbinden und basiert auf evidenzbasierten, leitlinienorientierten Behandlungs- und Versorgungsalgorithmen. In Deutschland wurden bereits einige Verträge zur Integrierten Versorgung in der Behandlung depressiver Erkrankungen zwischen verschiedenen Akteuren (stationär, ambulant) und gesetzlichen Krankenkassen realisiert (▶ [579, 771]). Eine weitere Aufwertung erfuhr die IV mit dem GKV-Wettbewerbsstärkungsgesetz von 2007. Doch während die Vertragsfreiheiten sukzessive ausgeweitet wurden, erlebte die IV auch Rückschläge mit weitreichenden Wirkungen: Z. B. setzte das Auslaufen der Anschubfinanzierung Anfang 2009 der dynamischen Ausbreitung von Selektivverträgen ein abruptes Ende.

Zukunftsweisend sind in diesem Zusammenhang die aktuellen Bestrebungen der Bundesregierung mit dem Versorgungsstärkungsgesetz, einen sog. »*Innovationsfonds*« zur Erprobung und Evaluation innovativer Versorgungsformen einzuführen sowie die mögliche Entwicklung eines Disease Management Programms Depression.

3.3 Niederschwellige psychosoziale Interventionen

Insbesondere im englischsprachigen Raum sind in den letzten Jahren verstärkt Studien zur Wirksamkeit **niederschwelliger psychosozialer Interventionen** zur Behandlung von Depression durchgeführt worden. Mit niederschwelligen psychosozialen Interventionen sind zum einen verschiedene Formen der *angeleiteten individuellen Selbsthilfe* gemeint, zum anderen *technologiebasierte Interventionen* sowie deren Kombination. Mit *angeleiteter Selbsthilfe (guided self-help)* wird hier nicht, wie im deutschen Sprachraum üblich, eine Form von Austausch zwischen Betroffenen in Gruppengesprächen ohne Anleitung durch professionelle Mitarbeiter des Gesundheitssystems bezeichnet (Selbsthilfegruppen), sondern der Einsatz von Selbsthilfemanualen, die im deutschsprachigen Raum am ehesten mit *Bibliotherapie* zu übersetzen sind. Technologiegestützte psychosoziale Interventionen umfassen beispielsweise *Telefon-gestützte Selbsthilfe* [1112] und *Internet-* [247] oder *Computer-gestützte Interventionen* [1185]. Hausärzte können bei Beratung und Durchführung zu den niederschwelligen psychosozialen Interventionen (wie z. B. »angeleitete Selbsthilfe«, »Technologiegestützte Interventionen« einfachem »Case Management«) eine koordinierende Rolle einnehmen, um im Kontext von Multimorbidität einer weiteren Fragmentierung der Versorgung vorzubeugen [786].

In den Gremien der ärztlichen und psychotherapeutischen Selbstverwaltung werden die Fragen einer sog. Fernbehandlung derzeit sowohl inhaltlich, etwa im Hinblick auf die Differenzierung von Beratung und Therapie, als auch deren rechtliche Implikationen differenziert diskutiert. Unter Anderem schließen derzeit die Musterberufsordnungen für Ärzte [212] und für Psychologische Psychotherapeuten und Kinder- und Jugendlichenpsychotherapeuten [216] eine Diagnose oder Therapieentscheidung aus, wenn der Patient nicht vorher persönlich gesehen wurde. Aufgrund der zunehmenden internationalen Bedeutung dieser Interventionen und ersten in Deutschland durchgeführten vielversprechenden Modellstudien [584] sowie Anstrengungen zu baldigen gesetzlichen Regelungen durch den Gesetzgeber (Bundesministerium für Gesundheit) soll im Folgenden eine Übersicht über die bisher vorliegende Evidenz gegeben werden.

3.3.1 Angeleitete Selbsthilfe

Angeleitete Selbsthilfe ist **mehr als das alleinige Aushändigen von Literatur** (diese einfachere Alternative wird normalerweise als reine Selbsthilfe bezeichnet) und basiert meist auf **Ansätzen der kognitiven Verhaltenstherapie.** Der Kontakt mit einem Experten ist begrenzt, hat insbesondere einen unterstützenden Charakter und dient darüber hinaus der Verlaufs- und Ergebniskontrolle. Der Großteil der Literatur zu angeleiteter Selbsthilfe stammt aus den USA, aber auch in Deutschland ist mittlerweile entsprechendes Material verfügbar. Angeleitete Selbsthilfe unterliegt einigen offensichtlichen Einschränkungen, insbesondere beim Einsatz von schriftlichem Material, was eine gewisse Lese- und Sprachkompetenz voraussetzt. Andererseits kann angeleitete Selbsthilfe eine zugängliche und akzeptable Form der Therapie darstellen. Auch Behandelnde und Angehörige können durch die eingesetzten Materialien in das Verstehen der Erkrankung miteinbezogen werden.

Definition

Für den Zweck dieser Leitlinie ist angeleitete Selbsthilfe definiert als eine vom Patienten unter Anleitung seines Arztes oder Ärztlichen oder Psychologischen Psychotherapeuten selbst angewendete Intervention, die zur Behandlung von Depression entwickelt wurde. Sie nutzt Bücher oder anderer Selbsthilfe-Manuale, die von evidenzbasierten Interventionen abgeleitet und spezifisch für diesen Zweck entwickelt wurden. Ein Arzt oder Ärztlicher oder Psychologischer Psychotherapeut unterstützt den Einsatz dieses Materials durch Anleitung, Monitoring und Überprüfen des Ergebnisses der Intervention. In Studien beschränkt sich die Intervention in der Regel auf drei bis maximal sechs therapeutische Kontakte [1062].

In der NICE Guideline [1062] wurden **16 Studien** identifiziert und eingeschlossen, die angeleitete Selbsthilfemaßnahmen untersuchten. Die eingeschlossenen Studien verwendeten verschiedene Interventionen, die nach der Art der erfolgten Unterstützung gruppiert worden sind. Sie wurden Patienten angeboten und entweder mit einer Warteliste oder TAU (»treatment-as-usual«) verglichen. Folgende Interventionen wurden berücksichtigt: *individuelle angeleitete Selbsthilfe mit häufiger Unterstützung durch Behandelnde bzw. Anleiter* (10 bis 50 Minuten pro Sitzung), mit *häufiger, aber in der Dauer minimaler Unterstützung* (nicht mehr als 2 Stunden insgesamt), *gruppenbasierte angeleitete Selbsthilfe bzw. Psychoedukation* und *Selbsthilfe mit Unterstützung per Mail*. In **zwei RCTs** wurde *individuelle angeleitete Selbsthilfe mit häufigem und langem Therapeutenkontakt* mit Kontrollgruppen verglichen [200, 920]. Die Ergebnisse begünstigen *individuelle angeleitete Selbsthilfe mit Unterstützung*, allerdings sind die Ergebnisse nicht signifikant und die Konfidenzintervalle breit (Wartelistenkontrolle: BDI: SMD –0,28; 95% CI –1,08, 0,53 und TAU: BDI: SMD –0,27; 95% CI –0,88, 0,34). Es gibt jedoch klare Belege aus **fünf RCTs**, die einen **großen Effekt** von *individueller angeleiteter Selbsthilfe mit regelmäßiger Unterstützung minimaler Länge* auf die Reduktion der depressiven Symptomatik im Vergleich zu Wartekontrollgruppen zeigen (SMD –0,98; 95% CI –1,50, –0,47). Eine Studie berichtet ähnliche Ergebnisse für den Vergleich mit »treatment-as-usual« (TAU) (bei Behandlungsende: SMD –0,49; 95% CI –0,77, –0,21; 12 Monate nach Behandlungsende: SMD –0,42; 95% CI –0,70, –0,14). **Zwei RCTs** haben *gruppenbasierte angeleitete Selbsthilfe* untersucht, jedoch sind die Daten nicht ausreichend und die Konfidenzintervalle zu breit für eine eindeutige Schlussfolgerung. **Drei RCTs** haben die Effekte von *angeleiteter Selbsthilfe mit Unterstützung per Email* untersucht. Eine Studie berichtet BDI-Werte, die auf einen mittleren Effekt zu Behandlungsende hinweisen (SMD –0,57; 95% CI –1,02, –0,12). Sechs Monate nach Ende der Behandlung weisen zwei Studien auf einen kleinen Effekt hin (SMD –0,32; 95% CI –0,62, –0,02). Die Ergebnisse zu kürzeren Follow-up-Zeitpunkten (1 und 3 Monate) waren nicht signifikant und wiesen breite Konfidenzintervalle auf. Relevant erscheint zudem, dass die Population einer Studie zu ca. 50% erst 15 Jahre alt war.

In einer **Metaanalyse** individueller Patientendaten aus **16 Studien** von Bower et al. (2013) wurde ein positiver Effekt von *niedrigschwelligen Interventionen* (Selbsthilfebücher, Videoanleitungen, interaktive Interventionen basierend auf Informationsverarbeitungstechnologie mit max. 3 Stunden Therapeutenkontakt) gegenüber TAU in Bezug auf die Reduktion der depressiven Symptomatik berichtet (SMD –0,42; 95% CI –0,55 bis –0,29) [172]. Der Interventionseffekt konnte auch für die Gruppe von schwer depressiven Patienten belegt werden.

In einer **Metaanalyse** zur Wirksamkeit von »*self-guided psychological interventions*« ohne Therapeutenkontakt basierend auf **sieben RCTs**, in denen Patienten mit depressiven Symptomen oder einer gesicherten Depressionsdiagnose behandelt wurden, zeigte sich insgesamt ein statistisch signifikanter Effekt von d = 0,28 zugunsten von *Selbsthilfeinterventionen ohne Therapeutenkontakt* gegenüber Kontrollbedingungen, der auch beim Follow-up-Zeitpunkt 4 bis 12 Monate nach der Intervention fortbestand (d = 0,23) [299]. Hinweise für Publikationsbias wurden nicht identifiziert und die globale Qualität der Studien wurde als hoch bewertet.

In einem **systematischen Review** von **sechs Studien** (davon 3 Pilotstudien), in denen Patienten mit einer teilremittierten depressiver Episode behandelt wurden, wurde die Wirksamkeit von *angeleiteter Selbsthilfe* untersucht [656]. In Bezug auf eine Reduktion der depressiven Symptomatik haben 3 Studien positive Ergebnisse berichtet, in zwei Studien konnte kein Effekt im Vergleich zu TAU nachgewiesen werden. Die Interventionen wurden als positiv in Bezug auf gesteigertes Selbstmanagementverhalten und Selbstwirksamkeit bewertet. In Bezug auf das Funktionsniveau und die Kosten-Effektivität konnte keine eindeutige Bewertung abgeleitet werden.

3.3.2 Technologiegestützte psychosoziale Interventionen

In den letzten Jahren kamen verstärkt Informationsverarbeitungstechnologien für die Vermittlung von psychosozialen Interventionen zum Einsatz. Einige Studien zeigen, dass Patienten computerbasierte Interventionen akzeptieren und sie in einem Ausmaß zu einer klinischen Verbesserung der Symptomatik führen, was dem Ausmaß von Face-to-Face-Therapien entspricht [1314].

Bisher wurde insbesondere der Ansatz der **kognitiven Verhaltenstherapie (KVT)** für eine technologiebasierte Durchführung adaptiert. **Computerbasierte kognitive Verhaltenstherapie (cKVT)** bindet Patienten in ein strukturiertes Hilfeprogramm ein, dessen Inhalt einer durch einen Therapeuten durchgeführten traditionellen KVT ähnelt und auf einem vergleichbaren Konzept basiert. Der direkte Kontakt mit einem Therapeuten ist gewöhnlich reduziert auf eine Einführung in das Programm, ein kurzes Monitoring, das Zur-Verfügung-Stehen für weitere (telefonische bzw. elektronische) Konsultationen (guided cKVT) und Erinnerungs- und Verstärkungsrückmeldungen. Einzelne Programme wurden entwickelt, um explizit depressive Störungen zu behandeln, andere verfolgen einen transdiagnostischen oder auch störungsunspezifischen Ansatz und sind häufig explizit Teil eines gestuften Interventionsmodels. Die einzelnen Programme variieren deutlich in Bezug auf ihren Inhalt, Komplexität, Intensität und Einbindung des Therapeuten.

Definition

cKVT ist definiert als eine Form von KVT, die mithilfe eines Computers mit Zugriff entweder auf eine CD-ROM, eine DVD oder dem Internet vermittelt wird. Als Erweiterung dieses Spektrums können Mobile-basierte Interventionen betrachtet werden. Sie können als primäre Intervention mit minimalem Therapeutenkontakt oder als Augmentation zu einem Therapeuten-gestützten Programm eingesetzt werden, bei dem die cKVT die Arbeit des Therapeuten ergänzt.

In der **NICE Guideline** [1062] wurden **sieben RCTs**, basierend auf Daten von insgesamt 1.676 Patienten, eingeschlossen. Es sind Daten zum Vergleich von cKVT mit traditioneller KVT, Gruppen-KVT, online Psychoedukation, Informationskontrolle, Diskussionskontrolle, Wartelistenkontrolle und TAU verfügbar. Die in den Studien eingeschlossenen Patienten litten hauptsächlich unter leicht bis mittelschweren Depressionen (BDI Range: 18–25). Circa die Hälfte erfüllte formale diagnostische Kriterien, wohingegen die andere Hälfte keine formale Diagnose erhielt. In Studien, die eine nicht-aktive Kontrollgruppe eingeschlossen haben, zeigte sich eine signifikant niedrigere depressive Symptomatik bei Behandlungsende zugunsten von cKVT, was einer kleinen bis mittleren Effektgröße entspricht (SMD –0,40; 95% CI –0,58, –0,22).

In Bezug auf die Effekte von cKVT zum Follow-up fiel die vorliegende Evidenz deutlich schwächer aus. Zwei Studien zeigten, dass cKVT im Vergleich mit aktiven Kontrollen zum Ein-Jahres-Follow-up-Zeitpunkt nur sehr kleine Effekte bezüglich der Reduktion der depressiven Symptomatik (gemessen mittels Selbstauskunft) hatte (SMD –0,02; 95% CI –0,22, 0,17); und das Ergebnis wurde nicht als klinisch bedeutsam beurteilt. Eine weitere Studie deutete darauf hin, dass cKVT bei depressiven und ängstlichen Patienten im Vergleich zu TAU einen signifikanten kleinen bis mittelgroßen Effekt auf die Reduktion der depressiven Symptomatik beim 3-Monats-Follow-up-Zeitpunkt (SMD –0,40; 95% CI –0,70, –0,11), einen signifikanten kleinen bis mittelgroßen Effekt auf die Reduktion zum 5-Monats-Follow-up-Zeitpunkt (SMD –0,42; 95% CI –0,73, –0,11) und einen mittleren Effekt zum 8-Monats-Follow-up-Zeitpunkt (SMD –0,56; 95% CI –0,85, –0,27) hat.

Wenn jedoch die gemischt ängstlich-depressiven und ängstlichen Populationen herausgenommen wurden, zeigten Subgruppenanalysen, dass keine ausreichende Evidenz für den Nachweis eines signifikanten Effekts zugunsten von cKVT vorlag (zu Therapieende: SDM –0,35; 95% CI –0,90, 0,19; nach 3 Monaten: SMD 0,10; 95% CI –0,45, 0,65 und nach 5 Monaten: SMD 0,39; 95% CI –0,21, 0,99). Wenn cKVT mit aktiven Kontrollen verglichen wurde (Psychoedukation und Gruppen-KVT), wurden keine klinisch bedeutsamen Unterschiede zwischen den Gruppen identifiziert.

In einer **Metaanalyse** von Andersson et al. [32] basierend auf **15 Studien** zu Internet-basierter/computerisierter KVT zeigte sich insgesamt ein kleiner, aber signifikanter Effekt von cKVT gegenüber Kontrolle (TAU bzw. Wartegruppenkontrolle) in Bezug auf die depressive Symptomatik. Keine signifikanten Unterschiede konnten zwischen cKVT und anderen Psychotherapien nachgewiesen werden. Die Effekte bleiben auch für die Subgruppe der rein depressiven Stichproben bestehen.

In einer **Metaanalyse** von So et al. [1351] wurden 16 Vergleiche von cKVT mit Kontrollbehandlungen ausgewertet. Dabei lag die gepoolte standardisierte Mittelwertsdifferenz für die depressive Symptomatik bei −0,48 [95% IC −0,63 bis −0,33]. cKVT war mit höheren Drop-out-Raten verbunden als die Kontrollbedingungen. Es werden Hinweise auf einen Publikationsbias berichtet.

In einer **Metaanalyse** von Arnberg et al. [45] konnten **sechs Studien** identifiziert werden, in denen cKVT mit einer Warteliste bei depressiven Patienten untersucht wurde. Dabei zeigte sich ein signifikanter Effekt (SMD 0,83; 95% CI 0,59, 1,07) zugunsten von cKVT zu Ende der Behandlung.

Tabelle 16 Niederschwellige psychosoziale Interventionen

	Studientyp	Ergebnisse
Angeleitete Selbsthilfe (AS)	Metaanalysen	**AS mit viel Therapeutenkontakt = Warteliste** SMD −0,28; 95% CI −1,08, 0,53 [1062] **AS mit viel Therapeutenkontakt = TAU** SMD −0,27; 95% CI −0,88, 0,34 [1062] **AS mit regelmäßiger Unterstützung > Warteliste** SMD −0,98; 95% CI −1,50, −0,47 (Behandlungsende) SMD −0,42; 95% CI −0,70, −0,14 (1-Jahres-Follow-up) [1062] **AS > TAU** SMD −0,42; 95% CI −0,55, −0,29 [172] **AS > TAU** SMD 0,28; 95% CI 0,14, 0,42 [299]
	Review	**AS > TAU; AS = TAU** (keine eindeutigen Effekte insgesamt) [656]
cKVT	Metaanalysen	**cKVT > nicht aktive Kontrolle, cKVT = nicht aktive Kontrolle zum 1-Jahres Follow-up** SMD −0,40; 95% CI −0,58, −0,22 (Behandlungsende) SMD −0,02; 95% CI −0,22, 0,17 (1-Jahres Follow-up) [1062] **cKVT mit Unterstützung > TAU, Wartegruppe** SMD 0,61; 95% CI 0,45–0,77 [32] **cKVT ohne Unterstützung = TAU, Wartegruppe** SMD 0,25; 95% CI 0,14–0,35 [32] **cKVT > TAU, Wartegruppe** SMD −0,48; 95% IC −0,63 bis −0,33 [1351] höherer Dropout bei cKVT
	Review	**cKVT > Warteliste, TAU, Placebo** Effektstärken in den Studien zw. 0,42 und 0,65 [534]
	3 RCTs (deutschsprachig)	**cKVT > TAU** d = 0,36 [1022] **cKVT > TAU** d = 0,64 [994] **cKVT ohne Unterstützung > Warteliste** d = 0,66 [128] **cKVT mit Email-Unterstützung > Warteliste** d = 1,14 [128]

In einer **systematischen Übersichtsarbeit** von Griffith et al. [534] wurden **sechs Studien** berücksichtigt, die positive Effekte von Internet-basierter KVT berichten. Fünf Studien haben cKVT mit Wartelisten, TAU oder Aufmerksamkeitsplacebo verglichen und kamen zu dem Ergebnis, dass cKVT mit günstigeren Ergebnissen zu Behandlungsende und zum Follow-up-Zeitpunkt (in 2 RCTs untersucht) verbunden ist. Die Effektstärken der einzelnen Studien, in denen Patienten mit klinisch bedeutsamen Depressionssymptomen behandelt wurden, lagen zwischen 0,42 und 0,65.

Auch in **vier in Deutschland durchgeführten Studien** zeigten sich Hinweise für die Wirksamkeit einer onlinegestützten Form der angeleiteten Selbsthilfe [128, 994, 995, 1022].

3.4 Pharmakotherapie

3.4.1 Wirksamkeit und Wirkmechanismen

Für die Indikation zur Akutbehandlung einer depressiven Störung steht eine große Zahl von in Deutschland zugelassenen Medikamenten zur Verfügung, die je nach ihrer Strukturformel oder ihrem spezifischen Wirkmechanismus in verschiedene Klassen unterteilt werden. Die wichtigsten Substanzgruppen sind (▶ Anhang 2: »Antidepressiva – Wirkstoffe gegliedert nach Wirkstoffgruppen mit Angaben zu Dosierung, Plasmaspiegel und Monitoring«):

- Tri- (und tetrazyklische) Antidepressiva (TZA) bzw. nichtselektive Monoamin-Rückaufnahme-Inhibitoren (NSMRI);
- Selektive Serotonin-Rückaufnahme-Inhibitoren (SSRI);
- Monoaminoxidase (MAO)-Inhibitoren (MAOI);
- Selektive Serotonin-/Noradrenalin-Rückaufnahme-Inhibitoren (SSNRI);
- Alpha2-Rezeptor-Antagonisten;
- Selektive Noradrenalin-Dopamin-Rückaufnahme-Inhibitoren (Bupropion);
- Melatonin-Rezeptor-Agonisten (MT1/MT) und Serotonin 5-HT2C-Rezeptor-Antagonisten (Agomelatin).

Darüber hinaus gibt es **nicht klassifizierte Antidepressiva** (Trazodon), **Lithiumsalze** und **Phytopharmaka** (Johanniskraut), die in Anhang 3: »Weitere zur Behandlung der Depression eingesetzte Arzneimittel mit Angaben zu Dosierung, Plasmaspiegel und Monitoring« aufgelistet sind. Weitere Substanzen, wie Benzodiazepine und Antipsychotika, werden zur Behandlung bzw. in spezifischen Situationen eingesetzt, bei denen es sich nicht um Antidepressiva im eigentlichen Sinne handelt, die jedoch praktisch von Bedeutung sind (▶ Kapitel 3.4.9 »Einsatz anderer Substanzen«).

Zur Wirksamkeit von Antidepressiva liegen **sehr viele randomisierte und placebokontrollierte klinische Studien sowie Metaanalysen** vor. Als Nachweis einer klinisch relevanten Wirksamkeit bei der akuten antidepressiven Behandlung wird in placebokontrollierten klinischen Studien eine mindestens 50-%ige Verbesserung anhand eingeführter Instrumente (z. B. auf der Hamilton Rating Scale of Depression) angesehen (z. B. [264, 268, 1018]). In derartigen Therapiestudien mit einer Dauer von bis zu maximal zwölf Wochen beträgt die **Responserate** für Antidepressiva meist zwischen 50–60 %, bei **Placeboresponseraten** von ca. 25–35 % (z. B. [1099, 1504]). Die Placeboresponse variiert zwischen den verschiedenen Studien, sie scheint in neueren Studien zuzunehmen [1391] und vom Schweregrad der Depression abzuhängen [763, 774, 1504]; bei schweren Depressionen hingegen nimmt sie ab [384, 1425, 1427]. Zudem beziehen sich die Wirksamkeitsunterschiede im Vergleich zu Placebo zumeist auf eine höhere Rate an Respondern, während die Unterschiede in den Remissionsraten oder dem Rückgang des Summenscores in den Depressions-Ratingskalen häufig nicht signifikant sind [1059]. In der Wahrnehmung der (Fach-) Öffentlichkeit wird die Wirksamkeit von Antidepressiva eher überschätzt, da Studien, in denen das Antidepressivum besser als Placebo abschnitt, sehr viel häufiger in Fachjournalen publiziert werden, als solche, in denen das Antidepressivum Placebo nicht überlegen war [1460].

Es ist sowohl pharmakokinetisch als auch pharmakodynamisch von **geschlechtsspezifischen Unterschieden** auszugehen. Wie Kokras et al. (2011) [797] zeigen konnten, scheinen Frauen weniger Magensäure zu produzieren und haben auch einen langsameren Magentransit, was besonders bei Antidepressiva relevant ist, da diese bei tendenziell höherem pH-Wert besser resorbiert werden. Weiterhin beeinflusst der menstruelle Zyklus verschiedene gastrointestinale Funktionen und Östrogen selbst wirkt direkt auf die Säureproduktion und gastrointestinale Motilität ein. Des Weiteren haben Frauen andere Verteilungsvolumina (höherer Körperfettanteil), eine kleinere Leber, einen geringeren Leberblutfluss und eine geringere renale Filtrationsrate als Männer. Das alles bewirkt, dass Frauen generell höhere Plasmaspiegel an Antidepressiva aufweisen als Männer. Klinisch wird das allerdings bisher als irrelevant aufgefasst. Nur für TZA konnte eine Dosis-Wirkungs-Beziehung nachgewiesen werden. Bei SSRI und anderen neueren Antidepressiva scheint es eine solche Korrelation nicht zu geben. In einer umfangreichen Quelle zu geschlechtsspezifischen Unterschieden von Keers und Aitchison [734] wird in Bezug auf pharmakokinetische Unterschiede darauf hingewiesen, dass allein das Körpergewicht Unterschiede im Ansprechen bewirken kann: übergewichtige Frauen sprechen besser auf Antidepressiva (gegenüber Placebo) an als übergewichtige Männer. Eine Dosisadjustierung über das Gewicht ergab abnehmende Plasmaspiegel in mg/kg für: 1) normalgewichtige Frauen, 2) normalgewichtige Männer, 3) übergewichtige Frauen, 4) übergewichtige Männer. Für unterschiedliche Plasmaspiegel verschiedener Antidepressiva können viele Erklärungen herangezogen werden, letztlich aber sind die Mechanismen noch nicht vollständig geklärt. Sicher schein nur zu sein, dass es Dosis-Wirkungs-Beziehungen nur bei TZA gibt.

Zur **Pharmakodynamik** verweisen Keers und Aitchison [734] auf eine Evidenz, die vermuten lässt, dass es bedeutende Unterschiede im Neurotransmittersystem von Männern und Frauen gibt. Zusätzlich ließ sich zeigen, dass der schnelle (monatliche) Wechsel der vier Hormone Östrogen, Gestagen, LH und FSH das Depressionsrisiko steigert. Weiterhin beeinflusst Östrogen nicht nur die Produktion von Serotonin, sondern auch dessen Abbauwege. Daraus folgern die Autoren, dass Männer eher von TZA profitieren als junge Frauen und Frauen besser auf SSRI ansprechen, was den Mechanismen zwischen Östrogen und Serotonin entspräche.

Wesentliche Wirksamkeitsunterschiede von Antidepressiva bzw. verschiedenen Substanzklassen zwischen Frauen und Männern wurden in verschiedenen Studien, die diese Frage explizit adressiert haben, allerdings nicht gefunden. Zwar kam eine **Metaanalyse** [558] zum Ergebnis, dass das Trizyklikum Imipramin bei Männern eine höhere Wirksamkeit haben soll. Darüber hinaus zeigen einige Studien, dass junge Frauen von SSRI gegenüber Noradrenalin-Rückaufnahmehemmern stärker profitieren, während dieser Unterschied für Männer nicht gelten soll (z. B. [58, 131, 804, 957]). Andererseits sind die Ergebnisse bzgl. geschlechtsspezifischer Wirksamkeitsunterschiede von Antidepressiva insgesamt noch inkonsistent; es liegen auch zahlreiche Studien vor, die keinerlei Geschlechtsunterschiede fanden [1061]. So wurden beispielsweise für Venlafaxin und Duloxetin [634] oder Bupropion [1123] keine Wirksamkeitsunterschiede gefunden.

3.4.1.1 Wirksamkeit bei leichten Depressionen

Bei *leichten Depressionen* ist ein Unterschied zwischen Placebo und Antidepressiva statistisch nicht nachweisbar, so dass nur sehr wenige Patienten von einer Behandlung mit Antidepressiva profitieren dürften (»leicht« ist hierbei definiert als Ausgangswert von 15 oder weniger auf der HAM-D17 Skala und entspricht nicht der leicht ausgeprägten depressiven Störung nach ICD 10). Dieser Sachverhalt wird besonders deutlich bei den Ergebnissen der so genannten *Star*D Studie*, wo etwa 35 % der insgesamt 3.671 Patienten eine milde Depression hatten und so zu den ungewöhnlich niedrigen Responseraten der Studie beitrugen [1254]. **Zwei neuere Metaanalysen** bestätigen, dass die Überlegenheit von Antidepressiva über Placebo in Abhängigkeit von der Schwere der Depression zu Behandlungsbeginn zunimmt und bei leichten Depressionen kein klinisch bedeutsames Ausmaß erreicht [437, 774]. Eine Auswertung nur von Studien mit Fluoxetin und Venlafaxin fand hingegen zwar keinen statistisch signifikanten Unterschied zwischen Patienten mit leichter und Patienten mit schwerer Depression, jedoch war die Schwelle zwischen leichter und schwerer Depression (»schwer« ≥ 20 Punkte HAM-D) so niedrig gewählt, dass die Patienten mit eher leichter Depression auch in der Gruppe mit schwerer Depression möglicherweise den Unterschied zwischen den beiden Gruppen verwischen [488]. Tatsächlich war in dieser Analyse auch in der Gruppe mit »schwerer« Depression die Differenz zwischen Antidepressivum und Placebo in der Abnahme des HAM-D-Scores mit 2,78 Punkten (95% CI: 2,26-3,29) so gering, dass die von NICE als klinisch bedeutsam angesehene Schwelle von drei Punkten auf der HAM-D nicht erreicht wird [1059]. Anzumerken ist hier, dass die Definition von drei Punkten als klinisch bedeutsame Differenz in der Revision der NICE nicht mehr aufgeführt wird. Auch für minore (unterschwellige) Depressionen, die nicht Gegenstand dieser Leitlinie sind, ließ sich in einer aktuellen **Metaanalyse** keine Überlegenheit von Antidepressiva über Placebo zeigen [70].

3.4.1.2 Wirksamkeit bei mittelschweren bis schweren Depressionen

Bei *mittelschweren bis schweren Depressionen* ist hingegen der **Wirkunterschied zwischen Antidepressiva und Placebo ausgeprägter**, da bei den schwersten Formen bis zu 30 % der behandelten Patienten über die Placeborate hinaus von Antidepressiva profitieren. So ist mit Scores in der HDRS von > 24 der konsistenteste Unterschied zwischen dem Ansprechen auf Verum und Placebo verbunden, wobei diese Unterschiede in Richtung des aktiven Antidepressivums auch klinisch signifikant sind [764]. **Erhebliche Unterschiede** zwischen den Substanzklassen bestehen jedoch bezüglich **Toxizität** und bezüglich der **Nebenwirkungen.** Letzteres ist von erheblicher klinischer Relevanz, da mehr als die Hälfte der mit Antidepressiva behandelten Patienten über unerwünschte Nebenwirkungen klagt.

3.4.1.3 Wirkmechanismen

Über die Mechanismen, durch welche die Wirkung der Antidepressiva zustande kommt, besteht weiterhin Unklarheit. Daher ist es bis heute nicht möglich, verlässlich vorauszusagen, ob und wann ein bestimmter Patient auf ein bestimmtes Antidepressivum ansprechen wird. Es ist also nicht möglich, die Antidepressivabehandlung auf solche Patienten zu beschränken, die auch »tatsächlich« von der Behandlung profitieren. Insbesondere scheinen Antidepressiva in einer Untergruppe von Patienten einen Heilungsprozess anzustoßen, der ohne Medikamente nicht zustande kommen würde. Circa zwei Drittel der mit Antidepressiva behandelten Patienten respondieren. Allerdings zeigt sich bei ungefähr der Hälfte dieser Responder nur eine Partialresponse und keine wirkliche Remission [1076].

3.4.1.4 Wirkungseintritt und Verlauf der Besserung

Detaillierte Untersuchungen haben gezeigt, dass die Unterschiede zwischen den verschiedenen Substanzklassen sowie zwischen den verschiedenen Substanzen und Placebo bezüglich des zeitlichen Verlaufs der Besserung marginal sind, also Antidepressiva nicht zu einer schnelleren Besserung als Placebo führen [1376, 1377]. Antidepressiva stoßen jedoch den Heilungsprozess bei wesentlich mehr Patienten an als Placebo (zusätzliche 10–30 % bei mittelschweren bis schweren Depressionen). Bei den Untersuchungen zum zeitlichen Verlauf wurde auch deutlich, dass bei adäquater Dosierung die **Wirkung der Antidepressiva rasch einsetzt**, d. h. bei 70 % aller gebesserten Patienten **innerhalb der ersten beiden Wochen** der Behandlung [38, 762, 1124, 1176, 1377]. Beobachtet man hingegen in den ersten beiden Wochen der Behandlung keinerlei Zeichen einer Besserung, so sinkt die Wahrscheinlichkeit eines therapeutischen Ansprechens auf unter 15 %. Nach drei Wochen ohne Besserung liegt diese Wahrscheinlichkeit bereits unter 10 %. Spätestens nach vier Wochen sollte die Behandlung modifiziert werden (▶ Kapitel 3.4.7 »Maßnahmen bei Nichtansprechen«). Nur so kann eine unnötig lange und letztlich nicht zielführende Behandlung mit u. U. vielen unerwünschten Nebenwirkungen vermieden werden [5, 6, 716, 762, 870].

3.4.2 Substanzklassen

3.4.2.1 Tri- und tetrazyklische Antidepressiva (TZA)

Diese in den 1950er-Jahren eingeführten Antidepressiva (Anhang 2: »Antidepressiva – Wirkstoffe gegliedert nach Wirkstoffgruppen mit Angaben zu Dosierung, Plasmaspiegel und Monitoring«) bewirken in unterschiedlichem Ausmaß eine **Hemmung der Wiederaufnahme von Serotonin und Noradrenalin** aus dem synaptischen Spalt. Hierdurch wird die zentrale serotonerge und noradrenerge Neurotransmission erhöht. TZA haben jedoch zusätzlich eine blockierende Wirkung auf eine Reihe von Rezeptoren, wie z. B. zentrale und periphere cholinerge, histaminerge oder Alpha1-adrenerge Rezeptoren. Diese zusätzlichen blockierenden Wirkungen erklären einen Großteil der **Nebenwirkungen** der TZA, wie z. B. die peripheren und zentralen anticholinergen sowie einen Teil der kardiovaskulären Nebenwirkungen [1038].

Die Wirksamkeit aller **Tri- und Tetrazyklika** ist bei der Behandlung akuter depressiver Episoden ähnlich und anhand **zahlreicher placebokontrollierter Studien** und **Metaanalysen** belegt [49, 74, 460, 483, 869, 940, 1008, 1397]. Ein **Cochrane-Review** und **Metaanalyse** kam auch zu dem Ergebnis, dass TZA-Dosierungen unter der üblichen Standarddosis von 150 mg pro Tag (75 bis 100 mg pro Tag) gleich wirksam, aber besser verträglich als die Standarddosis sind [460].

Unerwünschte Wirkungen (► Anhang 4: »Antidepressivagruppen mit unerwünschten Arzneimittelwirkungen, Wechselwirkungen und Kontraindikationen«): Die insbesondere bei älteren Patienten und bei Patienten mit kardialen Erkrankungen oder bei Überdosierungen mit TZA wichtigsten **kardiovaskulären Nebenwirkungen** sind *orthostatische Hypotonie*, *Erregungsleitungsstörungen* und *Herzfrequenzanstieg* [17, 1228]. Die orthostatische Hypotonie wird erklärt durch die Blockade peripherer Alpha1-Rezeptoren und zentrale Mechanismen, wobei sekundäre Amine, wie z. B. *Nortriptylin* und *Desipramin*, mit vergleichsweise seltenerem Auftreten von hypotonen Reaktionen einhergehen [17, 1230]. *Kardiale Erregungsleitungsstörungen* bzw. *Herzrhythmusstörungen* sind bedingt durch chinidinartige (Typ IA-) antiarrhythmische Eigenschaften der TZA, die zu einer elektrokardiographischen Verlängerung der PQ-, QRS- und QT-Intervalle führen. Dies begründet die Notwendigkeit von EKG-Kontrollen vor und unter der Behandlung.

TZA mit starken serotoninagonistischen Eigenschaften (insbesondere *Clomipramin*) können in Kombination mit anderen Serotoninagonisten (► unten) ein **Serotoninsyndrom** auslösen. Bei Herzkreislauferkrankungen, Engwinkelglaukom, Prostatahypertophie, Pylorusstenose und anderen ausgeprägten intestinalen Stenosen, schwerer Obstipation, kognitiven Störungen, Krampfleiden oder Verwirrtheitszuständen/Delir werden TZA daher aufgrund ihres Nebenwirkungspotentials nicht empfohlen.

3.4.2.2 Selektive Serotonin-Rückaufnahme-Inhibitoren (SSRI)

Die Gruppe der selektiven Serotonin-Rückaufnahme-Inhibitoren (bzw. Hemmer) (SSRI) (► Anhang 2: »Antidepressiva – Wirkstoffe gegliedert nach Wirkstoffgruppen mit Angaben zu Dosierung, Plasmaspiegel und Monitoring«) erhöht die zentrale serotonerge Neurotransmission durch **selektive Hemmung der Rückaufnahme von Serotonin** aus dem synaptischen Spalt. Hieraus lassen sich die antidepressiven Wirkungen, aber auch die Nebenwirkungen erklären. Die Wirksamkeit der selektiven Serotonin-Wiederaufnahme-Hemmer (SSRI) bei der Behandlung akuter depressiver Episoden ist in **vielen klinischen Studien gegenüber Placebo** und in entsprechenden **Metaanalysen** nachgewiesen [30, 49, 107, 378, 483, 812, 939, 940, 1008, 1372, 1538].

Unerwünschte Wirkungen (► auch Anhang 4 »Antidepressivagruppen mit unerwünschten Arzneimittelwirkungen, Wechselwirkungen und Kontraindikationen« mod. nach [50] und dort zitierten Quellen): Häufig treten u. a. **Übelkeit**, anfänglich auch **Agitiertheit** oder im späteren Behandlungsverlauf eine **sexuelle Dysfunktion** auf. Da SSRI auf andere Rezeptoren keine wesentliche blockierende Wirkung ausüben, weisen sie ein anderes Nebenwirkungsprofil auf als die TZA. Selten können SSRI und vermutlich andere stark serotonerge Antidepressiva durch Hemmung der Serotoninaufnahme in die Thrombozyten das

Auftreten von **Blutungen** (gesichert insb. für gastrointestinale Blutungen) begünstigen [820], bei Kombination mit *nichtsteroidalen Antirheumatika* (inkl. niedrig-dosierter Acetylsalicylsäure), älteren Patienten oder einer Anamnese gastrointestinaler Blutungen erhöht sich das Risiko weiter [316, 320, 472, 983, 1028, 1389]. Es gibt Hinweise, dass SSRI (vermutlich dosisabhängig) zu einem erhöhten Verlust an Knochendichte und zu einem erhöhten Frakturrisiko führen können [357, 390, 563]. Insbesondere bei Kombination mehrerer serotoninagonistischer Substanzen (z. B. Kombination mit *MAO-A-Hemmern* oder *Clomipramin*) besteht die Gefahr der Entwicklung eines **Serotoninsyndroms** (Fieber, Schwitzen, gastrointestinale Beschwerden, Tremor, Rigidität, Myoklonien, Gefahr von epileptischen Anfällen, Hyperreflexie, Agitiertheit und in schweren Fällen Verhaltens- und Bewusstseinsänderungen). Dosisabhängig besteht bei *Citalopram, Escitalopram* und *Fluoxetin* das Risiko für eine Verlängerung der QTc-Zeit [1525], so dass bei Behandlungen mit Dosierungen oberhalb der Standarddosis potentiell das Risiko tödlicher Torsade de Pointe-Arrhythmien besteht und EKG-Kontrollen unverzichtbar sind.

Die SSRI *Fluoxetin* und *Paroxetin* sind Inhibitoren des Cytochrom P450 (CYP)-Isoenzyms CYP2D6, Fluvoxamin ist Inhibitor von CYP1A2 und CYP2C19[10]. Daher ist bei Kombination dieser SSRI mit Medikamenten, die Substrate der genannten CYPs sind, mit pharmakokinetischen **Wechselwirkungen** zu rechnen (▶ jeweilige Fachinformationen und Tabelle im Anhang 5: »Substrate (nur Antidepressiva) der Cytochrom P450-Isoenzyme«). Bei Tamoxifen ist diese Wechselwirkung besonders zu beachten. Als sogenannte »Pro Drug« wird Tamoxifen erst durch das Cytochrom P450-2D6 (CYP2D6) in seine wirksame Form umgewandelt, so dass Tamoxifen bei gleichzeitiger Gabe eines CYP2D6-hemmenden SSRIs seine Wirksamkeit einbüßt mit resultierender erhöhter Gefahr eines Brustkrebsrezidivs [749]. *Citalopram, Escitalopram* und *Sertralin* haben ein vergleichsweise geringes pharmakokinetisches Interaktionspotential. *Fluoxetin* unterscheidet sich von den anderen SSRI durch eine (längere) Halbwertszeit von mehreren Tagen bzw. Wochen (*Norfluoxetin*, aktiver Metabolit), die bei Schwierigkeiten in der Therapieakzeptanz gelegentlich von Vorteil sein kann, aber andererseits die flexible Steuerung der Therapie erschweren dürfte [378]. Gerade bei älteren Menschen ist auch auf **Hyponatriämien** zu achten, deren Auftreten durch entsprechende Komedikation, wie z. B. *Diuretika*, verstärkt werden kann.

3.4.2.3 Monoaminoxidase (MAO)-Inhibitoren

Die akute antidepressive Wirksamkeit des **reversiblen und selektiven MAO-A-Hemmers** *Moclobemid* wurde anhand **mehrerer klinischer Studien** gegenüber Placebo belegt [25, 918, 1054, 1484, 1485, 1486]; für eine Übersicht von Metaanalysen: [27]. Es gibt Hinweise, dass der irreversible MAO-Hemmer *Tranylcypromin* eine besondere Wirksamkeit in der Behandlung von Depressionen, die auf andere Antidepressiva nicht ansprechen, besitzt [638, 1085, 1429].

Unerwünschte Wirkungen (▶ auch Tabelle im Anhang 4: »Antidepressivagruppen mit unerwünschten Arzneimittelwirkungen, Wechselwirkungen und Kontraindikationen«): *Moclobemid* weist ein günstiges Nebenwirkungs-Profil auf. Dies betrifft insbesondere geringere anticholinerge (Mundtrockenheit) und orthostatische Reaktionen im Vergleich zu TZA und ein geringeres pharmakodynamisches Interaktionspotential im Vergleich zu *Tranylcypromin* [1035]. Der irreversible MAO-Hemmer *Tranylcypromin* ist in der Handhabbarkeit schwieriger. Tranylcypromin erfordert eine **konsequente tyraminarme Diät**, weil bei deren Nichteinhaltung u. U. schwere Interaktionsreaktionen wie z. B. Bluthochdruckkrisen eintreten können. Er ist daher primär der fachpsychiatrischen Behandlung vorbehalten. Die Kombination von MAO-Hemmern mit Serotonin-Agonisten wie *SSRI* oder *SSNRI* oder dem *TZA Clomipramin* ist wegen

---

10 Cytochrome P450 (CYP) sind die Superfamilie von Hämoproteinen mit enzymatischer Aktivität (Oxidase). Diese Enzyme sind u.a. an der Biosynthese von Steroiden, Prostaglandinen und Retinoiden beteiligt. Besondere Bedeutung besitzen sie auch für den Abbau (Metabolismus) von Fremdstoffen (Pharmaka, Xenobiotika). Es gibt zahlreiche Untertypen von Cytochrom P450. Wichtigste Vertreter im menschlichen Organismus sind: CYP 1A2, CYP 2C9, CYP 2D6, CYP 3A4, CYP 2C19.

der Gefahr eines **Serotoninsyndroms** laut Fachinformationen kontraindiziert. Bei Umstellung auf MAO-Hemmer sind entsprechende Sicherheitsabstände zu beachten (▶ entsprechende Fachinformationen).

3.4.2.4 Weitere Antidepressiva

Neben den genannten Wirkstoffklassen gibt es eine Reihe weiterer Antidepressiva – wie z. B. die **selektiven Serotonin-Noradrenalin-Rückaufnahme-Hemmer (SSNRI)** *Venlafaxin* und *Duloxetin*, den **Alpha2-Rezeptor-Antagonist** *Mirtazapin*, das **Tetrazyklikum** und **5HT2-Rezeptor-Antagonist** *Mianserin*, den **5HT2-Rezeptor-Antagonisten** und **Serotonin-Wiederaufnahme-Hemmer** *Trazodon* (▶ Tabelle im Anhang 2: »Antidepressiva – Wirkstoffe gegliedert nach Wirkstoffgruppen mit Angaben zu Dosierung, Plasmaspiegel und Monitoring«) –, die weitgehend selektiv die serotonerge und/oder noradrenerge Neurotransmission bei anderem Nebenwirkungsprofil verstärken. *Bupropion* ist ein weitgehend **selektiver Hemmer der Noradrenalin- und Dopamin-Wiederaufnahme** und *Agomelatin* ein **Agonist an Melatonin-1- und -2-Rezeptoren sowie ein Antagonist an 5HT-2C-Rezeptoren,** wenngleich bei Agomelatin nicht geklärt ist, ob der melatonerge Mechanismus zur antidepressiven Wirkung beiträgt.

Die akute antidepressive Wirksamkeit der selektiven Serotonin- und Noradrenalin-Rückaufnahme-Hemmer *Venlafaxin* [309, 850, 1247, 1304, 1340, 1426] und *Duloxetin* [344, 345, 509], des selektiven Noradrenalin- und Dopamin-Rückaufnahme-Hemmers *Bupropion* [263, 294, 631] sowie des Alpha2-Rezeptor-Antagonisten *Mirtazapin* [185, 254, 1349, 1482] ist anhand **placebokontrollierter klinischer Studien** gut belegt. Schließlich liegen für *Bupropion* placebokontrollierte Studien vor, die eine Wirksamkeit belegen [403, 902].

Zu den **häufigsten Nebenwirkungen** von *Venlafaxin* zählen insbesondere in der Anfangsphase Appetitlosigkeit, Übelkeit und sexuelle Funktionsstörungen, bei höheren Dosierungen innere Unruhe, Schlafstörungen und Blutdrucksteigerungen. Bei *Duloxetin* ist häufig mit Übelkeit, trockenem Mund, Obstipation und Schlaflosigkeit zu rechnen [64] (▶ auch Tabelle im Anhang 4: »Antidepressivagruppen mit unerwünschten Arzneimittelwirkungen, Wechselwirkungen und Kontraindikationen«). Zu Absetzreaktionen wird auf den Abschnitt in 3.4.4.1 (Hinweise zur Auswahl des Antidepressivums) verwiesen.

Mirtazapin führt indirekt zu einer verstärkten Noradrenalin- und Serotonin-Freisetzung im synaptischen Spalt und zu einer verstärkten, über 5-HT1A-Rezeptoren vermittelten serotonergen Aktivität. Bei manchen Patienten erwünscht ist die sedierende Begleitwirkung von Mirtazapin, nachteilig jedoch die relativ häufige Gewichtszunahme.

Trazodon bewirkt neben einer Serotonin-Freisetzung auch eine verstärkte, über 5-HT1A-Rezeptoren vermittelte serotonerge Aktivität. Zu den häufigsten Nebenwirkungen zählen Sedierung, Schwindel, Mundtrockenheit und Unruhe.

Auch *Mianserin*, ein tetrazyklisches Antidepressivum, führt über die 5-HT1A-Rezeptoren zu einer stärkeren serotonergen Aktivität. Nebenwirkungen sind neben einer Sedierung Benommenheit und Gewichtszunahme [143, 189, 313]. Wegen des erhöhten Risikos von Agranulozytosen und der daher vom Hersteller für die ersten Behandlungsmonate empfohlenen wöchentlichen Blutbildkontrollen wird Mianserin nur noch selten eingesetzt.

Aufgrund der mangelnden Wirksamkeit von *Reboxetin* gegenüber Placebo ist diese Substanz allerdings nicht mehr für die klinische Praxis zu empfehlen (▶ Abschlussbericht IQWiG zu Reboxetin [683] sowie [401]) und wird auch nicht mehr von den gesetzlichen Krankenkassen erstattet.

Bupropion kann im Rahmen seiner Noradrenalin- und Dopamin-verstärkenden Wirkung u. a. zu Schlafstörungen und Unruhe, Mundtrockenheit, Übelkeit, Kopfschmerzen und Obstipation führen [259].

Zu den häufigen unerwünschten Arzneimittelwirkungen von *Agomelatin* zählen Kopfschmerzen, Schwindel, Schläfrigkeit, Schlaflosigkeit, Übelkeit und Schwitzen. Zu den Gegenanzeigen gehören eingeschränkte Leberfunktion sowie eine gleichzeitige Anwendung von starken CYP1A2-Inhibitoren (z. B. Fluvoxamin, Ciprofloxacin). Bei allen Patienten sind Leberfunktionstests vor Beginn der Behandlung sowie nach etwa drei, sechs, 12 und 24 Wochen durchzuführen sowie danach, wenn klinisch indiziert.

Nach Dosiserhöhung sollen die Transaminasenkontrollen erneut in derselben Häufigkeit durchgeführt werden. Bei einem Transaminasenanstieg über das Dreifache des oberen Normbereichs sollte Agomelatin abgesetzt werden [843, 1013].

Tianeptin ist ein schon lange in anderen europäischen Ländern gebräuchliches, aber erst seit 2012 in Deutschland zugelassenes Antidepressivum. Tianeptin hat eine modulierende Wirkung auf glutaminerge NMDA-Rezeptoren. Wie SSRI, SNRI und TZA hat es einen Einfluss auf die Wiederaufnahme von Serotonin aus dem synaptischen Spalt, im Unterschied zu den genannten Antidepressivagruppen wird die Wiederaufnahme durch Tianeptin jedoch verstärkt, was zu einer Verringerung der intrasynaptischen Serotoninkonzentration führt (daher auch als auch als Serotonin-Wiederaufnahmeverstärker bezeichnet). Dennoch besteht eine ungefähr vergleichbare antidepressive Wirkung und Wirklatenz.

Dosisabhängig besteht bei *Venlafaxin, Bupropion, Mianserin, Trazodon* und *Mirtazapin* das Risiko einer QTc-Zeit-Verlängerung, so dass EKG-Kontrollen angeraten sind [1525].

3.4.2.5 Lithium

Lithium ist der **Prototyp des Stimmungsstabilisierers** und zählt im engeren Sinne nicht zu den Antidepressiva. Drei Hauptmechanismen spielen bei der Wirkungsweise von Lithium eine bedeutende Rolle: a) **Effekte auf die Neurotransmitterregulation** (nach neueren Erkenntnissen im Sinne einer Stabilisierung der Balance zwischen Serotonin, Noradrenalin, Dopamin, Acetylcholin u. a.), b) **Effekte auf die intrazelluläre Signaltransduktion** (Adenylatzyklase, Inositol-Phosphat-Messenger-System, Arachnidonsäure-Kaskade, Glykogen-Synthetase-Kinase 3, Proteinkinasen, Protein-Phosphorilisation und G-Proteine) und c) Effekte auf die Genexpression. Stabil kommt Lithium nur als Salz vor (Lithiumcarbonat, Lithiumacetat u. a.). Es wird unverändert renal eliminiert.

In der Depressionsbehandlung sind die folgenden Wirkungen von Bedeutung:
- Phasenprophylaxe unipolarer rezidivierender Depressionen;
- akut-antidepressive Behandlung im Rahmen der Lithiumaugmentation;
- akut-antidepressive Behandlung im Rahmen einer Lithium-Monotherapie;
- antisuizidale Wirksamkeit.

Lithiumaugmentation bezeichnet die Addition von Lithium zu einem Antidepressivum, das trotz ausreichend langer Verabreichung in suffizienter Dosierung nicht wirksam war. Hierdurch kann häufig doch noch ein Ansprechen auf die Pharmakotherapie erzielt werden. Eine aktuelle **Metaanalyse** schloss zehn placebokontrollierte doppelblinde Studien ein und belegte die signifikante Überlegenheit einer Lithium- über eine Placeboaugmentation bei bislang auf eine Antidepressivamonotherapie resistenten Depressionen [84, 296]. Die Lithiumaugmentation nimmt einen zentralen Stellenwert in der Behandlung bislang therapieresistenter Depressionen ein.

Zahlreiche Studien (z. B. [755]), Übersichtsarbeiten und Metaanalysen [64, 251, 252, 550, 1450] zeigen aber übereinstimmend einen deutlichen **suizidalitätsreduzierenden Effekt**, auch bei alleiniger Betrachtung unipolar depressiver Patienten [64, 550]. Eine spezielle Zulassung zur Vorbeugung von Suiziden oder Suizidversuchen hat Lithium aber nicht. Zahlreiche Studien, Übersichtsarbeiten und Metaanalysen belegen schließlich die **Wirksamkeit von Lithium in der Rezidivprophylaxe** (▶ Kapitel 3.4.6 »Rezidivprophylaxe«).

Die Lithiumbehandlung erfordert **besondere Kenntnisse und die Beachtung besonderer Maßgaben** bei Patienten und Ärzten [977]. Diese sind im Anhang 8 »Anwendungsempfehlungen: Lithiumtherapie« zusammengefasst.

3.4.2.6 Phytotherapeutika

Bei der Behandlung depressiver Störungen mit Phytopharmaka spielen nur **Johanniskrautextrakte** (Hypericum perforatum) aufgrund ihrer häufigen Verordnung in Deutschland eine Rolle [50]. Sie werden häufig wegen ihrer vermeintlich geringeren Nebenwirkungen für die Behandlung *leichter bis mittelschwerer Depressionen* eingesetzt.

Die **Wirksamkeit** von Johanniskraut in der Therapie der Depression ist allerdings **umstritten**. Es gibt sowohl klinische Studien, die eine Wirksamkeit belegen [896, 897, 1538], als auch solche, die keine Überlegenheit gegenüber Placebo zeigen [89, 337, 676, 1331]. Eine **Metaanalyse** kommt zum Ergebnis, dass Johanniskrautextrakte bei der Behandlung von *leichter und mittelgradiger depressiver Symptomatik* **wirksam** sind. Für *schwere oder chronisch verlaufende Depressionen* sind **keine Effekte** belegt [894]. Hauptproblem ist, dass für diese pflanzlichen Präparationen erhebliche Standardisierungsprobleme mit **stark schwankenden Dosen** der möglicherweise bioaktiven Substanzen (u. a. Hyperforin und Hypericin) bestehen [798, 1039]. So ist nicht hinreichend bekannt, welche Konstituenten des Johanniskrautextrakts bei welchen Konzentrationen über welchen Wirkungsmechanismus für die antidepressive Wirkung verantwortlich sind. Daher sollten nur Präparate zur Therapie einer leichten und mittelgradigen depressiven Symptomatik eingesetzt werden, für die eine klinische Wirksamkeit durch eigene Studien belegt ist.

Unerwünschte Wirkungen (▶ auch Tabelle im Anhang 4 »Antidepressivagruppen mit unerwünschten Arzneimittelwirkungen, Wechselwirkungen und Kontraindikationen«): Johanniskrautpräparate haben sich in den publizierten Studien als sehr gut verträglich erwiesen, obwohl die Ergebnisse der meist kleinen Studien für seltenere und evtl. auch schwerere Neben- oder Wechselwirkungen nur von sehr limitierter Aussagekraft sind [787]. Zur oft erwähnten **Phototoxizität** existieren nur vereinzelte Berichte. Von gesicherter klinischer Relevanz ist jedoch, dass *Johanniskraut* als **Induktor von Isoenzymen des *Cytochroms P450*** zur Wirkungsbeeinträchtigung (inkl. oraler Kontrazeption) und ggf. bei Absetzen zur erhöhten Toxizität zahlreicher Wirkstoffe mit geringer therapeutischer Breite, wie z. B. *Ciclosporin, Tacrolimus, Digoxin, Theophyllin, Antidepressiva (Amitriptylin, Nortriptylin), Antikoagulantien, Antikonvulsiva* und mehreren *HIV-wirksamen Medikamenten*, führen kann [118, 394, 955, 1168, 1250] (▶ Tabelle im Anhang 4 »Antidepressivagruppen mit unerwünschten Arzneimittelwirkungen, Wechselwirkungen und Kontraindikationen«).

Wegen der Unsicherheiten über die richtige Dosierung, der variablen Zusammensetzung der Extrakte und insbesondere der möglichen schweren Wechselwirkungen mit anderen verschriebenen Medikamenten wird **Johanniskraut nicht als chemischen Antidepressiva überlegen** angesehen [752]. Da die Präparate aber von manchen Patienten als »natürliches Produkt« eher akzeptiert werden als chemisch definierte Antidepressiva, kann einer solchen Patientenpräferenz *bei leichten bis mittelschweren Depressionen* als erster Behandlungsversuch gefolgt werden. Es ist wichtig, Patienten, die Johanniskraut einnehmen möchten, über die unterschiedliche Wirkstärke der verfügbaren Zubereitungen und die sich daraus ergebenden Unsicherheiten der Dosierung zu informieren. Außerdem ist eine Aufklärung über **mögliche schwere Wechselwirkungen von Johanniskraut** mit anderen Medikamenten (einschließlich oraler Kontrazeptiva, Antikoagulantien und Antiepileptika) notwendig, ebenso eine ärztliche Betreuung von Patienten, die Johanniskraut einnehmen [531].

3.4.3 Vergleichende Wirksamkeit der Substanzklassen

Neben placebokontrollierten Studien zur Prüfung der Wirksamkeit finden sich auch Vergleichsstudien und **Metaanalysen zum Wirksamkeitsvergleich** zwischen verschiedenen Antidepressiva (z. B. [28]). Sichere Nachweise zur **Überlegenheit** eines Wirkstoffes oder einer Wirkstoffgruppe im ambulanten Bereich können jedoch aus den zahlreichen Vergleichsstudien zwischen Prüf- und Standardsubstanz, die meist nur die Nichtunterlegenheit prüften, nur mit Einschränkungen abgeleitet werden.

Zum **Vergleich neuerer Antidepressiva miteinander** liegen zwei **sehr große, systematische Metaanalysen** vor. Cipriani et al. [250] kommen zu dem Ergebnis, dass *Mirtazapin, Escitalopram, Venlafaxin* und *Sertralin* besonders wirksam sind, Mirtazapin und Venlafaxin aber Nachteile bei der Verträglichkeit haben, so dass die Autoren eine vorsichtige Empfehlung für Escitalopram und Sertralin aussprechen, sofern nicht patientenbezogene Gründe für andere Substanzen sprechen. Gartlehner et al. [469] hingegen kommen zu dem Ergebnis, das **keine klinisch relevanten Unterschiede** zwischen den untersuchten neueren Antidepressiva bestehen und daher kein spezifisches Antidepressivum empfohlen werden kann. Aufgrund dieser Uneinheitlichkeit der Datenlage und Interpretation verzichtet auch diese Leitlinie auf die generelle Empfehlung eines oder weniger spezifischer Antidepressiva, stellt aber im Folgenden weitere wichtige Erkenntnisse aus systematischen Vergleichsuntersuchungen dar.

In einer weiteren **Metaanalyse** wird die **Wirksamkeit der SSRI mit anderen Antidepressiva** (vornehmlich *trizyklische Antidepressiva*) im ambulanten Bereich verglichen. Eingeschlossen waren 98 randomisiert-kontrollierte Studien mit insgesamt 9.554 Patienten (5.044 unter SSRI und 4.510 unter anderen Antidepressiva). Dabei zeigte sich **kein klinisch signifikanter Unterschied** hinsichtlich der Wirksamkeit. Dies deckt sich mit den Ergebnissen der systematischen Analysen der NICE-Leitlinie [1059]. In einer anderen großen Metaanalyse wurden 102 Studien mit insgesamt 10.706 Patienten eingeschlossen, in denen die antidepressive Wirksamkeit von *SSRI* und *TZA* verglichen wurde. Auch hier ergab sich für die Gesamtgruppe **kein Wirksamkeitsunterschied**, jedoch zeigte sich, dass **TZA** bei der Subgruppe der **stationär behandelten depressiven Patienten signifikant wirksamer** waren [28].

In einer **Netzwerkmetaanalyse** von Linde et al. (2015) [895] zur vergleichenden Wirksamkeit pharmakologischer Interventionen bei der Behandlung von Depression in der **hausärztlichen Versorgung** wurden **keine klinisch relevanten Unterschiede** zwischen verschiedenen Substanzklassen identifiziert, wobei die Wirksamkeit von SSRI und TZA gegenüber Placebo am besten untersucht ist.

Vergleichende **klinische Studien** ergaben ebenfalls keine klinisch bedeutsamen Wirksamkeitsunterschiede zwischen *SSRI* und *TZA* [29, 107, 471, 483, 543, 940, 990, 1008, 1012, 1386, 1538]. Bei der Einzelanalyse der verschiedenen trizyklischen Antidepressiva erwies sich jedoch die Substanz *Amitriptylin* als signifikant effektiver als die Gruppe der *SSRI* [28]. In vergleichenden Studien zwischen dem MAO-Hemmer *Moclobemid* und *SSRI* oder *TZA* konnten keine klinisch bedeutsamen Wirksamkeitsunterschiede gesichert werden [25, 27, 918, 1484, 1485, 1486, 1538].

Venlafaxin scheint im Vergleich zu *TZA, Mirtazapin, Bupropion* und *Trazodon* von ähnlicher antidepressiver Wirksamkeit zu sein, bei widersprüchlichen Ergebnissen zur Frage, ob Venlafaxin besser verträglich ist als TZA [88, 477, 850, 943, 1269, 1298, 1303]. Im Vergleich zu *SSRI* sowie *Agomelatin* fanden **große Metaanalysen** eine statistisch bessere Wirksamkeit, aber schlechtere Verträglichkeit von *Venlafaxin* [88, 544, 1298].

Mehrere **Metaanalysen** ergaben, dass *Mirtazapin etwas wirksamer als SSRI* und *Venlafaxin* ist [250, 1431] und die Wirkung vermutlich etwas rascher eintritt [1431, 1513]. Vermutlich vor allem aufgrund seiner sedierenden und gewichtsfördernden Eigenschaften war Mirtazapin aber teilweise schlechter verträglich als SSRI [250, 1431].

Große **Metaanalysen** zeigten wiederholt eine *größere Wirksamkeit von Escitalopram* gegenüber *Citalopram* bei mindestens gleich guter Verträglichkeit [250, 253, 469], wobei nicht alle Autoren diesem statistischen Unterschied auch eine klinische Bedeutung beimessen [469].

Die Unterschiede zwischen den verschiedenen Antidepressiva-Klassen hinsichtlich der unerwünschten Arzneimittelwirkungen sind allerdings bedeutsam. *SSRI* sind in der Regel besser verträglich und weniger toxisch als die älteren *TZA* [1059]. Andererseits liegen zu den älteren Präparaten meist umfassendere Erfahrungen bezüglich seltener Nebenwirkungen und zur Höhe therapeutisch wirksamer Plasmaspiegel (Serumkonzentrationen) vor.

Die **geringe Überdosierungssicherheit** von *TZA* im Vergleich zu *SSRI* und anderen neueren Antidepressiva kann aber bei multimedizierten oder hirnorganisch bzw. kardial vorgeschädigten Patienten zu lebensbedrohlichen Nebenwirkungen führen (z. B. Delir, Herzrhythmusstörungen). Für *Venlafaxin* wird ebenfalls über eine geringere Überdosierungssicherheit im Vergleich zu *SSRI* berichtet [1059]. Einige TZA (z. B. Amitriptylin, Doxepin), aber auch einige neuere Antidepressiva (z. B. Mirtazapin) haben

sedierende Eigenschaften, was den Einsatz bei agitierten und schlafgestörten Patienten nahelegt. Ob bei Patienten mit agitierter Depression sedierende Antidepressiva und bei gehemmt depressiven Patienten eher aktivierende Antidepressiva tatsächlich Vorteile aufweisen, ist jedoch nicht belegt, so dass dieses Auswahlkriterium nur in Abhängigkeit von der individuellen Situation des Patienten inkl. seiner beruflichen Tätigkeit und seiner Präferenzen berücksichtigt werden kann [35].

3.4.4 Therapiegrundsätze für die Akutbehandlung

Pharmakotherapie ist generell am erfolgversprechendsten, wenn sie auf einer vertrauensvollen Beziehung zwischen Patient und Behandelndem aufbaut bzw. wenn diese als wesentliches Behandlungsmoment angestrebt wird. Vertrauen zum Behandelnden ist auch für die Mitarbeit des Patienten von großer Bedeutung; dies gilt insbesondere auch für die erfolgreiche Kontrolle und Vermeidung etwaiger Medikamentennebenwirkungen. Pharmakotherapie ist von Beginn an eingebettet in ein entsprechendes Gesprächsangebot.

Prinzipiell kann jedes depressive Syndrom mit Antidepressiva behandelt werden. Aufgrund des **ungünstigen Nutzen-Risiko-Verhältnisses** sind Antidepressiva jedoch **nicht generell in der Erstbehandlung** bei *leichten depressiven Episoden* sinnvoll [1059], da eine antidepressive Medikation einer Placebobedingung kaum überlegen ist [36, 763, 774]. Dies gilt auch für die in dieser Leitlinie nicht thematisierte sogenannte *minore (unterschwellige) Depression*, für die eine systematische **Metaanalyse** ebenfalls keine Überlegenheit von Antidepressiva über Placebo fand [70]. Eine aktuelle **Metaanalyse** basierend auf individuellen Patientendaten (Patienten mit der Diagnose einer Major Depression) konnte dagegen keine größere Wirksamkeit für Fluoxetin und Venlafaxin gegenüber Placebo mit zunehmender Schwere der Depression aufzeigen [488].

Insbesondere dann, wenn ein *Patient mit leichter depressiver Episode* eine aktive Behandlung ablehnt oder nach Ansicht des behandelnden Arztes oder Psychotherapeuten die Störung auch ohne Intervention abklingen wird, ist die so genannte **aktiv-abwartende Begleitung (»watchful waiting«)** eine Alternative. Jedoch sollte üblicherweise **innerhalb der nächsten beiden Wochen** eine erneute Überprüfung der Symptomatik erfolgen ([1059]; ▶ Kapitel 3.1.1 »Aufklärung, allgemeine Behandlungsziele und Wahl der Behandlungsalternative«). Als Behandlungsmöglichkeiten bei einer *leichten depressiven Episode* können zunächst supportive psychiatrisch-psychotherapeutisch-pschosomatische Gespräche im Rahmen einer Basisbehandlung, allgemeine *Beratung (Counselling)*, *psychoedukative Unterstützung*, *qualifizierte angeleitete Selbsthilfe* z. B. durch Selbsthilfebücher oder Online-Programme (▶ 3.3 »Niederschwellige psychosoziale Interventionen«) sowie *Problemlöseansätze* (problem-solving) [669, 898, 1052] zum Einsatz kommen, bevor eine Pharmakotherapie oder Richtlinienpsychotherapie begonnen wird. In der NICE Guideline werden für die Behandlung leichter depressiver Episoden in der primärärztlichen Versorgung neben einer aktiv-abwartenden Begleitung Schlaf- und Angst-Management, körperliches Training, angeleitete Selbsthilfe, computerbasierte KVT oder kurze psychotherapeutische Interventionen (beispielsweise Problemlösetherapie) empfohlen [1062].

Besondere Umstände, die auch bei leichten depressiven Episoden den Einsatz von Antidepressiva nahelegen, sind z. B. das *Fortbestehen von Symptomen* nach anderen Interventionen, *vorausgegangene depressive Episoden zumindest mittlerer Schwere* und der *ausdrückliche Wunsch des Patienten* [1059].

Empfehlung/Statement	Empfehlungsgrad
3-6_mod_2015 Bei einer leichten depressiven Episode kann, wenn anzunehmen ist, dass die Symptomatik auch ohne aktive Behandlung abklingt, im Sinne einer aktiv-abwartenden Begleitung zunächst von einer depressionsspezifischen Behandlung abgesehen werden. LoE IV: Expertenkonsens basierend auf Referenzleitlinie [1062]	**0**
3-7_mod_2015 Hält die Symptomatik einer leichten depressiven Episode nach einer Kontrolle nach spätestens 14 Tagen noch an oder hat sie sich verschlechtert, soll mit dem Patienten über eine Intensivierung der Behandlung gesprochen werden. Als Behandlungsmöglichkeiten stehen beispielsweise zur Verfügung: – Beratung (Counselling); – psychoedukativ-supportive Gespräche; – qualifizierte angeleitete Selbsthilfe z. B. Selbsthilfebücher/ Online-Programme; – Problemlöseansätze (Problem-solving); – psychiatrisch-psychotherapeutische Basisbehandlung bzw. psychosomatische Grundversorgung. LoE IV: Expertenkonsens basierend auf Referenzleitlinie [1062]	**0**
3-8 Antidepressiva sollten nicht generell zur Erstbehandlung bei leichten depressiven Episoden eingesetzt werden, sondern allenfalls unter besonders kritischer Abwägung des Nutzen-Risiko-Verhältnisses. LoE Ib: Metaanalysen [437, 774]	**B**
3-9_mod_2015 Für einen Einsatz von Antidepressiva bei einer leichten depressiven Episode können u. a. sprechen: – Wunsch/Präferenz des Patienten; – positive Erfahrung des Patienten mit gutem Ansprechen auf eine medikamentöse Therapie in der Vergangenheit; – Fortbestehen von Symptomen nach anderen Interventionen; – Episoden mittelgradiger oder schwerer Depression in der Vorgeschichte des Patienten. Expertenkonsens	**KKP**

Eine Behandlung mit Antidepressiva ist insbesondere *bei mittelgradigen und schweren depressiven Episoden* indiziert. Dabei besitzen alle zugelassenen chemischen Antidepressiva bei ambulanter Anwendung eine vergleichbare antidepressive Wirksamkeit, unterscheiden sich aber bezüglich des Nebenwirkungs- und Interaktionsprofils (TZA und SSRI: [49, 107, 940, 1397]; Moclobemid: [37, 918]; neuere AD: [1040]).

Empfehlung/Statement	Empfehlungsgrad
3-10 Zur Behandlung einer akuten mittelgradigen depressiven Episode soll Patienten eine medikamentöse Therapie mit einem Antidepressivum angeboten werden. LoE Ia: Metaanalysen [37, 49, 107, 918, 940, 1040, 1397]	A

Zur **Kombinationstherapie von Antidepressiva und Psychotherapie** liegen für spezifische Subgruppen **hinreichende Studienbelege** vor (▶ [1121]): Für *schwere depressive Episoden* [650, 1430], *chronisch depressive Patienten* [744] und *rezidivierende Depressionen* [1404, 1430] sind statistisch **signifikante additive Effekte** einer Kombinationstherapie gegenüber einer alleinigen Pharmakotherapie (bei chronisch depressiven Patienten, bei schweren Episoden) und einer alleinigen Psychotherapie (bei schweren Episoden) nachgewiesen (▶ Empfehlungen in Kapitel 3.5.4 »Effektivität psychotherapeutischer Verfahren bei Dysthymie, Double Depression und chronischer Depression«). Bei Patienten mit einer *leichten bis mittelgradigen depressiven Episode* zeigen die Studien keine klaren Überlegenheitseffekte einer Kombinationsbehandlung [218, 324, 325, 597, 649, 1051].

Empfehlung/Statement	Empfehlungsgrad
3-11 Bei akuten schweren depressiven Episoden soll eine Kombinationsbehandlung mit medikamentöser Therapie und Psychotherapie angeboten werden. LoE Ia: Metaanalysen [1121, 1404] und RCTs [650, 744, 1430]	A

Es liegen zahlreiche Studienbelege vor, dass *Johanniskraut* bei *leichten oder mittelgradigen depressiven Episoden* wirksam ist [894]. Allerdings bestehen Unsicherheiten bezüglich der angemessenen Dosierung und Schwankungen in der Beschaffenheit der natürlichen Zubereitungen; zudem kann Johanniskraut zu schweren Wechselwirkungen mit anderen Medikamenten (einschließlich oraler Kontrazeptiva, Antikoagulantien, Immunsuppressiva, Zytostatika, Virostatika und Antiepileptika) führen.

Empfehlung/Statement	Empfehlungsgrad
3-12 Wenn bei leichten oder mittelgradigen depressiven Episoden eine Pharmakotherapie erwogen wird, kann bei Beachtung der spezifischen Nebenwirkungen und Interaktionen ein erster Therapieversuch auch mit Johanniskraut unternommen werden. LoE IV: Expertenkonsens basierend auf einer Metaanalyse [894]	0
3-13 Patienten, die Johanniskraut einnehmen, sollten über die unterschiedliche Wirkstärke der verfügbaren Zubereitungen und die sich daraus ergebenden Unsicherheiten informiert werden. Sie sollten ebenfalls aufgeklärt werden über mögliche schwere Wechselwirkungen von Johanniskraut mit anderen Medikamenten (einschließlich oraler Kontrazeptiva, Antikoagulantien und Antiepileptika). LoE IV: Expertenkonsens	B

3.4.4.1 Hinweise zur Auswahl des Antidepressivums

In der ◘ Tabelle im Anhang 4: »Antidepressivagruppen mit unerwünschten Arzneimittelwirkungen, Wechselwirkungen und Kontraindikationen« sind die wichtigsten Antidepressiva mit Dosierungsempfehlungen aufgelistet.

◘ **Tabelle 17** Auswahlkriterien für Antidepressiva

Verträglichkeit	– Anderes Nebenwirkungsprofil von SSRI im Vergleich zu TZA, v. a. bei ambulanten Patienten und im Vergleich zu klassischen, älteren TZA [4, 49, 70, 73, 180, 543, 655, 939, 940, 990, 1454, 1540]; – im stationären Bereich kaum Verträglichkeitsunterschiede zwischen TZA und SSRI [335]; – qualitative Unterschiede im Nebenwirkungsprofil von TZA und SSRI (mehr gravierende Komplikationen unter TZA wie Delir, kardiale Blockbildungen/ Rhythmusstörungen oder Harnverhalt); – bei der Verschreibung von Antidepressiva für weibliche Patienten sollte berücksichtigt werden, dass diese eine geringere Toleranz gegenüber Imipramin aufweisen [558].
Überdosierungssicherheit	– Einnahme einer Wochenration von TZA kann bei suizidalen Patienten letal sein; im ambulanten Bereich daher nur Verschreibung kleiner Packungsgrößen.
Ansprechen in einer früheren Krankheitsepisode	– Wirksamkeit und Verträglichkeit einer früheren Antidepressivagabe sollte in die erneute Indikationsstellung einbezogen werden [4, 89].
Handhabbarkeit	– TZA verlangen eher eine individuelle Eintitrierung und Kontrolle als die SSRI oder neuere Antidepressiva (schrittweises Aufdosieren, Plasmaspiegel, EKG-Kontrollen); – schrittweises Aufdosieren ist auch bei SSRI und neueren Antidepressiva wie Venlafaxin und Mirtazapin sinnvoll.
Anwendungserfahrung	– Individuelle Anwendungserfahrung des Arztes mit einzelnen Antidepressiva ist für die Wirkstoffauswahl bedeutsam [4, 89].
Möglichkeiten bei Nichtansprechen	– Bei TZA, aber inzwischen auch für die meisten selektiven Antidepressiva (► Anhang 2) ist eine Serumspiegelbestimmung sinnvoll, da für diese ein therapeutischer Serumspiegelbereich etabliert ist. Für TZA ist eine Hochdosisbehandlung effektiv, da eine Dosis-Wirkungs-Beziehung besteht.
Komorbidität und Komedikation	– Komorbidität ► Hinweise zu älteren Patienten unter Kapitel 3.4.10 »Pharmakotherapie bei besonderen Patientengruppen«, Komedikation ► Arzneimittelinteraktionen im Anhang 6: »Gründe für erhöhtes Nebenwirkungsrisiko der Antidepressiva bei älteren und alten Menschen« und im Anhang 4: »Antidepressivagruppen mit unerwünschten Arzneimittelwirkungen, Wechselwirkungen und Kontraindikationen«; – bei Komorbidität mit Zwangsstörung: SSRI oder Clomipramin [2]; – bei Komorbidität mit ADHS: NRI [999].
Patientenpräferenzen	– Patienten reagieren physisch und psychisch unterschiedlich hinsichtlich Wirkung und Nebenwirkung von Antidepressiva, weswegen die individuelle Gewichtung der unerwünschten Wirkungen bei der Stoffauswahl eine Rolle spielt (► Kapitel 3.1.3.3 »Partizipative Entscheidungsfindung«).

3.4.4.2 Therapiebeginn

Es hat sich bewährt, bei den meisten Antidepressiva **mit der niedrigen**, als »**Anfangsdosis**« bezeichneten Tagesdosis zu beginnen (▶ Anhang 2: »Antidepressiva – Wirkstoffe gegliedert nach Wirkstoffgruppen mit Angaben zu Dosierung, Plasmaspiegel und Monitoring«). Bei **älteren Patienten** ist es nur bei *TZA* sinnvoll, diese **Anfangsdosis zu halbieren** und ggf. langsam aufzudosieren. Insbesondere zu Beginn ist eine sorgfältige **Überwachung bezüglich Nebenwirkungen und Wirkungen** wichtig. Bessert sich der Zustand des Patienten bereits in der Aufdosierungsphase, sind weitere Erhöhungen nicht notwendig, ansonsten sollte aber die Standarddosierung (▶ Anhang 2) erreicht werden. Ab diesem Zeitpunkt sollte vier Wochen lang (bei älteren Patienten bis zu sechs Wochen) (Wirklatenz) das Eintreten einer Response abgewartet werden (◘ Abbildung 11 in Anhang 7). Aus diesem Grund sollte die Aufdosierungsphase nicht länger sein, als es aufgrund der Verträglichkeit erforderlich ist (▶ nachstehende Abbildung 10).

Zur bewährten Routine zählt, Patienten, denen ein Antidepressivum verordnet wurde, vor Beginn der medikamentösen Therapie über mögliche Nebenwirkungen und die Wirklatenz zu informieren. Es hat sich bewährt, bereits bei Therapiebeginn mit dem Patienten einen Entscheidungstag (ca. vier Wochen nach Erreichen der Standarddosis) zu vereinbaren, an dem gemeinsam überprüft wird, ob unter der Medikation eine Verbesserung der Symptomatik (Response) eingetreten ist. Hierzu ist eine gute Dokumentation der Symptomatik bei Behandlungsbeginn erforderlich. Bei Response erfolgt die Weiterbehandlung bis zur Remission und der Übergang in die Erhaltungstherapie (▶ Kapitel 3.4.5 »Erhaltungstherapie«), bei Non-Response eine Veränderung der Behandlungsstrategie (▶ Kapitel 3.4.7 »Maßnahmen bei Nichtansprechen«).

Empfehlung/Statement	Empfehlungsgrad
3-14_NEU_2015 **Zeitlicher Ablauf einer Antidepressiva-Behandlung** Ab Erreichen der Standarddosierung sollten vier Wochen (bei älteren Patienten: sechs Wochen) wegen der Wirklatenz abgewartet werden, bis gemeinsam mit dem Patienten beurteilt wird, ob eine Response vorliegt. Hierzu ist eine gute Dokumentation der Symptomatik bei Behandlungsbeginn erforderlich. Dieser Bewertungstag sollte bereits zu Beginn der Medikation mit dem Patienten vereinbart werden. Bei vielen Antidepressiva sollte schrittweise bis zur Standarddosierung aufdosiert werden. Diese Aufdosierungsphase sollte so lange sein, wie es die Verträglichkeit erfordert, aber so kurz wie möglich, da diese Zeit nicht zur Wirklatenz hinzu gezählt werden kann. Während der Aufdosierungsphase und der Beobachtung der Wirklatenz sollte eine sorgfältige Überwachung möglicher Nebenwirkungen erfolgen. Bei Response am Entscheidungstag sollte die Fortsetzung der Medikation bis zur Remission mit anschließendem Übergang in die Erhaltungstherapie erfolgen. Bei Non-Response sollte dem Patienten eine Veränderung der Behandlungsstrategie empfohlen werden. Expertenkonsens	**KKP**

Zur Aufklärung gehört ferner, dass von Therapiebeginn an auch die Gesamt-Behandlungsdauer thematisiert wird, z. B. dass auch nach Abklingen der depressiven Symptomatik ein Antidepressivum zur Remissionsstabilisierung mindestens für ca. sechs Monate weiter eingenommen werden sollte. Wichtig ist auch, dass auf die Möglichkeit von Absetzerscheinungen bei raschem Absetzen eines Medikaments, einer Dosisreduzierung oder einer unregelmäßigen Einnahme hingewiesen wird. Diese Symptome sind in der

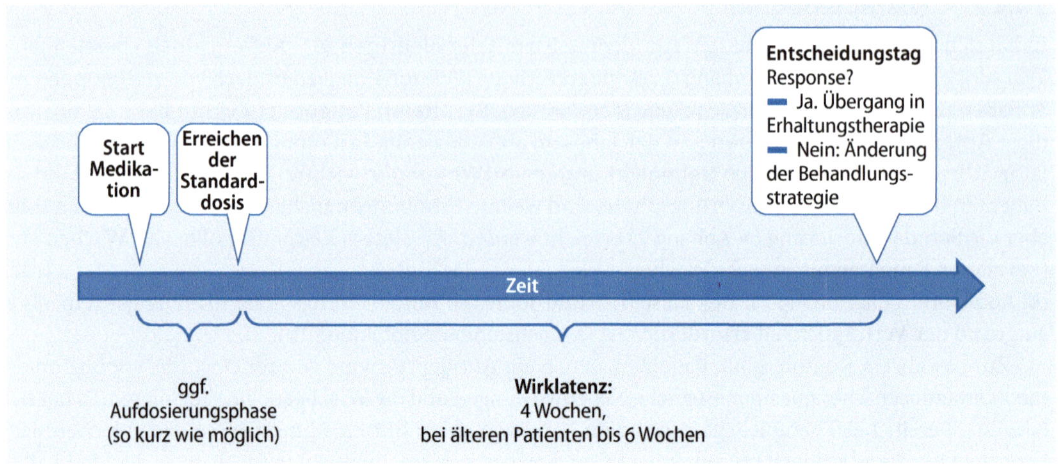

Abbildung 10 Zeitlicher Ablauf des Beginns einer antidepressiven Pharmakotherapie

Regel leicht und bilden sich spontan zurück, können im Einzelfall aber auch schwer sein, z. B. wenn eine Medikation abrupt abgesetzt wird [1059].

Zur Patientenaufklärung gehört auch der Hinweis, dass – neben der Beeinträchtigung durch die Erkrankung selbst – die Gabe von Antidepressiva zu einer zusätzlichen **Minderung von Fahrtauglichkeit, Arbeits- und Reaktionsfähigkeit** (auch Arbeit an Maschinen und in großen Höhen) führen kann. Die Fahrtauglichkeit ist durch *SSRI* und *Moclobemid* jedoch nicht oder deutlich weniger beeinflusst als unter *TZA*.

Empfehlung/Statement	Empfehlungsgrad
3-15_mod_2015 In der Regel sollte die antidepressive Medikation mit der niedrigen, als »Anfangsdosis« bezeichneten Tagesdosis begonnen werden. Bei älteren Patienten ist es sinnvoll, bei Trizyklika diese Anfangsdosis zu halbieren und gegebenenfalls langsam aufzudosieren. Expertenkonsens	**KKP**
3-16_mod_2015 Bei trizyklischen Antidepressiva sind deren anticholinerge und chinidinartige Nebenwirkungen zu beachten. Daher ist deren Gabe für Patienten mit kardiovaskulärer Erkrankung, Engwinkelglaukom, Prostatahypertophie, Pylorusstenose und anderen ausgeprägten intestinalen Stenosen, schwerer Obstipation, kognitiven Störungen, Krampfleiden oder Verwirrtheitszuständen/Delir mit einem erhöhten Risiko verbunden. Expertenkonsens basierend auf Metaanalyse von RCTs [49] und Beobachtungsstudien [17, 1228, 1230]	**KKP**

Empfehlung/Statement	Empfehlungsgrad
3-17_mod_2015 Besonders zu Beginn der Therapie mit SSRI sollte auf – Hinweise auf ein Serotoninsyndrom (Verwirrtheit, Delir, Zittern/Frösteln, Schwitzen, Veränderungen des Blutdrucks, Myoklonus und Mydriasis); – Blutungsneigung, insbesondere bei gleichzeitiger Gabe von nicht-steroidalen Antirheumatika; – Hyponatriämie v. a. bei älteren Patienten (SIADH = vermehrte Produktion oder Wirkung des antidiuretischen Hormons ADH); – Diarrhöe; – Suizidgedanken; – eine erhebliche Zunahme von motorischer Unruhe und von Angst und Agitiertheit geachtet werden. Die Patienten sollten auf die Möglichkeit solcher Symptome zu Beginn der medikamentösen Behandlung hingewiesen werden und bei deren Auftreten umgehend ärztliche Hilfe in Anspruch nehmen. LoE Ib: Metaanalyse von RCTs [1538] Metaanalyse von Beobachtungsstudien [316] und RCTs [812, 1372]	**B**
3-18_mod_2015 Eine intensive Aufklärung und engmaschige Betreuung (wöchentlich) sollte in den ersten vier Wochen erfolgen, um die Mitarbeit des Patienten zu fördern. Wichtige Inhalte des Aufklärungsgesprächs sind: – Bedenken gegenüber Antidepressiva (z. B. Sucht-, Toleranzentwicklung, Persönlichkeitsveränderungen) erkennen und besprechen; – biologische Wirkmechanismen erklären; – auf Wirklatenz und mögliche Wechselwirkungen mit anderen Medikamenten hinweisen; – Nebenwirkungen erläutern; – Behandlungsdauer begründen. Außerdem kann es dabei vorteilhaft sein, Angehörige und/oder Selbsthilfegruppen einzubeziehen. Expertenkonsens	**KKP**

3.4.4.3 Wirkungsprüfung und Therapiemonitoring

Ein **regelmäßiges Monitoring der Behandlung zur Wirkungsprüfung** ist besonders während der Akutbehandlung notwendig, z. B. um in Erfahrung zu bringen, ob der Patient auf die Behandlung anspricht, die Medikation einhält und der gewünschte therapeutische Effekt erreicht wird. Eventuelle Komplikationen und Nebenwirkungen können somit frühzeitig erkannt und eine Dosisanpassung oder der Wechsel der Strategie rechtzeitig eingeleitet werden.

Es hat sich bewährt, Patienten, die mit einer antidepressiven Medikation begonnen haben und bei denen kein erhöhtes Suizidrisiko besteht, in den ersten vier Behandlungswochen in der Regel wöchentlich zu sehen. Danach sind Einbestellungen in angemessenen Zeiträumen sinnvoll, beispielsweise in Intervallen von zwei bis vier Wochen während der ersten drei Monate und danach in längeren Intervallen, vorausgesetzt das Ansprechen ist gut. Spätestens nach vier Wochen sollte eine genauere Wirkungsprüfung und Symptomerfassung erfolgen, um über Beibehaltung bzw. Wechsel der Behandlungsstrategie zu entscheiden (► auch Kapitel 3.4.4.3 »Therapiebeginn«).

Hauptkriterium der Wirksamkeit der Behandlung und die Entscheidung über das weitere therapeutische Vorgehen ist der **Grad der Symptomreduktion** des Patienten [89, 1496]. Ist nach einer angemessenen Behandlungsdauer keine Verbesserung erkennbar, sollte die **Mitarbeit des Patienten** geprüft werden. Für die meisten Antidepressiva (► Tabelle im Anhang 4: »Antidepressivagruppen mit unerwünschten Arzneimittelwirkungen, Wechselwirkungen und Kontraindikationen«, hierzu liegen inzwischen etablierte Plasmaspiegelempfehlungen vor [23, 50, 463, 632, 1059], ► Kapitel 3.4.7 »Maßnahmen bei Nichtansprechen«). Grundsätzlich angeraten sind **Plasmaspiegelkontrollen** bei Hochdosisbehandlung, Verträglichkeitsproblemen, multimedizierten oder komorbiden Patienten, Symptomverschlechterung bei dosisstabiler antidepressiver Medikation und Non-Respondern bzw. Compliance-Problemen (Zusammenhang zwischen dem Plasmaspiegel und der klinischen Wirkung der einzelnen Antidepressiva ► Tabelle im Anhang 2: »Antidepressiva – Wirkstoffe gegliedert nach Wirkstoffgruppen mit Angaben zu Dosierung, Plasmaspiegel und Monitoring«). Bei Gabe von *Lithium* sind zudem die Elektrolyte (inkl. Calcium), *Kreatinin*- und *Schilddrüsenwerte* (TSH, T3, T4), die Kreatinin-Clearance sowie eine mögliche Strumaentwicklung zu beachten. Unter *Mirtazapin* und vielen *Trizyklika* sind auch Gewichtskontrollen wichtig. Das EEG kann für die Erkennung von Neurotoxizität hilfreich sein (insbesondere bei älteren Patienten und bei kombinierter Medikation).

Vor und unter der Behandlung mit Antidepressiva sind die **Untersuchung des Blutbildes und der Leberwerte** sinnvoll. Bei *TZA* und *SSNRI* ist eine Blutdruckmessung zu Behandlungsbeginn und im Therapieverlauf nötig. Wegen der chinidinartigen Effekte von *TZA* auf die Reizleitung mit der Gefahr von Blockbildungen und Arrhythmien und wegen des Risikos der QTc-Zeit-Verlängerung unter SSRI (insb. in höheren Dosierungen) sind vor Behandlungsbeginn, nach Aufdosierung und in Abhängigkeit von Dosierung und Risiko auch im Verlauf **EKG-Kontrollen** notwendig.

Es ist nicht auszuschließen, dass Antidepressiva (möglicherweise eher SSRI als andere) zu Beginn der Therapie das **Risiko für Suizidgedanken und -versuche** vor allem bei Jüngeren erhöhen. Jedem Patient, der mit Antidepressiva behandelt wird, sollte deshalb zu Beginn der Behandlung besondere Aufmerksamkeit gewidmet werden und Symptome, die auf ein erhöhtes Suizidrisiko hindeuten (wie z. B. erhöhte Angst, Agitiertheit oder impulsives Verhalten), beobachtet werden ([456, 1004]; ► auch Kapitel 3.10 »Management bei Suizidgefahr«). Wenn ein Patient unter Gabe von *SSRI* in der Frühphase der Behandlung vermehrte Agitiertheit entwickelt, ist es sinnvoll, ihn darüber aufzuklären und – falls der Patient dies wünscht – das Antidepressivum zu wechseln. Eine kurzzeitige überlappende Behandlung mit einem Benzodiazepin kann in solchen Fällen erwogen werden, die aber innerhalb von zwei Wochen überprüft werden sollte.

Empfehlung/Statement	Empfehlungsgrad
3-19_mod_2015 In den ersten 4 Behandlungswochen wird ein wöchentliches Monitoring, danach in Intervallen von 2–4 Wochen und nach 3 Monate in längeren Intervallen, empfohlen. – Spätestens nach 4 Wochen sollte eine genaue Wirkungsprüfung erfolgen und entschieden werden, ob ein Wechsel oder eine Ergänzung der Behandlungsstrategie indiziert ist oder nicht. – Ist keine Verbesserung erkennbar, sollten die Mitarbeit des Patienten und bei den dafür in Frage kommenden Medikamenten der Plasmaspiegel geprüft werden. – Grundsätzlich angeraten sind Plasmaspiegelkontrollen bei Behandlung mit der Maximaldosis, Verträglichkeitsproblemen, multimedizierten oder komorbiden Patienten, Symptomverschlechterung bei dosisstabiler antidepressiver Medikation und Non-Respondern bzw. Problemen in der Mitarbeit des Patienten. – Im Fall des ausbleibenden erwarteten Therapieeffekts ist das Monitoring der Konzentrationen von Antidepressiva im Serum inzwischen für die meisten Antidepressiva gut etabliert (Ausnahmen: nicht etabliert für Tranylcypromin und Agomelatin, eingeschränkt etabliert für Paroxetin, Mianserin und Bupropion). – Bei Beginn einer Medikation mit Antidepressiva sollten Blutbild und Transaminasen untersucht werden. – Bei Gabe von Lithium sind initial und im Verlauf der Kreatininwert, die Kreatinin-Clearance, die Elektrolyte (inkl. Calcium) und das Erfassen der Schilddrüsengröße sowie der TSH-Wert wichtig. – Gewichtskontrollen sind bei einigen Pharmaka wegen der möglichen Gewichtszunahme wichtig, vor allem unter Mirtazapin und den meisten Trizyklika (z. B. Trimipramin und Amitriptylin) sowie Lithium. – Wegen der chinidinartigen Effekte von TZA auf die Reizleitung mit der Gefahr von Blockbildungen und Arrhythmien sowie wegen des Risikos der QTc-Zeit-Verlängerung unter SSRI (insb. in höheren Dosierungen) sind vor Behandlungsbeginn, nach Aufdosierung und in Abhängigkeit von Dosierung und Risiko auch im Verlauf EKG-Kontrollen notwendig. – Jedem Patient, der mit Antidepressiva behandelt wird, sollte zu Beginn der Behandlung besondere Aufmerksamkeit gewidmet und auf mögliche Symptome, die auf eine Erhöhung des Suizidrisikos hindeuten, geachtet werden. – Beim Absetzen der Medikation sollten Antidepressiva in der Regel schrittweise über einen Zeitraum von 4 Wochen reduziert werden. Expertenkonsens basierend auf Referenzleitlinien [23, 50, 463, 632, 1059]	**KKP**

3.4.4.4 Absetzen der Medikation

Antidepressiva sollten in der Regel **schrittweise über einen Zeitraum von vier Wochen** reduziert werden. In einigen Fällen werden auch längere Zeiträume benötigt. *Fluoxetin* hingegen kann gewöhnlich wegen seiner sehr langen Halbwertszeit über einen kürzeren Zeitraum abgesetzt werden. Solange die Absetzerscheinungen mild ausgeprägt sind, sollten die Patienten beruhigt und die Symptome überwacht werden. Falls die Symptome schwer sind, sollte das Wiederansetzen des ursprünglichen Antidepressivums (oder eines mit längerer Halbwertszeit aus derselben Wirkstoffklasse) in wirksamer Dosierung erwogen und es unter Überwachung noch langsamer abgesetzt werden. In einer **systematischen Übersichtsarbeit** von Fava et al. (2015) [408] wurde das Auftreten von Entzugssymptomen beim Absetzen von SSRI untersucht, dabei wurden Hinweise auf mögliche Absetzsymptome insbesondere bei Paroxetin identifiziert.

3.4.5 Erhaltungstherapie

Zur **remissionsstabilisierenden Erhaltungstherapie** bei Patienten mit unipolarer Depression wird nach erfolgreicher Akuttherapie das hierbei eingesetzte Antidepressivum in unveränderter Dosierung über den **Zeitraum von vier bis neun Monaten** weiter gegeben [1251, 1388]. Bei älteren Patienten wird insbesondere bei Fortbestehen depressionsfördernder Faktoren bzw. bei Vorliegen einer rezidivierenden Depression auch über längere Behandlungsdauern diskutiert, jedoch ist die Datenlage für eine Empfehlung noch nicht ausreichend [244, 527, 1210, 1211].

Eine **Dosisreduktion impliziert ein erhöhtes Rückfallrisiko.** Zur Beendigung der remissionsstabilisierenden Behandlung hat es sich bewährt, Antidepressiva zur Vermeidung von Absetzsymptomen ausschleichend zu dosieren [472, 1137, 1232]. Dabei ist eine engmaschige Prüfung sinnvoll, ob depressive Symptome erneut auftreten und ob ggf. die Dosis wieder zu erhöhen ist. Die Wichtigkeit des Therapieziels »Vollremission« ergibt sich auch daraus, dass bei Patienten mit nur teilweiser Remission das Rezidivrisiko deutlich erhöht ist [1137].

Die remissionsstabilisierende Wirkung ist für zahlreiche Antidepressiva belegt. Durch eine derartige Erhaltungstherapie kann das **Rückfallrisiko um bis zu 70 % gesenkt** werden [444, 470, 471, 641, 643, 737, 1015, 1017, 1181, 1182, 1210, 1211, 1222, 1417].

Empfehlung/Statement	Empfehlungsgrad
3-20 Antidepressiva sollen mindestens 4–9 Monate über die Remission einer depressiven Episode hinaus eingenommen werden, weil sich hierdurch das Risiko eines Rückfalls erheblich vermindern lässt. In dieser Erhaltungsphase soll die gleiche Dosierung wie in der Akutphase fortgeführt werden. LoE Ia: Metaanalysen [470, 471] und RCTs [643, 737, 1017, 1210, 1211, 1222, 1417].	**A**

3.4.6 Rezidivprophylaxe

Bei Patienten mit einer hohen Rezidivneigung ist eine **langfristige Rezidivprophylaxe** indiziert. Die individuelle Rezidivneigung kann am ehesten aus dem bisherigen individuellen Verlauf abgeleitet werden. **Je mehr depressive Phasen** ein Patient bereits hatte und **je kürzer der Abstand zwischen ihnen** war, umso eher muss mit baldigen weiteren Rezidiven gerechnet werden. Bei dieser Einschätzung ist der Verlauf der jüngeren Vergangenheit von größerer Aussagekraft als der Verlauf in lange zurück liegenden

Jahren. Als weitere wichtige Kriterien für oder gegen die Indikation einer langfristigen Rezidivprophylaxe müssen die **Schwere der bisherigen Krankheitsepisoden,** vorausgegangene **Suizidalität** und das bisherige **Ansprechen auf Antidepressiva bzw. auf Phasenprophylaktika** wie Lithiumsalze, berücksichtigt werden. Je schwerer depressive Episoden waren (z. B. mit schweren psychosozialen Beeinträchtigungen, psychotischer Symptomatik oder Suizidalität), umso eher besteht die Indikation für eine Rezidivprophylaxe.

Die **Ziele der Rezidivprophylaxe** sind der Schutz gegen weitere Rezidive sowie die Verhinderung einer möglichen Zuspitzung der Symptomatik (v. a. Suizidalität). Medikamentös kommen die bereits in der Akuttherapie und Erhaltungstherapie wirksamen Antidepressiva und Dosierungen in Frage [22], bei ungenügendem Ansprechen oder Verträglichkeitsproblemen auch die Umstellung auf eine prophylaktische Lithiummedikation, die jedoch entsprechende Erfahrung bzw. fachärztliche Kompetenz erfordert. In Deutschland sind unter den Antidepressiva *Sertralin* und *Venlafaxin* für die Rezidivprophylaxe zugelassen. Studien zeigen, dass die Beibehaltung der in der Akuttherapie wirksamen Dosierung mit einem rezidivprophylaktischen Effekt verbunden ist, während es umgekehrt für eine Dosisreduzierung keine empirischen Nachweise gibt [470, 1017, 1241].

Wenn auch zahlreiche kontrollierte Studien die Wirksamkeit einer rezidivprophylaktischen Pharmakotherapie belegen, so besteht doch ein grundsätzliches methodisches Problem darin, dass deren Dauer aus praktischen Gründen meist nicht über maximal zwei Jahre hinausreicht, wodurch unklar bleibt, ob sich die rezidivprophylaktische Wirksamkeit unter längerer Behandlung verändert.

Die **wirksame Verhinderung von Rezidiven** bei unipolaren Patienten ist sowohl für die durch eine Langzeitmedikation mit verschiedenen *Antidepressiva* als auch mit *Lithiumsalzen* gut belegt [533, 1137]. Sowohl für *TZA* als auch für *SSRI* ist die Verhinderung von Rezidiven bei unipolaren Depressionen bei einer bis zweijährigen Medikation gegenüber Placebo nachgewiesen [1206]. Auch für *Venlafaxin* ist placebokontrolliert die rezidivprophylaktische Wirksamkeit gezeigt [745, 790, 1016]. In drei Studien wurde dabei die volle, zuvor akut verordnete Dosis, z. B. von Imipramin, weiterhin gegeben [440, 443, 444].

Wenn es auch sinnvoll erscheint, eine in der akuten Phase erfolgreiche antidepressive Therapie als prophylaktische, unter Umständen also lebenslange Medikation fortzuführen, so wird doch die individuelle Verträglichkeit und das individuelle Suizidrisiko für die Therapieentscheidung eine wichtige Rolle spielen müssen [89]. Studien, Übersichtsarbeiten und Metaanalysen zeigen, dass eine **Lithiumprophylaxe** bei unipolar rezidivierenden Depressionen einen **gleich wirksamen Rückfallschutz wie eine Antidepressivabehandlung** bietet [59, 1359]. In einem Cochrane-Review konnte die Wirksamkeit allerdings nicht statistisch signifikant belegt werden [217]. Eine **Lithiumbehandlung** bei unipolaren Verläufen kommt daher als **Verfahren der zweiten Wahl** in Betracht, wenn eine Rezidivprophylaxe mit Antidepressiva nicht wirksam oder aus anderen Gründen nicht durchführbar ist.

Auch wenn erwartet wird, dass die antidepressive Wirkung der Antidepressiva zu einer **Reduktion suizidaler Handlungen** führt, konnte dieser Effekt bislang in großen systematischen Übersichtsarbeiten und Metaanalysen nicht gesichert werden [417, 548, 560, 761, 762, 765]. Jedoch existieren übereinstimmende Metaanalysen kontrollierter Studien [251, 252, 1450] sowie große Vergleichsuntersuchungen ([755]; bei bipolaren Patienten: [470]), die insgesamt zeigen, dass eine **Lithiummedikation die Zahl von Suiziden und Suizidversuchen** bei Patienten mit unipolaren und bipolaren Episoden **signifikant vermindern** und die sonst um das zwei- bis dreifach erhöhte Mortalität von affektiven Störungen normalisieren kann [64, 129, 217, 252, 277, 713, 1036, 1291, 1449]. In einer **Metaanalyse** zu unipolaren Depressionen [550] fand sich eine signifikante Überlegenheit einer *Lithiummedikation* bei der Prävention von Suizidversuchen und Suiziden (RR[11] = 4,24 von Lithium-behandelten gegenüber nicht mit Lithium medizierten Patienten). In einer prospektiven Studie zeigte sich dabei eine sehr deutliche Überlegenheit

11 Relative Ratio (RR): Wahrscheinlichkeit, mit der in einer Behandlungsbedingung ein besseres Ergebnis (hier: unter Lithiummedikation kein Suizid) gegenüber einer anderen Behandlungsbedingung erzielt wird.

von *Lithium* über *Carbamazepin* [514, 1435]. Deshalb sollte insbesondere bei Patienten mit Suizidversuchen in der Vorgeschichte die Möglichkeit einer Lithiumlangzeitmedikation besonders sorgfältig geprüft werden.

Im Falle der Unverträglichkeit von Lithium oder bei nicht ausreichendem Ansprechen kommt als **nachrangige Alternative** das Antikonvulsivum *Carbamazepin* in Frage [318, 1169, 1341]. Während bei bipolaren Patienten mit überwiegend depressiven Phasen auch *Lamotrigin* als wirksames Prophylaktikum gegen depressive Phasen in Betracht kommt [11, 226], existieren für diese Substanz bei unipolaren Verläufen keine systematischen Untersuchungen. Für andere Antikonvulsiva wie z. B. *Valproat, Gabapentin* oder *Topiramat* ist eine rezidivprophylaktische Wirksamkeit weder bei uni- noch bipolaren Störungen hinreichend nachgewiesen worden.

Empfehlung/Statement	Empfehlungsgrad
3-21 Patienten mit 2 oder mehr depressiven Episoden mit bedeutsamen funktionellen Einschränkungen in der jüngeren Vergangenheit sollten dazu angehalten werden, das Antidepressivum mindestens 2 Jahre lang zur Langzeitprophylaxe einzunehmen. LoE Ia: Metaanalysen [59, 217, 1137, 1359] und RCTs [440, 443, 444, 745, 790, 1016, 1206]	B
3-22 Zur Vorbeugung eines Rezidivs sollte die gleiche Dosierung des Antidepressivums verabreicht werden, die bei der Akuttherapie wirksam war. LoE Ia: RCTs [440, 1017] und Referenzleitlinie [22]	0
3-23 Bei suizidgefährdeten Patienten soll in der Rezidivprophylaxe zur Reduzierung suizidaler Handlungen (Suizidversuche und Suizide) eine Medikation mit Lithium in Betracht gezogen werden. LoE Ia: Metaanalyse [550]	A

3.4.7 Maßnahmen bei Nichtansprechen

Wenn trotz regelmäßiger Einnahme eines Antidepressivums in der verordneten Dosierung innerhalb vier Wochen kein Ansprechen der depressiven Symptome zu verzeichnen ist oder die Symptome nach anfänglichem Abklingen wieder zunehmen, sollte zunächst versucht werden, mögliche Ursachen dieses Verlaufs zu ermitteln (Abbildung 11 »Medikamentöse Behandlung der therapieresistenten Depression« im Anhang). **Etwa ein Drittel aller Patienten respondiert nicht ausreichend** auf das primär eingesetzte Antidepressivum [287, 1424]. Noch gravierender ist, dass mehr als die Hälfte der Patienten nach acht Wochen antidepressiver Behandlung keine Vollremission erreicht [83]. Wenn ein Patient nach zwei bis vier Wochen keinerlei Besserung zeigt, sinkt die Wahrscheinlichkeit, dass er danach noch positiv anspricht. Bei **älteren Patienten** sollte aufgrund eines bisweilen verzögerten Ansprechens eher die Grenze von sechs Wochen gelten. Außerdem ist es sinnvoll, **bei Nichtansprechen die Mitarbeit des Patienten zu überprüfen**, wenn in Frage steht, ob die Medikamente regelmäßig eingenommen werden. Die Mitarbeit von Patienten wird durch ergänzende psychoedukative und psychotherapeutische Interventionen verbessert.

3.4.7.1 Serumspiegelbestimmung und Therapeutisches Drug Monitoring

Unterschiede in der Metabolisierung/Enzymaktivität können dafür verantwortlich sein, dass trotz bestimmungsgemäßer Einnahme keine therapeutisch wirksame Serumkonzentrationen (Plasmaspiegel) erreicht werden [769, 770]. Bei **Non-Response auf ein Antidepressivum** nach ausreichend langer Verordnung einer adäquaten Dosis ist die **Bestimmung der Serumkonzentration** (Plasmaspiegel) mit anschließender Dosisadaptation (»**Therapeutisches Drug Monitoring**«, TDM) die Maßnahme der Wahl. Hierdurch können nicht nur sub- oder supratherapeutische Serumspiegel der genetisch bedingten Metabolisierungsbesonderheiten, sondern auch Resorptionsstörungen oder Einnahmeunregelmäßigkeiten erkannt werden. Eine Übersicht gibt die Tabelle im Anhang 2: »Antidepressiva – Wirkstoffe gegliedert nach Wirkstoffgruppen mit Angaben zu Dosierung, Plasmaspiegel und Monitoring« mit empfohlenen Serumkonzentrationen und Therapeutischem Drug Monitoring (TDM) [91, 632, 633]. Die Blutabnahme zur Serumspiegelbestimmung muss im *steady state* (das ist bei den allermeisten Antidepressiva vier bis fünf Tage nach Einnahme einer konstanten Dosierung) und im so genannten Talspiegel, d. h. vor Einnahme der Morgendosis (bzw. bei nur abends eingenommenen Pharmaka: vor Einnahme der Abenddosis) erfolgen.

Empfehlung/Statement	Empfehlungsgrad
3-24_mod_2015 Spricht ein Patient nach 4 Wochen nicht auf eine Antidepressivamonotherapie an, sollten zunächst Ursachen für diesen Verlauf evaluiert werden. Zu diesen Ursachen gehören gegebenenfalls die nicht ausreichende Mitarbeit des Patienten, eine nicht angemessene Dosis und ein zu niedriger Serumspiegel. LoE III: Beobachtungsstudien [769, 770] und Referenzleitlinien [83, 287, 1424]	**B**
3-25_NEU_2015 **Serumspiegelkontrolle von Antidepressiva (TDM)** Spricht ein Patient nach angemessener Behandlungsdauer und -dosis sowie bestimmungsgemäßer Einnahme nicht auf eine Antidepressiva-Medikation an, sollte der Plasmaspiegel des Medikaments kontrolliert werden. Für die meisten Antidepressiva sind inzwischen Empfehlungen für einen therapeutischen Plasmaspiegel etabliert. Die Blutabnahme soll im steady state (das ist bei den allermeisten Antidepressiva vier bis fünf Tage nach Einnahme einer konstanten Dosierung) und als so genannter Talspiegel erfolgen. Sowohl ein zu niedriger als auch ein zu hoher Plasmaspiegel sollte im Sinne des Therapeutischen Drug Monitorings (TDM) durch eine Dosisadaptation korrigiert werden. Ferner sind Plasmaspiegelkontrollen angeraten bei Hochdosisbehandlung, Verträglichkeitsproblemen, multimedizierten oder komorbiden Patienten, Symptomverschlechterung bei dosisstabiler antidepressiver Medikation und unsicherer Einnahmeregelmäßigkeit. Expertenkonsens basierend auf Referenzleitlinien [91, 632, 633]	**KKP**

3.4.7.2 Metabolisierungsbesonderheiten, Genotypisierung

Die meisten Antidepressiva werden über das hepatisch lokalisierte ***Cytochrom P450-System (CYP)*** abgebaut, von dem die folgenden fünf Isoenzyme für den Abbau relevant sind: Cytochrom P450 1A3 (CYP1A2), CYP2C9/10, CYP2C19, CYP2D6 und CYP3A3/4. Welches Isoenzym für den Abbau welches

Antidepressivums verantwortlich ist, kann der Tabelle im Anhang 5: »Substrate (nur Antidepressiva) der Cytochrom P450-Isoenzyme« entnommen werden. Insbesondere bei den Isoenzymen CYP2C19 und CYP2D6 kommen bei bis zu zehn Prozent der Bevölkerung genetisch bedingte Über- oder Unteraktivitäten vor, die dazu führen, dass trotz regelmäßiger Einnahme einer Standarddosis ein deutlich erniedrigter (*Schnell- bzw. Ultraschnell-Metabolisierer*) bzw. erhöhter (*Langsam-Metabolisierer*) Serumspiegel vorliegt.

Erste Analysen zu möglichen **geschlechtsspezifischen Unterschieden bei der Metabolisierung** bzw. **Pharmakokinetik** zeigen, dass beispielsweise die Plasmaspiegel der SSRI *Fluvoxamin* und *Sertralin* bei Frauen erhöht sind, was auf unterschiedliche Aktivitäten von CYP1A2 und CYP2C19 zurückgeführt wird (► [1443]).

Spricht ein Patienten trotz ausreichend langer, regelmäßiger Einnahme einer Standarddosis (wiederholt) nicht an oder entwickelt (wiederholt) übermäßig stark ausgeprägte unerwünschte Wirkungen, sollte das **Vorliegen einer Metabolisierungsbesonderheit** in Betracht gezogen werden. Der einfachste Weg ist die Bestimmung eines Serumspiegels des Antidepressivums, die darüber Auskunft gibt, ob eine zur Dosis inadäquat hohe oder niedrige Serumkonzentration des Pharmakons vorliegt. Es besteht prinzipiell auch die Möglichkeit, aus einer Vollblutprobe den *genetischen Metabolisierertypus* für die Isoenzyme CYP2C19 und CYP2D6 zu bestimmen (Genotypisierung). Dieses Vorgehen ist bislang außerhalb wissenschaftlicher Anwendung nicht verbreitet, bietet aber potenziell die Chance, von Beginn an eine individuell angepasste Dosis zu verordnen.

Für die **meisten Antidepressiva sind vorläufige Dosisempfehlungen veröffentlicht**, die bei Ultraschnell-Metabolisierern bis zu 300 % und bei Langsam-Metabolisierern bis lediglich 20 % der Standarddosis betragen [769, 770]. Ferner bietet die Genotypisierung den Vorteil, dass sie wie die Blutgruppenbestimmung nur einmal im Leben durchgeführt werden muss.

Die Überwindung der Bluthirnschranke ist für die Wirksamkeit von Antidepressiva entscheidend. 3/4 der verfügbaren Antidepressiva werden von Molekülen, den P-Glykoproteinen, die in den Blutkapillaren lokalisiert sind, am Eintritt in das Hirngewebe gehindert. Die Effizienz dieser P-Glykoproteine ist variabel und kann durch einen Gentest, den ABCB1-Test, bestimmt werden. Bei zum Teil widersprüchlichen Ergebnissen einzelner Studien zeigte eine **Metaanalyse** einen Zusammenhang von Genotyp und Ansprechen auf eine antidepressive Medikation [184]. Prospektive klinische Studien, in denen im Vergleich zu einer Kontrollgruppe untersucht wurde, ob die Genotypisierung zu einem besseren Behandlungsergebnis beiträgt, liegen bislang nicht vor. Auch existieren bislang keine Studien bei Menschen, die einen Zusammenhang der Antidepressiva-Konzentration im ZNS mit dem Genotyp belegen. Sofern die weitere Forschung derartige Zusammenhänge bestätigt, bietet sich durch eine ABCB1-Testung potenziell die Möglichkeit, gegebenenfalls eine höhere Antidepressivadosis anzustreben, oder ein Antidepressivum zu wählen, das kein Substrat von P-Glykoproteinen ist (in Tierversuchen sind dies Fluoxetin, Mirtazapin, Vortioxetin und Agomelatin).

3.4.7.3 Dosiserhöhung

Die einfachste Maßnahme bei initial fehlendem/mangelndem Ansprechen ohne vorherige Serumspiegelbestimmung besteht in der **Anhebung der Dosierung** des verordneten Antidepressivums in Abhängigkeit von Verträglichkeit und den Anwendungsempfehlungen des Herstellers. Eine Ausnahme stellen *SSRI* dar, für die zahlreiche Studien zeigen, dass **keine positive Dosis-Wirkungs-Beziehung** besteht und eine Dosiserhöhung eventuell sogar nachteilig ist [882]. Die Wirksamkeit von Dosiserhöhung ist allerdings gezeigt für *TZA*, *Venlafaxin* und *Tranylcypromin* [3].

Empfehlung/Statement	Empfehlungsgrad
3-26 Bei zahlreichen Antidepressiva (z. B. TZA, Venlafaxin, Tranylcypromin) kann eine sinnvolle Maßnahme bei Non-Response im Aufdosieren der Substanz im Einklang mit den Anwendungsempfehlungen des Herstellers bestehen. Dies gilt nicht für SSRI. LoE Ib: Metaanalyse [3]	0

Falls diese Maßnahme allein nicht ausreichen sollte, ist eine der folgenden Strategien zu erwägen:
- Die Verstärkung der antidepressiven Wirkung eines gegebenen Antidepressivums durch die zusätzliche Gabe einer weiteren Substanz, die selbst kein Antidepressivum ist. Diese Maßnahme wird als »**Augmentation**« bezeichnet.
- Das Umsetzen von einem Antidepressivum auf ein anderes Antidepressivum. Diese Maßnahme wird als Wechsel oder »**Switching**« bezeichnet.
- Die zusätzliche Gabe eines weiteren Antidepressivums zu einer bestehenden, aber nicht ausreichenden Medikation mit einem Antidepressivum. Diese Maßnahme wird als »**Kombination**« bezeichnet.
- Die **Kombination mit einer Psychotherapie** bzw. der **Wechsel zur Psychotherapie** (▶ Kapitel 3.5)

Einen Überblick über das Vorgehen gibt die ◻ Abbildung 11: »Medikamentöse Behandlung der therapieresistenten Depression« im ▶ Anhang 7.

3.4.7.4 Augmentation

Verschiedene Substanzen, die, allein gegeben, keine oder nur eine unbedeutende antidepressive Wirkung haben, werden zur **Wirkungsverstärkung (Augmentation)** von Antidepressiva eingesetzt.

Die **Effektivität einer Lithiumaugmentation** bei Non-Response ist am besten untersucht und belegt und ist daher das einzige etablierte und auch **zugelassene Augmentationsverfahren** [82, 85, 210]. Bis zur Beurteilung der Wirksamkeit sollte eine Lithiumaugmentation mindestens zwei bis vier Wochen lang mit therapeutisch wirksamen Lithiumspiegeln durchgeführt werden [85]. Im ▶ Anhang 8: »Anwendungsempfehlungen: Lithiumtherapie« finden sich Anwendungshinweise zur Lithiumtherapie.

Die Wirksamkeit der **Augmentationstherapie mit Schilddrüsenhormonen** (*Trijodthyronin*, *Levothyroxin*), **Sexualhormonen** oder **Antiepileptika** ist nicht in gleicher Weise belegt wie die Lithiumaugmentation [90], auch wenn neue Studienergebnisse (z. B. aus der Star*-D-Studie für die Augmentation mit Trijodthyronin; [1077]) ihre Wirksamkeit zeigen. Der Vorteil der Augmentationsverfahren ist ein rascher Wirkungseintritt [1066]. Nachteile bestehen in den zusätzlichen Neben- und Wechselwirkungen von Lithium und Schilddrüsenhormonen (insbesondere kardiovaskulär). Die Lithiumaugmentation sollte den hierin ausgebildeten oder erfahrenen Fachärzten für Psychiatrie und Psychotherapie vorbehalten sein, auch eine Augmentationsstrategie mit Schilddrüsenhormonen sollte grundsätzlich nur in der fachärztlichen Praxis erfolgen.

Die Hauptindikation von Antipsychotika liegt in der Behandlung von **Positivsymptomen schizophrener Erkrankungen** sowie ihrer **Rückfallprophylaxe**. Weitere wichtige Indikationen sind die Behandlung der **akuten Manie** und von **deliranten Syndromen**. Bei der **unipolaren Depression** wurden Antipsychotika bislang nur im Rahmen von **psychotischen Manifestationen** dieser Erkrankung empfohlen und anderweitig kaum systematisch untersucht. Gegen einen Einsatz bei nicht psychotischen Depressionen sprachen die schweren Nebenwirkungen der Antipsychotika der ersten Generation (z. B. Haloperidol), wie extrapyramidalmotorische Nebenwirkungen (EPS) und Spätdyskinesien. Ferner spielte eine

Rolle, dass Antipsychotika der ersten Generation, manchmal durch die starke Verminderung von Dopamin (Dopamindepletion) vermittelt, depressive Syndrome induzieren können. Dieses Phänomen ist bei schizophrenen Erkrankungen beschrieben (sogenannte pharmakogene Depression, z. B. [854]).

Die Entwicklung einer Reihe von **Antipsychotika der zweiten Generation** (»atypische« Antipsychotika) hat diese Ausgangslage verändert. Hauptmerkmal dieser Antipsychotika ist, dass sie insgesamt weniger oder überhaupt keine EPS induzieren als Antipsychotika der ersten Generation. Dies wird durch besondere Wirkmechanismen der Antipsychotika der zweiten Generation, wie der gleichzeitigen Blockade von Dopamin- und Serotoninrezeptoren [988], der selektiven Blockade von mesolimibischen Dopaminrezeptoren [47] oder einem partiellen Dopaminagonismus [831] (vor allem bei Aripiprazol) erklärt.

Die Einteilung in erste und zweite Generation (bzw. in Typika versus Atypika) ist allerdings umstritten, weil nicht alle Antipsychotika der zweiten Generation völlig frei von EPS (z. B. bei Risperidon) und dem Auslösen von Spätdyskinesien sind [280, 871]. Auch gibt es kein anderes Kriterium, anhand dessen sich alle Antipsychotika einheitlich in beide Gruppen zuordnen ließen [871]. Ferner weisen viele Substanzen dieser Gruppe **erhebliche andere Nebenwirkungen**, wie Gewichtszunahme und assoziierte metabolische Probleme auf (z. B. Anstieg von Triglyceriden, Cholesterin und Glucose bis hin zum Diabetes Typ II). Ein weiteres Beispiel ist das Auftreten einer Prolaktinerhöhung unter einigen dieser Präparate (insbesondere durch Amisulprid, Risperidon, Paliperidon), die mit sexuellen Nebenwirkungen (z. B. Dys-/Amenorrhö, Galaktorrhö, Libidoverlust) und langfristig möglicherweise mit einer verminderten Knochendichte (Osteoporose) einhergehen kann. Andererseits waren in einer umfassend angelegten Metaanalyse einige Antipsychotika der zweiten Generation konventionellen Antipsychotika (vor allem Haloperidol) in der Reduktion einer depressiven Begleitsymptomatik bei Patienten mit Schizophrenie signifikant überlegen [872].

Vor dem Hintergrund des insgesamt niedrigeren EPS-Risikos und den teilweise anderen Wirkmechanismen wurden in den letzten Jahren zahlreiche randomisierte Studien über die Wirksamkeit verschiedener Antipsychotika der zweiten Generation bei unipolarer Depression durchgeführt und inzwischen metaanalytisch zusammengefasst:

Spielmans et al. [1363] fanden **14 randomisierte Kurzzeitstudien** (4–12 Wochen) über die Wirksamkeit der Zugabe von Antipsychotika der zweiten Generation zu Antidepressiva bei therapieresistenter unipolarer Depression. Es fanden sich RCTs über *Aripiprazol*, *Quetiapin*, *Risperidon* und das Kombinationspräparat *Olanzapin/Fluoxetin*. Alle vier Medikamente führten signifikant häufiger zur Remission als eine Monotherapie mit Antidepressiva, die Number Needed to Treat war 19 für *Olanzapin/Fluoxetin* und 9 für alle anderen Präparate. Die Effektstärken für eine Reduktion der Montgomery Asberg Depression Scale (MADRS) der verschiedenen Medikamente lagen in einem Bereich zwischen 0,26 und 0,48. Bis auf *Olanzapin/Fluoxetin* kam es auch bei allen Medikamenten signifikant häufiger zu einem Ansprechen auf die Behandlung (NNT *Aripiprazol* = 7, *Quetiapin* = 10, *Risperidon* = 8). Positive Effekte auf die Lebensqualität waren entweder nicht signifikant oder sehr klein. Die Kombinationsbehandlung war eindeutig mit verschiedenen Nebenwirkungen wie Akathisie (*Aripiprazol*), Sedierung (*Quetiapin, Olanzapin/Fluoxetin, Aripiprazol*), Gewichtszunahme (alle vier Medikamente, am stärksten unter *Olanzapin/Fluoxetin*) und metabolischen Veränderungen (*Olanzapin/Fluoxetin, Quetiapin*) assoziiert.

Diese Einschätzung wird weitgehend durch einen **Cochrane-Review** bestätigt, der älter ist und daher etwas weniger randomisierte Studien erfasste (Komossa et al. [799]). Gleichzeitig schloss diese Metaanalyse im Gegensatz zu Spielmans et al. [1363] auch in den USA nicht verfügbare Substanzen wie Amisulprid ein. Auch hier waren dieselben vier Antipsychotika der zweiten Generation als Augmentativa zu Antidepressiva wirksam, bei allerdings wiederum erhöhten Nebenwirkungsraten.

Schließlich ist noch der **Health Technology Assessment (HTA) Bericht** von Edwards et al. [379] zu erwähnen. Dieser konnte aufgrund stringenter Einschlusskriterien (z. B. Therapieresistenz belegt durch mindestens 2 erfolglose Behandlungsversuche mit Antidepressiva) nur Studien über die Kombination *Olanzapin mit Fluoxetin* einbeziehen und fand eine signifikante Überlegenheit im Vergleich zur Monotherapie mit Fluoxetin. Das Nebenwirkungsrisiko (Studienabbruch wegen Nebenwirkungen wie Mundtrockenheit, Kopfschmerzen, Appetitsteigerung, Gewichtszunahme, Tremor) war unter der Kombination unter Verwendung eines Fixed Effects-Modells signifikant erhöht. Unter der Annahme eines Random Effects-Modells fanden sich aufgrund teilweise deutlich unterschiedlicher Ergebnisse der beiden Studien mit Daten und entsprechender Heterogenität keine signifikanten Unterschiede in den Nebenwirkungen.

Was die **Dosis der untersuchten Antipsychotika** angeht, so lagen diese oftmals niedriger als die bei akuter Schizophrenie üblichen Dosierungen. Die maximal untersuchte *Aripiprazoldosis* in Studien mit flexibler Dosierung war 20mg/Tag. *Quetiapin* wurde hauptsächlich in Studien mit fixen Dosierungen bis 300mg/Tag untersucht, wobei sich keine signifikante Wirksamkeitsüberlegenheit von 300mg/Tag im Vergleich zu 150mg/Tag fand. Eine weitere Studie erlaubte flexible Dosierungen zwischen 200 und 600mg/Tag, im Mittel wurden 182mg/Tag gegeben. *Risperidon* wurde grundsätzlich niedrig dosiert, die maximal erlaubte Dosis war in den meisten Studien 2mg/Tag. In einigen Olanzapinstudien wurden bei flexibler Gabe breitere Dosisbereiche untersucht (5–20mg/Tag), wobei im Mittel auch hierbei eher niedrige Dosierungen um 10mg/Tag gegeben wurden (die Angaben zur Dosis wurden aus den Tabellen in Spielmans et al. [1363] und Komossa et al. [799] übernommen).

Hervorzuheben ist, dass **solide Daten zum Einfluss auf die Lebensqualität und auf das soziale Funktionsniveau weitgehend fehlen**, und dass es sich bei allen in diese systematischen Reviews eingeschlossenen Untersuchungen um Kurzzeitstudien mit einer maximalen Dauer von 12 Wochen handelte. Es gibt daher keine randomisierten Daten über die Langzeiteffekte einer Augmentierung mit Antipsychotika der zweiten Generation. Therapieentscheidungen über die Fortsetzung einer erfolgreichen Augmentierung in der Akutbehandlung müssen daher vor allem wegen der häufigeren Nebenwirkungen gründlich überdacht werden.

Für die Augmentation von Antidepressiva mit Antipsychotika **bei Non-Respondern** gibt es positive Wirksamkeitsnachweise für *Aripiprazol, Olanzapin, Quetiapin* und *Risperidon*. Nachdem das Nebenwirkungsrisiko unter allen Substanzen im Vergleich zur Monotherapie eindeutig erhöht ist, sollten diese nur bei klarer Indikation hierfür und unter engmaschigem Monitoring der substanztypischen Nebenwirkungen eingesetzt werden.

Nachdem randomisierte Langzeitstudien weitgehend fehlen, ist der längerfristige Einsatz über die Akutphase hinaus gründlich abzuwägen. Zu beachten ist auch, dass die in den Studien verwendeten Dosierungen in der Regel deutlich niedriger als bei einer Schizophreniebehandlung üblich waren (z. B. war die maximal untersuchte fixe Quetiapindosis 300mg/Tag). Auch in der klinischen Anwendung sind daher grundsätzlich eher niedrige Dosierungen zu empfehlen. Schließlich muss betont werden, dass in Deutschland von allen genannten Substanzen nur *Quetiapin* eine offizielle Indikation als Augmentativum bei Non-Response auf Antidepressiva hat. Die Verwendung aller anderen hier genannten Antipsychotika stellt daher einen »off-label«-Gebrauch dar.

Diese Empfehlungen werden weitgehend durch die **Referenzleitlinie NICE** gestützt, die ebenfalls die Augmentation mit einem Antipsychotikum wie *Aripiprazol, Olanzapin, Quetiapin* oder *Risperidon* als eine von verschiedenen Behandlungsstrategien (z. B. auch Substanzwechsel, Lithiumaugmentation, Kombination von Antidepressiva) bei initialer inadäquater Response angibt. Gleichzeitig wird die Erforderlichkeit eines Monitorings von Körpergewicht, Lipidstatus und Glukose sowie das Achten auf Nebenwirkungen (z. B. EPS, prolaktinassoziierte Nebenwirkungen von Risperidon) betont [1063]. Auch eine weitere **Referenzleitlinie der World Federation of Societies of Biological Psychiatry (WFSB)** unterstützt diese Empfehlung grundsätzlich, schränkt sie jedoch auf *Quetiapin* und *Aripiprazol* ein [87]. Die Olanzapindaten werden als weniger eindeutig eingeschätzt und bei Risperidon wird hervorgehoben, dass die initiale Wirksamkeit in einer Follow-up-Untersuchung nicht aufrechterhalten werden konnte. Als weiterer Grund wird das erhebliche Nebenwirkungsrisiko beider Substanzen angegeben. Es liegt ein Evidenzgrad I (mehrere Metaanalysen mit verhältnismäßig großen Fallzahlen und weitgehend übereinstimmenden Ergebnissen) für die Wirksamkeit und Nebenwirkungen der oben genannten vier Substanzen bei

Non-Respondern auf Antidepressiva vor. Dieser bezieht sich nur auf die Kurzzeitbehandlung bis etwa 12 Wochen. Aufgrund der diversen Einschränkungen (erhöhtes Nebenwirkungsrisiko etc.) wird eine Empfehlung Grad B gegeben (▶ unten) [1063].

Empfehlung/Statement	Empfehlungsgrad
3-27 Ein Versuch zur Wirkungsverstärkung (Augmentation) mit Lithium sollte vom erfahrenen Arzt bei Patienten erwogen werden, deren Depression auf Antidepressiva nicht angesprochen hat. LoE Ia: Metaanalysen [82, 85, 210]	B
3-28 Wenn bei einem Patienten 2–4 Wochen nach Erreichen wirksamer Lithiumspiegel keine Wirkung festzustellen ist, sollte Lithium wieder abgesetzt werden. Expertenkonsens	KKP
3-29 Patienten, die gut auf ein Antidepressivum mit Lithium-Augmentation ansprachen, sollten unter diesem Regime für mindestens 6 Monate bleiben. LoE IV: Expertenkonsens	B
3-30_mod_2015 Die Augmentation von Antidepressiva mittels Carbamazepin, Lamotrigin, Pindolol, Valproat, Dopaminagonisten, Psychostimulanzien, Schilddrüsen- oder anderen Hormonen kann nicht als Routineeinsatz bei therapieresistenter Depression empfohlen werden. LoE Ib: RCT [1077] und Referenzleitlinie [90]	0
3-31_NEU_2015 Bei Patienten, die nicht auf eine Monotherapie mit Antidepressiva ansprechen, sollte eine Augmentation von Antidepressiva mit den Antipsychotika Quetiapin (zugelassen), Aripiprazol, Olanzapin und Risperidon (jeweils off-label) in verhältnismäßig niedrigen Dosierungen erwogen werden, um depressive Symptome zu reduzieren. LoE Ia: Metaanalysen [379, 799, 1363]	B

3.4.7.5 Wechsel des Antidepressivums (»Switching«)

Beim Wechsel auf ein Antidepressivum einer anderen (oder derselben) Wirkstoffgruppe sollte immer zunächst eine andere Einzelsubstanz verordnet werden. Der Wechsel des Antidepressivums ist die am häufigsten nach Non-Response auf eine Antidepressivatherapie durchgeführte Strategie. Überwiegend wird empfohlen, **beim Wechsel des Antidepressivums auch die Substanzklasse zu wechseln**. Es gibt allerdings nur drei kontrollierte Studien, die die Wirksamkeit dieses Vorgehens untersuchten [282, 420, 1330]. In keiner der drei Studien war das Umsetzen der einfachen Fortführung des bislang unwirksamen Antidepressivums signifikant überlegen, auch nicht in einer Metaanalyse dieser Studien [209]. Zwei aktuelle **RCTs** bekräftigen diese Erkenntnis [1226, 1358]. In der Studie von Souery et al. [1358] war Umsetzen sogar signifikant weniger wirksam als die Fortführung des bislang unwirksamen Antidepressivums.

Nur in **offenen Studien** zeigte sich, dass etwa 50 % der Patienten bei einem Wechsel des Antidepressivums ansprechen [90, 287, 1424, 1430]. In der vom National Institute of Mental Health (NIMH) geförderten *Star*D-Studie* an 727 ambulanten Patienten, die auf *Citalopram* nicht ansprachen oder dieses nicht vertrugen, konnte nach Wechsel auf ein anderes Antidepressivum (*Bupropion*, *Venlafaxin*, *Sertralin*) unabhängig von der Wirkstoffgruppe eine Remissionsrate von etwa 25 % erzielt werden [1254]. Allerdings muss bei diesen offenen Studien berücksichtigt werden, dass das Eintreten der Remission lediglich durch die verlängerte Behandlungs- oder Beobachtungsdauer erfolgt sein kann. Einen sicheren Beleg anhand einer ausreichenden Zahl methodisch hochwertiger Studien gibt es hierfür jedoch nicht [1059].

Desgleichen fehlen systematische klinische Untersuchungen, die die **Effektivität einer Antidepressivaumstellung mit derjenigen der Augmentation vergleichen**, deren Wirksamkeit gut belegt ist (▶ oben) [1066]. Der Vorteil des Umsetzens auf ein anderes Antidepressivum besteht darin, dass unter Beibehaltung einer Monotherapie und möglicherweise einer besseren Compliance als bei Verabreichung von zwei Pharmaka auch ein geringeres Risiko von Nebenwirkungen und Wechselwirkungen erwartet werden kann [1066, 1426]. Der Nachteil ist, dass nochmals die unter Umständen lange Latenzzeit für das neu gewählte Antidepressivum abgewartet werden muss. Für die in der Praxis sehr häufig angewandte Strategie des Switchings besteht insgesamt erheblicher Forschungsbedarf. Aufgrund der schwachen Evidenzlage sollte von langen Aneinanderreihungen immer neuer Antidepressiva abgesehen werden.

Empfehlung/Statement	Empfehlungsgrad
3-32 Beim Wechsel zwischen Antidepressiva sollten wegen möglicher Wechselwirkungen eine schrittweise Aufdosierung des neuen und ein ausschleichendes Absetzen des alten Antidepressivums erfolgen. LoE IV: Expertenkonsens	**B**
3-33 Der Wechsel des Antidepressivums ist bei Nichtansprechen nicht die Behandlungsalternative erster Wahl. Jeder Wechsel sollte daher sorgfältig geprüft werden. LoE Ib: Metaanalyse [209], RCTs [282, 420, 1226, 1330, 1358] und Beobachtungsstudien [90, 287, 1424, 1430]	**B**

Die Kombination von *MAO-Hemmern* mit Serotonin-Agonisten wie *SSRI* oder dem *TZA Clomipramin* ist wegen der Gefahr eines **Serotoninsyndroms** kontraindiziert. Bei Umstellung auf *Moclobemid* sind entsprechende Sicherheitsabstände zu beachten (▶ entsprechende Fachinformationen).

Empfehlung/Statement	Empfehlungsgrad
3-34_mod_2015 Bei der Umstellung von SSRIs, SNRI und Clomipramin auf MAO-Hemmer ist ein ausreichender Sicherheitsabstand von 2 Wochen, bei Fluoxetin von 5 Wochen zu berücksichtigen. Eine Kombination der MAO-Hemmer mit diesen Antidepressiva ist kontraindiziert. Expertenkonsens	**KKP**

3.4.7.6 Antidepressiva-Kombination

Die Kombination eines Antidepressivums mit einem zweiten kann bei Patienten sinnvoll sein, deren Depression sich als therapieresistent erweist und die bereit sind, mögliche Nebenwirkungen in Kauf zu nehmen. Besonderes Augenmerk sollte auf die **Erkennung eines Serotoninsyndroms** gelegt werden. **Kontrollierte Studien und aktuelle systematische Übersichtsarbeiten** zeigen, dass sich die zusätzliche Gabe von *Mianserin* oder *Mirtazapin* zu SSRI bzw. SSNRI (Venlafaxin) oder TZA positiv auf die Reduktion depressiver Symptome auswirkt [234, 317, 334, 420, 841, 914, 942, 981, 1225]. *Mianserin* sollte wegen des Risikos einer Agranulozytose nur mit Vorsicht zur Kombination mit einem anderen Antidepressivum eingesetzt werden, besonders bei älteren Erwachsenen. Die Wirksamkeit anderer Kombinationen ist nicht durch kontrollierte Studien belegt. Für den therapeutischen Nutzen der Verordnung von mehr als zwei verschiedenen Antidepressiva gibt es keine Evidenz.

Empfehlung/Statement	Empfehlungsgrad
3-35_mod_2015 Bei einem Patienten, der auf eine Antidepressivamonotherapie nicht respondiert hat, kann als einzige Antidepressivakombination die Kombination von Mianserin (unter Berücksichtigung des Agranulozytoserisikos) oder Mirtazapin einerseits mit einem SSRI oder einem TZA andererseits empfohlen werden. Nur für diese Kombinationen wurde in mehreren randomisierten und doppelblinden Studien gezeigt, dass sie wirksamer sind als die Monotherapie mit nur einem der Wirkstoffe. Expertenkonsens basierend auf Metaanalysen [914, 1225] und RCTs [234, 317, 334, 420, 841, 942, 981]	**KKP**

3.4.8 Pharmakotherapie chronischer Depressionen

Die meisten der Wirksamkeitsstudien für Antidepressiva wurden für *akute depressive Störungen* durchgeführt. Das Überschreiten einer maximalen Dauer der aktuellen depressiven Episode (»Indexepisode«) ist häufig ein Ausschlusskriterium für die Aufnahme eines Patienten in eine derartige Untersuchung. Dennoch gibt es auch kontrollierte Untersuchungen zur Wirksamkeit der Pharmakotherapie bei *chronischen* depressiven Störungen.

In einer sorgfältigen **Metaanalyse** zur pharmakologischen Behandlung der *Dysthymie* und der *Double Depression* [328, 891] konnten 15 doppelblinde und placebokontrollierte Studien mit insgesamt 1.964 Patienten aufgenommen werden. Untersucht wurden u. a. *TZA*, *SSRI* und *MAO-Hemmer*. In 12 der 15 Studien war das **aktive Medikament signifikant stärker antidepressiv wirksam** als Placebo; auch die metaanalytische Gesamtauswertung ergab einen signifikanten Wirkvorteil der aktiven Pharmakotherapie. Signifikante Wirksamkeitsunterschiede zwischen den verschiedenen Antidepressiva oder Antidepressivaklassen ließen sich nicht feststellen. Patienten mit *Dysthymien* und *Double Depression* sprachen gleich gut an. In einer weiteren aktuellen **Metaanalyse** [1499] zeigte sich ebenfalls eine Überlegenheit von SSRI oder TZA über Placebo. In die Metaanalyse eingeschlossen wurden ganz überwiegend Patienten mit Dysthymie und nur wenige mit chronischer Depression.

Auch andere aktuellere Übersichtsarbeiten [792, 998], die neben *Dysthymie* und *Double Depression* auch *chronische mittel- und schwergradige depressive Episoden* einbezogen haben, bestätigten die **Überlegenheit einer Antidepressiva- über eine Placebobehandlung.** In vielen Studien ist die Zahl der untersuchten Patienten jedoch klein. Lediglich für *Sertralin* und *Imipramin* liegen Untersuchungen mit einer Patientenzahl von mehr als 100 pro Behandlungsgruppe vor. In einer großen doppelblinden Studie [737] waren *Sertralin* und *Imipramin* bei 635 Patienten mit chronischer depressiver Episode oder mit Double Depression gleich wirksam, *Sertralin* war allerdings besser verträglich.

Empfehlung/Statement	Empfehlungsgrad
3-36 Bei Dysthymie und Double Depression soll eine pharmakologische Behandlung angeboten werden. LoE Ia: Metaanalysen [328, 792, 891, 998, 1499]	**A**
3-37 Bei einer chronischen (mehr als 2 Jahre persistierenden) depressiven Episode sollte eine pharmakologische Behandlung angeboten werden. LoE Ia: Metaanalysen [792, 998]	**B**

3.4.9 Einsatz anderer Substanzen

3.4.9.1 Antipsychotika

In einer **Metaanalyse** von Komossa et al. [799] wurde die Monotherapie mit Antipsychotika der zweiten Generation bei unipolarer Depression im Vergleich zu Placebo und im Vergleich zu Antidepressiva untersucht. Im Vergleich zu einer Monotherapie mit Placebo fanden sich Studien für *Olanzapin* und *Quetiapin*. Für *Olanzapin* fand sich insgesamt kein Wirksamkeitsnachweis bei gleichzeitig erhöhten Nebenwirkungen. *Quetiapin* war mit einer signifikant besseren Wirksamkeit als Placebo assoziiert (z. B. Anzahl an Teilnehmern ohne Remission, 3 RCT mit 1.337 Teilnehmern, Odds Ratio 0,65, 95% CI 0,49–0,86). Allerdings kam es auch zu mehr Nebenwirkungen wie EPS, Gewichtszunahme und Sedierung. Im Vergleich zu Antidepressiva fand sich in einer relativ großen Studie (n = 277) kein signifikanter Unterschied zwischen *Amisulprid* und *Paroxetin* bei therapieresistenter Depression. *Olanzapin* (5 Studien) und *Quetiapin* (4 Studien) waren **nicht wirksamer als Antidepressiva**, bei gleichzeitig erhöhten Nebenwirkungsraten. Zusammenfassend lässt sich festhalten, dass sich in den Monotherapiestudien nur eine signifikante Überlegenheit von *Quetiapin* gegenüber Placebo zeigen ließ, dass alle untersuchten Antipsychotika der zweiten Generation aber mit mehr Nebenwirkungen als Placebo oder Antidepressiva assoziiert waren. **Kein Antipsychotikum der zweiten Generation ist aktuell als Monotherapie bei unipolarer Depression zu empfehlen und keines hat eine offizielle Zulassung für diese Indikation.** Ein Wirksamkeitsnachweis im Vergleich zu Placebo liegt nur für *Quetiapin* vor, welches im Direktvergleich den Antidepressiva aber nicht überlegen war und gleichzeitig mehr Nebenwirkungen verursachte.

3.4.9.2 Benzodiazepine

Benzodiazepine haben praktisch **keine antidepressive Wirkung** und sind für die Behandlung der Depression nicht zugelassen. Eine Zusatzmedikation erfolgt oft in der Absicht, die Wirklatenz von Antidepressiva bei Vorhandensein von Angst, Unruhe oder Schlaflosigkeit zu überbrücken. Die klinische Relevanz von Ergebnissen aus Vergleichsstudien, die über günstige Wirkungen einer Kombination von Benzodiazepinen mit Antidepressiva gegenüber einer Antidepressivamonotherapie mit geringeren Abbruchraten und einem zumindest kurzfristig (bis zu vier Wochen) besseren Ansprechen auf die Pharmakotherapie berichten, wird widersprüchlich bewertet [461, 1059]. Die Indikation von Benzodiazepinen muss letztlich im Individualfall geprüft und hinsichtlich möglicher Risiken (z. B. Sedierung, psychomotorische und kognitive Beeinträchtigung, Komedikation, Abhängigkeitspotential) diskutiert werden, die Anwendung sollte aber nur kurzfristig erfolgen (unter vier Wochen) [90, 1059].

3.4.10 Pharmakotherapie bei besonderen Patientengruppen

3.4.10.1 Ältere Patienten

Die **Wirksamkeit von Antidepressiva** ist auch für ältere Patienten belegt. **Wirksamkeitsunterschiede** zwischen den beiden großen Antidepressivagruppen *TZA* und *SSRI*, aber auch zu anderen und neueren Antidepressiva (z. B. *Moclobemid, Venlafaxin, Mirtazapin*) wurden bislang **nicht nachgewiesen** [90, 483, 616, 973, 990, 1008, 1538, 1541]. In mehreren **Metaanalysen** zeigte sich eine signifikant größere Wirksamkeit von Antidepressiva gegenüber Placebo für ältere Patienten [796, 1027, 1541], keine Unterschiede bezüglich der Wirksamkeit konnten zwischen SSRI und TZA nachgewiesen werden [796, 1027]. Auch zwischen *Citalopram* und anderen Antidepressiva konnten in einer **Metaanalyse** von Seitz et al. (2010) keine Unterschiede bezüglich der Wirksamkeit nachgewiesen werden [1311]. In einer weiteren **Metaanalyse** von Thorlund et al. [1440] waren *Sertralin, Paroxetin* und *Duloxetin* bei älteren Patienten wirksamer als Placebo in der Erzielung einer Partialresponse (mindestens 50% Reduktion des Ausgangsscores), nicht hingegen *Citalopram, Venlafaxin, Fluoxetin* und *Escitalopram.* In einer **systematischen Übersichtsarbeit** von Boyce et al. konnte die Wirksamkeit speziell für Pflegeheimbewohner jedoch nicht nachgewiesen werden [175]. In aktuellen randomisiert-kontrollierten Studien wurde zudem eine signifikant größere Wirksamkeit von *Agomelatin* [630] und *Duloxetin* [1196, 1255] gegenüber Placebo bei Patienten über 65 Jahren nachgewiesen.

Bei ähnlicher Wirksamkeit orientiert sich die Substanzauswahl daher am Neben- und Wechselwirkungspotential. Dabei erfordern ein erhöhtes Nebenwirkungsrisiko und die häufige Multimedikation bei älteren Menschen besondere Aufmerksamkeit (▶ auch Anhang 2: »Antidepressiva – Wirkstoffe gegliedert nach Wirkstoffgruppen mit Angaben zu Dosierung, Plasmaspiegel und Monitoring« – detaillierte Kenntnisse für die Pharmakotherapie der Depression [1171, 1179]). Eine konsequente Behandlung ist aber gerade bei älteren Menschen nötig, da nicht nur die Risiken der Behandlung, sondern auch die der Nichtbehandlung erhöht sind. Eine fachärztliche Mitbetreuung dürfte in vielen Fällen empfehlenswert sein.

Bei der Analyse der Ergebnisse klinischer Studien finden sich in einigen Arbeiten keine Unterschiede hinsichtlich der globalen Verträglichkeit von *TZA* und *SSRI* bei älteren Menschen, in anderen wird über eine **insgesamt bessere Verträglichkeit von SSRI** berichtet [483, 990, 1008, 1041, 1171, 1229, 1231, 1540].

Hinweise auf eine **geringere Wirksamkeit von Antidepressiva im höheren Alter** liefert eine **Metaanalyse** von Tedeschini et al. [1413]. Die Autoren fanden eine geringere Wirksamkeit von Antidepressiva in Studien, in denen Patienten über 65 Jahre behandelt wurden, im Vergleich zu Studien, in denen Patienten über 55 Jahre behandelt wurden. Als mögliche Erklärungen für diese Unterschiede wurden neben geringeren Dosierungen in den älteren Stichproben auf die möglicherweise längeren notwenigen Behandlungszeiten diskutiert. Zu einem ähnlichen Ergebnis kommt eine **Metaanalyse** von Gibbons et al. [488], basierend auf individuellen Patientendaten aus vier Studien, in denen die Wirksamkeit von *Fluoxetin* gegenüber Placebo bei geriatrischen Patienten untersucht wurde (das Durchschnittsalter lag in den Studien zwischen 67,7 und 83,7 Jahren). Dabei zeigte sich eine signifikant größere Symptomreduktion zugunsten von *Fluoxetin* gegenüber Placebo, allerdings konnten keine Unterschiede zwischen den Gruppen bei Remissions- oder Responseraten identifiziert werden. Die Reduktion der depressiven Symptomatik fiel mit durchschnittlich 8,9 Punkten auf der Hamilton-Skala jedoch deutlich geringer aus als in vergleichbareren Studien, in denen jüngere Patienten behandelt wurden.

Entscheidend für die Wirkstoffauswahl, insbesondere beim älteren Menschen, ist somit die **individuelle Eignung des Nebenwirkungsprofils.** In einer umfassenden Kohortenstudie (n = 60.746) wurde insgesamt ein deutlich erhöhtes Risiko für das Auftreten verschiedener unerwünschter Ereignisse im

Zusammenhang mit einer Antidepressivabehandlung identifiziert [283]. Dies gilt vor allem für die Behandlung der oft kardial und hirnorganisch vorgeschädigten Patienten mit *TZA*, die nachteilige *kardiovaskuläre Wirkungen* (orthostatische Hypotonie) [496, 497, 499] oder *Erregungsleitungsstörungen* [17, 284, 1227, 1228] aufweisen können. Von Bedeutung sind im höheren Alter weiterhin *anticholinerge Nebenwirkungen* der *TZA* (ausgeprägt insbesondere bei *Amitriptylin, Clomipramin, Doxepin, Imipramin, Maprotilin*) wie Harnverhalt bei Patienten mit benigner Prostatahyperplasie, Verwirrtheitszustände, Delir und kognitive Beeinträchtigungen [783] (Cave: Kombination von *TZA* mit anderen anticholinerg wirkenden Substanzen wie z. B. *Antihistaminika, niederpotenten Antipsychotika*). *Nortriptylin* scheint aufgrund seiner selteneren orthostatischen Reaktionen bei älteren Menschen besser verträglich als andere *TZA* zu sein [90, 1229, 1231]. Ergebnisse klinischer Studien zum direkten Vergleich von *TZA* und *SSRI* bei älteren Patienten mit Herzkreislauferkrankungen sind rar. Die vorliegenden Daten zu älteren Patienten mit Depression und chronisch ischämischer Herzerkrankung weisen beim Vergleich von *Nortriptylin* mit *Paroxetin*, wie auch anhand der pharmakodynamischen Eigenschaften erklärbar, auf eine **bessere kardiovaskuläre Verträglichkeit** des *SSRI* hin [1227, 1229, 1231]. Die anticholinerge Potenz von *Nortriptylin* ist nach einer Doppelblindstudie bei älteren Patienten mit Depression fünffach höher als diejenige von *Paroxetin* [1172]. Andererseits sind auch die spezifischen Nebenwirkungen der *SSRI* wie z. B. Hyponatriämie (► Abschnitt 3.4.4.1 »Verträglichkeit«) und das Interaktionspotential (Cave: Multimedikation im Alter!) einiger *SSRI* zu beachten.

Neurotoxische Reaktionen unter *Lithiumsalzen* sind häufiger bei älteren Patienten und insbesondere in Kombination mit anderen Psychopharmaka (*klassische* und *atypische Antipsychotika*) beschrieben worden [161, 966]. Vor allem aufgrund pharmakokinetischer Veränderungen (Nierenfunktion, Verringerung des Körperwassers, Komedikation mit Diuretika, kardiale Erkrankungen usw.) ist *Lithium* im Alter mit noch größerer Sorgfalt einzusetzen. Generell wird empfohlen, im unteren Bereich prophylaktischen bzw. therapeutischen Fensters einzustellen, d.h. um 0,6 mmol/l. Es gibt keine Untersuchung, die eine Wirksamkeit von Spiegeln unter dem für alle Altersgruppen empfohlenen belegt [1368].

Hinsichtlich des bei älteren Menschen auch durch Psychopharmaka erhöhten und wegen der Gefahr von Schenkelhalsfrakturen besonders gefährlichen **Sturzrisikos** scheint kein Unterschied zwischen *TZA* und *SSRI* zu bestehen [905, 917, 1198, 1199, 1257, 1420].

Die Ergebnisse aus kontrollierten Studien zur **antidepressiven Behandlung bei körperlichen Begleiterkrankungen älterer Patienten** (z. B. KHK, Diabetes mellitus, Demenz, Parkinson'sche Erkrankung) sind unzureichend [493]. Für viele ältere, besonders in ambulanter Behandlung befindliche Patienten, werden oft in Abhängigkeit von Komorbidität und Komedikation Antidepressiva mit einem geeigneten Nebenwirkungsprofil, wie z. B. *SSRI*, *Moclobemid* oder bestimmte neuere Substanzen zu bevorzugen sein. Bei der Verschreibung von Antidepressiva vom Typ der *TZA*, aber auch bei neueren Antidepressiva (kardiovaskuläre Reaktionen unter *SSNRI*, ► oben) sind Nebenwirkungen sorgfältig zu beobachten ([616, 1209, 1210, 1211]; ► Tabelle im Anhang 6: »Gründe für erhöhtes Nebenwirkungsrisiko der Antidepressiva bei alten Menschen« und Anhang 4: »Antidepressivagruppen mit unerwünschten Arzneimittelwirkungen, Wechselwirkungen und Kontraindikationen«).

In einem **systematischen Review** von Cooper et al. wurde für ältere Patienten nach Nicht-Ansprechen auf einen antidepressiven Behandlungsversuch insbesondere die Wirksamkeit einer Lithium-Augmentation berichtet [272].

In **zwei Metaanalysen** von Kok et al. und Wilkinson et al. konnte zudem die Wirksamkeit von Antidepressiva gegenüber Placebo für die *Rezidivprophylaxe* bei älteren Patienten belegt werden [795, 1535].

Empfehlung/Statement	Empfehlungsgrad
3-38_mod_2015 Ältere Patienten können in gleicher Weise behandelt werden wie Jüngere. Im Vergleich zu jüngeren Patienten sollte das Nebenwirkungsprofil bzw. die Verträglichkeit noch stärker beachtet werden. Wenn ältere Patienten mit TZA behandelt werden, sollte mit einer erniedrigten Anfangsdosis begonnen werden. LoE Ib: Metaanalysen [175, 796, 1027, 1413, 1440, 1541]	0

3.4.10.2 Wahnhafte Depression

Eine wichtige klinische Frage ist, ob Patienten mit wahnhafter Depression eine **Kombinationsbehandlung aus Antidepressiva und Antipsychotika** erhalten sollten. Eine **Metaanalyse** schloss 12 randomisiert-kontrollierte Studien (RCT) mit insgesamt 929 Teilnehmern über die Wirksamkeit von Antipsychotika bei psychotischer Depression ein [1533]. Die Kombination von Antipsychotika und Antidepressiva bei psychotischer Depression war wirksamer als eine Monotherapie mit Antidepressiva (3 RCT, relatives Risiko (RR) 1,49, 95% Konfidenzintervall (CI) 1,12–1,98) und wirksamer als eine Monotherapie mit Antipsychotika (4 RCT, RR 1,83, 95% CI 1,40–2,38). Nebenwirkungen wurden bis auf allgemeine Dropout-Raten nicht untersucht. Die meisten Studien waren sehr klein. Bei den Medikamenten handelte es sich um verschiedene Antipsychotika der ersten und der zweiten Generation, auch die Antidepressivagruppe war heterogen. Daher lässt sich keine valide Aussage darüber machen, welche spezielle Kombination erfolgversprechend ist. Die Autoren heben die eingeschränkte Datenlage und die Notwendigkeit weiterer Studien hervor. Ähnliche Ergebnisse zeigte die **Metaanalyse** von Farahani und Correll [407], die weitgehend auf denselben Studien basierte.

Empfehlung	Empfehlungsgrad
3-39_mod_2015 Bei Patienten mit wahnhafter Depression sollte eine Kombination aus Antidepressiva und Antipsychotika erwogen werden. Welche konkreten Kombinationen besonders erfolgversprechend sind, lässt sich aufgrund der aktuellen Studienlage noch nicht beantworten. LoE Ia: Metaanalysen [407, 1533]	B

3.5 Psychotherapie

3.5.1 Einleitung

Psychotherapie stellt sich (auch) in der Depressionsbehandlung vielgestaltig dar und bedarf daher einer präzisierenden wissenschaftlichen Definition. Eine weithin anerkannte Definition stammt von Strotzka (1975) [1401]. Diese liegt auch der *Definition des Wissenschaftlichen Beirates Psychotherapie* (nach § 11 des Psychotherapeutengesetzes) zugrunde:

Psychotherapie ist die **Behandlung auf der Basis einer Einwirkung mit überwiegend psychologischen Mitteln.** Die Definition *wissenschaftlicher Psychotherapie* fordert eine Reihe von weiteren Bedingungen, z. B. das Anstreben einer positiven Beeinflussung von Störungs- und Leidenszuständen in Richtung auf ein nach Möglichkeit gemeinsam erarbeitetes Ziel (z. B. Symptomminderung) sowie einen geplanten und kontrollierten Behandlungsprozess, der über lehrbare Techniken beschrieben werden kann und sich auf eine Theorie normalen und pathologischen Verhaltens bezieht.

In der Behandlung depressiver Erkrankungen hat sich Psychotherapie heute in großem Umfang mittels unterschiedlicher Verfahren etabliert, sowohl im ambulanten, teilstationären und stationären Bereich. Eine große Zahl von Studien belegt die **psychotherapeutische Behandlung depressiver Störungen als generell wirksam**, wobei jedoch die Effektivität mit Schweregrad, Chronizität und Symptomausgestaltung der Depression variiert. In einem allgemeinen systematischen Review zu einer großen Anzahl von Therapiestudien fassten Roth und Fonagy (1996) [1237] die Evidenz für die Wirksamkeit psychotherapeutischer Interventionen bei den bedeutsamsten psychischen Störungen, einschließlich depressiver Störungen, zusammen (► Hinweise zu methodenkritischen Aspekten im Leitlinienreport Quellen/Auswahl und Bewertung der NVL-Empfehlungen).

In spezifischen Reviews wurden psychotherapeutische Behandlungsverfahren, die speziell auf die Therapie der Depression abgestimmt sind (z. B. *kognitive Verhaltenstherapie* oder *Interpersonelle Psychotherapie* bzw. *psychodynamische Psychotherapie*), als **gleich wirksam wie Antidepressiva** beschrieben. Die Studien zur alleinigen Behandlung mit Psychotherapie wurden vorwiegend im ambulanten Rahmen bei nicht psychotischen und nicht suizidalen Patienten durchgeführt [332, 502, 652].

3.5.1.1 Gemeinsame Wirkfaktoren von Psychotherapie

In der Psychotherapieforschung wird inzwischen davon ausgegangen, dass neben verfahrensspezifischen Wirkfaktoren auch »unspezifische« Faktoren (»common factors«) zur Erklärung von Therapieerfolgen beitragen. Die unterschiedlichen psychotherapeutischen Verfahren verbinden gemeinsame (Wirk-) Merkmale (► [717]). Zu diesen zählt die **besondere Qualität und systematische Gestaltung der therapeutischen Beziehung**. Dies beinhaltet, eine akzeptierende, offene und aktiv zuhörende und mitfühlende Arbeitsbeziehung zu etablieren, die dazu beiträgt, Gefühle von Wertlosigkeit und Demoralisierung seitens der Patienten zu lindern sowie soziale Unterstützung zu gewähren. Die Qualität der therapeutischen Beziehung bzw. des Arbeitsbündnisses von Patient und Therapeut trägt signifikant zur Erklärung positiver Therapieeffekte bei und wird als einer der wichtigsten Behandlungsfaktoren betrachtet [1086, 1267, 1276].

Der zentrale Befund eines **systematischen Reviews** der Health Technology Assessment Group [248] war, dass der Effekt von Psychotherapie zu einem beträchtlichen Teil auf nicht für das jeweilige Psychotherapieverfahren spezifische Faktoren – wie z. B. die therapeutische Beziehung – zurückzuführen war. Darüber hinaus fanden sich **zwischen störungsspezifischen Therapieverfahren keine signifikanten Wirksamkeitsunterschiede** (► auch [1506]).

Empfehlung/Statement	Empfehlungsgrad
3-40 Grundlage jeder psychotherapeutischen Intervention sollte die Entwicklung und die Aufrechterhaltung einer tragfähigen therapeutischen Beziehung sein, deren Qualität in der Regel zum Behandlungserfolg beiträgt. LoE Ib: Metaanalyse [248]	**B**

Neben der therapeutischen Beziehung, die der am besten abgesicherte allgemeine Wirkfaktor von Psychotherapie ist (► [1107, 1108]), werden noch weitere Faktoren empirisch gestützt, die die Wirksamkeit und Wirkung psychotherapeutischer Interventionen erklären [521, 522, 523, 524, 525, 526, 835, 1107, 1348]:

Wirkfaktor Ressourcenaktivierung: Individuelle Merkmale und Eigenschaften, die Patienten in die Therapie einbringen, werden als positive Ressourcen für das therapeutische Vorgehen genutzt. Psychotherapie nutzt also zur Problembewältigung vorhandene motivationale Bereitschaften und Fähigkeiten der Patienten.

Wirkfaktor Problemaktualisierung: Schwierigkeiten, die in der Therapie verändert werden sollen, werden durch psychotherapeutische Interventionen dem Patienten unmittelbar erfahrbar gemacht. Zum Beispiel werden reale Situationen aufgesucht oder hergestellt (Verhaltenstherapie), Personen in die Therapie einbezogen, die an den Problemen beteiligt sind (u. a. Familien-, Paartherapie) oder die therapeutische Beziehung und die in ihr auftretenden Konflikte und Gefühle genutzt (psychodynamische/psychoanalytische Therapie).

Wirkfaktor Problembewältigung: Patienten werden im Rahmen von Psychotherapie mit bewährten problemspezifischen Maßnahmen oder konfliktorientierten Beziehungsangeboten aktiv handelnd oder emotional verstehend darin unterstützt, positive Bewältigungserfahrungen im Umgang mit ihren Problemen im Sinne einer korrigierenden emotionalen Erfahrung zu machen.

Wirkfaktor motivationale Klärung: Therapien fördern mit geeigneten Maßnahmen das Ziel, dass Patienten Einsichten in ihr konflikthaftes Erleben und Verhalten gewinnen (z. B. Förderung von Introspektion und Selbstreflektionsfähigkeit, Konfrontation mit und Deutung von Abwehrmechanismen, Hinweis auf und Veränderung von dysfunktionellen Kognitionen und Beziehungsmustern).

3.5.1.2 Weitere Einflussfaktoren in der Psychotherapie

Studien belegen, dass manche depressive Patienten innerhalb einer Therapie rascher Fortschritte machen als andere [567, 1237]. Diese Wirkungs- und Wirksamkeitsunterschiede gehen u. a. darauf zurück, dass sich depressive Patienten erheblich hinsichtlich ihrer *Persönlichkeit*, ihrer *prämorbiden Belastungen* und *Lebensgeschichten* (z. B. sexueller Missbrauch, Traumatisierung, Verlusterlebnisse), ihrer *kulturellen Hintergründe*, ihrer *Fähigkeit und Bereitschaft zur selbstreflexiven Auseinandersetzung mit innerpsychischen Vorgängen und deren lebensgeschichtlichem Hintergrund* (»psychological mindedness«), ihren *psychosozialen Kompetenzen* und ihren *gegenwärtigen sozialen und beziehungsbezogenen Problemen* unterscheiden [1356]. Andere Studien zeigten, dass Patienten, die *perfektionistisch* denken [156], *feindselig dominant* [269] oder in hohem Maße *selbstkritisch* sind [1201], von Psychotherapien mit studienbedingt begrenzter Dauer weniger gut profitieren.

Ohne ein spezifisches therapeutisches Eingehen auf diese (teils komorbiden) Belastungsfaktoren oder Besonderheiten der Persönlichkeit oder der Verarbeitungsmechanismen besteht die Gefahr, dass Patienten sich nicht hinreichend verstanden fühlen und sie die Therapie unter Umständen auch abbrechen bzw. geringere Wirksamkeitsgrade erzielt werden.

Bedeutsam sind auf Seiten der Patienten auch ihre *subjektiven Krankheitsvorstellungen* und die für sie daraus folgenden *Behandlungserwartungen*. Das vom Therapeuten unterbreitete Behandlungsangebot muss hiermit in gewisser Passung stehen, damit eine tragfähige therapeutische Beziehung zustande kommen kann [144, 404, 1107, 1300, 1534]. Dies zeigt die Notwendigkeit weiterer differenzieller Effektforschung, um systematische Hinweise auf patientenseitige Einflussfaktoren zu finden.

Ein weiterer gemeinsamer Einflussfaktor der verschiedenen Psychotherapieansätze ist die **Therapeutenvariable**. Therapeuten unterscheiden sich hinsichtlich ihrer Persönlichkeit, ihrer Werte und ihrer Auffassungen etwa darüber, wie depressive Störungen entstehen und behandelt werden können (Störungs- und Veränderungswissen), und diese Faktoren können das Behandlungsergebnis beeinflussen [155].

Außerdem gibt es verschiedene **Angebots- und Settingformen** von Psychotherapie, z. B. *ambulant* oder *stationär*, im *Einzelsetting*, als *Paar-*, *Familien-* oder *Gruppentherapie*. Unabhängig von der therapeutischen Schule bedarf die Evaluation des Settingeffekts der besonderen Betrachtung, z. B. auch im Unterschied der Wirkung einer individuellen kognitiven Therapie zu einer kognitiv orientierten Gruppentherapie. Systematisch beforscht sind diese Wirkungsunterschiede jedoch nicht [1059].

Auch **Variationen im Störungsbild** haben Auswirkungen auf den Therapieeffekt. Die symptomorientierte Diagnostik unterscheidet zwischen *Formen der Depression* (z. B. mit vs. ohne psychotische Merkmale), der *Schwere* (leicht, mittelgradig und schwer), der *Chronifizierung* und der *Behandlungsresistenz*. Darüber hinaus weisen depressive Patienten häufig **komorbide Störungen** wie *soziale Phobien*, *Panikstörungen* und verschiedene *Persönlichkeitsstörungen* auf [203], die den Therapieeffekt gleichfalls beeinflussen. Vorbestehende Erkrankungen, wie soziale Angststörungen, somatoforme Störungen, Substanzmissbrauch usw., erhöhen schließlich die Vulnerabilität für eine Depression und beeinflussen das Inanspruchnahmeverhalten therapeutischer Angebote, die therapeutische Beziehung und die Therapiedauer.

3.5.1.3 Nebenwirkungen in der Psychotherapie

Nebenwirkungen psychotherapeutischer Behandlungen wurden bislang kaum beachtet und es mangelt an systematischen Forschungsergebnissen in diesem Bereich [889, 1093]. Einzelne Studien, in denen Patienten mit unterschiedlichen psychischen Störungen behandelt wurden, belegen, dass auch bei Psychotherapie Nebenwirkungen auftreten. Auf der Symptomebene wird eine Verschlechterung bei von etwa 5–10% der behandelten Patienten angenommen [835, 1009, 1320].

Insbesondere in der Psychotherapie können **Nebenwirkungen** allerdings als ein **multidimensionales Konstrukt** verstanden werden, das neben der Symptomebene auch weitere Funktions- und Lebensbereiche eines Patienten tangieren kann [589, 889]. In wenigen Studien konnten unter anderem die Bereiche *Partnerschaft* (z. B. Eifersucht des Partners auf die therapeutische Beziehung [830, 1068]), *Arbeitsplatz, Freunde oder Familie* (z. B. erhöhtes Konfliktpotenzial nach Förderung der Abgrenzungsfähigkeit [1068, 1093]), *Therapeut-Patient-Beziehung* (z. B. Abhängigkeit vom Therapeuten als Lebensberater [1284]) und *Stigmatisierung* (z. B. Schwierigkeiten beim Abschluss von Versicherungen [1068]) identifiziert werden, in denen Nebenwirkungen auftreten können.

In der aktuellen Literatur existiert bislang **keine einheitliche Definition einer Nebenwirkung in der Psychotherapie**. Verschiedene Konzepte wie **unethisches Therapeutenverhalten, Therapierisiko, therapeutischer Misserfolg, Schäden, Kunstfehler** oder **Nebenwirkungen** werden zum Teil synonym verwendet. Als Nebenwirkung einer Psychotherapie sollten allerdings analog zur Definition in der Pharmakotherapie nur solche unerwünschten Ereignisse adressiert werden, die auf eine korrekt durchgeführte Psychotherapie zurückführbar sind [899]. Davon sind unerwünschte Effekte, die durch eine inkorrekt durchgeführte Psychotherapie hervorgerufen wurden (z. B. unethisches Therapeutenverhalten, Kunstfehler), abzugrenzen.

3.5.2 Ziele und Vorgehen psychotherapeutischer Ansätze

3.5.2.1 Psychiatrisch-psychotherapeutische Basisbehandlung

In der ambulanten Behandlung ist innerhalb des Gesamtbehandlungsplanes das psychiatrisch-psychotherapeutische Gesprächsangebot bzw. die psychosomatische Grundversorgung von den methodisch umschriebenen Psychotherapieverfahren abzugrenzen.

Aus Sicht des Patienten ist es von vorrangiger Bedeutung, **sich von Beginn an verstanden zu fühlen und ausreichend mitteilen zu können**. Dies schließt die patientenseitige Artikulierung seines Verständnisses der Ursachen und Hintergründe der Erkrankung ein. Dazu kommen die realistische Einordnung »seiner« Depression in die aktuelle Lebenssituation und ggf. auch der Lebensgeschichte, die Bearbeitung der durch die Krankheit selbst geprägten Konzepte von Erkrankung, der eigenen Persönlichkeit und subjektiv wahrgenommener Schuld. Für diese, sich bereits im Erstgespräch stellenden psychotherapeutischen Aufgaben sind starre Zeit- und Settingvorgaben nicht formuliert; ihre optimale Bewältigung hängt aber entscheidend ab von der Zeit und Intensität der Zuwendung wie auch der Erfahrung des Behandelnden. Darüber hinaus kann die Dauer einer therapeutischen Beziehung zu einem eigenständigen hochwirksamen Moment in der Depressionsbehandlung werden. Insbesondere bei rezidivierenden Depressionen kann die bei Bedarf aktivierbare therapeutische Beziehung auch bei ggf. nur kurzfristiger Intervention die entscheidende Hilfe für Betroffene darstellen. Zusammengefasst beinhaltet die *psychotherapeutische Basisbehandlung depressiver Störungen* folgende Aspekte:

- Aktives flexibles und stützendes Vorgehen, Vermittlung von Ermutigung und Hoffnung;
- empathische Kontaktaufnahme, Aufbau einer vertrauensvollen Beziehung;
- Exploration des subjektiven Krankheitsmodelles, Klärung aktueller Motivationen und der Therapieerwartungen des Patienten;
- Vermittlung eines Verständnisses der Symptome, ihrer Behandelbarkeit und ihrer Prognose, Vermittlung eines »biopsychosozialen Krankheitsmodelles« zur Entlastung des Patienten von Schuldgefühlen, Selbstvorwürfen und Versagensgefühlen;
- Klärung aktueller äußerer Problemsituationen, Entlastung von zurzeit überfordernden Pflichten und Ansprüchen am Arbeitsplatz und in der familiären Situation;
- Verhinderung depressionsbedingter Wünsche nach überstürzter Veränderung der Lebenssituation, Unterstützung beim Formulieren und Erreichen konkreter, erreichbarer Ziele zum Wiedergewinnen von Erfolgserlebnissen (positive Verstärker);
- Vermittlung von Einsicht in die individuelle Notwendigkeit adäquater Therapien (z. B. Antidepressiva, Richtlinien-Psychotherapie);
- Einbezug von Angehörigen, Stärken der Ressourcen;
- Ansprechen von Suizidgedanken und -impulsen, Erarbeitung eines Krisenmanagements.

3.5.2.2 Spezifische Psychotherapie

Als psychotherapeutische Verfahren, die durch die Gesetzliche Krankenversicherung (GKV) finanziert sind (so genannte »Richtlinienverfahren«), stehen in Deutschland für die **ambulante Behandlung** von Patienten mit depressiven Erkrankungen **Verhaltenstherapie** (▶ Kapitel 3.5.2.3 »Kognitive Verhaltenstherapie«) und **tiefenpsychologisch fundierte und analytische Psychotherapie**; (▶ Kapitel 3.5.2.4 »Psychodynamische Psychotherapien«) zur Verfügung. Andere Verfahren, wie die **Systemische Therapie** (▶ Kapitel 3.5.2.5), die **Interpersonelle Psychotherapie (IPT)** (▶ Kapitel 3.5.2.6 »Interpersonelle Psychotherapie«) oder die **Gesprächspsychotherapie (GPT)** (▶ Kapitel 3.5.2.7 »Gesprächspsychotherapie«), sind im Rahmen der ambulanten GKV-Versorgung nicht erstattungsfähig. Sämtliche Konzepte der Richtlinienpsychotherapie implizieren eine umfassende Behandlung, die sowohl die Symptombeseitigung, die Stabilisierung der Verbesserungen sowie die Rezidivprophylaxe beinhaltet.

Im **stationären Bereich** kommen unterschiedliche Psychotherapieverfahren zum Einsatz: *verhaltenstherapeutische, gesprächstherapeutische, psychodynamische, modifiziert analytische und systemische (familien-) therapeutische Verfahren* sowie die *Interpersonelle Psychotherapie.* Diese werden durch weitere psychotherapeutisch mitgeprägte Behandlungsverfahren, wie z. B. *Psychoedukation, Ergotherapie, Angehörigengruppen, Künstlerische Therapien* oder *Entspannungstechniken* und körper- und bewegungsbezogene Therapien ergänzt.

3.5.2.3 Kognitive Verhaltenstherapie

Unter **Kognitiver Verhaltenstherapie** werden verschiedene *kognitive* und *behaviorale Therapieansätze* zusammengefasst, die insbesondere auf die Entwicklungsarbeiten der Arbeitsgruppen um Beck ([112]; ▶ [256] für eine aktuelle Darstellung) und Lewinsohn [877] zurückgehen [323]. Sowohl kognitive als auch behaviorale Elemente werden in der Praxis üblicherweise kombiniert.

Die **Verhaltenstherapie** depressiver Erkrankungen beruht in Anlehnung an De Jong-Meyer et al. (2007) auf der *Verstärkerverlusttheorie* [876] und der *Theorie der gelernten Hilflosigkeit* [1313]. Diese Ansätze gehen von der Annahme aus, dass ein *Mangel an positiver Verstärkung* (»Belohnung«) sowie *gelernte Hilflosigkeit* (d. h. das Erleben der »Nichtkontrollierbarkeit« einer belastenden Situation) und andere *depressionsfördernde Verhaltensmuster* zentrale Faktoren für die Entstehung und Aufrechterhaltung einer depressiven Störung sind. Der Antriebsmangel und die traurige Stimmungslage von depressiven Menschen beruhen oft auf einer Reihe negativer Lebenserfahrungen (wie Verlust von nahe stehenden Personen, Krankheit, Arbeitslosigkeit, sozialer Isolierung) und dem damit verbundenen Verlust an positiver Verstärkung. Häufig spielen im Zusammenhang mit einer depressiven Erkrankung auch Defizite bei sozialen Fähigkeiten, Konfliktbewältigung und Problemlösevermögen eine Rolle [323].

Entsprechend zielt die Verhaltenstherapie darauf ab, über eine individuelle Problemanalyse und die daraus abgeleiteten therapeutischen Interventionen das *Problemverhalten des depressiven Patienten korrigierend zu verändern* und ein *verbessertes Problemlöserepertoire zu entwickeln*. Ein weiterer wichtiger Aspekt ist die Förderung von Erfolgserlebnissen und Veränderung der Stimmung durch vermehrte positive Aktivitäten. Außerdem werden *Entspannungstechniken* vermittelt, um den Patienten zu helfen, mit Symptomen wie Schlaflosigkeit, Stress oder Angst umzugehen. Im späteren Therapieverlauf werden *Problemlösestrategien* und *soziale Fertigkeiten* eingeübt, um das Selbstwertgefühl der Patienten zu festigen und die Beziehungsfähigkeit zu verbessern [112, 127, 593, 951].

Die **Kognitive Therapie** wurde nach Darstellung von De Jong-Meyer et al. (2007) [323] von Beck spezifisch für die Behandlung von depressiven Erkrankungen entwickelt [112]. Sie geht davon aus, dass depressiven Erkrankungen eine kognitive Störung zugrunde liegt. Das Denken Depressiver bezüglich des *Selbst*, der *Umwelt* und der *Zukunft* (»kognitive Triade«) ist durch automatische, sich wiederholende negative Gedankenketten (negative Schemata) bestimmt, die in belastenden Situationen aktiviert und verstärkt werden [110]. Diese »*kognitiven Verzerrungen*« sind einseitig, übertrieben negativ, selektiv und willkürlich. Ausgelöst werden sie durch Verlusterlebnisse, traumatisierende Ereignisse, Erfahrungen der Nichtkontrollierbarkeit und andere Belastungen im Verlauf der lebensgeschichtlichen Entwicklungen eines Patienten. Da die kognitiven Prozesse durch verfestigte, negative, generalisierte Überzeugungssysteme gesteuert werden, sind sie sehr beharrlich und andauernd [593].

Die kognitive Depressionstherapie zielt auf die Linderung depressiver Symptome durch Veränderung der dysfunktionalen Einstellungen und Denkschemata ab. Der Patient wird angeleitet, seine auf Selbstabwertung beruhenden Selbstkonzepte, Überzeugungen und Gedankenketten sowie deren Verhaltenskonsequenzen zu erkennen, sie auf ihre Angemessenheit hin zu überprüfen und alternative Denk- und Verhaltensmuster auszuprobieren [114, 951].

Das **Cognitive Behavioral Analysis System for Psychotherapy** (**CBASP**) ist ein Psychotherapieverfahren, das spezifisch *zur Behandlung chronischer Depressionen* entwickelt wurde. Der Ansatz vereint *kognitive, behaviorale, interpersonelle* und *psychodynamische Strategien*. Entsprechend McCulloughs [970, 971, 972] Annahme, dass chronisch depressive Patienten für Konsequenzen und Feedbacks ihrer Umgebung nicht erreichbar sind, weil ihre Wahrnehmung von der Umwelt entkoppelt ist, zielen die eingesetzten Techniken in erster Linie auf *interpersonelle Beziehungserfahrungen* ab. Zu den Haupttechniken gehört die *Situationsanalyse*, anhand derer der Patient eine kausale Beziehung zwischen seinen Verhaltens- und Denkmustern und den jeweiligen Konsequenzen herstellen soll. Mithilfe der interpersonellen Techniken soll der Patient zwischen seinen *dysfunktionalen Beziehungsmustern*, wie er sie mit signifikanten (früheren) Bezugspersonen erfahren hat, und dem Verhalten des Therapeuten oder anderer Personen unter Nutzung von Übertragungs- und Gegenübertragungsphänomenen unterscheiden und dadurch Hinweise zu deren Veränderung erhalten. Der *Aufbau von Verhaltensfertigkeiten* und *neuen emotionalen Erfahrungen* stellt einen weiteren wichtigen Teil der Therapie dar.

Im Rahmen der Weiterentwicklung der Kognitiven Verhaltenstherapie wurden in den vergangenen fünfzehn Jahren die Methoden der **Akzeptanz- und Commitmenttherapie** (ACT) und der **Achtsamkeitsbasierten Kognitiven Therapie** entwickelt und deren Wirksamkeit unter anderem bei Patienten mit depressiven Störungen untersucht. Ziel der **Akzeptanz- und Commitmenttherapie** ist es, die Beziehung zwischen dem Erleben von Symptomen und unerwünschten Gedanken bzw. Gefühlen zu verändern, so dass die Symptome nicht länger vermieden werden müssen und sich zu vorübergehenden unangenehmen psychologischen Ereignissen verwandeln [572, 607, 608]. Behandelt werden nicht spezifische Symptome einzelner psychischer Störungen, sondern es werden Fertigkeiten vermittelt, um mit der Symptomatik besser umzugehen. Dabei sollen insbesondere die eigene Verhaltensflexibilität und ein werteorientiertes Handeln im Alltag gefördert werden. Klienten werden ermutigt, psychologische Flexibilität anhand von sechs Kernprinzipien zu entwickeln:

- Kognitive Defusion: Erleben von Gedanken, Bildern, Emotionen und Erinnerungen als das erleben, was sie sind, nicht als das, was sie zu sein vorgeben;
- Akzeptanz: das Kommen und Gehen dieser erlauben anstatt sie zu bekämpfen;
- Achtsamkeit und Zuwendung zum Hier und Jetzt;
- Selbst als Kontext: Erreichen eines Verständnisses vom wandelbaren Selbst;
- Persönliche Werte: Herausfinden, was für das wirkliche Selbst am wichtigsten ist;
- Commitment: Ziele in Übereinstimmung mit den eigenen Werten setzen und diese verantwortungsvoll verfolgen [608].

Zur Umsetzung engagierten Handelns (was auf die auf die Umsetzung selbstgewählter Werte unabhängig von wahrgenommenen Barrieren durch bestimmte Gedanken zielt) werden in der ACT Methoden verwendet, die denen der traditionellen Verhaltenstherapie entsprechen, wie Konfrontation, Fähigkeitserwerb und Zielsetzung.

Die **Achtsamkeitsbasierte Kognitive Therapie** (= Mindfulness Based Cognitive Therapy: MBCT) wurde als manualisiertes Fähigkeitstraining für eine Behandlung in der Gruppe entwickelt, welches auf die Verringerung der Vulnerabilität zwischen Episoden rezidivierender Depression abzielt [1536]. MBCT kombiniert die *Techniken der kognitiven Verhaltenstherapie* mit *achtsamkeitsbasierter Meditation*, bei der Wert auf den gegenwärtigen Augenblick gelegt wird, während Gedanken, Gefühle und Körperempfindungen »neugierig« wahrgenommen und nicht bewertet werden. Diese nicht wertende Haltung schafft die Möglichkeit, mit Emotionen wie Traurigkeit, Ängsten und Sorgen hilfreicher umzugehen, was zentral für die Prävention von Depression ist. Durch Übungen zur Achtsamkeit wird die Aktivierung depressionsfördernder Gedanken, Gefühle und Körperempfindungen rechtzeitig erkannt, so dass die Betroffenen sich bewusst hilfreichen Maßnahmen zuwenden können, die einen Rückfall verhindern.

3.5.2.4 Psychodynamische Psychotherapien

Aus **psychoanalytisch-psychodynamischer Sicht** werden Depressionen oft durch Verlust- bzw. Kränkungserlebnisse ausgelöst, die wegen einer konflikthaften inneren Situation nicht angemessen verarbeitet werden können. Hintergrund ist oft ein unsicheres Bindungserleben in der Folge kindlicher Traumatisierungen/Belastungen, einhergehend mit übermäßiger Abhängigkeit von anderen Personen oder auch Näheangst. Eine Vielzahl depressiver Symptome und Beziehungsprobleme lässt sich vor diesem Hintergrund verstehen: z. B. werden zur Sicherung der Beziehung zu wichtigen Bezugspersonen die nach Verlust/Kränkung auftretenden Spannungen und Wutgefühle nicht als Folge, sondern als ursächlich für den eingetretenen Verlust angesehen und gegen das eigene Ich gewendet. Patienten empfinden dementsprechend, »selbst schuld« zu sein.

Vor diesem Krankheitsverständnis erfolgt in der **analytischen Psychotherapie** depressiver Patienten die reflektierende Bearbeitung innerhalb eines regressionsfördernden Settings. Befördert werden soll »freies Sprechen«. Wichtig sind die therapeutische Einfühlung in inneres Erleben, Gefühle und Ängste und deren Verbalisierung. Außerdem wird die Thematisierung von für die Patienten inakzeptablen Gefühlen angestrebt. So können die unbewusst gewordenen Konflikte im Hier und Jetzt der Therapeut-Patienten-Beziehung wieder lebendig und damit versteh- und bearbeitbar gemacht werden.

In **tiefenpsychologisch fundierter Psychotherapie** stehen ebenso depressive Erlebnisweisen im Vordergrund wie konkrete Konfliktaktualisierungen in der aktuellen Lebenssituation. Parallel zur Bewusstmachung der Konflikte wird die Nutzung und Stärkung vorhandener Fähigkeiten von Patienten angestrebt. Zunehmende Einsicht in innere Konflikte und die mit der Zeit eintretende Veränderung problematischer Erlebens- und Verhaltensweisen führen z. B. dazu, dass Schwierigkeiten besser vorhergesehen und bewältigt oder Konflikte entschärft werden können [779]. Als Unterform der psychoanalytisch begründeten Verfahren spielt bei Depressionen die **tiefenpsychologisch fundierte Kurzzeittherapie** eine Rolle (bis zu maximal 25 Stunden), insbesondere dann, wenn begrenzte Krisen, wie zum Beispiel eine Trennung, der Auslöser sind.

3.5.2.5 Systemische Therapie

Systemische Therapie ist ein psychotherapeutisches Verfahren, dessen besonderer Fokus auf dem sozialen Kontext psychischer Störungen liegt. Dabei werden zusätzlich zu einem oder mehreren Patienten (»Indexpatienten«) weitere Mitglieder des für Patienten bedeutsamen sozialen Systems einbezogen. Die Therapie fokussiert auf die **Interaktionen zwischen Mitgliedern der Familie oder des Systems und deren weitere soziale Umwelt**. Die Systemische Therapie betrachtet wechselseitige intrapsychische (kognitiv-emotive) und biologisch-somatische Prozesse sowie interpersonelle Zusammenhänge von Individuen und Gruppen als wesentliche Aspekte von Systemen. Die Elemente der jeweiligen Systeme und ihre wechselseitigen Beziehungen sind die Grundlage für die Diagnostik und Therapie von psychischen Erkrankungen.

Typische Techniken, Interventionen und Methoden sind: Zirkuläre Fragen, die auf den vermuteten Standpunkt Dritter (auch Anwesender) abzielen; Skalenfragen, zur Verdeutlichung von Unterschieden und Fortschritten; positives Konnotieren und Herausarbeiten der positiven Aspekte von problematischen Sachverhalten; Reframing von Sachverhalten, um Bedeutungs- bzw. Interpretationsveränderungen anzuregen; paradoxe Intervention, i. d. R. Verschreibung des problematischen Verhaltens, um Automatismen zu verändern; Hausaufgaben diverser und individuell angepasster Art zur Erledigung zwischen den Sitzungen; Metaphernarbeit, Parabeln und Geschichten als Umgehungstechnik für potentielle »Widerstände«; Ausnahmen zum beklagten Sachverhalt erfragen, um die Änderbarkeit von als statisch angenommenen Sachverhalten zu verdeutlichen; Verwendung von Konjunktiven zu Fokussierung auf Optionen und Möglichkeiten; Skulptur, Darstellen von Familienbeziehungen als Standbild aus Personen im Raum; Soziogramm, die grafische Darstellung der sozialen Beziehungen; Einladung an Familienmitglieder oder Freunde, an einzelnen Sitzungen oder Therapiephasen teilzunehmen.

Systemische Therapie wird als Einzeltherapie sowie im Setting der Familien-, Gruppen- und Einzeltherapie durchgeführt.

3.5.2.6 Interpersonelle Psychotherapie

Die **Interpersonelle Psychotherapie (IPT)** ist eine spezifisch für depressive Erkrankungen entwickelte *Kurzzeittherapiemethode* mit 12–20 wöchentlichen Einzelsitzungen [779], bei der auf bewährte therapeutische Konzepte aus *Verhaltenstherapie* und *psychodynamischer Therapie* pragmatisch zurückgegriffen wird. Bei der IPT wird davon ausgegangen, dass Depressionen durch verschiedene Faktoren (z. B. biologische Faktoren, Verlusterlebnisse) verursacht sein können. Unabhängig von den Ursachen werden Depressionen jedoch stets in einem psychosozialen und interpersonellen Kontext gesehen. Ein wichtiges Therapieziel ist deshalb die *Bewältigung belastender zwischenmenschlicher* und *psychosozialer Stressoren*, wie *unbewältigte Trauer*, *Rollenwechsel*, *Rollenkonflikte*, *soziale Isolation* und *familiäre*, *berufliche* oder *soziale Konflikte*, unabhängig davon, ob diese Stressoren zur depressiven Störung beitragen oder die Folge der depressiven Störung sind. Der therapeutische Prozess umfasst drei Phasen, die jeweils unterschiedliche Schwerpunkte haben: In der *Anfangsphase (1.–3. Sitzung)* stehen die Aufklärung über die depressive Erkrankung, die Beziehungsanalyse und die Identifizierung der Problembereiche im Vordergrund. In der *mittleren Phase (4.–13. Sitzung)* werden geeignete Strategien und Fähigkeiten zur Bearbeitung der in der ersten Phase festgelegten Problembereiche erlernt, wie z. B. die Bewältigung der sozialen und interpersonellen Schwierigkeiten, die mit der Depression in Verbindung stehen. In der *Schlussphase*

(14.–16. Sitzung) geht es schließlich um die Zusammenfassung des Therapieprozesses und die Vorbereitung auf die Zeit nach der Behandlung, die Wiedereingliederung des Patienten in den Alltag und um Informationen und Strategien, wie mögliche künftige Probleme frühzeitig erkannt und gelöst werden können (▶ [373, 1293]).

3.5.2.7 Gesprächspsychotherapie

Die Entwicklung der personzentrierten Psychotherapie, die in Deutschland unter dem Namen »**Gesprächspsychotherapie** (GPT)« bekannt wurde, ist eng mit der Person von Carl Rogers verknüpft, der als wichtiger Vertreter der humanistischen Psychologie gilt. Rogers ging von einem Menschenbild aus, das dem Menschen Fähigkeiten zur Selbstheilung, zur Problemlösung und zum persönlichen Wachstum zuschreibt. Diese Fähigkeiten kommen in einer Psychotherapie dann zum Tragen, wenn es dem Therapeuten gelingt, eine Beziehung zum Patienten zu entwickeln, die durch folgende Aspekte gekennzeichnet ist: Der Therapeut versteht, was zum Zeitpunkt der Therapie in einem Patienten vorgeht (Empathie) und er ist in der Lage, das Verstandene in aufrichtiger Weise (Kongruenz) und Zugewandtheit (bedingungsfreie positive Beachtung / Wertschätzung) auf- und anzunehmen und es ihm mitzuteilen.

Die gesprächspsychotherapeutische Störungstheorie der Depression geht von einer depressionstypischen Diskrepanz zwischen Selbstbild und Selbstideal aus. Diese Diskrepanz führt zu einer Art Kluft (»spezifische Inkongruenz«) zwischen dem Selbstkonzept (Selbstbild und Selbstideal) und dem originären, aber nicht symbolisierten Erleben (»organismische Erfahrung«) mit der Folge, dass eigene Ansprüche, vor allem Bedürfnisse nach Selbstbehauptung und Selbstabgrenzung, nicht oder nur verzerrt wahrgenommen und akzeptiert werden [424, 1361]. Es resultieren die Neigung zu Selbstabwertung, Selbstunzufriedenheit, leicht zu induzierende Schuldgefühle und ein starkes Bedürfnis nach Bestätigung und Anerkennung. Infolge der letzteren kommt es zu unrealistischen Beziehungserwartungen und damit zu dysfunktionalem Beziehungsverhalten.

Die Therapie depressiver Störungen leitet sich aus der gesprächspsychotherapeutischen Krankheitslehre und der Therapietheorie ab. Hier ist einmal die generell vom Therapeuten geforderte bejahende, anerkennende Grundhaltung, seine engagierte, interessierte und affirmative Zuwendung zu nennen (bedingungsfreie Wertschätzung; ▶ oben), auf die gerade Depressive wegen ihres negativen Selbstkonzeptes angewiesen sind, und die – angemessen kommuniziert – schon von sich aus zu einer Ressourcenaktivierung und Selbstwertstabilisierung führen kann. Das Bemühen um ein verstehendes Nachvollziehen und die (partielle) Perspektivübernahme seitens des Therapeuten ist für Patienten mit depressiven Störungen mit ihrem starken Bedürfnis nach stützender Nähe und Anerkennung besonders wichtig.

Durch die mit diesem Einfühlen verbundenen therapeutischen Angebote wird die Neigung und die Fähigkeit des Patienten zur Selbstexploration, d. h. zu einer vertieften Selbstwahrnehmung und Selbsterfahrung, angeregt. Dadurch wird es auch dem Patienten möglich, diese in sein Selbstkonzept zu integrieren. Die Anerkennung bisher abgelehnter eigener Gefühle und Bedürfnisse ermöglicht es, dass die Überhöhung des Selbstideals zurückgenommen und unangemessene Beziehungserwartungen korrigiert werden können.

Für das konkrete therapeutische Handeln liegen Empfehlungen für ein therapiephasen-spezifisches Vorgehen und ein Therapiemanual vor.

Grennberg et al. [529] führen im Hinblick auf die »Process – Experiential – Psychotherapy« einer Ausprägungsform der GPT – drei für depressive Störungen typische Prozesse an: (1) übermäßige Selbstkritik, (2) unbewältigte Erinnerungen und (3) problematische oder vom Patienten als unangemessen empfundene Verhaltensweisen. In der Therapie wird zunächst der für die jeweilige Person wichtigste Prozess identifiziert und mit spezifischen Interventionen bearbeitet. Während der psychotherapeutischen Sitzungen kommen Veränderungen in Gang, die ihrerseits Veränderungen der depressionstypischen Prozesse ermöglichen. Die Veränderungen auf der Symptomebene bilden den letzten Schritt der Veränderung [529, 1514, 1515]. Die Therapiedauer umfasst in den Studien rund 15–20 Sitzungen [530, 1515].

3.5.2.8 Psychotherapie in Gruppen

Die auf die Behandlung der Depression bezogenen Konzepte für Gruppentherapie entsprechen im Wesentlichen denen, die auch in der Einzeltherapie erfolgreich eingesetzt werden [323]. Im deutschen Sprachraum sind verschiedene **Manuale mit kognitiv-verhaltenstherapeutischen, strukturierten Programmen** über acht bis 16 doppelstündige Sitzungen für unterschiedliche Zielgruppen veröffentlicht worden [592, 599, 623, 680, 826].

3.5.2.9 Paartherapie

Zwischen Partnerkonflikten und Depression besteht eine hohe Konkordanz [106, 160]. Interpersonelle Faktoren scheinen auf den Verlauf depressiver Störungen großen Einfluss auszuüben. Daher kann es sinnvoll sein, bei der Behandlung und bei der Rückfallprophylaxe den Partner in die Therapie einzubeziehen.

Zentrale Therapieelemente beispielsweise der **kognitiv-verhaltenstherapeutischen Ehetherapie** sind nach de Jong-Meyer et al. [323] Verhaltensbeobachtung und Problemanalyse der partnerschaftlichen Interaktion, Maßnahmen zur Steigerung der positiven Reziprozität, Kommunikations- und Problemlösetraining, kognitive Umstrukturierung von Attributionen und Erwartungen sowie kommunikative Hilfen zur Bewältigung akuter Streitsituationen. Diese Strategien sind im Bereich der Ehe- und Paartherapie etabliert und effektiv [105, 323, 698].

3.5.3 Effektivität psychotherapeutischer Verfahren in der Akuttherapie

Die meisten Belege für eine **psychotherapeutische Monotherapie** liegen für *leichte* und *mittelgradige depressive Störungen* vor. Bei *mittelschweren bis schweren depressiven Episoden* ist eine Differenzialindikation erforderlich. Es ist zu berücksichtigen, dass bei *schweren depressiven Episoden* die Wirklatenz einer alleinigen Psychotherapie gegenüber einer alleinigen Pharmakotherapie oder einer Kombinationsbehandlung aus Pharmako- und Psychotherapie erhöht sein kann (► [1430]). So zeigt beispielsweise auch eine randomisiert-kontrollierte Studie an schwer depressiven Patienten, dass eine KVT, anders als eine Pharmakotherapie, einer Placebobedingung nach acht Wochen hinsichtlich der Response nicht überlegen war. Nach 16 Wochen waren die Responseraten von Pharmako- und Psychotherapie jedoch gleich und beide Placebo signifikant überlegen [360].

Allerdings zeigen einige Studien unabhängig vom Schweregrad der depressiven Episode bereits innerhalb der ersten vier bis fünf Wochen einer kognitiv-behavioralen Psychotherapie [568, 911] eine signifikante Response. Hardy et al. [568] zeigten, dass in 50 % der KVT-Studien »sudden gains«, also »plötzliche und deutliche Verbesserungen«, innerhalb der ersten fünf Wochen auftreten. In der Studie von Hautzinger et al. [596, 597] ließen sich im Studienarm mit alleiniger Psychotherapie bereits in der dritten Woche anhaltende Responder (Therapieende und Ein-Jahres-Katamnese, 51 %) von Nichtrespondern (12 %) signifikant trennen, sowohl bei den ambulanten wie bei den stationären Patienten. Die Übersichtsarbeit von [911] kommt zum Schluss, dass 60–70 % der Therapieresponse bei einer KVT innerhalb der ersten vier Wochen Therapie erzielt wird. Cape et al. [231] berichten in einer **Metaanalyse**, dass durch Psychotherapien mit etwa 10 Sitzungen bereits signifikante Effekte gegenüber TAU erzielt werden können. Allerdings fallen diese Effekte kleiner aus als solche, die aus Studien mit intensiveren bzw. längeren Behandlungen berichtet werden. In einer Studie [744] mit chronisch depressiven Patienten war die Response bei CBASP zunächst später eingetreten im Vergleich zu Antidepressiva; nach acht Wochen war sie jedoch gleich. Dies könnte ein Hinweis sein, dass die Wirklatenz von der Chronizität abhängt.

Nach einer **Metaanalyse** von Cuijpers et al. [304] zum Zusammenhang von Studienqualität und der Effektstärke psychotherapeutischer Behandlung fallen die berichteten Effekte für Psychotherapie gegenüber Kontrollbehandlungen in qualitativ hochwertigen Studien durchschnittlich geringer aus. Ohne Berücksichtigung der Studienqualität könnte daher das Ausmaß der Wirksamkeit von Psychotherapie in der Depressionsbehandlung überschätzt werden.

Hinsichtlich des Therapiesettings beruht die meiste Evidenz zur psychotherapeutischen Behandlung von Patienten mit unipolarer Depression auf Studien zur ambulant durchgeführten Psychotherapie. In einer **Metaanalyse** von Cuijpers et al. [298] konnte jedoch gezeigt werden, dass auch stationäre Psychotherapien Treatment as Usual (TAU) signifikant überlegen sind.

Zur **Wirksamkeit der Gruppentherapie** bei Depression liegen auf Basis der Darstellung von [323] mehrere systematische Reviews und Metaanalysen vor (z. B. [297, 823, 975, 1452, 1481]). Wesentlicher Befund dieser Übersichtsarbeiten ist, dass die kognitiv-verhaltenstherapeutischen ambulanten Gruppenbehandlungen bei *leichten* und *mittelschweren Depressionen* kurzzeitig eine gute und über die Katamnesen hinweg stabile Wirkung auf die Symptomatik haben; McDermut et al. [975] ermittelten eine Effektstärke von 1,0 gegenüber Kontrollen, Kühner fand im Prä-Post-Vergleich über die Studien hinweg eine Effektstärke von 1,45. Bei schwereren Depressionen sind die Effekte allerdings weniger eindeutig [1481]. Trotz der positiven Ergebnisse aus den bislang publizierten kontrollierten Studien fehlen noch Untersuchungen mit größeren Stichproben und zu bestimmten Subgruppen depressiver Patienten, insbesondere im höheren Schwerebereich. Zudem ist der Vergleich z. B. mit Antidepressiva bzw. die Überprüfung der additiven Effektivität eine Kombination aus Medikation und Gruppenpsychotherapie noch nicht beforscht. Im deutschsprachigen Raum wurden einige kontrollierte Studien zur Anwendung **kognitiv-verhaltenstherapeutischer Gruppentherapien** bei bestimmten Untergruppen depressiver Patienten durchgeführt. Beispielsweise wurde die Wirksamkeit bei *depressiven Jugendlichen* [681], bei älteren depressiven Patienten ([57, 603]: signifikant stärkere Effekte auf Depressivität gegenüber einer Wartegruppe) und zur *Rückfallprophylaxe* ([825]: deutlich geringere Rückfallraten gegenüber TAU mit medikamentöser Behandlung nach individuellem Bedarf) untersucht. Eine **systematische Übersichtsarbeit** von Huntley et al. [671] belegt, dass KVT-basierte Gruppentherapien zu einer signifikant größeren Reduktion depressiver Symptome führen als eine TAU-Behandlung. Im direkten Vergleich von individueller KVT und KVT-basierter Gruppentherapie zeigte sich in derselben Übersichtsarbeit ein kleiner Effekt zugunsten von individueller KVT zu Behandlungsende (Effektstärke von 0,38). Keine Unterschiede zwischen den beiden Formen von KVT konnten zum kurz- (bis zu drei Monate) und langfristigen Follow-up (> drei Monate) identifiziert werden. Die **IPT** wurde bislang kaum als **Gruppenprogramm** in der Behandlung depressiver Störungen untersucht. Eine randomisiert-kontrollierte Studie [163] zeigte signifikante Prä-Post-Unterschiede im Vergleich zu einer Wartelistengruppe hinsichtlich Depressivität und psychosozialer Funktionsfähigkeit. Als Gruppentherapie modifiziert wurde die IPT auch im stationären Setting bei depressiven Patienten einer psychosomatischen Rehabilitationsklinik untersucht. In dieser Studie zeigten sich gleiche Ergebnisse wie für eine kognitive Gruppentherapie, längerfristig waren die Effekte gegenüber der KVT-Gruppe weniger stabil [1501].

In einer **systematischen Übersichtsarbeit** und **Metaanalyse** basierend auf insgesamt acht Studien konnte ein großer Effekt (SMD = –1,28; 95%CI: –1,85 – –0,72) zugunsten von **Ehetherapie** (hauptsächlich KVT-basiert) gegenüber keiner Behandlung aufgezeigt werden [69], allerdings konnten nur zwei Primärstudien für diesen Vergleich einbezogen werden. Keine Unterschiede konnten zwischen Ehetherapie und individueller Psychotherapie (hauptsächlich KVT) in Bezug auf die Reduktion depressiver Symptome nachgewiesen werden. Im Vergleich zu pharmakologischen Interventionen war Ehetherapie mit geringeren Studienabbruchraten verbunden, allerdings war dieses Ergebnis hauptsächlich auf eine Studie zurückführbar. Eine **systematische Übersichtsarbeit** von Henken et al. [618] berichtet eine Überlegenheit von **Familientherapie** gegenüber keiner Behandlung oder Warteliste in Bezug die Reduktion depressiver Symptome und auf eine Steigerung der familiären Funktionsfähigkeit. Allerdings konnten insgesamt nur sechs Primärstudien in die Übersichtsarbeit eingeschlossen werden, von denen bei dreien methodische Mängel identifiziert wurden, auch weisen die Autoren auf teilweise konfligierende Evidenz hin.

3.5.3.1 Kognitive Verhaltenstherapie

Die Kognitive Verhaltenstherapie (KVT) ist das **am häufigsten ambulant untersuchte Psychotherapieverfahren.** Es liegt eine Vielzahl kontrollierter Studien an überwiegend ambulant behandelten depressiven Patienten vor [331, 502], die zumeist eine höhere oder zumindest äquivalente Wirksamkeit der KVT im Vergleich zu verschiedenen Kontrollbedingungen (Warteliste, Pharmakotherapie, Placebobehandlung, stützende Gespräche, Clinical Management) in der Akutbehandlung zeigen (▶ auch [651]).

Es gibt eine Reihe qualitätsgeprüfter **Metaanalysen**, die die Wirksamkeit der Kognitiven Verhaltenstherapie (KVT) in der Akutbehandlung von unipolaren depressiven Episoden bestätigt. Gloaguen et al. [502] schlossen *48* kontrolliert-randomisierte Studien mit insgesamt 2.765 Patienten ein, die eine *leichtgradige bis mittelschwere depressive Störung* ohne psychotische Merkmale aufwiesen. Als leichtgradig wurde die Depression bei einem BDI-Score von 10–18 und als mittelschwer bei einem Score von 19–29 definiert. Dabei erwies sich die Kognitive Therapie einer Warteliste, einer Antidepressivatherapie und diversen anderen Therapien (psychodynamische Therapie, Interpersonelle Therapie, non-direktive Therapie, supportive Therapie, Entspannungsverfahren und Bibliotherapie) als signifikant überlegen, bezogen auf die Symptomverbesserung zum Therapieende nach durchschnittlich 16 Wochen. Gloaguen et al. errechneten außerdem, dass nach Akuttherapie mit Antidepressiva 60 % der Patienten innerhalb eines Jahres einen Rückfall erlitten, nach KVT durchschnittlich nur 29 % [502].

Diese Ergebnisse decken sich mit den Befunden einer früheren **Metaanalyse** von Dobson [362] zu *leichtgradigen* und *mittelschweren depressiven Störungen*, der unter Einschluss von *28 Studien* für die Kognitive Therapie gleichfalls signifikant stärkere Symptomveränderungen gegenüber einer Warteliste, Pharmakotherapie oder anderen Therapieformen (hier einschließlich der Verhaltenstherapie) fand. Gaffan et al. [464] haben die von Dobson inkludierten sowie 37 weitere Studien in eine weitere **Metaanalyse** integriert und die Befunde repliziert.

Eine vergleichbare Wirksamkeit von Psychotherapie (hauptsächlich KVT) und Antidepressiva der zweiten Generation berichten Spielmanns et al. [1362] in einer **systematischen Übersichtsarbeit** und **Metaanalyse**, in die *15 Studien* mit unterschiedlichen Schweregraden depressiver Störungen eingeschlossen wurden (berücksichtigt wurden die Antidepressiva Bupropion, Citalopram, Duloxetin, Escitalopram, Fluvoxamin, Fluoxetin, Milnacipran, Mirtazapin, Nefazodon, Paroxetin, Sertralin, und Venlafaxin). DeRubeis et al. [332] untersuchten in ihrer **Metaanalyse** mit originalen Rohdaten die *Unterschiede zwischen KVT und Pharmakotherapie* (Dauer: 16–20 Wochen) bei insgesamt 169 ambulanten Patienten mit einer *schweren depressiven Störung*, wobei als Schweregradkriterium ein Score in der Hamilton Depression Rating Scale von 20 oder mehr und im Beck Depressionsinventar von 30 oder mehr galt. Zwischen Pharmako- und Kognitiver Verhaltenstherapie zeigten sich in der Symptomreduktion im HRSD und im BDI keine signifikanten Wirksamkeitsunterschiede zum Behandlungsende.

Thase et al. [1430] fanden in ihrer **Metaanalyse**, dass eine Kombination aus Pharmako- und Psychotherapie (*KVT* oder *IPT*) bei höherem Schweregrad der Depression (HDRS > 19) der jeweiligen Monotherapie überlegen war, gegenüber alleiniger Psychotherapie sogar signifikant, was die Remissionshäufigkeit und die Wirklatenz angeht.

Tolin et al. [1447] fanden in einer **Metaanalyse** zur vergleichenden Wirksamkeit von KVT und anderen Psychotherapieverfahren für verschiedene psychische Störungen keine Unterschiede zwischen KVT und IPT bzw. supportiver Psychotherapie, allerdings zeigte sich ein kleiner signifikanter Effekt zugunsten von KVT gegenüber psychodynamischer Psychotherapie für Studien, in denen Patienten mit einer depressiven Störung behandelt wurden. Kritisiert wurde bei dieser Metaanalyse, dass nur eine selektive Auswahl an Studien einbezogen wurde (▶ [861]). Keine Wirksamkeitsunterschiede zwischen Verhaltenstherapie und kognitiver Therapie, psychodynamischer Psychotherapie, humanistischen und integrativen Ansätzen konnten Shinohara et al. [1333] in einer **vergleichenden Metaanalyse** basierend auf Daten von insgesamt *25 Studien* identifizieren. Auch Mazzucchelli et al. [969] konnten in einer **Metaanalyse** keine Wirksamkeitsunterschiede zwischen KVT und VT aufzeigen. In einer umfassenden **Netz-**

werkmetaanalyse von Barth et al. (2013) [79], basierend auf Daten von insgesamt *198 Studien*, konnte gezeigt werden, dass IPT, Verhaltenstherapie, KVT, Problemlösetherapie, soziales Kompetenztraining, psychodynamische Psychotherapie und supportive Psychotherapie einer Wartegruppenbedingung signifikant überlegen waren. Bezüglich der vergleichenden Wirksamkeit der unterschiedlichen Psychotherapieformen kommen die Autoren zu dem Schluss, dass die Wirksamkeit der unterschiedlichen Therapieformen vergleichbar ist, die Evidenz für KVT, IPT und Problemlösetherapie auf Grund der gegenwärtigen Studienlage aber robuster als die der anderen untersuchten Therapieformen ist.

In zwei Metaanalysen wurde die Wirksamkeit von KVT in verschiedenen Settings bzw. Personengruppen untersucht. Ebrahim et al. [377] haben in einer **Metaanalyse** individueller Patientendaten aufgezeigt, dass mittels KVT auch bei Patienten, die gegenwärtig Erwerbsunfähigkeitsrenten beziehen, vergleichbare Effekte wie bei nicht erwerbsgeminderten Patienten erzielt werden können. In einer **Metaanalyse** von insgesamt *34 nicht-randomisierten Effektivitätsstudien* konnten Hans und Hiller [565] die Wirksamkeit ambulanter KVT belegen. Dabei zeigte sich eine signifikante Reduktion der depressiven Symptome von Beginn bis Ende der Behandlung und die Effekte konnten über einen Zeitraum von 6 Monaten nach Ende der Behandlung aufrechterhalten werden.

Mehrere Metaanalysen haben die Wirksamkeit von Weiterentwicklungen der Kognitiven Verhaltenstherapie untersucht. In einer **systematischen Übersichtsarbeit** und **Metaanalyse** von Hunot et al. [670] konnten drei Studien zu ACT identifiziert werden, die eine vergleichbare Wirksamkeit von *ACT* und *KVT* in Bezug auf die Reduktion depressiver Symptome bei Patienten mit überwiegend *mittelschwerer Depression* zeigten. Allerdings wurde die Evidenzlage von den Autoren zum gegenwärtigen Zeitpunkt aufgrund der geringen Anzahl an Studien und teilweise geringen Studienqualität als »niedrig« beurteilt. In einer **systematischen Übersichtsarbeit** und **Metaanalyse** von Hofmann et al. [648] wurden moderate Prä-Post-Effektstärken (Hedge's g =0,95) in Bezug auf die Reduktion depressiver Symptome für *MBT* in Stichproben mit verschiedenen psychischen Störungen und von 0,95 in Stichproben mit affektiven Erkrankungen ermittelt. Auch eine aktuelle **Metaanalyse** [1399] über sechs Studien fand einen signifikanten Effekt für MBCT mit kleiner bis mittlerer Effektstärke bezüglich der Symptomreduktion für akute depressive Episoden und zeigt, dass auch depressive Patienten in der Akutphase von MBCT profitieren können.

3.5.3.2 Tiefenpsychologisch fundierte Psychotherapie

Wenn psychodynamisch orientierte Psychotherapien empirisch evaluiert wurden, handelte es sich um **fokale, zeitlich begrenzte, strukturierte Interventionen** bei **Patienten mit** *leichten bis mittelschweren Depressionen*. Insgesamt ist die Anzahl der randomisiert-kontrollierten Studien zur Wirksamkeit der psychodynamischen Kurzzeittherapie im Vergleich zu anderen Verfahren (z. B. KVT und IPT) gering.

Es liegen **zwei qualitätsgeprüfte Metaanalysen** zur Wirksamkeit von psychodynamischen Kurzpsychotherapien [292] und zur vergleichenden Wirksamkeit von ambulanten fokalen, kurzzeitigen, psychodynamischen Psychotherapien bei *leichten bis mittelgradigen Depressionen [858]* vor, wobei die Behandlungsdauer in der Regel in einem Range von 16–30 Sitzungen lag. Beide Metaanalysen kommen aufgrund von *elf bzw. sechs berücksichtigten Studien* zu dem Ergebnis, dass diese fokalen, d. h. auf spezifische, vor der Therapie formulierte Konflikte oder Themen fokussierenden dynamischen Psychotherapien wirksam und, bezogen auf die Reduktion depressiver Symptome im Vergleich mit Wartekontrollen, mit anderen wirksamen Depressionstherapien (KVT, IPT, ▶ oben) vergleichbar sind. Allerdings subsummieren sowohl Crits-Christoph [292] als auch Leichsenring [858] Studien zur IPT unter die psychodynamische Psychotherapie.

Eine **Metaanalyse** von Leichsenring et al. [863] zur Wirksamkeit ambulanter psychodynamischer Kurzzeittherapie (8–20 Sitzungen) *bei verschiedenen Störungsbildern* (neben Depression u. a. PTSD, Bulimia und Anorexia nervosa, Persönlichkeitsstörungen, somatoforme Schmerzstörung, soziale Phobie) schloss zur Evidenzbeurteilung der ambulanten Depressionsbehandlung drei Arbeiten ein, von denen (neben der Studie von Shapiro et al., 1994) zwei spezielle Patientengruppen betroffen haben ([1439]: *ältere Klienten*; [276]: *Frauen mit postpartaler Depression*). Die dabei ermittelten Effekte auf Depressivität im Prä-Post-Vergleich waren signifikant. Eine weitere **Metaanalyse** von Leichsenring [857] führt unter Berücksichtigung einer weiteren randomisiert-kontrollierten Studie (insgesamt *vier RCTs* zu depressiven Störungen [n = 314], in denen psychodynamische Kurzzeittherapie in einer Dosis von acht bis zwanzig Sitzungen untersucht wurden) wiederum im Prä-Post-Vergleich und mit Verhaltenstherapie als Kontrollbedingung vergleichbare signifikante Effektstärken an.

In einer **Metaanalyse** von Abbass et al. [1] wurden psychodynamische Psychotherapien für »allgemeine psychische Störungen« hinsichtlich ihrer Wirksamkeit untersucht. Dabei zeigten sich positive Wirksamkeitsbelege psychodynamischer Psychotherapie auf das Outcome Depressivität über alle Störungsbilder hinweg (Angst, Depression, Somatisierung), allerdings wurden nur in vier der eingeschlossenen Studien rein depressive Stichproben behandelt.

In der bereits oben beschriebenen umfassenden **Netzwerkmetaanalyse** von Barth et al. [79] basierend auf Daten von insgesamt 198 Studien konnte gezeigt werden, dass psychodynamische Psychotherapie einer Wartegruppenbedingung signifikant überlegen ist. Jedoch erwies sich die Evidenz aufgrund der geringeren Anzahl an Patienten in den Studienarmen zur Psychodynamischen Psychotherapie als etwas weniger robust im Vergleich zu anderen untersuchten Therapieformen.

In einer **Metaanalyse** von Driessen et al. [367], in die insgesamt Daten aus *23 Studien* eingingen, konnte die Wirksamkeit von psychodynamischer Psychotherapie gegenüber Kontroll- und Wartebedingungen belegt werden. Die durch Psychodynamische Psychotherapie erzielte Symptomreduktion war groß (d = 1,34) und blieb auch ein Jahr nach Behandlungsende erhalten. Im Vergleich von psychodynamischer Psychotherapie mit anderen Psychotherapien zeigten sich kleine, aber signifikante Effekte zu Gunsten anderer Psychotherapien (hauptsächlich Verhaltenstherapie bzw. KVT) direkt zum Behandlungsende, diese Unterschiede waren jedoch zum 3-Monats-Follow-up nicht mehr nachweisbar.

In einer **systematischen Übersichtsarbeit** von Leichsenring et al. [862] wurden insgesamt 12 RCTs identifiziert, die die Wirksamkeit von psychodynamischer Psychotherapie bei depressiven Störungen untersuchten (bei 10 der 12 Studien wurden Patienten mit der Diagnose einer Major Depression untersucht). Dabei zeigten sich eine vergleichbare Wirksamkeit von psychodynamischer Psychotherapie und Antidepressiva sowie eine Überlegenheit von psychodynamischer Psychotherapie gegenüber Wartegruppen bzw. TAU.

3.5.3.3 Analytische Psychotherapie

Aufgrund der in ▶ Kapitel IV »Quellen/Auswahl und Bewertung der NVL-Empfehlungen« genannten methodischen Restriktionen ist die Wirksamkeitsforschung im Bereich der psychoanalytischen Psychotherapie besonderen Schwierigkeiten ausgesetzt. RCTs wurden nicht vorgelegt, dennoch existieren einige große unkontrollierte naturalistische Studien, die Hinweise auf die Wirksamkeit psychoanalytischer Langzeitpsychotherapie liefern. Diese Studien sind zwar zumeist an diagnostisch heterogenen Patientenkollektiven durchgeführt worden. Bekannt ist aber der hohe Prozentsatz depressiver Patienten in den Studien. Zudem wurden in diesen Studien auch symptomatische Zielvariablen untersucht, die eine hohe Korrelation zum Grad der Depressivität aufweisen. Es wurde in diesen Studien ein starker und auch noch nach Behandlungsende vorhandener Therapieerfolg (▶ Carry-over-Effekt) auf depressionsassoziierte Symptome für psychoanalytische Langzeittherapie beschrieben [192, 519, 663, 696, 860, 873, 1244, 1270, 1271].

In einer **prospektiven quasi-experimentellen Studie** zum Vergleich von analytischer Psychotherapie, tiefenpsychologisch-fundierter Psychotherapie und Verhaltenstherapie fanden sich signifikante Unterschiede zugunsten einer analytischen Psychotherapie gegenüber Verhaltenstherapie zur Dreijahreskatamnese. Hierbei wurden die gefundene Unterschiede von den Studienautoren als Effekte der deutlich stärkeren Therapiedosis diskutiert [667].

In einer **systematischen Übersichtsarbeit und Metaanalyse** von de Maat et al. [329] konnten insgesamt *14 Studien* identifiziert werden, in denen die Wirksamkeit analytischer Psychotherapie untersucht wurde. Bei den Studien handelte es sich größtenteils um nicht kontrollierte Studien, in denen Patienten mit verschiedenen psychischen Störungen, darunter auch depressiven Störungen behandelt wurden. In den Studien wurde eine Symptomreduktion zwischen Behandlungsbeginn- und ende berichtet.

In einer **randomisiert-kontrollierten Studie** wurde die Wirksamkeit von psychoanalytischer Langzeittherapie mit psychodynamischer Kurzzeittherapie (bis zu 20 Sitzungen) und einer lösungsorientierten Kurzzeitpsychotherapie, die auf systemischen Ansätzen basiert, in einem Patientenkollektiv mit Depressions- und Angstdiagnosen untersucht [784, 785]. Dabei zeigte sich eine schnellere Symptomreduktion in den Kurzzeittherapien, jedoch war die psychodynamische Langzeittherapien den Kurzzeitpsychotherapien zum 3- bzw. 5-Jahres-Follow-up überlegen.

3.5.3.4 Systemische Therapie

Metaanalysen zur Systemischen Therapie beim Störungsbild unipolare Depression liegen bislang nicht vor. Die Evidenzlage beschränkt sich derzeit auf eine Reihe von RCTs zur systemischen Therapie bei Erwachsenen mit unipolaren depressiven Störungen im Rahmen unterschiedlicher Settings. Hinweise für den Nutzen der Systemischen Therapie bei unipolaren depressiven Störungen erbrachten die folgenden randomisiert-kontrollierten Studien:

In einer **randomisiert-kontrollierten Studie** von Leff et al. [855], die ursprünglich als dreiarmige komparative Studie zum Vergleich von Pharmakotherapie mit einem Antidepressivum, *Systemischer Paartherapie* und kognitiver Therapie angelegt war, wurde die Wirksamkeit der Systemischen Therapie im Vergleich zu Pharmakotherapie bei depressiven Patienten mit einem »kritischen« Partner untersucht. Bei einer geringeren Therapieabbruchrate (15 vs. 56 Prozent) zeigte sich für den Behandlungsarm der systemischen Paartherapie im Vergleich zur Pharmakotherapie eine stärkere Reduktion der depressiven Symptomatik im BDI. Im zweiten Outcome-Instrument, der Hamilton Depression Rating Scale, zeigten sich dagegen in der Intention-to-Treat-Analyse keine signifikanten Unterschiede.

In einer **randomisiert-kontrollierten Studie** von Knekt et al. [784, 785] zeigten sich bei einer gemischten Stichprobe von ängstlichen und depressiven (85%) Patienten für eine *systemische lösungsorientierte Kurzzeittherapie* im Vergleich zur *psychodynamischen Langzeittherapie* signifikant stärkere Reduktionen der depressiven Symptomatik im Selbstrating nach drei und sieben Monaten nach Therapiebeginn sowie höhere Remissionsraten nach sieben bzw. zwölf Monaten, während im Langzeitverlauf nach drei Jahren für die psychodynamische Langzeittherapie im Selbst- und Fremdrating eine signifikant stärkere Reduktionen der depressiven Symptomatik gezeigt werden konnten. Dabei blieb die Symptomreduktion für die lösungsorientierte Therapie wie auch für die psychodynamische Kurzzeittherapie über den gesamten Nachuntersuchungszeitraum stabil.

Weitere Anhaltspunkte für die Wirksamkeit der Systemischen Paartherapie bei der Behandlung von Patienten mit depressiven Störungen liefert die **randomisiert-kontrollierte Studie** (n = 66) von Seikkula et al. [1310]. Im Vergleich zur treatment as usual – Kontrollgruppe zeigte sich für die systemische Paartherapie eine signifikant stärkere Symptomreduktion u. a. auf dem GSI der SCL-90 und der HDRS, nicht jedoch auf dem BDI.

3.5.3.5 Interpersonelle Psychotherapie

Für die Wirksamkeit der Interpersonellen Psychotherapie (IPT) in der Akutbehandlung der unipolaren depressiven Störung als alleiniges Therapieverfahren oder als Bestandteil eines Kombinationsverfahrens mit antidepressiver Medikation liegen **zahlreiche Wirksamkeitsnachweise** vor. In Deutschland gehört die IPT nicht zu den von den Krankenkassen erstatteten Richtlinienverfahren. Der Ansatz wird jedoch in internationalen Leitlinien empfohlen (z. B. [23, 24]).

Balslev-Jorgensen et al. [68] fanden in ihrem älteren **systematischen Review** keine Unterschiede zwischen der Wirksamkeit von IPT und KVT in der Akutbehandlung. Im Vergleich zu unbehandelten Kontrollbedingungen verbesserten sich depressive Patienten mit überwiegend *leichter bis mittelschwerer depressive Episode* durch IPT deutlich, während sich zu KVT bzw. zu einer antidepressiven Medikation geringe Unterschiede und nicht signifikante Effektstärken ergaben.

Eine qualitätsgeprüfte **Metaanalyse** von Feijo de Mello et al. [415] schloss *13 randomisiert-kontrollierte Studien* zur Wirksamkeit der IPT bei depressiven Störungen (*depressive Episode, Dysthymie, Double Depression*) in der Akut- und Erhaltungstherapie mit insgesamt 2.199 Patienten ein. Hierbei zeigte sich nach ca. 12–16-wöchiger Akutbehandlung eine signifikante Überlegenheit der IPT gegenüber einer Behandlung mit einem Placebomedikament. Sowohl in der Akut- als auch in der Erhaltungstherapie sowie in der Rezidivprophylaxe fanden die Autoren gegenüber einer medikamentösen Behandlung oder einer Kombinationstherapie keine Wirksamkeitsunterschiede. Dagegen schien IPT einer KVT in der Akutbehandlung, gemessen an der zum Behandlungsende erzielten Symptomreduktion, sogar überlegen zu sein, was sich jedoch bei Betrachtung der Remissionsraten nicht mehr zeigte.

Auch in einer **Metaanalyse** von Cuijpers et al. [300] konnten statistisch signifikante Effekte von IPT gegenüber Kontrollbehandlungen für Patienten mit überwiegend *leichter bis mittelschwerer Depression und Dysthymie* aufgezeigt werden. Im direkten Vergleich mit anderen Psychotherapien ließen sich keine Unterschiede identifizieren. Im Vergleich mit Antidepressiva zeigte sich ein kleiner, aber statistisch signifikanter Effekt zugunsten einer medikamentösen Behandlung.

Eine **systematische Übersichtsarbeit und Metaanalyse** von van Hess et al. [1475] konnte ebenfalls keine systematischen klinisch relevanten Unterschiede zwischen IPT und anderen psychotherapeutischen Interventionen und Antidepressiva identifizieren.

In der **Netzwerkmetaanalyse** von Barth et al. [79] basierend auf Daten von insgesamt 198 Studien konnte gezeigt werden, dass IPT einer Wartegruppenbedingung signifikant überlegen ist, dabei basieren die für IPT gefundenen Effekte auf einer robusten Evidenzlage. Im direkten Vergleich zeigte sich eine Überlegenheit von IPT gegenüber supportiver Psychotherapie.

3.5.3.6 Gesprächspsychotherapie

Elliott et al. [385] haben im Anschluss an eine umfangreiche allgemeine Metaanalyse, die sowohl randomisiert-kontrollierte Studien als auch Effektmessungen ohne Kontrollgruppen einschließt und die Gleichwertigkeit von humanistischen Therapien, aber auch der Gesprächspsychotherapie (GPT) gegenüber der Kognitiven Verhaltenstherapie und anderen nichthumanistischen Verfahren zum Ergebnis hatte, eine störungsspezifische Auswertung unternommen. Diese ergab unter Berücksichtigung der 16 von 24 Studien zu Depression, die einen Vergleich mit einem nichthumanistischen Verfahren beinhalteten, eine ausgeglichene Bilanz (drei positiv, vier negativ, neun ausgeglichen).

Insbesondere für die **»Process-Experiential Psychotherapy«** stellt Elliott fest, dass die Therapie nach den Kriterien von Chambless und Hollon [243] »specific and efficacious« ist [385]. Gestützt werden diese Ergebnisse auch von einer umfangreichen, **kontrollierten Studie** [767], der im Hinblick auf das differenzierte Studiendesign besondere Bedeutung zukommt. In dieser britischen Untersuchung wurden 464 Patienten zum Teil randomisiert, zum Teil unter Berücksichtigung der Patientenpräferenz einem von drei Behandlungsverfahren zugeteilt: GPT, Kognitive Verhaltenstherapie (KVT) oder der ausschließlichen Behandlung durch einen Allgemeinarzt. Nach vier Monaten zeigten sich bei den psychotherapeutisch behandelten Patienten eine bessere Symptomreduktion sowie eine höhere Zufriedenheit mit der Behandlung. GPT und KVT konnten gleich gute Verbesserungen erzielen. Nach insgesamt zwölf Monaten waren im Hinblick auf die Symptomatik keine Unterschiede mehr nachweisbar. Die Behandlungszufriedenheit war allerdings bei den Patienten der GPT-Gruppe am größten.

In einer Reanalyse der Daten von 22 Patienten mit depressiven Störungen des Hamburger Kurzpsychotherapie-Vergleichsexperiments [992] beobachteten Meyer et al. [993] gleich starke Verbesserungen bei Patienten, die sich GPT, und solchen, die sich einer analytischen Fokaltherapie unterzogen hatten.

In einer Vergleichsstudie von Teusch et al. [1419] mit Add-On-Design zeigte sich, dass bei *leicht bis mittelschwer depressiven Patienten* die zusätzliche Gabe von Psychopharmaka (insbesondere Antidepressiva) nicht zu einer Verbesserung der insgesamt guten Ergebnisse führte. Vor allem bei den nur gesprächspsychotherapeutisch behandelten Patienten konnten ein Jahr nach Behandlungsende weitere Verbesserungen beobachtet werden. Ähnliche Ergebnisse ergab eine Studie in analogem Add-On-Design [1418], in der 142 *Patienten mit Persönlichkeitsstörungen* behandelt wurden, von denen 107 auch als depressiv diagnostiziert waren. Die Depressivität war in dieser Untersuchung das entscheidende Änderungskriterium. Die Katamnese belegte die Stabilität der Effekte.

Eine Forschergruppe um Greenberg und Watson evaluierte in mehreren Studien die von ihnen entwickelte Ausprägungsform der GPT, die **»Process-Experiential Psychotherapy«** (PE-GPT). Die PE-GPT verbindet klientenzentrierte Elemente mit solchen der Gestalttherapie und fokussiert darauf, kognitive und affektive Probleme des Patienten in der Therapie aufzulösen. Greenberg und Watson [530] verglichen in einer **randomisierten Studie** die Effektivität der klassischen GPT mit der PE-GPT bei 34 Patienten mit *leichten bis schweren Depressionen*. Die Patienten erhielten mindestens 15 Sitzungen. Zwischen den beiden Behandlungsformen zeigten sich keine statistisch signifikanten Unterschiede bezüglich der Symptomreduktion im BDI oder der SCL-90 R, sowohl am Behandlungsende als auch beim Follow-up.

In einer weiteren **randomisiert-kontrollierten Studie** verglichen Watson et al. [1515] die Effektivität der über 16 Wochen durchgeführten PE-GPT mit KVT (n = 93 mit *leichten bis schweren Depressionen*). Hierbei zeigten sich in beiden Gruppen ähnliche Effektstärken z. B. im BDI und der SCL-90 R und hinsichtlich der Responderraten. Bezüglich interpersoneller Probleme und der Copingstile ergaben sich im PE-GPT-Arm Vorteile gegenüber der KVT. Diese randomisierten Studien zur PE-GPT werden ergänzt durch weitere Studien, bei denen Aspekte des Therapieprozesses und deren Korrelation mit dem Outcome untersucht werden [1174, 1514, 1516].

3.5.3.7 Empfehlungen zur psychotherapeutischen Akutbehandlung

Die Darstellung der Empfehlungen wird im Folgenden mit den entsprechenden Evidenztabellen dargestellt und weicht daher vom Vorgehen in den anderen Kapiteln ab, da es nicht möglich war, in der Steuerungs- wie in der Konsensgruppe eine Einigung auf Empfehlungen für spezifische Psychotherapieverfahren herzustellen.

Analog zum Vorgehen bei einer pharmakotherapeutischen Behandlung kann bei einer *leichten depressiven Episode* mit dem Beginn einer störungsspezifischen Psychotherapie abgewartet werden, wenn anzunehmen ist, dass die depressive Symptomatik sich ohne Therapie zurückbildet. Innerhalb der nächsten 14 Tage sollte dann jedoch eine erneute Kontrolle der Symptomatik stattfinden (»aktiv-abwartende Begleitung«; ▶ Kapitel 3.1.2 »Behandlungsphasen und phasenspezifische Behandlungsziele«) und über die Einleitung einer spezifischen Therapie entschieden werden (◘ Abbildung 9: Therapie depressiver Störungen). Allerdings sollte schon in dieser Phase durchaus eine psychiatrisch-psychotherapeutisch- Basisbehandlung bzw. psychosomatische Grundversorgung durchgeführt werden (▶ 3.1.2 »Behandlungsphasen und phasenspezifische Behandlungsziele«).

Zu beachten ist zudem, dass sich die zugrundeliegende Evidenz (wie in ◘ Tabelle 18 dargestellt) häufig auf psychotherapeutische Interventionen bezieht, die **nicht mit den in Deutschland etablierten Richtlinienverfahren gleichzusetzen** sind. Es liegt beispielsweise eine große Zahl von Studien zur Interpersonellen Psychotherapie als spezifischem Verfahren für die Depressionsbehandlung vor, welches derzeit jedoch in Deutschland nicht im Rahmen einer Richtlinienpsychotherapie erbracht werden kann. Außerdem ist die Interventionsdauer häufig kürzer als bei einer typischen Richtlinientherapie (mit ca. 25 Stunden), die in den Studien untersucht wurde.

Empfehlung/Statement	Empfehlungsgrad
3-41_mod_2015 Bei einer leichten depressiven Episode kann, wenn anzunehmen ist, dass die Symptomatik auch ohne aktive Behandlung abklingt, im Sinne einer aktiv-abwartenden Begleitung zunächst von einer depressionsspezifischen Behandlung abgesehen werden. LoE IV: Expertenkonsens basierend auf Referenzleitlinie [1062]	0
3-7_mod_2015 (hierbei handelt es sich um die Wiederholung einer Empfehlung zur besseren Verständlichkeit) Hält die Symptomatik einer leichten depressiven Episode nach einer Kontrolle nach spätestens 14 Tagen noch an oder hat sie sich verschlechtert, soll mit dem Patienten über eine Intensivierung der Behandlung gesprochen werden. Als Behandlungsmöglichkeiten stehen beispielsweise zur Verfügung: – Beratung (Counseling); – psychoedukativ-supportive Gespräche; – qualifizierte angeleitete Selbsthilfe, z. B. Selbsthilfebücher / Online-Programme; – Problemlöseansätze (Problem-solving); – psychiatrische-psychotherapeutische Basisbehandlung bzw. psychosomatische Grundversorgung. LoE IV: Expertenkonsens basierend auf Referenzleitlinie [1062]	0
3-42 Sofern die eingesetzten Behandlungsmöglichkeiten (Empfehlung nach 3-7-mod.) nicht zur Besserung der Symptomatik geführt haben, soll eine Psychotherapie angeboten werden. Dies gilt auch für mittelschwere depressive Episoden. LoE Ia: Metaanalysen [79, 300, 362, 367, 415, 464, 502, 857, 863]	A
3-11 (hierbei handelt es sich um die Wiederholung einer Empfehlung zur besseren Verständlichkeit) Bei akuten schweren Depressionen soll eine Kombinationsbehandlung mit medikamentöser Therapie und Psychotherapie angeboten werden. LoE Ia: Metaanalysen [1121, 1404] und RCTs [650, 744, 1430]	A
3-43 Wenn ein alleiniges Behandlungsverfahren in Betracht gezogen wird, soll bei ambulant behandelbaren Patienten mit akuten mittelschweren bis schweren depressiven Episoden eine alleinige Psychotherapie gleichwertig zu einer alleinigen medikamentösen Therapie angeboten werden. LoE Ia: Metaanalysen [68, 330, 332, 362, 415, 464, 502]	A
3-44_mod_2015 Depressive Patienten mit psychotischen Merkmalen sollten in jedem Falle eine medikamentöse Therapie erhalten. Expertenkonsens	KKP

Tabelle 18 Psychotherapie als Akuttherapie bei leichter bis mittelschwerer Depression

	Studientyp	Ergebnisse
Kognitive Verhaltenstherapie	Metaanalysen	**KVT > AD, andere Therapieverfahren** [362, 464, 502] **KVT = AD** [330] **KVT = ACT** [670] **KVT > Wartegruppe** [79] **KVT = AD** [1362] **KVT = IPT, Supp. PT** [1447] **KVT > STPP** [1447] **KVT = STPP** [1333]; bei (Follow-up) [367]
	Review	**KVT ≥ AD** [68]
	RCTs[a]	**KVT ≥ AD** [152, 153, 330, 384, 596, 597, 649, 703, 1044]
Interpersonelle Psychotherapie	Metaanalyse	**IPT > AD** [415] **IPT > KVT** [415] **IPT+AD = IPT** [300] **IPT > Kontrolle** [300] **IPT > Supp. PT** [79] **IPT > Wartegruppe** [79]
	Review	**IPT = AD, KVT [68]**
	RCTs[a]	**IPT = KVT** [384] **IPT + AD > AD + CM** [1522] **IPT = AD** [1299, 1522] **IPT > TAU** [1299]
Psychodynamische Kurzzeittherapie	Metaanalysen	**STPP > TAU (verschiedene Störungen)** [857, 863] [b] **STPP > Kontrolle** [79, 367] **STPP < KVT [367] Behandlungsende** [1447] **STPP = KVT (Follow-up)** [367] **STPP = KVT** [1333]
	RCTs	**STPP = KVT** [1321] **SPSP + AD > AD** [325, 326] **STPP + AD = STPP** [218]
Analytische Langzeitpsychotherapie	RCT	**Psychodynamische Langzeittherapie > Psychodynamische Kurzzeittherapie, Lösungsorientierte Therapie nach 3 Jahren** [784, 785]
Gesprächspsychotherapie	RCTs	**GPT = KVT** [767, 1510, 1515] **GPT > TAU** [767]

a: Diese RCTs wurden lediglich zur Differenzierung der Ergebnisse aus Metaanalysen und Reviews aufgenommen; sie bilden die Evidenz aus RCTs nicht vollständig ab.
b: [863] umfasst nicht alleine Studien mit depressiven Patienten. Die Metaanalysen [858] und [292] wurden in dieser Tabelle nicht integriert, weil beide Arbeiten Studien zur IPT in die Analyse aufgenommen haben.

Tabelle 19 Psychotherapie als Akuttherapie bei schwerer Depression

	Studientyp	Ergebnisse
Kognitive Verhaltenstherapie	Metaanalysen	**KVT = AD** [332] **KVT + AD > KVT** [333, 1121, 1430] **KVT + AD > AD** [1121, 1430]
	RCT	**KVT = AD** [333] **(bei erfahrenen Therapeuten)**
Interpersonelle Psychotherapie	Metaanalysen	**IPT + AD > IPT** [1121, 1430] **IPT + AD > AD** [1121, 1430]
	RCT	**IPT < AD + CM** [446] **IPT > Placebo** [446]

3.5.4 Effektivität psychotherapeutischer Verfahren bei Dysthymie, Double Depression und chronischer Depression

Bei Patienten mit **Dysthymien**, **Double Depression** und **chronischer Depression** wurden bisher vergleichsweise wenige Psychotherapiestudien durchgeführt [323]. Markowitz (1994) kommt in seinem **systematischen Review** zur *Psychotherapie der Dysthymie*, das vorwiegend unkontrollierte und nichtrandomisierte Studien mit zumeist kognitivem Therapieansatz einschloss, zum Ergebnis, dass unter einer KVT-Standardbehandlung (20 Sitzungen) nur bei 41 % der Patienten mit *Dysthymie* oder *Double Depression* (nach DSM-III-R-Kriterien) eine Response erreicht wird. Die Evidenz stützt eher pharmakologische Interventionen; gleichwohl scheint Psychotherapie ein effektives zusätzliches Behandlungsangebot darzustellen bzw. eine Alternative zu einer antidepressiven Medikation in solchen Fällen zu sein, in denen Patienten diese ablehnen [953].

In einer **Metaanalyse** von Cuijpers et al. [306], basierend auf 16 RCTs, wurde die Überlegenheit kombinierter Behandlungen gegenüber einer psychotherapeutischen oder pharmakologischen Monotherapie bei *chronischer Depression* (Störungsdauer ≥ zwei Jahre) aufgezeigt. Weiterhin wiesen die Ergebnisse auf eine *Unterlegenheit* einer rein psychotherapeutischen gegenüber einer rein pharmakologischen Behandlung hin. Diese Effekte waren auf Studien zurückführbar, in denen ausschließlich Patienten mit einer Dysthymie behandelt wurden und als pharmakologische Intervention SSRIs eingesetzt wurden.

In einer systematischen Übersichtsarbeit und **Metaanalyse** bzw. **Netzwerkmetaanalyse** von von Wolff et al. [1498] bzw. Kriston et al. [810] wurde ebenfalls die Effektivität psychotherapeutischer und kombinierter Interventionen bei chronischer Depression untersucht. Beim direkten Vergleich pharmakologischer und psychotherapeutischer Interventionen zeigte sich für *IPT* eine *Unterlegenheit* gegenüber pharmakologischen Interventionen, keine Unterschiede bezüglich der Wirksamkeit bestanden für *CBASP* und pharmakologische Behandlungen. Zwar lagen für einige psychotherapeutische Interventionen positive Wirksamkeitsnachweise in Kombination mit pharmakologischen Interventionen im Vergleich zu rein pharmakologischen Interventionen vor, jedoch bestand eine hohe Inkonsistenz zwischen den Ergebnissen einzelner Primärstudien, beispielsweise für CBASP [744, 791]. Die Ergebnisse der Moderatorenanalysen für diesen Vergleich deuten darauf hin, dass eine kombinierte Behandlung dann zu einer höheren Wirksamkeit als eine reine pharmakologische Behandlung führt, wenn (1) die Patienten unter anderen Formen chronischer Depression als Dysthymie leiden, es sich (2) bei der zugrundeliegenden pharmakologischen Intervention nicht um eine Behandlung mit SSRIs handelt und (3) CBASP als psychotherapeutisches Verfahren eingesetzt wird.

Die Unterschiede zwischen den zwei **Metaanalysen** sind im wesentlich auf strengere Einschlusskriterien bezüglich der methodischen Qualität der Primärstudien bei von Wolff sowie Kriston et al. [810,

1498] und auf die Ergebnisse einer erst nach der Metaanalyse von Cuijpers erschienenen großen Studie [791] zur Wirksamkeit von CBASP zurückzuführen, die die bisher durch die Studie von Keller et al. (2000) dominierten Effekte relativierte. In beiden Übersichtsarbeiten finden sich konsistente Hinweise auf die geringere Wirksamkeit psychotherapeutischer Interventionen bei der Subgruppe der Patienten mit einer *Dysthymie*.

Cuijpers et al. fanden in sieben Studien mit Patienten mit *Dysthymie* (Subgruppenanalyse in einer Metaanalyse zur Behandlung chronischer Depression und Dysthymie) eine statistisch signifikante Überlegenheit von Pharmakotherapie (Standard Mean Difference (SMD) 0,47, 95% Konfidenzintervall (KI) 0,18–0,75) [306].

Imel et al. fanden in einer **Moderatorenanalyse** (in einer Metaanalyse zur Behandlung unipolarer Depression und Dysthymie) statistisch signifikant größere Unterschiede zwischen Pharmakotherapie und Psychotherapie bei *Dysthymie* als bei akuter depressiven Episode, mit einer Überlegenheit der Pharmakotherapie [682].

Kriston et al. fanden in einer **Moderatorenanalyse** (in einer Netzwerkmetaanalyse zur Behandlung *persistenter depressiver Störungen*) keinen statistisch signifikanten Effekt der Diagnose (Dysthymie vs. chronische Major Depression) auf den Unterschied zwischen Pharmakotherapie und Psychotherapie. Sie zeigten aber in der gesamten Patientenpopulation eine statistisch signifikante Überlegenheit von Pharmakotherapie im Vergleich zu Interpersoneller Psychotherapie und supportiver Psychotherapie, während kein statistisch signifikanter Unterschied zwischen Pharmakotherapie und kognitiv orientierten Therapieformen (CBASP und KVT) gezeigt wurde [810].

3.5.4.1 Empfehlungen zur Psychotherapie bei Dysthymie, Double Depression und chronischer Depression

Insgesamt bleibt für die Interpretation dieser RCTs zur Psychotherapie, insbesondere bei *Dysthymie* und *Double Depression*, kritisch anzumerken, dass die **Stichproben teilweise relativ klein** und auch die **Behandlungszeiträume teils relativ kurz** bemessen waren. Bei Dysthymien, Double Depression und chronischer Depression ist eine aktive Suche nach individuell-lebensgeschichtlichen Störungsfaktoren angezeigt. Da es um längere Krankheitsdauern geht, sollten unter Umständen auch längere Therapiedauern mit Aufarbeitung individueller störungsbedingender und aufrechterhaltender Faktoren bedacht werden, wobei zur Absicherung dieser Aussage weitere Studien nötig sind. Die Evidenzlage deutet darauf hin, dass bei Patienten, die ausschließlich an einer Dysthymie leiden, eine Pharmakotherapie wahrscheinlich wirksamer ist als eine alleinige Psychotherapie, wobei insgesamt nur wenige Studien zur psychotherapeutischen Behandlung von Patienten mit einer Dysthymie vorliegen und Wirksamkeitsunterschiede zwischen verschiedenen Psychotherapieverfahren bei diesen Patienten nicht auszuschließen sind.

Empfehlung/Statement	Empfehlungsgrad
3-45_mod_2015 Bei Double Depression und chronischer Depression soll der Patient darüber informiert werden, dass eine Kombinationstherapie mit Psychotherapie und Antidepressiva gegenüber einer Monotherapie wirksamer ist. LoE Ia: Metaanalysen [306, 810, 1498]	**A**
3-46_NEU_ 2015 Bei Dysthymie sollte eine Psychotherapie angeboten werden. LoE Ia: Metaanalyse [810]	**B**

Empfehlung/Statement	Empfehlungsgrad
3-36 (hierbei handelt es sich um die Wiederholung einer Empfehlung zur besseren Verständlichkeit) Bei Dysthymie und Double Depression soll eine pharmakologische Behandlung angeboten werden. LoE Ia: Metaanalysen [306, 682, 810]	**A**

Tabelle 20 Psychotherapie bei Dysthymie

	Studientyp	Ergebnisse
Psychotherapie	(Netzwerk-) Metaanalyse	**Psy < AD** [306] **Psy + AD = AD** [810, 1498]
Kognitive Verhaltenstherapie	Review	**KVT < AD** [953] **KVT + AD > AD** [953, 1309]
	4 RCTs	**KVT = Placebo** [1197] **KVT + AD > AD** [1197] **KVT = AD** [370] **KVT + AD > AD** (als Weiterbehandlung nach 8 Wochen AD) [370] Problemlösetherapie > Placebo [1537]
Interpersonelle Psychotherapie	2 RCTs	**IPT < IPT + AD, AD** [205] **IPT + AD = AD** [954] **IPT = supportive Kurzzeittherapie** [954]

Tabelle 21 Psychotherapie bei Double Depression

	Studientyp	Ergebnisse
Kognitive Verhaltenstherapie	Review	**KVT < AD** [953] **KVT + AD > AD** [953]
	1 RCT	**KVT + AD > AD** [1002]
Interpersonelle Psychotherapie	1 RCT	**IPT < IPT + AD, AD** [205]

Tabelle 22 Psychotherapie bei chronischer Depression

	Studientyp	Ergebnisse
Psychotherapie	(Netzwerk-) Metaanalyse	**Psy + AD > AD** [306] **Psy + AD > Psy** [306] **Psy + AD > AD** [810, 1498]
Kognitive Verhaltenstherapie	2 RCTs	**CBASP + AD > CBASP, AD** [744] **CBASP < AD** (bei Patienten ohne frühe Traumatisierung) [1067] **CBASP > AD** (bei Patienten mit früher Traumatisierung) [1067] Response nach Switching von CBASP auf AD oder von AD auf CBASP bei ursprünglicher Non-Response [1277]

3.5.5 Effektivität von Psychotherapie bei älteren Patienten

In **15 Reviews** bzw. **Metaanalysen** zur Psychotherapie bei Depressionen im Alter wurden Patienten im Mittel zwischen 68,4 und 79,8 Jahren einbezogen. Hochbetagte Patienten (> 85 Jahre) wurden nur vereinzelt im Rahmen von Psychotherapiestudien behandelt. Über die verschiedenen Studien hinweg wurden Menschen mit allen Schweregraden einer Depression, inklusive Dysthymie, eingeschlossen. Die Studienqualität der eingeschlossenen und aussagekräftigen, kontrollierten, randomisierten Studien ist gut bis sehr gut. Die untersuchten Psychotherapien umfassen *die Kognitive Verhaltenstherapie* (KVT), die *Problemlösetherapie* (PST), die basierend auf verhaltenstherapeutischen Techniken die Verbesserung der Selbstkontrolle eines Individuums im Umgang mit Problemen fördert, die *Interpersonelle Psychotherapie* (IPT), die *Reminiszenztherapie* (RT), bei der das Erinnern persönlich bedeutsamer vergangener Erfahrungen zur Lösung vergangener Konflikte eingesetzt wird und die *psychodynamische Psychotherapie* (STPP).

Die Effektivität von *KVT* gegenüber nicht aktiven Kontrollinterventionen (z. B. Wartegruppe) und herkömmlicher Behandlung konnte in drei **Metaanalysen** aufgezeigt werden [768, 1143, 1542]. Die Befunde blieben bis 12 Monate nach Behandlungsende stabil [518]. Die Effektivität von *KVT*, in Kombination mit Pharmakotherapie (Desipramin) gegenüber KVT allein und gegenüber Pharmakotherapie allein, zeigte eine größere Symptomreduktion sowohl im Fremd- als auch im Selbstrating für die Kombinationstherapie, wobei die Effekte der Kombinationstherapie gegenüber den Monotherapien für schwerere Depressionen größer ausfielen. Eine Überlegenheit von KVT gegenüber einer anderen psychotherapeutischen (*IPT, PST, RT, STPP*) oder einer medikamentösen Behandlung konnte nicht nachgewiesen werden [441]. Auch im Gruppenformat erwies sich *KVT* als effektiv [807].

IPT in einem stationären Setting zeigte zu Behandlungsende bezogen auf die Depressionsschwere keine Überlegenheit gegenüber einer herkömmlichen Behandlung (TAU). Allerdings konnten 6 Monate später signifikante Verbesserungen in der IPT-Gruppe im Vergleich zu TAU beobachtet werden [441]. Die Effektivität von IPT gegenüber herkömmlicher Behandlung (TAU) konnte in einem primärärztlichen Setting nicht nachgewiesen werden [768].

PST erwies sich im Rahmen von 5 Einzelstudien bezogen auf die Depressionsschwere und die Beurteilung des Funktionsniveaus gegenüber Wartegruppe, herkömmlicher Behandlung (TAU) und anderen Interventionen (z. B. Reminiszenztherapie, aktiv unterstützende Therapie) als überlegen [441].

RT und »*Life Review*« zeigten in 4 Einzelstudien verglichen mit herkömmlicher Behandlung (TAU), einer nicht aktiven Kontrollbedingung und keiner Behandlung signifikante Vorteile hinsichtlich einer reduzierten depressiven Symptomatik. Gegenüber PT erwies sich RT weniger wirksam und führte deutlich seltener zu einer Remission [441, 1143].

STPP führte zu positiveren Effekten gegenüber einer Wartegruppe [392]. Gegenüber KVT als aktive Kontrollintervention ist STPP in ihrer Wirksamkeit auf die depressive Symptomatik vergleichbar. In einer Studie blieben die Effekte auch nach 2 Jahren erhalten.

3.5.5.1 Empfehlungen zur Psychotherapie bei älteren Patienten

Die Behandlung älterer, insbesondere multimorbider und eingeschränkter Menschen geht mit besonderen Herausforderungen einher. Hohe Dropout-Raten bei alten Studienteilnehmern lassen sich auf typische Probleme zurückführen, wie z. B. Transportprobleme aufgrund eingeschränkter Mobilität, somatische Komorbidität und sensorische Beeinträchtigungen. Gleichwohl existieren altersspezifische Adaptionen der Therapiemanuale [44, 592, 1575]. Psychotherapie wird von älteren Patienten geschätzt, wenn sie Erfahrung damit machen können [601]. Besonderheiten im therapeutischen Vorgehen (bei Hochbetagten und Komorbiden) werden zunehmend wahrgenommen. Versorgungsangebote auch für in der Mobilität Eingeschränkte (aufsuchende Psychotherapie, Internet-basierte Psychotherapie) werden entwickelt und selbst depressive ältere Patienten mit leichter kognitiver Beeinträchtigung profitieren von diesen Interventionen [602]. Die Bedeutung des Alters als Prädiktor für den Behandlungserfolg ist bislang unklar [260, 768, 1141]. Die Tabelle 23 fasst die vorliegende Evidenz für psychotherapeutische Ansätze mit älteren Patienten zusammen. Die umfangreichste Befundlage und sicherste Evidenz existiert für die *Kognitive Verhaltenstherapie* und die *Problemlösetherapie*. Effektivitätsnachweise existieren auch in der Behandlung subklinischer Störungen [851]. Es gibt Befunde, die zeigen, dass eine Kombinationsbehandlung gegenüber einer alleinigen medikamentösen Behandlung signifikant überlegen ist [302, 768]. Doch liegen auch Befunde vor, die dem widersprechen [1143, 1535]. Der Schweregrad moderiert die Effekte, indem bei schwereren Depressionen die Kombination aus KVT und Antidepressivum bessere Effekte erzielt als ein Antidepressivum alleine.

Empfehlung/Statement	Empfehlungsgrad
3-47_NEU_2015 Bei Depressionen im höheren Lebensalter (ab 65 Jahre) soll Betroffenen eine Psychotherapie angeboten werden. LoE Ia: Metaanalysen [441, 768, 1143, 1542]	**A**
3-48_NEU_2015 Bei schweren Formen einer Depression im Alter sollte eine Kombination aus Pharmako- und Psychotherapie angeboten werden. LoE Ia: Metaanalysen [302, 768, 1143, 1535]	**B**
3-49_NEU_2015 Bei leichten kognitiven Einschränkungen und einer Depression im Alter sollte eine Psychotherapie (bevorzugt als Einzeltherapie) angeboten werden. LoE Ib: RCT [602]	**B**

Tabelle 23 Psychotherapie bei älteren Patienten

Therapieform	Studientyp	Zusammenfassung
Kognitive Verhaltenstherapie	Metaanalysen	**KVT > Wartegruppe** [768, 1143, 1542] **KVT = RT** [441]
Interpersonelle Therapie	Metaanalyse	**IPT = TAU, stationäres Setting** [441] **IPT = TAU, primärärztliches Setting** [768]
Problemlösetherapie	Metaanalyse	**PST > Wartegruppe, TAU** [441]
Reminiszenztherapie und Life-Review	Metaanalyse	**RT > TAU, keine Behandlung** **RT < andere Psychotherapie** [441, 1143]
Psychodynamische Therapie	RCT	**STPP > Wartegruppe** **STPP = KVT** [392]

3.5.6 Kombination von Antidepressiva und Psychotherapie

Psychotherapie wird in der Praxis im Rahmen der Behandlung depressiver Störungen häufig mit einer Pharmakotherapie kombiniert. Hierbei lassen sich drei Formen unterscheiden:

1. Psychotherapie wird nach einer Pharmakotherapie in der Akutbehandlungsphase eingeführt (sequenziell; ▶ Kapitel 3.5.7 »Erhaltungstherapie bzw. Rezidivprophylaxe durch Psychotherapie«).
2. Die eine oder andere Behandlungsform wird zusätzlich bei Nicht- bzw. geringer Effektivität einer alleinigen Behandlungsform eingeführt (augmentierend) bzw. wenn Aspekte hinzukommen, die eine spezifische Indikation zur Pharmakotherapie oder zur Psychotherapie ergeben (▶ Kapitel 3.5.7 »Erhaltungstherapie bzw. Rezidivprophylaxe durch Psychotherapie«).
3. Beide Behandlungsformen werden gleichzeitig angewendet.

Bezüglich der Akutbehandlung depressiver Patienten fanden **Metaanalysen** und **Übersichtsarbeiten** keine zusätzlichen, d. h. additiven bzw. synergistischen Effekte auf die Symptomreduktion für eine Kombination aus psychotherapeutischen Verfahren (KVT oder IPT) und verschiedenen Pharmakotherapien (z. B. Trizyklika oder SSRIs) [270, 324, 454, 594, 596, 705, 1121, 1527]. Dem stehen Befunde gegenüber, dass depressive Patienten bei einer Kombinationstherapie (Antidepressiva und Psychotherapie) eine höhere Medikamentencompliance aufweisen, weniger häufig die Behandlung abbrechen, besser kooperieren, weniger zusätzliche Behandlungsangebote in Anspruch nehmen (Kosteneffizienz), eine höhere soziale Anpassung zeigen und längerfristig die günstigsten Ergebnisse hinsichtlich der Rezidivhäufigkeit aufweisen [324, 596, 649, 1044]. Auch in einer aktuellen **Metaanalyse** von Cuijpers et al. [300] zeigte sich keine allgemeine Überlegenheit einer kombinierten Behandlung aus IPT und Pharmakotherapie gegenüber IPT zu Behandlungsende.

Für spezifische Subgruppen liegen hingegen hinreichende Studienbelege vor, die eine Differenzialindikation zur Kombinationstherapie von Antidepressiva und Psychotherapie erlauben: Für *schwere depressive Episoden* [1295, 1430], *chronisch depressive Patienten* [744], *rezidivierende Depressionen* [443, 1210, 1404] sowie ältere (59–70 Jahre alte) depressive Patienten [1211] sind statistisch signifikante additive Effekte einer Kombinationstherapie gegenüber einer alleinigen Psychotherapie (bei schweren) oder einer alleinigen Pharmakotherapie (bei chronisch depressiven sowie älteren depressiven Patienten) nachgewiesen.

In einer **Metaanalyse** von Cuijpers et al. [305] finden sich Hinweise, dass eine kombinierte Behandlung von Psycho- und Pharmakotherapie zu einer stärkeren Symptomreduktion führt als eine Kombination aus Psychotherapie und einem pharmakologischen Placebo, wobei der Effekt für schwerer depressive Patienten größer ausfiel. In einer weiteren **Metaanalyse** von Cuijpers et al. [307] konnte zudem gezeigt werden, dass eine kombinierte Behandlung aus Psycho- und Pharmakotherapie zu signifikant größeren Effekten führt als eine rein psychotherapeutische Intervention. Der Effekt war größer bei Patienten mit chronischer Depression, einer komorbiden HIV-Erkrankung und älteren Patienten.

Empfehlung/Statement	Empfehlungsgrad
3-50_mod_2015 Bei schweren und rezidivierenden sowie chronischen Depressionen und Double Depression sollte die Indikation zur Kombinationsbehandlung aus Pharmakotherapie und geeigneter Psychotherapie vorrangig vor einer alleinigen Psychotherapie oder Pharmakotherapie geprüft werden. LoE Ia: Metaanalysen [305, 307]	B

Empfehlung/Statement	Empfehlungsgrad
3-51_mod_2015 Studienergebnisse liefern Hinweise, dass die Compliance (bzw. Adhärenz) bei einer medikamentösen Therapie höher ist, wenn zugleich auch eine Psychotherapie stattfindet. LoE Ib: RCTs [350, 650, 1040]	**Statement**

3.5.7 Erhaltungstherapie bzw. Rezidivprophylaxe durch Psychotherapie

Wegen des häufig rezidivierenden Verlaufs depressiver Störungen und der sich daraus ergebenden Notwendigkeit von Maßnahmen zur Aufrechterhaltung des Therapieerfolgs und zur Rezidivprophylaxe haben psychotherapeutische Strategien, die einen einmal eingetretenen Behandlungserfolg beibehalten helfen, wachsende Bedeutung, ebenso geeignete Verfahren zur Behandlung einer Residualsymptomatik bei partieller Remission [445, 1139].

Aus **naturalistischen Studien** an behandelten depressiven Patienten sind Rückfall- bzw. Wiedererkrankungsraten von ca. 30–40 % innerhalb eines Jahres und von ca. 40–50 % innerhalb zweier Jahre nach Remission bekannt [122, 739]. Da schon die ausschließlich in der Akutphase angewendeten Psychotherapien bei leichten bis mittelschweren Depressionen, insbesondere die KVT, zu günstigeren längerfristigen Effekten führen als die Pharmakotherapie, wurde in den vergangenen Jahren verstärkt deren Potenzial als Erhaltungstherapien sowie zur Rückfallprophylaxe und langfristigen Erfolgssicherung untersucht und bestätigt [323].

Psychotherapeutische Maßnahmen (KVT oder IPT) realisieren dabei die bereits im Rahmen der Akuttherapie angewandten Elemente, z. T. ergänzt um weitere spezielle Interventionen. Der Umfang der Erhaltungstherapien liegt zwischen zehn und 36 (einzeltherapeutischen) Sitzungen, verteilt über einen mehrmonatigen, z. T. auch mehrjährigen Zeitraum (sechs- bis 36 Monate). Die Katamnesen reichen bis zu sechs Jahren. Das Grundprinzip dabei ist, dass Psychotherapie potenziell Bewältigungsfähigkeiten, gerade bei kritischen Lebensereignissen, steigern und somit Trigger für rezidivierende depressive Episoden reduzieren kann [323].

Daten zur Wirksamkeit liegen aus drei unterschiedlichen Quellen (► unten) vor: (1) **Carry-over-Effekte aus der psychotherapeutischen Akutbehandlung** auf mögliche Rückfälle innerhalb von ein oder zwei Jahren; (2) **Psychotherapien als alleinige Erhaltungstherapien**; (3) **Psychotherapien als Bestandteil einer Kombinationstherapie** in der Erhaltungsphase.

3.5.7.1 Carry-over-Effekte von Psychotherapie

Unter Carry-over-Effekten versteht man Nachwirkungen, die über das Therapieende hinaus anhalten. Diese nachhaltigen Carry-over-Effekte werden auch von der Akuttherapie auf spätere Phasen erwartet, in denen keine Therapie mehr stattfindet (z. B. eine anschließende Erhaltungstherapie oder Therapie zur Rezidivprophylaxe; ► [323, 754]). Patienten, die von einer **Pharmakotherapie** profitiert haben, ihre Medikation nach der Behandlung in der Akutphase (z. B. aufgrund des Studiendesigns) jedoch nicht fortgeführt haben, wiesen innerhalb eines Follow-up-Zeitraums von zwölf oder 24 Monaten eine *hohe Wahrscheinlichkeit eines Rezidivs* auf [399, 1326, 1344].

Im Vergleich hierzu wiesen Patienten, die mit **KVT** behandelt wurden, *signifikant geringere Rückfallraten* auf. In der Studie von Simons et al. [1344] hatten 20 % der mit KVT therapierten Patienten gegenüber 66 % derjenigen Patienten, die ihre Medikation abgesetzt hatten, einen Rückfall innerhalb von zwölf

Tabelle 24 Carry-over-Effekte von Psychotherapie

	Studientyp	Ergebnisse[a]
Kognitive Verhaltenstherapie	Metaanalysen	**Rückfallhäufigkeit: KVT < AD** [332, 502]
	5 RCTs	**KVT < AD** [399, 651, 1344] **KVT = IPT** [384, 1326] **KVT/IPT < AD + CM** [384, 1326] **KVT/IPT < Placebo + CM** [384, 1326]
Interpersonelle Psychotherapie	2 RCTs	**IPT = KVT, AD + CM, Placebo + CM** [384, 1326]

a Studien zur Langzeitwirkung psychoanalytischer Therapien, in die auch depressive Patienten eingeschlossen waren, zeigen gleichfalls Carry-over-Effekte vom Therapieende bis zum 1-Jahres-Katamnesezeitpunkt ([519]: GSI der SCL 90-R und IIP-Score; [696]: GSI und Depressionsskala der SCL 90-R und IIP-Score).

Monaten. In der Studie von Evans et al. [399] hatten wiederum 20 % der KVT-behandelten Patienten einen Rückfall gegenüber 50 % der Patienten, die ihre Medikation unterbrochen hatten.

In einem naturalistischen Follow-up der NIMH-Studie [384, 1326] gab es keine signifikanten Unterschiede zwischen den Interventionen bezüglich des Anteils der Patienten, die während eines 18-Monats-Follow-up-Zeitraums ihre Remission beibehalten konnten, und jener Patienten, die nach einer Remission ein Rezidiv erlitten hatten [1326]. Gleichwohl waren die Remissionsraten in allen Interventionen relativ gering: bei KVT 30 %, bei IPT 26 %, bei Imipramin und Clinical Management 19 % und bei Placebo mit Clinical Management 20 %. Unter jenen Patienten, die ursprünglich eine Remission erreicht hatten, betrugen die Rückfallraten 36 % (KVT), 33 % (IPT), 50 % (Imipramin und Clinical Management) bzw. 33 % (Placebo und Clinical Management). Nach zwölf Monaten hatten diejenigen Patienten, die mit KVT behandelt worden waren, die geringste Rückfallrate. Eine Schlussfolgerung der Autoren geht dahin, dass eine lediglich 16-wöchige Akutbehandlung zu kurz und daher insuffizient für die meisten Patienten ist, um eine volle Remission zu erreichen und zu erhalten.

Zusammengefasst ist festzustellen, dass auch dann Rückfälle und Rezidive im Langzeit-Follow-up auftreten können, wenn Carry-over-Effekte aus der Akutbehandlung mit KVT oder IPT nachweisbar sind (► [754]).

3.5.7.2 Psychotherapie als alleinige Erhaltungstherapie bzw. Rezidivprophylaxe

Eine **vergleichende Metaanalyse zur Wirksamkeit der KVT** (als Akut- und/oder Erhaltungstherapie) zur Verringerung von Rückfällen und Rezidiven schloss 28 Studien (n = 1 880) ein [1492]. Patienten, die in der Akutphase mit einer alleinigen KVT oder mit KVT als Teil einer Kombinationstherapie mit Antidepressiva behandelt wurden, hatten gegenüber mit einer alleinigen Pharmakotherapie behandelten depressiven Patienten eine signifikant erhöhte Chance auf ein besseres Behandlungsergebnis (d. h. in einem mittleren Zeitraum von ca. 60 Wochen keinen Rückfall oder kein Rezidiv zu erleiden). Die Ergebnisse zeigen darüber hinaus, dass mit einer KVT als Erhaltungstherapie behandelte Patienten im Vergleich zu nicht-aktiv behandelten Kontrollgruppenpatienten (und tendenziell auch gegenüber aktiv mit Antidepressiva behandelten Kontrollgruppen) eine signifikant höhere Chance auf ein besseres Behandlungsergebnis aufwiesen. Zudem hatten sie ein signifikant reduziertes Risiko für einen Rückfall oder ein Rezidiv zum Ende der Erhaltungstherapiephase. Auch eine alleinige KVT als Erhaltungstherapie bzw. Rezidivprophylaxe nach einer Pharmakotherapie in der Akutphase reduziert Rückfälle oder Rezidive [109, 413, 1140, 1492].

In einer **Übersichtsarbeit** von de Jong-Meyer et al. wurden ebenfalls Belege für die Wirksamkeit kognitiv-verhaltenstherapeutischer Psychotherapie in Bezug auf die Verringerung von Rückfällen und Rezidiven identifiziert [323].

In einer **systematischen Übersichtsarbeit** und **Metaanalyse** von Galante [465] wurde die Wirksamkeit von *MBCT als zusätzliche Psychotherapie* zu TAU untersucht. Für den Zeitpunkt des Ein-Jahres-Follow-ups lagen Daten aus 5 Studien vor, in denen die Rückfallrate in Behandlungsarmen mit MBCT im Schnitt um 40% reduziert war.

In einer **Metaanalyse** von Piet und Hougaard [1159] wurde ebenfalls die Wirksamkeit von MBCT als zusätzliche Psychotherapie zu TAU bzw. einer Placebo-Behandlung untersucht. Dabei konnten insgesamt sechs Studien identifiziert werden. Für den Zeitpunkt des Follow-ups (14–18 Monate) zeigte sich in der Gruppe von Patienten mit drei oder mehr Episoden in der Vorgeschichte eine Reduktion des Rückfallrisikos um 43%.

In einer **systematischen Übersichtsarbeit** und **Metaanalyse** von Clarke et al. [257] konnten 27 Studien identifiziert werden, in denen psychotherapeutische Interventionen (KVT, MBCT und IPT) im Anschluss an eine pharmakologische oder psychotherapeutische Akutintervention eingesetzt wurden. Dabei zeigte sich eine Reduktion der Rückfallhäufigkeit um 22% zum Zeitpunkt des Follow-ups (12 Monate).

Empfehlung/Statement	Empfehlungsgrad
3-52 Zur Stabilisierung des Therapieerfolgs sowie zur Senkung des Rückfallrisikos soll im Anschluss an eine Akutbehandlung eine angemessene psychotherapeutische Nachbehandlung (Erhaltungstherapie) angeboten werden. LoE Ia: Metaanalysen [257, 300, 323, 465, 1159, 1492]	A

Die Ergebnisse zur Erhaltungstherapie korrespondieren mit Expertenmeinungen zu den Psychotherapievereinbarungen (so genannte Festlegung der Behandlungskontingente): Danach schließt sich die Erhaltungstherapie zur Stabilisierung der erzielten Effekte sowie zur Rezidivprophylaxe »quasi« in einem Guss an die ambulante psychotherapeutische Akutbehandlung gleich welchen Therapieverfahrens an, wenn nachhaltige Langzeiteffekte erzielt werden sollen.

3.5.7.3 Psychotherapie als Teil einer Kombinationsbehandlung

In einer **Übersichtsarbeit** von de Jong-Meyer et al. konnten teilweise Belege für additive Effekte einer zusätzlichen KVT bzw. IPT zur medikamentösen Erhaltungstherapie identifiziert werden [323].

In einer **systematischen Übersicht und Metaanalyse** von Cuijpers et al. [300] konnten fünf Studien identifiziert werden, in denen remittierte Patienten im Anschluss an die Akutbehandlung mit einer Kombination aus *IPT und Pharmakotherapie* oder *Pharmakotherapie* alleine behandelt wurden. Die Rate der Rückfälle war dabei in der Gruppe der kombinierten Behandlung signifikant geringer als in der Gruppe, die ausschließlich medikamentös behandelt wurde.

Empfehlung/Statement	Empfehlungsgrad
3-53 Längerfristige stabilisierende Psychotherapie (Rezidivprophylaxe) soll Patienten mit einem erhöhten Risiko für ein Rezidiv angeboten werden. LoE Ia: Metaanalysen [257, 300, 323, 465, 1159, 1492]	A

Tabelle 25 Psychotherapie als Erhaltungstherapie bzw. zur Rezidivprophylaxe

	Studientyp	Ergebnisse
Kognitive Verhaltenstherapie	Metaanalyse	**KVT ≥ AD** [1492] **KVT > TAU** [1492]
	14 RCTs	**KVT > CM** [159, 409, 410, 411, 412, 413, 702] **KVT = AD** [153] **KVT > TAU** [825] **MBCT + TAU > TAU** (für Patienten mit ≥ 3 Episoden) [938, 1412] **CBASP > unspezifische KG** [777] **AD + KVT = AD + CM** [1146] **AD + KVT > AD + CM** [1140]
Interpersonelle Psychotherapie	Metaanalyse	Rückfallhäufigkeit: **IPT+AD > AD** [300]
	6 RCTs	**IPT + AD > IPT** [442, 443, 445] **IPT > CM + AD** [442, 443, 445] **IPT > Placebo** (ältere Patienten) [1209, 1211] **IPT < AD** (ältere Patienten) [1209] **IPT + AD > IPT, AD** (ältere Patienten > 70 J.) [1209, 1211] **IPT + AD akut und AD als Erhaltungstherapie > IPT, AD, IPT + AD** [1136]

3.5.8 Effektivität von Psychotherapie bei behandlungsresistenter Depression

Als behandlungsresistent werden nach allgemein akzeptierter Definition [1262, 1357] depressive Störungen angesehen, wenn Patienten auf mindestens zwei unterschiedliche, adäquat (auf-)dosierte Antidepressiva aus verschiedenen Wirkstoffklassen keine Response gezeigt haben. Insgesamt bleibt jedoch eine definitorische Unschärfe bei der Unterscheidung einer *chronischen unipolaren Störung mit mehr als zwei Jahren Dauer* einerseits und einer *behandlungsresistenten Depression* andererseits.

Psychotherapeutische Verfahren wurden bislang nur **äußerst selten in randomisiert-kontrollierten Studien** systematisch auf ihre Effektivität in der Behandlung von auf einer Pharmakotherapie therapieresistenten depressiven Störungen hin evaluiert, obwohl Psychotherapie gemeinhin als Verfahren der Wahl gilt, wenn eine Antidepressivatherapie keine Response bewirkt. Studien zur Wirksamkeit von Psychotherapie bei gegenüber bisheriger Psychotherapie behandlungsresistenter Depression liegen bislang nicht vor (Wechsel des Therapieverfahrens).

In einem **Review** werden nach Einschluss von vier kontrollierten Studien hohe Effektstärken berichtet (gemessen mit der Hamilton Rating Scale for Depression), die durch *KVT* anhand der Verbesserung gegenüber einem neuen Antidepressivum gezeigt wurden (zwei Studien, einmal *Kombination von KVT und AD*, Warteliste oder Selbsthilfemanual) [76, 190, 570, 1019]. Diese Studien weisen jedoch sehr kleine Fallzahlen auf, und die Validität bzw. Generalisierbarkeit der Befunde ist daher eher eingeschränkt [980].

In einer **systematischen Übersichtsarbeit** von Trivedi et al. [1456] wurden sieben Studien identifiziert, in denen *Psychotherapie (hauptsächlich KVT)* als Augmentation oder Alternative zur medikamentösen Behandlung bei behandlungsresistenter Depression untersucht wurde. Dabei zeigte sich in 3 qualitativ hochwertigen, einer qualitativ mittelwertigen und zwei Studien mit methodischen Einschränkungen, dass Psychotherapie einen zusätzlichen Nutzen als Substitution oder Augmentation zur medikamentösen Behandlung erzielen kann. Nur in einer qualitativ mittelwertigen Studie erwies sich KVT als unterlegen im Vergleich zur medikamentösen Behandlung.

Die gegenwärtige Datenlage macht deutlich, dass es einen Bedarf an randomisiert-kontrollierten Studien zur Effektivität psychotherapeutischer Verfahren für Patienten mit behandlungsresistenter Depression gibt. Bei therapieresistenten Verläufen können auch psychotherapeutische Behandlungsformen mit deutlich erweiterten Behandlungskonzepten und höheren Anzahl von Behandlungssitzungen erforderlich sein, deren adäquate Überprüfung der Effektivität durch RCTs bisher noch nicht hinreichend konzipiert und konsentiert worden ist. In Hinsicht auf die Bewertung des medizinischen Nutzens ist die Bedeutung versorgungsnaher kontrollierter oder Feldstudien gegenüber der Relevanz von RCT-Studien abzuwägen.

Empfehlung/Statement	Empfehlungsgrad
3-54 Bei pharmakotherapieresistenter Depression sollte den Patienten eine angemessene Psychotherapie angeboten werden. LoE Ib: syst. Übersichtsarbeiten [980, 1456]	**B**

Tabelle 26 Psychotherapie bei behandlungsresistenter Depression

	Studientyp	Ergebnisse
Kognitive Verhaltenstherapie	Reviews	**KVT > AD**, Warteliste, Selbsthilfemanual [980] **KVT (+ AD) > AD** [1456]

3.5.9 Geschlechtsunterschiede in der Wirksamkeit psychotherapeutischer Verfahren

Frauen tragen ein ca. **doppelt so hohes Risiko**, an Depression zu erkranken wie Männer, während Unterschiede im Krankheitsverlauf weniger gut dokumentiert sind [823]. Eine aktuelle Studie an mehr als 1.000 gegengeschlechtlichen Zwillingspaaren [751] zeigt darüber hinaus unterschiedliche Pfade in die Entwicklung einer Depression in Abhängigkeit von geschlechtsspezifischen Belastungsclustern: Während für Frauen Persönlichkeitsfaktoren wie *Neurotizismus* sowie *wahrgenommenes Versagen mit und Unzufriedenheit in interpersonalen Beziehungen* die wichtigsten Prädiktoren darstellten, waren für Männer *frühere expansive Psychopathologie*, *frühere depressive* Episoden sowie *finanzielle, arbeitsbezogene* und *juristische Akutstressoren* am bedeutsamsten. In diesem Kontext wurde die Frage aufgeworfen, ob depressive Frauen möglicherweise besser von Psychotherapie profitieren als Männer, da ihre Depression enger mit Neurotizismus und interpersonellen Stressoren assoziiert zu sein scheint [1520]. Allerdings findet sich hierzu keine überzeugende Evidenz. So untersuchten einzelne Studien zur *Kognitiven Verhaltenstherapie* (KVT) das Geschlecht als möglichen Moderator des Therapieerfolgs und fanden keine Unterschiede in der Wirksamkeit bei Männern und Frauen [438, 642, 701, 1432]. Eine stationäre Studie zur *Interpersonellen Therapie* (IPT, [1285]) fand vergleichbare Responseraten nach 5 Wochen Behandlung. Dagegen hatten Männer etwas niedrigere Depressionswerte (HAMD) und höhere Remissionsraten (89,5% versus 61,8%) bei Entlassung, nach 3–12 Monaten waren jedoch keine geschlechtsbezogenen Unterschiede mehr deutlich. Eine systematische Übersichtsarbeit über Einzelstudien mit verschiedenen psychotherapeutischen Treatments [1126] schlussfolgert, dass keine konsistente Evidenz für Geschlechtsunterschiede bezüglich des Psychotherapieerfolgs vorliegt.

In Psychotherapiestudien nehmen i.d.R. deutlich mehr Frauen als Männer teil, hauptsächlich bedingt durch deren höhere Depressionsprävalenz und Inanspruchnahme psychotherapeutischer Angebote. Was die Patientenpräferenz angeht, zeigt eine **Metaanalyse** von 34 Studien, die Pharmako- und Psychotherapie verglichen, dass Frauen signifikant häufiger Psychotherapie bevorzugen [976]. Zudem sind in Studien direkte Vergleiche zwischen Männern und Frauen i.d.R. a priori nicht geplant. Beide Faktoren tragen dazu bei, dass die statistische Power häufig zu gering ist, um eventuell bestehende Geschlechtsunterschiede in Einzelstudien nachweisen zu können. Eine Lösung bieten hier Metaanalysen, welche die Ergebnisse verschiedener Studien aggregieren. Eine Variante von Metaanalysen stellen Metaregressionen dar, die über den prozentualen Anteil von Frauen bzw. Männern in den eingeschlossenen Studien allerdings nur indirekte Aussagen über mögliche Geschlechtsunterschiede im Therapieerfolg machen können. Eine solche Analyse über 34 Psychotherapiestudien zeigte, dass *KVT* etwas erfolgreicher war als andere Verfahren, wenn der Frauenanteil in Studien höher war [182]. Eine **Metaregression** von Cuijpers et al. fand [298], dass Männer und Frauen in stationärer Psychotherapie gleichermaßen von der Behandlung profitierten. Eine vergleichbare Analyse von von Wolff et al. [1498] fand zudem keine Hinweise dafür, dass Männer und Frauen unterschiedlich auf alleinige Pharmakotherapie versus Kombination mit Psychotherapie reagierten. Bezüglich *Psychotherapie bei somatischer Komorbidität* waren die Effekte von Psychotherapie auf die psychische Symptomatik in zwei Metaanalysen mit Patienten mit Krebserkrankungen [573] und Patienten mit koronarer Herzerkrankung [1258] ähnlich gut für Frauen und Männer. Im Bereich psychosozialer Interventionen mit geringer Intensität berichtet ein **Review** [768] ebenfalls keine Effekte des Geschlechts auf die Symptomatik bei älteren Patienten. Ähnlich untersuchte Pinquart et al. [1165] in einer Metaanalyse Effekte von *Reminiszenz-Interventionen* bei älteren Patienten, auch hier zeigten die eingeschlossenen Studien keine Geschlechtsunterschiede in der Wirksamkeit.

Die bislang einzige **Metaanalyse** mit individuellen Patientendaten zur Frage von Geschlechtsunterschieden in der Effektivität von face-to-face Therapien schloss Originaldaten aus 14 randomisierten Studien mit 1.793 Patienten ein, die Vergleiche von KVT, Pharmakotherapie und Kontrollbedingungen enthielten [308]. Die hier durchgeführten Analysen zeigen, dass a) beim direkten Vergleich zwischen KVT und Pharmakotherapie Männer und Frauen ähnlich gut von beiden Therapiemodalitäten profitierten, b) über alle Modalitäten hinweg (KVT, Pharmakotherapie und Kontrollbedingung) die Effekte für Frauen und Männer vergleichbar waren und c) das Geschlecht kein spezifischer Prädiktor für das Therapieergebnis darstellte, wenn es darum ging, Effekte der beiden aktiven Verfahren mit den Kontrollbedingungen zu vergleichen.

Die hier referierten Befunde unterliegen einigen Einschränkungen: So untersuchten die weitaus meisten Studien Varianten der Kognitiven Verhaltenstherapie, während zu anderen Psychotherapien (z. B. Psychodynamische Therapien, Interpersonelle Psychotherapie, Gesprächspsychotherapie, sog. Dritte Welle der Verhaltenstherapie) zur Frage des Geschlechts als Prädiktor oder Moderator des Therapieerfolgs keine oder nur vereinzelt Arbeiten vorliegen. Auch wurden i. d. R. nur Kurzzeiteffekte betrachtet, Aussagen zu möglichen Geschlechtsunterschieden bezüglich der Langzeiteffektivität von Psychotherapien lassen sich daraus nicht ableiten. Welchen Einfluss eine mögliche geschlechtsabhängig unterschiedliche Präferenz für die einzelnen Therapien hat, kann ebenfalls nicht abgeschätzt werden.

Vor dem Hintergrund dieser Einschränkungen lässt sich jedoch konstatieren, dass sich nach derzeitiger Befundlage **keine überzeugenden Evidenzen** dafür zeigen, dass **Männer und Frauen unterschiedlich gut von Psychotherapie profitieren** oder sich **geschlechtsdifferenzielle Effekte bezüglich Psychotherapie versus Pharmakotherapie** identifizieren lassen. Diese Aussagen werden gleichermaßen durch Studien unterstützt, die Patienten mit mittelschwerer bis schwerer Depression ohne und mit somatischer Komorbidität einschlossen, wie auch durch solche, die Interventionen in Settings mit hoher bzw. niedriger Therapieintensität anbieten.

3.6 Nichtmedikamentöse somatische Therapieverfahren

3.6.1 Elektrokonvulsive Therapie (EKT)

3.6.1.1 Elektrokonvulsive Therapie als Akutbehandlung

Die **elektrokonvulsive Therapie (EKT)** ist als wirksame Behandlung therapieresistenter und schwerer depressiver Störungen anerkannt. Der Wirkeintritt erfolgt in der Regel rasch. Obwohl vor allem Patienten mit ungünstigen Krankheitsverläufen mit EKT behandelt werden, können in 60–80% der Fälle Remissionen erzielt werden mit einer maximalen Response nach zwei bis vier Wochen [229, 1434]. Bei Patienten mit psychotischen Symptomen liegt die Remissionsrate unter EKT bei ungefähr 90%, mit einer zu erwartenden Entlastung des Patienten nach zehn bis 14 Tagen [1150]. Es gibt Hinweise, dass das Suizidrisiko durch EKT rasch reduziert wird [746].

Der **Anwendungsbereich der EKT** beinhaltet zu etwa 80% die **therapieresistente Depression**. Wenn zwei lege artis durchgeführte Behandlungen mit Antidepressiva unterschiedlicher Wirkstoffklassen zu keiner Besserung geführt haben, ist eine Behandlung mit EKT indiziert und der Patient sollte über diese Therapieoption aufgeklärt werden. Daneben kommt die EKT bei **schweren depressiven Episoden** primär zum Einsatz, wenn eine der folgenden Situationen vorliegt:

- andere Behandlungen sind kontraindiziert, beinhalten ein höheres Risiko oder stärkere Nebenwirkungen;
- es liegt ein besonders dringliches Zustandsbild vor (z. B. vital bedrohlich oder schwer suizidal);
- der Patient wünscht die Behandlung ausdrücklich;
- es wird ein gutes Ansprechen auf EKT erwartet (Erfahrung aus vorausgehenden EKT-Behandlungen [90] oder prognostische Hinweise wie z. B. psychotische Symptome oder psychomotorische Verlangsamung [23, 229, 422, 1059, 1083, 1119, 1434, 1547]).

Die **Ansprechrate** unter EKT gilt als besser, wenn biologische Aspekte der Erkrankung wie hohe Erkrankungsraten innerhalb der Familie, gut abgrenzbare Phasen oder eine melancholische Ausprägung der Depression überwiegen [748]. Ältere Patienten profitieren von einer EKT-Behandlung noch deutlicher als jüngere [1212]. Bei diesen ist die EKT insbesondere dann vorteilhaft, wenn unter Pharmakotherapie aufgrund von hohem Lebensalter oder körperlichen Begleiterkrankungen verstärkt Nebenwirkungen auftreten. Es müssen jedoch technische Modifikationen bei der Durchführung der EKT und die höhere Rate an kognitiven Störungen bei vorbestehenden hirnorganischen Störungen beachtet werden [363, 432, 1472, 1473].

Juristisch unterscheidet sich die EKT nicht von anderen medizinischen Maßnahmen: nach ausführlicher Aufklärung muss der Patient in die Narkose und die Behandlung schriftlich einwilligen, bei mangelnder Einwilligungsfähigkeit der gesetzliche Vertreter. Behandlungen gegen den natürlichen Willen des Patienten beschränken sich auf Ausnahmefälle [910]. Soweit der Patient einverstanden ist, sollten Angehörige im Sinn des **Trialogs** bei der Aufklärung anwesend sein, um einen gemeinsamen Konsens zu erzielen und eine weitreichende Unterstützung für die Behandlung sicherzustellen [347]. Wichtig erscheint zudem, Patienten rechtzeitig und adäquat über EKT aufzuklären [540, 541, 1153, 1448]. Manchmal bestehen bei Patienten und deren Angehörigen **erhebliche Vorbehalte gegenüber der EKT**, die eine rationale Abwägung von Nutzen und Risiko erschweren kann. Soweit Bedenken im Aufklärungsgespräch erkennbar werden, sollten sie thematisiert werden. Die EKT wird im internationalen Maßstab in Deutschland eher selten eingesetzt, die **Häufigkeit** nimmt jedoch in den letzten zwei Jahrzehnten deutlich zu [910].

Die **Durchführung der EKT** erfolgt während einer wenigen Minuten dauernden Kurznarkose unter Muskelrelaxierung gemeinsam durch einen Psychiater und einen Anästhesisten. Es wird über Maske oder Larynxmaske beatmet, eine Intubation ist nur extrem selten erforderlich. Über Oberflächenelektroden an der Kopfhaut wird mit einer Folge rechteckförmiger Stromimpulse (Dauer meist unter 1 Millisekunde,

Gesamtdauer der Stimulation unter 8 Sekunden) ein therapeutischer generalisierter Krampfanfall ausgelöst, der infolge der Relaxierung äußerlich kaum in Erscheinung tritt und nach 30–90 Sekunden selbständig sistiert. In einer Abwägung von Wirkung und Nebenwirkung wird initial meist die rechte Hemisphäre (unilateral) stimuliert, soweit erforderlich auch beide Hemisphären (bilateral) [540, 1261, 1264]. Das iktale Elektroenzephalogramm beider Hemisphären und die Behandlungsparameter werden dokumentiert. Abgesehen von einer kurzen Nachbeobachtungszeit kann der Patient danach an den üblichen Aktivitäten bei stationärer Behandlung teilnehmen.

Eine **Therapieserie** besteht aus durchschnittlich 10 Einzelbehandlungen, die in einer Abwägung von Wirkung und Nebenwirkung meist zwei bis dreimal pro Woche durchgeführt werden [1319]. Eine EKT-Behandlung sollte nicht beendet werden, bevor **potenzierende Maßnahmen,** wie z. B. Wechsel der Elektrodenposition und Steigerung der Stimulusintensität, ausgeschöpft sind [24]. Eine **Kombination** des Verfahrens mit Pharmakotherapie und Psychotherapie ist unter Berücksichtigung weniger Einschränkungen gut möglich [540, 1406]. Obwohl EKT meist bei stationären Patienten eingesetzt wird, nimmt die Anwendung **im ambulanten Bereich** zu, vor allem in der Erhaltungstherapie. Ambulante EKT kann nur einer sorgfältig selektierten Patientenpopulation angeboten werden [229, 423].

Der **Wirkmechanismus** beruht auf dem generalisierten Anfall als therapeutisches Agens [1114]. Dieser stimuliert nach heutigem Erkenntnisstand neurotrophe hirneigene Prozesse, insbesondere die Neubildung und plastische Veränderung von Zellen und Synapsen [800, 941, 945, 1157]. Es ist davon auszugehen, dass EKT neuroregenerativ und nicht neurodestruktiv wirkt. Diese tierexperimentellen Ergebnisse decken sich gut mit einer umfangreichen Metaanalyse, die keine Belege für strukturelle Hirnschäden unter EKT finden konnte [353].

In **Metaanalysen** von Pagnin et al. [1119] und der britischen ECT Review Group [1434] erwies sich **EKT im Vergleich** zu Placebo (Sham-EKT), Antidepressiva im Allgemeinen, MAO-Hemmern und Trizyklika als signifikant wirksamer in Studien, in denen unterschiedliche Subgruppen von depressiven Patienten behandelt wurden (z. B. Depression mit und ohne psychotische Symptome). Die meisten der zugrunde liegenden Studien stammen aus der zweiten Hälfte des 20. Jahrhunderts und sind mit den damals verfügbaren Methoden und Substanzen durchgeführt worden. Zum Vergleich von EKT und modernen Antidepressiva liegen wenige Untersuchungen vor [1119, 1532]. Kontrollierte Studien legen die Annahme nahe, dass bei Patienten, die auf Antidepressiva nicht ansprechen, auch die Responserate auf EKT verringert ist [1186, 1187] und erhöhte Rückfallraten innerhalb von sechs Monaten auftreten [169, 1263].

Es liegen nur wenige Belege aus prospektiven Studien vor, dass die Responserate durch eine **Kombination von EKT mit Antidepressiva oder anderen Psychopharmaka** erhöht werden kann [842, 967]. Trotzdem verabreichen die meisten Behandelnden parallel zur EKT psychotrope Substanzen [347] mit pragmatischen Argumenten: ein Absetzen könnte die Symptomatik weiter verschlechtern und die EKT könnte durch Veränderungen der Blut-Hirnschranke die Wirksamkeit der Medikamente steigern. Die Kombination von EKT mit Antidepressiva sollte mit Umsicht erfolgen, insbesondere bei Lithium und bei trizyklischen Antidepressiva.

Zur **Kombination von EKT und Psychotherapie** in der Akutphase liegen ebenfalls nur wenige Daten vor. Trotzdem scheint eine psychotherapeutische Begleitung aus pragmatischen Gründen sinnvoll. Im Erfolgsfall kann die relativ plötzliche Besserung der Beschwerden zu Anpassungsschwierigkeiten im Umgang mit sich und der Umgebung führen. Diese sollten mit dem Betroffenen und ggf. den Angehörigen besprochen werden. Bleibt andererseits der Therapieerfolg aus, muss der Behandelnde dem Patienten vermitteln, dass er ihn nicht aufgibt, sondern mit anderen Therapieoptionen weiter begleitet [540].

3.6.1.2 Sicherheits- und Nebenwirkungsprofil der EKT

EKT ist ein **sicheres Behandlungsverfahren**, bei dem die Mortalitäts- und Morbiditätsraten extrem gering sind [229, 1059]. Solange eine Kurznarkosefähigkeit gegeben ist, gibt es keine absoluten Kontraindikationen. Einige zerebrale und extrazerebrale Erkrankungen gelten als relative Kontraindikationen, wie z. B. erhöhter intrakranieller Druck oder ein kürzlich überstandener Herz- oder Hirninfarkt. EKT kann bei Jugendlichen und geriatrischen Patienten, bei Herzschrittmacher, Gravidität und länger zurückliegendem Herz- oder Hirninfarkt eingesetzt werden. Allerdings erfordern alle **besonderen Konstellationen** eine sorgfältige Abklärung, eine individuelle Nutzen-Risiko-Abwägung, eine spezifische Aufklärung und entsprechende Vorsichtsmaßnahmen.

Im Zusammenhang mit der Behandlung können **Komplikationen** wie Herzrhythmusstörungen, Blutdruckdysregulationen und prolongierte Anfälle auftreten. Kopfschmerzen, Schwindel und Muskelkater sind häufig genannte **Nebenwirkungen**, die symptomatisch behandelt werden. Selten kommt es zu einem **Switch** in eine (hypo-manische Symptomatik). Dann sollte weiterbehandelt werden, da EKT auch antimanisch wirksam ist [1030].

Kognitive Nebenwirkungen nach EKT können als postiktale Verwirrtheitszustände sowie anterograde und retrograde Amnesien auftreten. Risikofaktoren sind z. B. bilaterale Applikation, hohe Stimulusintensität, hohe Behandlungsfrequenz. Da diese Behandlungsparameter in der Regel mit einer stärkeren Wirkung der EKT einhergehen, muss eine individuelle Nutzen-Risikoabwägung getroffen werden. In den meisten Fällen bilden sich Defizite rasch und vollständig zurück, so dass die kognitiven Funktionen ab einem Zeitraum von 15 Tagen nach der EKT-Behandlung im Mittel besser sind als vor der Behandlung [1315]. Selten, schwer objektivierbar, aber glaubhaft beklagen wenige Patienten persistierende retrograde Amnesien in Form von inselförmigen Erinnerungslücken im Langzeitgedächtnis, unter denen sie stark leiden [354, 903]. Aufgrund einer Vielzahl von Untersuchungen ist festzustellen, dass sich unter EKT keine strukturellen Hirnschäden darstellen lassen [353].

3.6.1.3 EKT als Erhaltungstherapie

Nach erfolgreicher EKT besteht ohne prophylaktische Maßnahmen eine **hohe Rückfallgefahr** wegen der Chronizität und Therapieresistenz der behandelten Störungen. Zwischen 50 % und 95 % der Patienten, die auf eine EKT hin remittiert sind, erleiden innerhalb von sechs Monaten einen Rückfall. **Prädiktoren** hierfür sind eine vor der Behandlung mit EKT bestehende Therapieresistenz auf Pharmakotherapie und ein hoher Schweregrad der Depression [229]. Prophylaktische Maßnahmen können Kombinationen von medikamentöser Behandlung, EKT-Erhaltungsbehandlung und Psychotherapie beinhalten [178, 449].

Es liegt eine **randomisierte und doppelblinde Studie** zur **rezidivverhütenden Pharmakotherapie** im Erhaltungstherapiezeitraum nach Remission unter EKT vor [1265]. Im sechsmonatigen Studienzeitraum kam es unter Placebo bei 84 % der Patienten, unter Nortriptylin bei 60 % der Patienten und unter einer Nortriptylin-Lithium-Kombination bei 39 % der Patienten zu einem Rezidiv (jeweils signifikante Unterschiede). Ein **systematisches Review** [704] zeigt eine Halbierung des Rückfallrisikos unter Medikation (37,7%) im Verhältnis zu Placebo in den ersten sechs Monaten nach EKT. Unter EKT-Erhaltungstherapie betrug das Rückfallrisiko 37,2%.

Nach erfolgreicher Behandlungsserie kann EKT selbst als **Erhaltungstherapie** genutzt werden. In der Regel wird eine Gesamtdauer von mindestens sechs Monate gewählt, mit Behandlungsintervallen allmählich zunehmend von einmal wöchentlich bis einmal im Monat [24, 169, 540, 1083, 1532]. Eine **randomisiert-kontrollierte Studie** mit 201 Teilnehmern, die EKT, eine Pharmakotherapie und ein Placebo hinsichtlich ihrer Effektivität als sechsmonatige Erhaltungstherapie untersuchte, zeigte ähnliche Wirkungen von EKT und Antidepressiva und eine deutliche Überlegenheit gegenüber Placebo (Rückfallrate innerhalb von sechs Monaten: bei EKT 37,1 %, bei Antidepressiva 31,6 %; stabile Remission: bei EKT 46,1 %, bei Antidepressiva 46,3 %) [747]. Zwei **systematische Reviewarbeiten** der letzten 3 Jahre kommen zu dem Schluss, dass EKT-Erhaltungstherapie wirksam ist [196, 1151].

Eine **randomisiert-kontrollierte Studie** mit erfolgreich behandelten EKT-Patienten mit Psychopharmaka als prophylaktische Maßnahme konnte einen **Zusatznutzen von kognitiver Gruppen-Verhaltenstherapie** zeigen, jedoch nicht von EKT [178].

Es besteht somit eine weitgehende Übereinstimmung der genannten Untersuchungen, dass nach einer erfolgreichen EKT-Behandlungsserie auf eine Erhaltungstherapie nicht verzichtet werden kann. Falls eine medikamentöse Therapie nicht ausreichend hilft oder eine Unverträglichkeit besteht, sollte ersatzweise EKT zum Einsatz kommen [24]. EKT als Erhaltungstherapie beinhaltet ein weniger hohes **Risiko für kognitive Nebenwirkungen** als die Behandlungsserie, möglicherweise bedingt durch längere Intervalle zwischen den Behandlungen [1188].

Empfehlung/Statement	Empfehlungsgrad
3-55_mod_2015 EKT soll bei schweren, vital bedrohlichen oder therapieresistenten depressiven Episoden als Behandlungsalternative in Betracht gezogen werden. LoE Ia: Metaanalysen [1119, 1434]	A
3-56_NEU_2015 Nach einer erfolgreichen EKT-Behandlungsserie sollte eine Erhaltungstherapie mit Pharmakotherapie und Psychotherapie erfolgen, mit oder ohne zusätzliche EKT. LoE Ia: Metaanalysen [196, 704, 1151]	B
3-57_mod_2015 Eine EKT-Erhaltungstherapie nach einer erfolgreichen EKT-Behandlungsserie sollte eingesetzt werden bei Patienten, die – unter einer adäquaten sonstigen Rezidivprophylaxe in der Anamnese einen Rückfall erlitten hatten bzw. – eine Unverträglichkeit gegenüber einer Rezidivprophylaxe aufweisen bzw. – eine entsprechende Präferenz haben. LoE Ib: Metaanalysen [196, 1151], RCT [747] und Referenzleitlinien [24, 540]	B

3.6.2 Wachtherapie (Schlafentzugstherapie)

Partieller Schlafentzug in der zweiten Nachthälfte beziehungsweise **vollständiger Schlafentzug** ist die einzige antidepressive Intervention mit ausgeprägten und sichtbar positiven Wirkungen noch am gleichen Tag. Angesichts ihrer relativ leichten Umsetzbarkeit in einem ambulanten oder stationären Setting, Nichtinvasivität, Kosteneffizienz und raschen Wirkung kann die Wachtherapie als ein die antidepressive Therapie ergänzendes Element eingesetzt werden, besonders wenn eine rasche Response notwendig ist oder bei Schlafentzug als Add-On-Therapie, die Effekte einer ungenügenden medikamentösen Therapie augmentiert werden sollen [754, 827, 1155, 1469]. Wachtherapie kann auch bei nichtmedizierten Patienten verwendet werden [90].

Zahlreiche Studien belegen, dass eine Schlafdeprivation, bei der Patienten für bis zu 40 Stunden wach gehalten werden, depressive Symptome vorübergehend bessern kann [828, 856, 1545]. Bei ca. 60 % der Patienten kommt es zu einer kurzfristigen Besserung der depressiven Symptomatik [828, 1545]. Besonders Patienten, die eine innerhalb eines Tages oder von Tag zu Tag variierende Stimmung aufweisen, profitieren von dieser Behandlungsmethode [1545]. Der **antidepressive Effekt ist jedoch gewöhnlich nicht anhaltend**, so dass die meisten Patienten sogar nach einer Nacht des Schlafens (so genannten

Erholungsnacht) wieder einen Rückfall erleiden. Bis zu 15 % der Patienten in klinischen Studien zeigen jedoch eine anhaltende Response nach völligem Schlafentzug [754].

Üblicherweise führt man einen partiellen Schlafentzug in der zweiten Nachthälfte einmal wöchentlich unter stationären Bedingungen durch, bis eine deutliche Remission eingetreten ist. Voraussetzung für eine häufigere Behandlung ist, dass etwa zweimal getestet wird, ob überhaupt der Patient positiv darauf reagiert. Die antidepressive Wirkung durch wiederholten vollständigen Schlafentzug [1531] oder die Kombination von Schlafentzug mit einer Schlafphasenverschiebung (Vorverschiebung des Schlaf-Wach-Rhythmus um ca. sechs Stunden, »phase advance«) ist ebenfalls mit Daten belegt [1219, 1494]. Meist ist es für Patienten einfacher, wenn der Schlafentzug in einer kleinen Gruppe von Mitpatienten durchgeführt wird. Alle anderen therapeutischen Maßnahmen werden – bis natürlich auf die Schlafmedikation – weitergeführt.

Eine weitere Strategie, den antidepressiven Effekt zu verstetigen, besteht in einer **Kombination aus Schlafentzug und antidepressiver Medikation, Lithium, Pindolol- oder Schilddrüsenhormonbehandlung und Lichttherapie** [754, 1545]. Placebokontrollierte Studien sind für eine solche Behandlung schwer umsetzbar, aber mehrere kontrollierte Studien zur Schlafentzugstherapie unterstützen diese kombinierten Strategien [754]. Patienten mit bekannten Krampfleiden oder einer wahnhaften Depression sowie akut suizidale und/oder multimorbide Patienten sollten nicht oder nur unter intensiver kontinuierlicher Überwachung mit Schlafentzug behandelt werden, da es unter Schlafentzug bei entsprechend vorbelasteten Patienten zu zerebralen Krampfanfällen und einer Verschlechterung der wahnhaften Symptomatik kommen kann.

Empfehlung/Statement	Empfehlungsgrad
3-58 Wachtherapie sollte in der Behandlung depressiver Episoden als Behandlungsform erwogen werden, wenn eine rasche, wenn auch kurz anhaltende Response therapeutisch gewünscht wird oder eine andere leitliniengerechte Behandlung ergänzt werden soll. LoE Ib: syst. Übersichtsarbeiten [828, 856]	**B**

3.6.3 Lichttherapie

Die **saisonal abhängige Depression** (*saisonale depressive Störung* nach F33) ist ein bestimmter *Subtyp der rezidivierenden depressiven Störung*, die mit einem saisonalen Muster auftritt. Dabei ist die »Winter«-Depression die am meisten verbreitete Art der saisonal abhängigen Depression, bei der Patienten Symptome einer klinischen Depression zeigen, speziell im Herbst und Winter, mit einer vollständigen Remission im Frühling und Sommer.

Lichttherapie (»Phototherapie«) oder die **Medikation mit SSRI** gelten als Behandlung erster Wahl bei *saisonal abhängiger Depression* [833, 852, 1249]. Das bevorzugte Gerät für die Lichttherapie ist eine Lichtquelle, die weißes, fluoreszierendes Licht abgibt, bei dem der UV-Anteil herausgefiltert wird, und das Lichtintensitäten größer als 2.500 Lux erzeugt [754, 834]. Die anfängliche Dosis bei der Lichttherapie beträgt 10.000 Lux für 30–40 Minuten pro Tag, die jeden Morgen (so rasch wie möglich nach dem Erwachen) wenigstens zwei- bis vier Wochen lang verabreicht wird. Bei Verwendung von Lichtquellen mit einer Intensität von 2.500 Lux erhalten Patienten zwei Stunden Lichttherapie pro Tag [834]. Eine richtige Platzierung während der Therapie ist wichtig; Patienten sollen höchstens ca. 50–80 Zentimeter von der Lichtquelle entfernt sitzen. Die Augen müssen hierbei geöffnet sein und dürfen nicht mit einer Sonnenbrille oder anderem verdeckt werden. Patienten zeigen normalerweise innerhalb einer Woche eine messbare Besserung, jedoch kann es bis zu vier Wochen dauern, bis eine vollständige Response erreicht wird.

Die Wirksamkeit von Lichttherapie bei saisonal abhängigen Stimmungsstörungen ist durch eine **Metaanalyse** aus 23 randomisiert-kontrollierten Studien [506], mehrere große **randomisiert-kontrollierte Studien**, die Lichttherapie mit plausiblen Placebos vergleichen [374, 1416], **Metaanalysen** [852] sowie publizierte Leitlinien [754, 834] belegt. Die Responserate auf Lichttherapie liegt bei 60–90 %, wobei die Response innerhalb von zwei- bis drei Wochen auftritt [754].

Die meisten Patienten, jedoch nicht alle, zeigen eine rasche Wiederkehr der depressiven Symptome nach dem Absetzen der Lichttherapie. Daher sollen Patienten die Lichttherapie während der gesamten Zeitperiode eines erhöhten Risikos für eine Winterdepression fortführen und während der asymptomatischen Sommermonate absetzen [754, 834] sowie ihre sonstige Behandlung unverändert weiterführen.

Die **Wirksamkeit von Lichttherapie** für *nichtsaisonal abhängige depressive Störungen* **ist weniger gut belegt.** Ein **Cochrane-Review** [1462] auf der Basis von 49 randomisierten kontrollierten Studien kommt dennoch zu der Schlussfolgerung, dass Lichttherapie eine bescheidene, wenngleich nachweisbare Wirksamkeit bei nichtsaisonaler Depression aufweist. Aufgrund kleiner Stichproben und kurzer Behandlungsdauern (ein- bis vier Wochen) kann derzeit jedoch keine Behandlungsempfehlung ausgesprochen werden.

Es existieren **keine Kontraindikationen für Lichttherapie** oder Hinweise darauf, dass sie mit Augen- oder Retinaschäden assoziiert wäre [90]. Jedoch sollten Patienten mit Risikofaktoren für die Augen vor der Behandlung einen Augenarzt aufsuchen. Die **häufigsten Nebenwirkungen** einer Lichttherapie in klinischen Studien sind *überanstrengte Augen*, *Sehstörungen*, *Kopfschmerzen*, *Agitation* oder *Übelkeit*, *Sedierung* oder sehr selten *hypomanische oder manische Symptome* [90, 229]. Diese Nebenwirkungen treten jedoch nur vorübergehend auf und sind meist nur mild ausgeprägt; sie nehmen mit der Zeit ganz ab oder verringern sich mit der Abnahme der Lichtdosis [834]. Die Kombination von Lichttherapie mit einem Antidepressivum kann die Wirksamkeit der Behandlung erhöhen; jedoch sollten mögliche photosensibilisierende Wirkungen von Phenothiazinneuroleptika (z. B. Perazin), trizyklischen Antidepressiva, Lithium und Hypericum berücksichtigt werden [90, 229]. Patienten, die beide Behandlungsformen erhalten, wird geraten, angemessene Vorsichtsmaßnahmen zu treffen [23].

Empfehlung/Statement	Empfehlungsgrad
3-59 Lichttherapie soll als Behandlungsform bei Patienten mit leicht- bis mittelgradigen Episoden rezidivierender depressiver Störungen, die einem saisonalen Muster folgen, erwogen werden. LoE Ia: Metaanalysen [506, 852], RCTs [374, 1249, 1416] und Referenzleitlinien [754, 834]	**A**
3-60 Mit Lichttherapie behandelte Patienten mit saisonal abhängiger depressiver Episode, die auf diese Therapieform ansprechen, können die Lichttherapie den gesamten Winter über fortsetzen. LoE IV: Expertenkonsens basierend auf Referenzleitlinien [754, 834]	**0**

3.6.4 Körperliches Training

Körperliche Aktivität hat positive Effekte auf die Gesundheit und wird von der WHO für alle gesunden Personen empfohlen [1568]. *Körperliches Training* wird nach den Richtlinien des American College of Sports Medicine (ACSM) definiert als *geplante, strukturierte und wiederholte körperliche Aktivität zur Erhaltung oder Verbesserung einer oder mehrerer Bereiche körperlicher Fitness* [18]. Die aktuellen Empfehlungen beinhalten aerobes Ausdauertraining in moderater Intensität für mindestens 30 Minuten an mindestens fünf Tagen pro Woche oder intensives Training für mindestens 20 Minuten an mindestens drei Tagen pro Woche, bzw. eine Kombination aus beiden. Es sollte ein Energieverbrauch von mindestens 500 bis 1.000 metabolischen Einheiten (MET)-Minuten pro Woche erreicht werden. An zwei bis drei Tagen pro Woche sollte zudem Krafttraining für alle großen Muskelgruppen sowie Gleichgewichts- und Koordinationstraining durchgeführt werden [468].

Die **optimale Dauer und Intensität** für die Behandlung der Depression ist noch nicht wissenschaftlich ausreichend untersucht bzw. belegt. Die NICE-Leitlinie »Depression« (2009) empfiehlt als Intervention für *leichte bis mittelschwere Depressionen* strukturierte, supervidierte Bewegungsprogramme drei Mal pro Woche für die Dauer von je 45 bis 60 Minuten über 10 bis 14 Wochen [1061].

Eine Vielzahl von Publikationen unterschiedlicher Qualität untersuchte den Einfluss von körperlichem Training auf die Stimmung und depressive Erkrankungen. Die Cochrane Collaboration erstellte seit dem Jahr 2001 wiederholt Reviews zur Wirksamkeit von körperlichem Training bei Depressionen. Die vierte und derzeit aktuellste Version stammt aus dem Jahr 2013 und fasst in einer **Metaanalyse** 35 Studien mit über 1.300 Probanden zusammen [271]. Es wurden randomisierte und kontrollierte Studien (RCTs) berücksichtigt, die depressive Personen einschlossen (definiert durch klinische Interviews oder durch Cut-off-Werte in Selbst- oder Fremdbeurteilungsskalen), unabhängig vom Schweregrad. Studien, die Depressivität bei Gesunden, Patienten mit einer postnatalen Depression oder Dysthymie einschlossen, wurden nicht berücksichtigt. Die Interventionen entsprachen den Definitionen für körperliches Training des ACSM und beinhalteten Gehen, Laufen (auch Laufband), Fahrradfahren (auch Ergometer), Tanzen, Rudern und Krafttraining. Die eingeschlossenen RCTs wiesen Kontrollgruppen mit einer Warteliste, Placebo- oder Standardintervention, einer sonstigen Intervention oder Bewegungstherapie als Zusatzintervention auf. Kontrollgruppen mussten keine oder Placebointerventionen oder Bewegung zusätzlich zu einer identischen Intervention in beiden Armen beinhalten. Weitere Behandlungsarme (Pharmakotherapie, Psychotherapie oder alternative Verfahren) waren möglich. Die Dauer der Therapien variierte von 10 Tagen bis zu 16 Wochen. Die Autoren ermittelten eine *moderate Effektstärke* (Standard mean difference) von *−0,62* (95%-Konfidenzintervall: −0,81 – −0,42, p < 0,00001) für die Wirksamkeit von körperlichem Training auf depressive Symptome. Allerdings bestand eine erhebliche Heterogenität (I^2: 63%). Unter ausschließlicher Berücksichtigung von Studien aus dieser Metaanalyse, bei denen die Diagnose einer Depression anhand klinischer Kriterien gestellt wurde (23 Studien, 967 Probanden), wurde ebenfalls eine *moderate Effektstärke von −0,57* (95%-Konfidenzintervall −0,81 – −0,32, p < 0,00001) bei moderater Heterogenität (I^2: 63%) ermittelt [271].

Wurden Studien betrachtet, die Langzeitdaten berichteten (8 Studien, 377 Probanden), ergab sich eine *geringere Effektstärke von −0,33* (95%-KI −0,63 – 0,03, p = 0,029) bei moderater Heterogenität. Bei einer Auswertung von Studien besonders hoher Qualität, die kombiniert einen verdeckten randomisierten Studieneinschluss, eine Intention-to-treat-Analyse und eine geblindete Auswertung beinhalteten (lediglich 6 Studien mit 464 Probanden), blieb die *Effektstärke unter 0,2* (SMD −0,18; 95% KI −0,47 bis 0,11, p = 0,22) und unterhalb der Signifikanzschwelle.

In einer **Metaanalyse** von Krogh et al. [813], die Studien einschlossen, bei denen die Probanden die Diagnose einer Depression durch einen professionellen Behandelnden erhielten, konnte nur ein geringer und kurz wirksamer Effekt der Intervention gezeigt werden (SMD −0,40; 95% KI −0,66 bis −0,14), der nicht über die Dauer der Intervention anhielt. Wurden ausschließlich qualitativ hochwertige Studien (n = 3) berücksichtigt (Kriterien identisch wie [271]), fand sich nur noch *eine geringe und nicht signifikante Effektstärke* (SMD –0,19; 95%-KI –0,7 bis 0,31).

Daten zu sekundären Outcomes, z. B. zur Besserung der Lebensqualität, waren ungenügend und nicht signifikant. Vergleichsstudien mit Psychotherapie oder Pharmakotherapie als sekundäre Endpunkte zeigten keinen signifikanten Unterschied. Allerdings kann daraus nicht eine ähnliche Wirksamkeit von körperlichem Training und Pharmako- oder Psychotherapie abgeleitet werden. Ein RCT zeigte eine signifikante Überlegenheit von körperlicher Aktivität im Vergleich zu Lichttherapie [1163].

Subgruppenanalysen ergaben *stärkere Effektstärken für Krafttraining* (–1,03) und *gemischte Interventionen* (–0,85) versus *aerobes Ausdauertraining* (–0,55) bei allerdings großen Konfidenzintervallen [271]. Eine eindeutige Aussage über die Überlegenheit von Krafttraining im Vergleich zu aerobem Ausdauertraining kann aber nicht abgeleitet werden.

Ein starker Effekt wurde auch in einer anderen **Metaanalyse** festgestellt, die den Effekt für *Spaziergänge* ab 20 Minuten analysierte. Es fand sich aber eine große Heterogenität der Interventionen und eingeschlossenen Personengruppen, so dass eine Generalisierbarkeit der Ergebnisse fraglich bleibt [1223]. Die Subgruppenauswertung zur Trainingsintensität zeigte heterogene Ergebnisse mit einer Tendenz stärkerer Wirkeffekte für höhere Intensitäten. Ähnlich waren längere Interventionsdauern tendenziell mit höherer Effektstärke assoziiert [271].

Untersuchungen an weiteren Subgruppen konnte für *ältere Personen* ebenfalls eine Effektivität von körperlichem Training auf depressive Symptome zeigen [154, 186], wobei es Hinweise gibt, dass Effekte aeroben Ausdauertrainings in dieser Population länger anhalten als Krafttraining. In der **Metaanalyse** von Bridle fand sich ein *kleiner signifikanter Effekt* auch bei Probanden, bei denen die klinische Diagnose einer *Major Depression* gestellt wurde (SMD –0,38, 95% KI –0,67 bis –0,10). Die Heterogenität und Risk of Bias wurde als moderat angegeben. Keine ausreichende Datenbasis liegt für die Effektivität von körperlichem Training für die Untergruppe von Depressiven mit Demenz vor [1177].

Eine weitere **Metaanalyse** untersuchte den *Effekt von kardiologischen Rehabilitationsprogrammen bei Patienten mit Herzerkrankung und Depression* [473], allerdings handelte es sich überwiegend um multimodale Interventionen, sodass ein isolierter Effekt des körperlichen Trainings nicht extrahiert werden konnte. Auch für Patienten mit depressiven Symptomen, die einen *Schlaganfall* überlebten, konnte *kein eindeutiger Effekt* körperlichen Trainings auf depressive Symptome gefunden werden [1476].

Eine **Metaanalyse**, die die *Effekte von körperlichem Training bei Tumorpatienten mit Depressionen* untersuchte [289], fand eine *signifikante kleine Effektstärke* der Intervention (–0,22 KI –0,43 bis –0,09). Eine weitere Metaanalyse fand ebenfalls eine *kleine Effektstärke bei Brustkrebspatientinnen* [199]. Am effektivsten waren supervidierte, höherfrequente Programme. Am meisten profitierten Personen im Alter zwischen 47 und 62 Jahren. Allerdings hatten die meisten eingeschlossenen Studien Depression nicht als primären Endpunkt und die Diagnosen wurden nicht durchgehend anhand klinischer Diagnosekriterien gestellt.

Unklar bleibt, *welche Art von körperlichem Training am effektivsten ist.* Die meisten Untersuchungen liegen zu **aerobem Ausdauertraining** vor. Subgruppenauswertungen zeigten höhere Effektstärken bei **Krafttraining** oder einer **Mischung aus Kraft- und Ausdauertraining.** Eindeutige Aussagen zu optimaler Art, Dauer und Intensität des körperlichen Trainings können anhand der Datenlage noch nicht gegeben werden. Andere Formen regelmäßiger körperlicher Aktivität wie **Thai Chi** oder **Qigong** scheinen *ebenfalls positive Effekte auf depressive Symptome* aufzuweisen [1100, 1508, 1509]. Sie sind eine Mischung aus körperlichem Training und mentalen Effekten mit Elementen aus Meditation und Entspannungsverfahren, erfüllen aber nicht die allgemeinen Kriterien von körperlichem Training nach ACSM.

Insgesamt bestehen methodische Probleme bei der Untersuchung von Bewegung bei Depression u. a. darin, dass eine Verblindung hinsichtlich der körperlichen Aktivität kaum möglich ist und dass eine Kontrolle der Bewegung im Alltag außerhalb der Intervention schwierig ist. Die meisten Metaanalysen wiesen große Heterogenitäten der Studien auf. Viele Studien waren recht klein und generierten die Probanden nicht aus klinischen Kollektiven. Auch ist mit einem Publikationsbias zu rechnen.

Zusammenfassend liegen eine größere Anzahl von RCTs und mehrere Metaanalysen zur Effektivität von körperlichem Training bei Depressionen vor. Diese legen einen **moderaten Effekt der körperlichen Aktivitäten** nahe. Die Qualität dieser Aussage wurde von Cooney et al. [271] als moderat eingestuft. Werden nur methodisch sehr hochwertige RCTs berücksichtigt, ist ein **geringer Effekt körperlichen Trainings** nur kurzzeitig und über die Interventionszeit hinaus nicht mehr eindeutig nachweisbar. Unklar bleibt auch die additive Wirkung von körperlichem Training und Pharmako- und/oder Psychotherapie.

Körperliches Training hat nach aktueller Datenlage einen **kleinen Effekt in der Behandlung der Depression**, insbesondere während der Phase der körperlichen Aktivitäten bzw. Intervention. Allerdings konnten die wenigen qualitativ hochwertigen Studien und Studien mit Langzeit-Follow-up keine eindeutigen Effekte nachweisen. Es ist noch nicht eindeutig belegt, dass dieser Effekt langfristig über die Dauer der Intervention hinaus anhält. Eine Empfehlung zu Art, Intensität und Häufigkeit körperlichen Trainings kann derzeit noch nicht gegeben werden.

Die **Referenzleitlinie NICE** empfiehlt, körperliche Aktivierungsprogramme (Intensität ► oben) bei Personen mit leichter oder mittelschwerer Depression im Gruppensetting durch einen geeigneten Übungsleiter durchzuführen [1061]. Die **schottische Leitlinie des Scottish Intercollegiate Guidelines Network (SIGN)** kommt zum Schluss, dass strukturiertes körperliches Training als eine Behandlungsoption bei Personen mit Depressionen berücksichtigt werden kann (Grad B-Evidenz) [1308].

Formal liegt ein Evidenzgrad A (mehrere Metaanalysen) vor. Da die Ergebnisse jedoch eine deutliche Heterogenität aufweisen und nicht ausreichend Studien sehr hoher Qualität vorliegen, die diese Aussage unterstützen, ist die Evidenzlage noch vorläufig und als geringer (entsprechend Grad B) zu bewerten.

Empfehlung/Statement	Empfehlungsgrad
3-61_mod_2015 Patienten mit einer depressiven Störung und ohne Kontraindikation für körperliche Belastungen sollte die Durchführung eines strukturierten und supervidierten körperlichen Trainings empfohlen werden. LoE Ib: Metaanalysen [271, 289, 813, 1177, 1223] und Referenzleitlinien [1061, 1308]	B

3.6.5 Neuere nichtpharmakologische therapeutische Möglichkeiten

3.6.5.1 Repetitive Transkranielle Magnetstimulation

Die **repetitive Transkranielle Magnetstimulation (rTMS)** ist eine neue Technologie, um nichtinvasiv kortikale Neurone durch elektromagnetische Induktion zu stimulieren. Für die Behandlung depressiver Störungen wird wiederholt (über drei bis sechs Wochen hinweg täglich) der linke oder rechte dorsolaterale präfrontale Cortex (DLPFC) durch ein starkes, zeitlich veränderliches Magnetfeld (Pulsdauer 100–400 µs, Intensität 1,5–2,5 Tesla) stimuliert [480, 979, 1130]. Im Rahmen der Therapie wird die rTMS mit Frequenzen von 1–50 Hz und Impulsserien über 10 bis 30 Minuten durchgeführt. Die rTMS ist eine nicht invasive und nebenwirkungsarme Stimulationsform [1235, 1511]. In seltenen Fällen wurden epileptische Anfälle beschrieben [1235, 1512]. Die diesbezüglich definierten Sicherheitskriterien sollten beachtet werden [853].

Ursprünglich wurde die Einzelpuls-TMS als diagnostisches Verfahren in der Neurologie verwendet und später als rTMS für experimentell neurowissenschaftliche Anwendungen weiterentwickelt. Auf der Basis von Bildgebungsuntersuchungen bei Depressionen wurde die rTMS des DLPFC als neue antidepressive Behandlungsform etabliert.

Eine große Zahl von Studien unterstützt den Befund, dass die hochfrequente (10–20 Hz) rTMS des linken DLPFC **akute antidepressive Effekte** besitzt [480, 853]. Unter diesen Studien sind auch **zwei große multizentrische, placebokontrollierte Studien**, in denen untersucht wurde, ob eine hochfrequente rTMS des linken DLPFC als Monotherapie antidepressive Effekte bei Patienten zeigt, die auf mindestens einen pharmakologischen Therapieversuch nicht angesprochen haben [479, 1098]. Beide Studien belegen die akute antidepressive Wirkung der rTMS im Vergleich zu einer Placebostimulation.

Eine dritte große **multizentrische, placebokontrollierte Studie** zeigte zudem, dass die sog. Deep TMS, eine abgewandelte Spulenform mit geringerer Fokalität und somit höherer Eindringtiefe, als Monotherapie bei Patienten mit 1–2 erfolglosen pharmakologischen Therapieversuchen in der Vorgeschichte eine akute antidepressive Wirkung im Vergleich zu einer Placebostimulation besitzt [875]. Diese Effekte waren bei Patienten mit geringerer (1–2 Behandlungsversuche) und höherer (3–4 Behandlungsversuche) Therapieresistenz vergleichbar und über 12 Wochen Erhaltungstherapie stabil.

Die antidepressive Wirksamkeit der rTMS wird auch durch eine Reihe von **Metaanalysen** belegt (u. a. mit der jüngsten Metaanalyse von 29 Studien mit 1 371 Patienten [134] sowie evidenzbasierten Leitlinien [853]), in denen 26 positive und 14 negative Studien identifiziert wurden, die in der Summe die antidepressive Wirksamkeit auf einem hohen Evidenzlevel zeigen.

Die **Stärke und klinische Relevanz** der gefundenen Effekte wird noch kontrovers diskutiert. Bei Patienten mit psychotischer Depression ist die rTMS der EKT unterlegen, bei Fehlen psychotischer Symptome ist die Datenlage bezüglich einer Überlegenheit der EKT nicht eindeutig [853]. Der direkte Vergleich von rTMS und antidepressiver Medikation wurde bislang nur in zwei Studien (1 Hz rTMS des rechten DLPFC versus Venlafaxin) untersucht. Beide Studien zeigten zwar keinen Unterschied zwischen den Behandlungsgruppen, besaßen jedoch auch keine ausreichende statistische Power und weitere methodische Limitationen, um die vergleichbare Wirksamkeit von rTMS und Pharmakotherapie nachzuweisen [75].

Eine weitere multizentrische Placebo-kontrollierte Studie untersuchte, ob eine Behandlung mit Mirtazapin oder Venlafaxin wirksamer ist, wenn man eines der beiden Antidepressiva ab Behandlungsbeginn bereits mit rTMS kombiniert [627]. In dieser Studie zeigte sich kein zusätzlicher Nutzen einer Verum-rTMS im Vergleich zu einer Placebo-Behandlung. Auch hier erlaubt die Fallzahl der Studie mit 127 Patienten keine eindeutige Interpretation des negativen Ergebnisses da in der Regel deutlich höhere Fallzahlen für den Nachweis der Überlegenheit einer Kombinationsbehandlung im Vergleich zu einer anderen wirksamen antidepressiven Therapie benötigt werden.

Bezüglich spezifischer Kombinationen von rTMS mit Pharmakotherapie oder Psychotherapie besteht daher ebenso Forschungsbedarf wie hinsichtlich klinischer oder neurobiologischer Prädiktoren für ein Ansprechen, differentieller Indikationen und Erhaltungstherapieformen mit rTMS.

Empfehlung/Statement	Empfehlungsgrad
3-62_NEU_2015 Eine hochfrequente repetitive transkranielle Magnetstimulation (rTMS) des linken dorsolateralen präfrontalen Cortex (DLPFC) kann bei Patienten eingesetzt werden, die primär nicht auf eine antidepressive Pharmakotherapie angesprochen haben. LoE Ib: Metaanalyse [134], RCTs [75, 479, 627, 875, 1098] und Referenzleitlinie [853]	**0**

3.6.5.2 Vagus-Nerv-Stimulation

Die Vagus-Nerv-Stimulation (VNS) ist eine weitere Technologie zur **nichtinvasiven Gehirnstimulation,** die in der Behandlung therapieresistenter Epilepsiepatienten seit 1994 in Europa zur Verfügung steht

[481]. Sie beinhaltet das Implantieren eines Schrittmachers und die Herstellung einer Verbindung mit dem linken Nervus vagus. Letzterer sendet autonome elektrische Signale über das Mittelhirn zum limbischen System und zu kortikalen Gebieten. Bezüglich der Sicherheit der VNS existieren Daten aus Studien an Epilepsiepatienten. Danach führt VNS zu signifikanten Gesundheitsrisiken einschließlich Veränderungen in der Stimme, Husten, Dyspnoe, Nackenschmerzen, Dysphagie, Laryngismus, Parästhesien und Pharyngitis [1252], die aber im Verlauf der Behandlung fortschreitend abnehmen [1253].

In einer **systematischen Übersichtsarbeit und Metaanalyse** [958] konnten 13 unkontrollierte Studien identifiziert werden, die Hinweise für eine signifikante Reduktion der depressiven Symptomatik bei Behandlung mit VNS lieferten, die einzige randomisiert-kontrollierte Studie zeigte jedoch keine signifikante Überlegenheit gegenüber Placebo.

Empfehlung/Statement	Empfehlungsgrad
3-63_mod_2015 Für die Vagus-Nerv-Stimulation (VNS) gibt es noch zu wenig Evidenz, um Empfehlungen für ihre allgemeine klinische Nützlichkeit und Anwendbarkeit aussprechen zu können. LoE Ib: RCT [1252]	Statement

3.6.6 Unterstützende Therapieverfahren und therapeutische Maßnahmen

3.6.6.1 Ergotherapie

Ergotherapie zielt auf eine sinnerfüllte Betätigung im Alltag ab. Entsprechend arbeiten Ergotherapeuten nach einem alltagsbezogenen und handlungsorientierten Ansatz [349]. Im Fokus der Ergotherapie steht die Wiederherstellung und der Erhalt von Handlungsfähigkeit, Teilhabe und Lebensqualität in für den Einzelnen wichtigen Lebensbereichen (z. B. Selbstversorgung, Haushaltsführung, wirtschaftliche Eigenständigkeit, Beruf, Ausbildung und Freizeit). Eingesetzt werden dazu spezifische, für den Patienten sinnstiftende und zielgerichtete Aktivitäten, Maßnahmen der Umweltanpassung und Beratung. Dabei gehört zur Ergotherapie ggf. auch die Möglichkeit, dass Patienten ihre eigenen kreativen Potenziale wiederentdecken und durch die Erkrankung verloren gegangene Fähigkeiten wiedererlangen. Ergotherapeutische Behandlungsmaßnahmen gehören zum modernen Standard jeder Art von psychiatrischer Therapie. Im ambulanten Bereich erfolgt die Verordnung von Ergotherapie nach der Heilmittelrichtlinie. Ambulante arbeitstherapeutische Ergotherapie zusätzlich zur ambulanten Routinebehandlung (in Form von Psychoedukation, kognitiv-verhaltenstherapeutischen Techniken und bei Bedarf medikamentöser Behandlung) führte in einer **randomisierten kontrollierten Studie** dazu, dass die Patienten im Durchschnitt drei Monate früher ihre Arbeit wieder aufnehmen konnten und in den ersten 18 Monaten nach Randomisierung signifikant häufiger und mehr arbeiteten als die Patienten in der Routinebehandlung. Auch scheint die Ergänzung der ambulanten Routinebehandlung um Ergotherapie zu höherer Kosteneffektivität zu führen [1280]. Im stationären Bereich wurde ebenfalls in einem **RCT** gezeigt, dass tägliche Ergotherapie bei *Depression* im Vergleich zur unspezifischen Beschäftigung durch Pflegekräfte Symptombelastung, Angst, Verstimmungsstörungen, Sensitivität (d. h. durch Verstimmung bedingte Einschränkungen im Leistungs-, Erlebens- und Verhaltensbereich) sowie soziale Kontaktstörungen verbessern kann. Auch aus Sicht der Patienten war die Ergotherapie der unspezifischen Beschäftigung deutlich überlegen [1208]. Dies bestätigt andere Befunde, wonach die Ergotherapie einen hohen Beitrag zur Patienten- und Angehörigenzufriedenheit leistet (▶ z. B. [806, 1584]).

3.6.6.2 Soziotherapie

Soziotherapie stellt eine Unterstützung und Handlungsanleitung für chronisch psychisch kranke Menschen zur Überwindung krankheitsspezifischer Defizite und daraus entstehender Beeinträchtigung im sozialen Umfeld dar. Depressive Patienten, die schwer erkranken, sind häufig nicht in der Lage, Leistungen, auf die sie Anspruch haben, selbständig in Anspruch zu nehmen. Soziotherapie soll ihnen die Inanspruchnahme ärztlicher und ärztlich verordneter Leistungen ermöglichen. Sie soll dem Patienten durch Motivierung und strukturierte Trainingsmaßnahmen helfen, psychosoziale Defizite abzubauen. Der Patient soll in die Lage versetzt werden, die erforderlichen Leistungen zu akzeptieren und selbständig in Anspruch zu nehmen. Soziotherapie bietet koordinierende und begleitende Unterstützung und Handlungsanleitung für schwer psychisch Kranke auf der Grundlage von definierten Therapiezielen. Dabei kann es sich auch um Teilziele handeln, die schrittweise erreicht werden sollen (▶ Kapitel 3.2.1.4 »Leistungserbringer weiterer therapeutischer Maßnahmen«). Wesentliches Ziel soziotherapeutischer Behandlung ist die Unterstützung der Therapieadhärenz. Zu diesem Therapieangebot liegen bislang keine Studien vor.

3.6.6.3 Häusliche psychiatrische Krankenpflege

Häusliche psychiatrische Krankenpflege (HKP) ist ein gemeindeorientiertes Versorgungsangebot. Sie soll dazu beitragen, dass psychisch kranke Menschen ein würdiges, eigenständiges Leben in ihrem gewohnten Lebenszusammenhang führen können. Durch die Pflege vor Ort soll das Umfeld beteiligt und die soziale Integration gewährleistet werden. Im Kontext des »Home Treatment«-Konzeptes, das Behandlung auch Schwerkranker im häuslichen Milieu ermöglicht, ist die HKP ein wesentlicher Bestandteil. Die ambulante psychiatrische Pflege kann wiederkehrende Klinikaufenthalte, die von den Betroffenen und dem sozialen Umfeld häufig als stigmatisierend empfunden werden, vermeiden. Die **ambulante Pflege** soll mit ihren flexiblen, aufsuchenden Angeboten Behandlungsabbrüchen vorbeugen. Sie dient der Stärkung des Selbsthilfepotenzials und der Kompetenzerweiterung des Patienten im Umgang mit seiner Krankheit und Kenntnis von Maßnahmen zur Rückfallprophylaxe. Rechtzeitiges Erkennen von Krisen und sachgerechtes Bewerten von Symptomen einer Krise sind wesentliche Elemente, die eine Abschwächung des Verlaufes einer Krise bewirken sollen. Eine umfassende Darstellung dieser Maßnahmen und Empfehlungen sind der S3-Leitlinie »Psychosoziale Therapien bei schweren psychischen Erkrankungen« zu entnehmen.

3.7 Therapie bei Komorbidität

Ziel dieses Kapitels ist es, die Behandlung von **komorbider Depression** oder begleitender depressiver Symptomatik im Zusammenhang **mit anderen psychischen Störungen oder körperlichen Erkrankungen** darzustellen. »Komorbidität« ist in der Praxis häufig und meint das Auftreten von zwei oder mehr verschiedenen Krankheiten zur selben Zeit.

Folgende Einschränkungen gelten für dieses Kapitel: Es gibt im Vergleich zur Pharmako- und Psychotherapie insgesamt **weniger Therapiestudien**, die spezifisch depressive Episoden bei komorbiden psychischen Störungen und/oder körperlichen Erkrankungen adressieren. Häufig stellen komorbide Störungen sogar ein Ausschlusskriterium bei Studien dar. Oftmals fehlen, wenn depressive Störungen im Fokus von Untersuchungen zur Komorbidität stehen, Angaben zum Schweregrad der Depression bzw. wurde keine klassifikatorische Diagnostik vorgenommen, so dass die Interpretation der Studienergebnisse erschwert sein kann. Es liegen jedoch sehr viele Studien vor, die beispielsweise psychosoziale Belastungen und/oder depressive Symptome bei körperlichen Erkrankungen und ihre Therapie untersucht haben und Depressivität als wichtiges Zielkriterium zumeist im Fokus hatten, z. B. in der Psychoonkologie.

Grundsätzlich gilt, wenn nicht anders in dem vorliegenden Kapitel thematisiert, dass die Empfehlungen dieser Leitlinie auch für Depressionen mit komorbiden Störungen gelten.

3.7.1 Depression und komorbide psychische Störungen

Komorbidität von psychischen Störungen ist klinisch sehr bedeutsam. Zahlreiche Untersuchungen haben gezeigt, dass das gleichzeitige Auftreten zweier oder mehrerer komorbider Störungen bei einem Individuum in der Regel den Verlauf kompliziert und die Therapie erschwert [188]. Tritt zu einer Depression eine andere Erkrankung hinzu oder umgekehrt, führt dies fast zu einer Verdopplung der jährlichen Krankheitskosten [1343] bzw. einer wesentlichen Verlängerung stationärer Behandlungsdauern [1483]. Bei komorbiden Störungen kommt es überdies gehäuft zu Therapieresistenz [724, 1322].

3.7.1.1 Angst- und Zwangsstörungen

Epidemiologische, klinische und Familienstudien weisen auf eine starke Verbindung von **Angststörungen** und **depressiven Störungen** hin. Ungefähr 50–60 % jener Patienten in Bevölkerungsstichproben, die die Kriterien für eine *depressive Episode* (Lebenszeitprävalenz) erfüllten, wiesen auch in der Vorgeschichte oder aktuell eine *komorbide Angststörung* auf [183, 414, 756]. Die am meisten verbreiteten Angststörungen unter Patienten, die irgendwann in ihrem Leben auch an einer depressiven Störung erkrankt waren, waren in einer nationalen US-amerikanischen Studie *spezifische Phobien*, gefolgt von *Agoraphobie, sozialer Phobie, Panikstörung* sowie *Zwangsstörung* [709].

Patienten mit einer *primären generalisierten Angststörung* weisen in 29–46 % der Fälle auch eine *komorbide depressive Episode* auf [709, 750]. Die Angststörung wird häufig erkannt, während depressive Störungen bei Patienten mit gemischter Angst und Depression tendenziell unterdiagnostiziert bleiben [848].

Versuche über drei Jahrzehnte hinweg, depressive und Angst-Syndrome diagnostisch voneinander zu differenzieren, stehen in Kontrast zu sich überlappenden neurobiologischen Befunden [202, 962, 1089]. Veränderungen bei Schlaf und Konzentration, Anspannungserleben, exzessives Grübeln, Panikattacken und Befürchtungen sind sowohl depressiven als auch Angststörungen gemeinsam [741]. Die diagnostische Konvention sieht vor, dass die Diagnose einer Angststörung nicht berechtigt ist, solange Angstsymptome nicht unabhängig von depressiven Symptomen auftreten [20, 732].

Komorbide Syndrome aus depressiver und Angststörung sind mit erhöhter Symptomstärke, Chronizität, stärkeren funktionellen Einschränkungen und höherem Leidensdruck verbunden, außerdem mit einer **schlechteren Response** auf eine antidepressive psychopharmakologische und psychotherapeutische Monotherapie und einer **höheren Suizidrate** [63, 124, 508, 732]. Eine ausbleibende Remission nach einer depressionsspezifischen Behandlung kann durch hohe Ausgangswerte bei symptomatischer Angst, starke Traitangst und eine Angststörung in der Vorgeschichte prädiziert werden [1127].

Grundsätzlich sollen alle auftretenden Krankheiten gleichzeitig und nicht nacheinander behandelt werden. Die Frage, welche Störung ggf. mit einem besonderen Schwergewicht behandelt werden sollte, ist nicht eindeutig zu beantworten. Entscheidungshilfen ergeben sich aus der Symptompräsentation, also danach, welche Symptomatik im Vordergrund steht, dem zeitlichen Verlauf der Symptome sowie der Schwere des depressiven Syndroms [124]. Unter den pharmakologischen Alternativen haben sich bei *komorbider Angstspektrumsstörung und depressiver Störung* SSRI (v. a. *Paroxetin* und *Sertralin*) sowohl für Panikstörung, soziale Phobie, Zwangsstörung, generalisierte Angststörung und PTSD als auch in der Reduzierung depressiver Symptome als wirksam erwiesen. Der *SSNRI Venlafaxin* ist als wirksam nicht nur bei Depressionen, sondern auch bei sozialer Phobie, generalisierter Angststörung und Panikstörung nachgewiesen, *Clomipramin* bei komorbider Zwangsstörung (▶ [124]).

Auch *KVT* und *IPT* haben sich in Studien bzgl. der Behandlung von Depression und komorbid vorliegender (insbesondere generalisierter) Angststörungen als wirksam erwiesen [165, 166, 242, 517]. Zudem gibt es Hinweise, dass die (augmentierende) Ergänzung einer Pharmakotherapie durch eine KVT, v. a. bei Patienten mit chronischer und schwerer depressiver Episode und komorbider Angststörung, konsistent zu Verbesserungen führt [454] und das depressive Rückfallrisiko stärker reduziert [77].

Empfehlung/Statement	Empfehlungsgrad
3-64_mod_2015 Bei Vorliegen von depressiven Episoden und komorbiden Angststörungen sollten sowohl Psychotherapie (empirische Belege liegen vor für KVT und IPT) als auch Pharmakotherapie (empirische Belege liegen vor für SSRIs und Venlafaxin) als wirksame Behandlungsverfahren angeboten werden. Expertenkonsens basierend auf RCTs [165, 166, 242, 517]	KKP

3.7.1.2 Alkoholabhängigkeit

Ungefähr ein Drittel der Patienten mit affektiven Störungen weist, auf die Lebenszeit bezogen, einen **Substanzmissbrauch** auf [760, 1203]. Soyka und Lieb [1360] berichten in einer Übersichtsarbeit, dass bei 24 % aller alkoholkranken Männer und sogar 48 % aller alkoholkranken Frauen Depressionen auftreten. Da sowohl Depressionen als auch Suchterkrankungen mit einer erhöhten Suizidalität einhergehen, ist hierauf besonderes Augenmerk zu richten. Gegebenenfalls sind die entsprechenden diagnostischen und therapeutischen Schritte einzuleiten.

Abhängigkeitserkrankungen können auf dem Boden einer Depression *(»primäre Depression)* entstehen und depressive Syndrome können als Folge der Abhängigkeitserkrankung *(»sekundäre Depression«)* auftreten. Auch ein »zufälliges« gleichzeitiges Vorkommen beider Erkrankungen ist möglich. Die Entwicklung einer sekundären depressiven Symptomatik ist unter anderem möglich als direkte Folge der psychotropen Eigenschaften des Suchtstoffes, als Teil eines Entzugssyndroms oder der Nachwirkungen des Rausches (»Kater«), als psychosoziale Folge oder als Folge der organischen Schädigung des Gehirns. Die Entwicklung einer Sucht aus einer primären Depression heraus ist zum Beispiel möglich als Folge einer ungeeigneten Selbstmedikation mit dem Suchtstoff. Sekundäre depressive Syndrome auf dem Boden einer primären Abhängigkeitserkrankung scheinen häufiger zu sein (bei 12–50 % der Alkoholabhängigen), während primäre Depressionen nur bei 2–12 % der Alkoholabhängigen in der Anamnese zu finden sind (Übersicht bei [1360]).

Die Diagnose einer depressiven Störung kann erschwert sein, wenn gleichzeitig ein Substanzgebrauch vorliegt, weil eine Differenzierung zwischen depressiven Symptomen, die sekundär nach Substanzmissbrauch auftreten, und vorbestehenden affektiven Störungen kaum möglich ist, vor allem, wenn Patienten noch aktuell Substanzen konsumieren [1233]. Eine substanzinduzierte depressive Störung klingt typischerweise während fortgesetzter Abstinenz (in der Regel zwei- bis vier Wochen) signifikant ab.

Bei einer *primären depressiven Störung* hingegen sollten die depressiven Symptome stärker ausgeprägt und bereits vor dem Substanzmissbrauch aufgetreten sein und während der Abstinenz persistieren. Eine antidepressive pharmakologische oder psychotherapeutische Behandlung ist bei Persistenz depressiver Symptome entsprechend erst nach Ende der Entzugsbehandlung sinnvoll [364].

Entscheidend für die therapeutisch sehr wichtige Einschätzung eines depressiven Syndroms bei einem Abhängigkeitserkrankten als primär oder sekundär ist die möglichst exakte Eigen- und auch Fremdanamnese des zeitlichen Verlaufs und der Abfolge von depressiver Symptomatik einerseits und Suchtentwicklung mit den typischen Abhängigkeitsmerkmalen (wie Unfähigkeit zur Abstinenz, Zwang zum Trinken, Kontrollverlust, Trinken um der Wirkung willen, Dosissteigerung und Toleranzentwicklung, Entzugssymptome, heimliches Trinken, Einengung der Interessen auf den Alkohol, fortgesetzter Konsum trotz erkennbarer Folgeschäden) andererseits.

Im Falle der *sekundären Depression* steht die konsequente Behandlung der Suchterkrankung (qualifizierter Entzug, Entwöhnung/Rehabilitation, langfristige Nachsorge) mit dem vorrangigen Ziel der Abstinenz im Vordergrund der Behandlung, die spezifischen Behandlungsempfehlungen sind in der S3-Leitlinie »Screening, Diagnose und Behandlung alkoholbezogener Störungen« (AWMF – Register Nr. 076 – 001, Stand April 2015) beschrieben. Die Priorität der Suchtbehandlung ist begründet dadurch, dass zum einen unter Abstinenz häufig eine Remission auch der depressiven Symptomatik erreicht wird, und dass zum anderen eine psycho- oder pharmakotherapeutische Depressionsbehandlung bei fortgesetztem Substanzkonsum vermindert, gar nicht, kontraproduktiv oder unsicher wirkt. Besteht die depressive Symptomatik auch unter mehrwöchiger Abstinenz fort, sollte sie konsequent therapiert werden.

Wirksamkeitsnachweise bei der Reduzierung depressiver Symptome, aber auch der Wahrscheinlichkeit für einen Alkoholrückfall liegen für *Fluoxetin* [278], *Desipramin* [961] und *Mirtazapin* [1403] vor. Auch für die *Kognitive Verhaltenstherapie* als Einzeltherapie [201], als Bestandteil einer Kombinationstherapie mit Pharmaka (Antidepressiva und/oder Anticravingsubstanzen wie Acamprosat oder Naltrexon) [364, 545] oder in Ergänzung einer alkoholspezifischen Psychotherapie [201] ist die Wirksamkeit hinsichtlich der Reduzierung der depressiven Symptomatik nachgewiesen.

Eine **systematische Übersichtsarbeit** von Torrens et al. [1451] konnte 9 RCTs identifizieren, in denen die *Wirksamkeit von Antidepressiva im Vergleich zu Placebo bei Patienten mit komorbider Depression und Alkoholabhängigkeit* untersucht wurde. Zwar zeigte sich in den meisten Studien eine signifikante Überlegenheit von Antidepressiva gegenüber Placebo in Bezug auf die Reduktion depressiver Symptomen, die Autoren kommen jedoch zu dem Schluss, dass die vorliegende Evidenz nicht ausreichend für einen eindeutigen Wirkungsnachweis ist. Begründet wird dies durch die teilweise geringen Fallzahlen sowie methodische Mängel der Primärstudien.

In einer **systematischen Übersichtsarbeit und Metaanalyse** von Nunes et al. [1090, 1091] konnte ein kleiner Effekt zugunsten von *Antidepressiva gegenüber Placebo zur Behandlung komorbider Depressionen bei Alkoholabhängigkeit* identifiziert werden.

In einer **Metaanalyse** von Iovenio et al. [686] zeigte sich eine *signifikant größere Wirksamkeit von Antidepressiva gegenüber Placebo für Patienten mit einer Depression oder Dysthymie und komorbider Alkoholabhängigkeit*. Die Effekte konnten für TZA und Nefazodon, nicht aber für SSRI aufgezeigt werden.

Empfehlung/Statement	Empfehlungsgrad
3-65_mod_2015 Bei Komorbidität von Alkoholabhängigkeit und depressiver Störung kann eine Pharmakotherapie mit Antidepressiva (empirische Belege liegen vor für Fluoxetin, Desipramin und Mirtazapin) zur Reduktion der depressiven Symptome sowie der Wahrscheinlichkeit eines Alkoholrückfalls (empirische Belege liegen vor für Fluoxetin, Desipramin und Mirtazapin) eingesetzt werden. Expertenkonsens basierend auf Metaanalysen [686, 1090, 1091, 1451] und Referenzleitlinie [43]	**KKP**
3-66_mod_2015 Bei Vorliegen einer depressiven Störung und einer komorbiden Alkoholabhängigkeit sollte eine antidepressive Psychotherapie zur Reduktion der depressiven Symptome, sowohl als alleiniges Verfahren als auch als Teil einer Kombinationsbehandlung mit einer Pharmakotherapie oder einer suchtspezifischen Psychotherapie (empirische Belege liegen für die KVT vor), angeboten werden. Expertenkonsens basierend auf Referenzleitlinie [43]	**KKP**

Empfehlung/Statement	Empfehlungsgrad
3-67_mod_2015 Unabhängig von einer möglicherweise notwendigen Krisenintervention sollte bei Komorbidität von depressiver Symptomatik und Alkoholabhängigkeit eine Depressionsbehandlung nicht vor einer 2–4-wöchigen Abstinenz begonnen werden, da erst dann eine valide Depressionsdiagnostik und entsprechende Indikationsstellung möglich ist. In einer akuten Situation (z. B. bei schwerer depressiver Episode oder bestehender Suizidalität) ist der Behandlungsbedarf sofort gegeben. LoE IV: Expertenkonsens basierend auf Referenzleitlinie [43]	B

In der S3-Leitlinie »Screening, Diagnose und Behandlung alkoholbezogener Störungen« sind folgende Empfehlungen für Patienten mit komorbider Alkoholabhängigkeit und Depression aufgeführt [43], dort ist auch der ausführliche Hintergrundtext zu den entsprechenden Empfehlungen zu finden:

	Empfehlungen	Empfehlungsgrad
3.6.1.3.2	**Intensität der Intervention bei Alkoholabhängigkeit und Depression** Eine intensivere Intervention sollte bei Personen mit komorbiden depressiven Störungen vorgesehen werden, da die Betroffenen üblicherweise schwerer gesundheitlich betroffen sind und eine ungünstigere Prognose aufweisen, als Personen mit einer einzelnen Erkrankung.	B
3.6.1.3.4	**Integrierte/Gleichzeitige Therapie bei Depression und alkoholbezogenen Störungen** Bei Patienten mit Alkoholabhängigkeit und einer komorbiden Störung sollte die Behandlung für die beiden Störungen integriert in einem Setting bzw. durch ein Therapeutenteam erfolgen. Wenn das nicht möglich ist, sollte eine Koordination der Behandlung, z. B. durch Case Management, gewährleistet sein.	KKP
3.6.3.2.1	**Diagnostik von Depression bei alkoholbezogenen Störungen** Komorbide psychische Störungen (Depressionen) sollen bei Alkoholabhängigen 3–4 Wochen nach dem Entzug auf ihre Behandlungsindikation überprüft werden.	A
3.6.3.2.2	**Psychotherapie bei alkoholbezogenen Störungen und Depression** Kognitive Verhaltenstherapie sollte als Behandlungsverfahren bei Personen mit komorbiden psychischen Störungen (Depressionen) zur Besserung des Trinkverhaltens und der depressiven Symptomatik angeboten werden. Zu anderen Psychotherapieverfahren kann aufgrund unzureichender Daten keine Empfehlung ausgesprochen werden.	B

	Empfehlungen	Empfehlungsgrad
3.6.3.2.3	**Antidepressiva bei Depression und alkoholbezogenen Störungen** Antidepressiva sollen Patienten bei Vorliegen einer mittelschweren bis schweren Depression und alkoholbezogenen Störungen zur Besserung der depressiven Symptomatik angeboten werden.	A
3.6.3.2.4	**SSRI bei Depression und alkoholbezogenen Störungen:** Selektive Serotonin-Wiederaufnahme-Hemmer sollen bei komorbiden Personen nicht als alleinige Therapie zur Reduktion des Alkoholkonsums eingesetzt werden.	A
3.6.3.2.5	**Kombination von Psycho- und Pharmakotherapie bei Depression und alkoholbezogenen Störungen** Die Kombination von kognitiver Verhaltenstherapie mit einem Antidepressivum sollte bei der Behandlung komorbider alkoholbezogener Störungen und (bei Vorliegen einer mittelschweren bis schweren) Depression angeboten werden.	B
3.6.3.2.6	**Unzureichende Wirkung von Einzeltherapien bei Depression und alkoholbezogenen Störungen** Bei unzureichender Wirkung einzelner Psycho- und Pharmako-Therapieverfahren können KVT, SSRI und Naltrexon kombiniert werden (Depression und Alkoholabhängigkeit).	KKP

3.7.1.3 Essstörungen

Die Lebenszeitprävalenz einer **komorbiden Depression** bei **Essstörungen** liegt einigen Studien zufolge bei 75 % [1167, 1400, 1564]. Dabei ist die Diagnose einer depressiven Störung bei *Anorexie* oder *Bulimia nervosa* erschwert, weil die Symptome sich überlappen können, insbesondere Affektarmut oder emotionale Instabilität, reduzierter Antrieb, herabgesetzte Libido, Appetitverlust und Schlafstörungen. Symptome wie Entmutigung, Bestrafungserwartungen und Unentschlossenheit sagen bei Patienten mit *Bulimia nervosa* eine depressive Störung vorher, während bei *Anorexia nervosa* der Verlust des Interesses an anderen Menschen, Gewichtsverlust, Bestrafungserwartungen und die Unfähigkeit zu arbeiten prädiktiv für eine Depression sind [753]. Depressive Störungen können darüber hinaus zu einer Exazerbation von Essstörungen führen.

Der Beginn einer Behandlung der depressiven Störung, wenn zugleich auch eine Essstörung vorliegt, unterliegt bestimmten Charakteristika: Patienten mit Bulimie und Anorexie zeigen in der Regel erst eine typische Response auf eine antidepressive Medikation, wenn sie seit ca. ein- bis zwei Monaten Verbesserungen beim Ernährungszustand und der Gewichtszunahme erfahren haben und diese aufrechterhalten können [1564]. Bei Patienten, die dem so genannten »*Purging-Typ*« angehören und selbstinduziert erbrechen bzw. abführen, ist die Absorption von Medikamenten reduziert. Entsprechend ist eine Voraussetzung auch für eine antidepressive Medikation, dass keine Maßnahmen zum »Purging« mehr stattfinden [1564].

Patienten mit *komorbider Bulimia nervosa und depressiver Episode* zeigten auf eine Behandlung mit *Fluoxetin* eine signifikante Besserung sowohl bezüglich der Depressivität als auch des Essverhaltens [434,

510]. Andere Studien wiederum zeigen, dass der in Deutschland nicht zugelassene MAO-Hemmer *Phenelzin* bei Bulimia nervosa und komorbider Depression einen positiven Effekt auf die Häufigkeit des »*Binge eatings*« und die affektive Problematik bewirkt [817, 1239]. Bezüglich des Essverhaltens können *Patienten mit komorbider Bulimia nervosa und depressiver Episode* weniger gut auf eine antidepressive Behandlung ansprechen als Patienten mit Bulimia nervosa ohne depressive Episode [1556]. Obwohl es nicht generell notwendig ist, die Dosis auf der Basis des Körpergewichts zu reduzieren, kann es bei manchen Patienten angeraten sein, eine geringere Dosis als üblich zu verordnen, wenn diese starke Nebenwirkungen wahrnehmen [1564].

Auch wenn psychotherapeutische Interventionen bei Essstörungen das Therapieverfahren der Wahl sind, gibt es **bislang keine Studien zur Psychotherapie bei Komorbidität von Essstörungen und depressiven Störungen** (► [1064]).

Empfehlung/Statement	Empfehlungsgrad
3-68 Zur Psychotherapie der komorbiden Depression bei Essstörungen existieren keine systematischen Untersuchungen, so dass über die störungsbezogenen Empfehlungen zur Behandlung der Essstörungen und der Depression hinaus keine evidenzbasierten Empfehlungen bei dieser Komorbidität gegeben werden können. LoE IV: Expertenkonsens	**Statement**
3-69_mod_2015 Bei einer Komorbidität von depressiver Episode und Bulimia nervosa sollte eine Pharmakotherapie (empirische Belege liegen für Fluoxetin vor) zur Verbesserung der depressiven Symptomatik angeboten werden. Expertenkonsens basierend auf RCTs [434, 510, 817, 1239]	**KKP**
3-70_mod_2015 Bei der Pharmakotherapie der Depression bei Essstörungen sollten substanzspezifische Effekte auf die jeweilige Essstörung beachtet werden, z. B. Gewichtszunahme unter Mirtazapin, Mianserin und sedierenden trizyklischen Antidepressiva, Übelkeit und Appetitreduktion unter SSRI. Eine Reduktion von Essattacken ist für Fluoxetin empirisch belegt. Expertenkonsens basierend auf RCTs [434, 510]	**KKP**

3.7.1.4 Persönlichkeitsstörungen

Zwischen **depressiven Störungen** und **Persönlichkeitsstörungen** besteht verschiedenen Studien und Metaanalysen zufolge eine hohe, jedoch abhängig von der Erfassungsmethode und den verwandten Kriterien stark variierende Komorbidität in einer Häufigkeit von 6–87 % [187, 235, 281, 430, 640, 737, 1031, 1032, 1327, 1328, 1587]. In klinischen Stichproben liegt die Komorbidität bei 30–40 %, wobei die am häufigsten berichteten komorbiden Persönlichkeitsstörungen die *ängstlich-vermeidende*, die *Borderline-* und die *paranoide Persönlichkeitsstörung* sind [1463, 1585].

Ätiologische Vorstellungen gehen davon aus, dass Persönlichkeitsstörungen die Entwicklung einer Depression begünstigen bzw. eine individuelle Vulnerabilität darstellen. Darüber hinaus wird ein Übergang zwischen Persönlichkeitsstörungen und Depression postuliert, z. B. in Form *chronischer depressiver*

Störungen (▶ [640, 970]). Zugleich bestehen auch Symptomüberlappungen bei depressiven Störungen und Persönlichkeitsstörungen, so beispielsweise die emotionale Instabilität mit depressiver Stimmung bei der *Borderline-Persönlichkeitsstörung* bzw. affektive Labilität bei der *histrionischen Persönlichkeitsstörung*, Gefühle von Minderwertigkeit bei der *ängstlich-vermeidenden Persönlichkeitsstörung* oder Gefühle von Hilflosigkeit und Inkompetenz bei der *dependenten Persönlichkeitsstörung*.

Die **meisten Therapiestudien zur Komorbidität** beziehen sich auf die **Borderline-Persönlichkeitsstörung**. Soweit andere, zur Depression komorbid vorliegende Persönlichkeitsstörungen in Studien erwähnt wurden, wurden diese i. d. R. nachträglich als komplizierender Faktor identifiziert.

Bei Depression und komorbider Persönlichkeitsstörung wird die **depressive Störung den Primat in der Behandlung** haben, weil typisch depressive Symptome wie Antriebslosigkeit, niedergedrückte Stimmung, Konzentrationsreduzierung und insbesondere ausgeprägte Suizidgedanken die Behandlung deutlich erschweren können [1031, 1118]. Komorbide Persönlichkeitsstörungen und maladaptive Persönlichkeitsstile beeinflussen jedoch verschiedenen Studien zufolge nachteilig die Wirkung und Wirksamkeit von **Kurzzeitpsychotherapie** [566, 1073, 1162, 1328], **Pharmakotherapie** [402, 1073, 1097, 1147, 1275] und **EKT** [236, 1273, 1587] bei depressiven Störungen. Diese ungünstigen Effekte der Komorbidität betreffen ein *verzögertes Ansprechen* auf die Therapie, eine *geringere Response- oder Remissionsrate*, eine *höhere Wahrscheinlichkeit für einen Rückfall* nach Remission bzw. ein Rezidiv sowie eine *höhere Wahrscheinlichkeit für eine Chronifizierung der depressiven Störung*. Drei größere Studien [368, 1032, 1256] fanden jedoch keinen Zusammenhang zwischen dem Vorliegen einer Persönlichkeitsstörung und der Responserate auf eine Pharmakotherapie bei (chronischer) Depression. In den erwähnten Studien wurde die komorbide Persönlichkeitsstörung als Kovariate und nicht im Sinne eines Einschlusskriteriums erfasst. Spezifische Untersuchungen zur Komorbidität einzelner Persönlichkeitsstörungen liegen nur vereinzelt vor. Umgekehrt wurden in Studien, die spezifisch die Therapie von Persönlichkeitsstörung adressiert haben, auch depressive Störungen als Kovariate hinsichtlich ihres Einflusses auf das Therapieergebnis geprüft (z. B. [1347]). Die Datenbasis für die Komorbidität aus Depression und Persönlichkeitsstörung stammt also weitgehend aus unspezifischen Therapiestudien.

Daten aus offenen Studien zur **Pharmakotherapie** legen den Nutzen von *Paroxetin* in der Behandlung von Patienten mit *Borderline-Störung* und *depressiver Episode* nahe [279, 1087]. Außerdem gibt es Hinweise, dass die MAO-Hemmer *Phenelzin* (in Deutschland nicht zugelassen) und *Tranylcypromin* bei Patienten mit Borderlinestörung und depressiver Episode antidepressiv und hinsichtlich der Reduzierung von Feindseligkeit und Ärger wirksam sind [285, 1129, 1354].

In einer **Metaanalyse** [883] fanden sich insgesamt keine positiven Belege für den Einsatz von **Antidepressiva** bei Patienten mit Borderline-Störung zur allgemeinen Reduktion depressiver Symptomatik. In dieser Arbeit wurden neben Studien, die explizit komorbide Patienten mit Depression und Borderline eingeschlossen haben, allerdings auch Studien berücksichtigt, in denen keine explizite komorbide Depressionsdiagnose vorlag.

Kognitive Verhaltenstherapie [566, 1073, 1328, 1402], **Interpersonelle Therapie** [1162, 1328] und die **psychodynamische Kurzzeitpsychotherapie** [359, 566, 644, 645] wurden bislang in ihrer Wirksamkeit bei Patienten mit Depression und komorbider Persönlichkeitsstörung untersucht. Hierbei zeigte sich einerseits ein *verzögertes Ansprechen* auf die Psycho- und Pharmakotherapie ([1162]: nach mehr als 8 Monaten) bzw. eine *schlechte Response* [359, 645, 1073, 1328].

In anderen Untersuchungen hingegen fanden sich keine Unterschiede zwischen depressiven Patienten mit und ohne komorbide Persönlichkeitsstörung [566, 1402]. Eine Studie zur **Kombinationstherapie** aus **psychodynamischer supportiver Kurzzeittherapie** versus **Pharmakotherapie** bei Patienten mit depressiver Störung und Persönlichkeitsstörung (paranoid, ängstlich-vermeidend, abhängig und Borderline) zeigte eine Überlegenheit der kombinierten Therapie [801]. Auch Bellino et al. [121] fanden in ihrer Studie zur vergleichenden Wirksamkeit von alleiniger Pharmakotherapie mit Fluoxetin gegenüber einer **Kombinationstherapie mit IPT** bei Patienten mit depressiver Episode und Borderline-Persönlichkeitsstörung, dass die kombinierte Behandlung hinsichtlich der Reduzierung depressiver Symptome sowie der Verbesserung der Lebensqualität und des interpersonellen Funktionsniveaus effektiver war.

Empfehlung/Statement	Empfehlungsgrad
3-71 Für die Wirksamkeit einer Pharmakotherapie mit einem SSRI oder einem MAO-Hemmer oder einem atypischen Antipsychotikum bei Patienten mit einer Komorbidität von depressiver Störung und Borderline-Persönlichkeitsstörung liegen empirische Belege vor. LoE Ia: RCTs [285, 1354], offene klinische Studien [279, 1087]	**Statement**
3-72_mod_2015 Bei Patienten mit einer Komorbidität von depressiver Störung und Persönlichkeitsstörung (Borderline, paranoid, ängstlich-vermeidend und dependent) kann eine Psychotherapie als alleiniges Verfahren oder als Teil einer Kombinationsbehandlung mit Pharmakotherapie (empirische Hinweise existieren für die KVT, die IPT und die psychodynamische Kurzzeitpsychotherapie) angeboten werden. Expertenkonsens basierend auf RCTs [359, 566, 644, 645, 1073, 1328, 1402]	**KKP**

3.7.1.5 Somatoforme Störungen

In der Kategorie **somatoforme Störungen** erfasst die ICD-10 die *Somatisierungsstörung, die somatoforme autonome Funktionsstörung, die anhaltende somatoforme Schmerzstörung, die dissoziative oder Konversionsstörung, die hypochondrische Störung* sowie die *dysmorphophobe Störung*. In stationären klinischen Stichproben wurde für die Komorbidität mit depressiven Störungen eine Häufigkeit zwischen 50 und 90 % unter somatoform gestörten Patienten gefunden [636, 1218]. Studien zur Pharmako- oder Psychotherapie bei depressiver Störung und komorbider somatoformer Störung liegen jedoch bislang nicht vor. Entsprechend gelten die evidenzbasierten Behandlungsempfehlungen der S3-Leitlinie »*Umgang mit Patienten mit nicht-spezifischen, funktionellen und somatoformen Körperbeschwerden*« [351]. Zum chronischen Schmerz ► Kapitel 3.10.2.4 »Therapieplanung nach der Akutsituation«.

Empfehlung/Statement	Empfehlungsgrad
3-73_mod_2015 Obwohl depressive Störungen und somatoforme Störungen relativ häufig gemeinsam auftreten, können aufgrund der unzureichenden Studienlage keine Empfehlungen über eine Pharmako- oder Psychotherapie bei dieser Komorbidität ausgesprochen werden. Entsprechend gelten die evidenzbasierten Behandlungsempfehlungen für beide Störungen, ► auch die S3-Leitlinie »*Umgang mit Patienten mit nicht-spezifischen, funktionellen und somatoformen Körperbeschwerden*«. LoE IV: Expertenkonsens	**Statement**

3.7.2 Depression und komorbide somatische Erkrankungen

Depression und somatische Erkrankungen treten häufig gemeinsam auf. Die Lebenszeitprävalenz für eine depressive oder eine Angststörung bei somatisch Kranken liegt bei ca. 40 % und ist damit ungefähr doppelt so hoch wie in der Allgemeinbevölkerung [94, 576, 578, 689, 693, 695, 1131, 1523]. *Neurologische, endokrine* und *kardiovaskuläre Erkrankungen* sowie *Tumor- und Schmerzerkrankungen* werden häufig durch depressive Störungen kompliziert. Methodisch gute repräsentative epidemiologische Studien aus Kanada zeigen eine deutlich höhere 12-Monats-Prävalenz einer depressiven Episode (MDE) bei explizit chronisch somatisch erkrankten Patienten (9%) in allerdings deutlicher Abhängigkeit von der jeweiligen somatischen Erkrankung. Abgesehen von Erkrankungen wie der sog. Fibromyalgie, des chronischen Müdigkeitssyndroms und der Chemikalienhypersensitivität zeigen insbesondere chronische Darmerkrankungen (ca. 16%), chronisch neurologische Erkrankungen (bis zu 16% bei Multipler Sklerose), Atemwegserkrankungen (ca. 13%), chronische Wirbelsäulenerkrankungen (13%), Tumorerkrankungen (12%) und rheumatologische Erkrankungen (ca. 10%) erhöhte Prävalenz einer Depression; aber auch bei chronisch kardialen, vaskulären oder sonstigen somatischen Erkrankungen war die Prävalenz erhöht [1133]. Das gleichzeitige Vorhandensein einer depressiven Störung kann eine *Verstärkung der körperlichen Symptome*, eine *schlechtere Anpassung an die Erkrankung*, eine *reduzierte Behandlungsadhärenz* sowie *vermehrte psychosoziale Funktions- sowie Teilhabeeinschränkungen* prädisponieren (▶ Kapitel 1.2 »Deskriptive Epidemiologie«).

Bezüglich somatopsychischer Komorbiditäten bzw. der Komorbidität von depressiven Störungen und somatischen Erkrankungen bestehen verschiedene **Assoziationsmöglichkeiten** [575]:

- Die somatische Erkrankung oder zur Behandlung eingesetzte Medikamente verursachen oder lösen auf biologischer bzw. physiologischer Ebene die psychische Störung aus (Beispiel: eine Schilddrüsenunterfunktion löst depressive Symptome aus).
- Die somatische Erkrankung geht der Entwicklung einer psychischen Störung bei genetisch vulnerablen Patienten zeitlich voraus (Beispiel: ein Morbus Cushing geht einer depressiven Episode voraus).
- Die psychische Störung entwickelt sich als Reaktion auf eine somatische Erkrankung und ihre Behandlung (Beispiel: eine Krebserkrankung löst eine depressive Anpassungsstörung bzw. depressive Episode aus).
- Eine psychische Störung geht dem Beginn körperlicher Symptome bzw. Erkrankungen voraus und/oder kann sie ungünstig beeinflussen (Beispiel: eine unbehandelte depressive Störung beeinflusst den Übergang von akuten zu chronischen Rückenschmerzen).
- Die somatische Erkrankung und psychische Störung sind kausal nicht miteinander verknüpft, sondern zeitlich koinzident (Beispiel: eine depressive Episode und eine chronisch-obstruktive Lungenerkrankung liegen gleichzeitig vor).
- Die depressive Störung und die somatische Erkrankung können sich aufgrund eines gemeinsamen Risikofaktors oder einer gemeinsamen pathophysiologischen Veränderung entwickeln. Beispielsweise ist bekannt, dass ungünstige intrauterine Bedingungen sowohl ein Risiko für die Entwicklung einer Depression als auch für Diabetes mellitus und koronare Herzerkrankung darstellen.

Psychische Belastungen beeinflussen zumindest zeitweise das Erleben der körperlich Erkrankten entscheidend, erfüllen in der Mehrzahl der Fälle jedoch nicht die Kriterien für eine psychische Störung. Aber auch *unterschwellige psychische Störungen* weisen einen negativen Zusammenhang mit somatischen Erkrankungen auf: Metaanalytische Ergebnisse bei koronaren Herzerkrankungen zeigen beispielsweise, dass Symptome, die nicht schwer genug oder nicht genug in der Anzahl sind, um zu einer Diagnose zu führen (so genannte **»subthreshold«-Syndrome**, z. B. Depressivität), Krankheitswert erlangen können und die Prognose der Betroffenen deutlich verschlechtern [80, 624]. Dies ist jedoch **nicht Gegenstand dieser Leitlinie**.

Systematische Übersichtsarbeiten und **Metaanalysen** von Studien zu depressiven Symptomen bei Patienten mit verschiedenen körperlichen Erkrankungen weisen darauf hin, dass sowohl **pharmakologische als auch psychotherapeutische Interventionen** depressive Symptome bei einer Reihe somatischer Erkrankungen wirksam reduzieren [123, 398, 493, 1220, 1411]. In der Mehrheit der in Übersichtsarbeiten zusammengefassten Primärstudien wurden jedoch meist Patienten behandelt, bei denen zwar depressive Symptome vorlagen, jedoch keine formale Depressionsdiagnose gestellt wurde. Die häufige fehlende Diagnostik bezüglich der komorbiden depressiven Erkrankung sowie die zumeist eingeschränkte Evidenz aufgrund nur weniger klinischer Studien je zugrundeliegender körperlicher Erkrankung führen dazu, dass differenzierte Aussagen und Empfehlungen zur Wirksamkeit spezifischer Pharmako- und Psychotherapie bei einer Komorbidität von depressiven Störungen und körperlichen Erkrankungen nur mit Einschränkungen möglich sind.

Im Weiteren werden die Studienergebnisse bezüglich der Therapie der Komorbidität von Depression und kardiovaskulären und zerebrovaskuläre Erkrankungen (▶ Kapitel 3.7.2.1), Tumorerkrankungen (▶ Kapitel 3.7.2.2), Diabetes mellitus (▶ Kapitel 3.7.2.3), chronische Schmerzerkrankungen (▶ Kapitel 3.7.2.4) sowie Demenz und Morbus Parkinson (▶ Kapitel 3.7.2.5) beschrieben.

3.7.2.1 Kardiovaskuläre und zerebrovaskuläre Erkrankungen

Im Bundesgesundheitssurvey wiesen diejenigen Patienten, die eine **chronische Herzerkrankung** (z. B. *Myokardinfarkt, chronische ischämische Herzkrankheit* oder *Aortenklappenkrankheiten*) hatten, in ca. 15 % der Fälle (Männer: 10,4 %; Frauen: 19,9 %) auch eine depressive Störung auf [689]. In Bezug auf die Altersnorm bedeutet dies in etwa eine Verdopplung der 12-Monatsprävalenz. Die Auftretenswahrscheinlichkeit scheint abhängig von dem Ausmaß kardiovaskulärer Erkrankungen zu sein, mit nur leicht erhöhten Prävalenzen bei Bluthochdruckpatienten und höheren Prävalenzraten nach Herzinfarkt-Ereignissen (ca. 20%) [1437, 1459]. Eine *depressive Störung* gilt als **Risikofaktor** sowohl für die *Entwicklung einer KHK* (signifikant gehäuftes Vorkommen unter prämorbid depressiven Patienten; [1248]) als auch für die *Mortalität* (signifikant *zweifach erhöhtes Mortalitätsrisiko bei Patienten mit depressiven Symptomen und Myokardinfarkt*; [80]), eine *reduzierte Lebensqualität* [98] und *höhere Gesundheitskosten* [587]. Bezüglich der Ätiologie werden hierbei u. a. Änderungen auf der Verhaltensebene, die mit der Depression im Zusammenhang stehen (z. B. Einfluss der somatischen Symptome auf die körperliche Verfassung, verminderter Antrieb und daraus folgende reduzierte Bereitschaft zur Mitarbeit in der Therapie und zur Einnahme von Medikamenten) diskutiert [10, 95, 405, 538, 578, 629, 672].

In einer **Metaanalyse** basierend auf drei Studien konnte die Wirksamkeit pharmakologischer Interventionen gegenüber Placebo aufgezeigt wurden [96].

Bei KHK-Patienten müssen **medikamentöse Behandlungsmaßnahmen** insbesondere auf ihre kardiale Verträglichkeit und ihre möglichen Nebenwirkungen überprüft werden. Studien zur Wirksamkeit von Antidepressiva bei KHK-Patienten haben **ungünstige Effekte trizyklischer Antidepressiva (TZA)** festgestellt bzw. abgeleitet [232, 498]: TZA können die kardiale Leitfähigkeit verlangsamen und damit zu kardialen Arrhythmien und Überleitungsstörungen bis hin zum Herzstillstand führen [232, 372]. Das **Infarktrisiko** ist durch diese Medikation **um den Faktor 2,2 erhöht** [261]. Für Medikamente aus der Gruppe der *selektiven Serotoninwiederaufnahmehemmer* (SSRI) werden bislang weniger gravierende Auswirkungen angenommen, wenngleich die bei diesen Medikamenten üblichen Nebenwirkungen dennoch auftreten können [498, 1590] und mögliche medikamentöse Interaktionseffekte, insbesondere bei somatisch und psychisch multimorbiden Patienten mit einem komplexen Medikamentenregime, zu beachten sind. Dynamik im Hinblick auf die Behandlung von KHK-Patienten mit Antidepressiva kam allerdings in die Diskussion durch die Veröffentlichung der US-amerikanischen Arzneimittelbehörde FDA und zwei in Zusammenarbeit mit dem Bundesinstitut für Arzneimittel und Medizinprodukte (BfArM) erstellten **Rote-Hand-Briefen** der Herstellerfirma von **Citalopram** und **Escitalopram**, welche von **dosisabhängigen Verlängerungen des QT-Intervalls im EKG** mit dem potentiellen Risiko (lebensgefährlicher) *Torsade des Pointes-Arrhythmien (TdP)* berichteten [924, 925]. Infolge dessen wurde die zugelassene *Höchstdosis von Citalopram von 60 mg täglich auf 40 mg täglich* abgesenkt. Die zugelassene Höchstdosis von 20 mg Escitalopram täglich blieb unverändert. Für Patienten mit eingeschränkter Leberfunktion, eingeschränktem Cytochrom P450 2C19-Metabolisierungs-Status (poor metabolizer), einem Alter über 60 Jahren oder die Medikamente einnehmen, die CYP 2C19 hemmen, gilt eine Höchstdosis von 20 mg Citalopram am Tag. Aufgrund des fehlenden Nachweises eines Zusatznutzens hoher Dosierungen empfiehlt diese Leitlinie jedoch ohnehin, SSRIs nur in Standarddosis zu verordnen (▶ Empfehlung 3-26). Ferner sollte Citalopram nur mit Vorsicht bei Patienten mit Herzerkrankungen und gar nicht bei Patienten mit einem anderweitigen zusätzlichen Risiko für eine QT-Intervall-Verlängerung verordnet werden. Vor dem gleichen Hintergrund begrenzte der Hersteller in einem Rote-Hand-Brief die Maximaldosis für Escitalopram bei Patienten ab einem Alter von 65 Jahren auf 10 mg täglich. Unabhängig von dieser Diskussion muss auch das leicht erhöhte Risiko für das Auftreten zerebrovaskulärer Ereignisse unter dauerhafter SSRI-Therapie bei Therapieentscheidungen beachtet werden [1216, 1332].

Die Frage, ob eine antidepressive Therapie erneute akute kardiovaskuläre Ereignisse oder die Mortalität beeinflusst, ist trotz mehrerer großer, insbesondere Kohorten-Studien, noch nicht sicher beantwortet. Oben genannte Metaanalyse berichtet eine signifikante Abnahme der Rehospitalisierungsrate (zumeist aus kardiologischen Gründen) [968]. Auch eine **Fall-Kontroll-Studie** bei Myokardinfarkt- vs. Nicht-MI-Patienten (bei ca. 700 zu 22.800 Fällen) konnte Hinweise auf eine Risikominderung unter langdauernder SSRI-Einnahme erbringen. Eine Kohorten-Studie mit ca. 8.000 depressiven vs. ca. 32.000 nicht depressiven Personen zeigte zwar eine 1,5-fache Erhöhung des Risikos für einen Myokardinfarkt innerhalb von neun Jahren (depressiv vs. nicht depressiv), aber eine Verminderung akuter kardiovaskulärer Ereignisse durch Antidepressiva (SSRI und TZA) [659]. In der Zusammenschau der Daten erscheint die Behandlung *schwerer depressiver Episoden* durch SSRI durch die Datenlage hinreichend untermauert, nicht aber die von *leichten* oder *mittelschweren Depressionen*. Hinweise bestehen in Richtung eines prophylaktischen Effekts zur Vermeidung weiterer kardiovaskulärer Komplikationen. Hier bedarf es aber, auch vor dem Hintergrund der möglichen QTc-Zeit-Verlängerungen, längerfristiger Evaluationen.

Zur **psychotherapeutischen Behandlung** von depressiven Störungen bei Patienten mit KHK liegen einige klinische Studien vor, deren Ergebnisse in einer Reihe von systematischen Übersichtsarbeiten und Metaanalysen zusammengefasst wurden. In einer **systematischen Übersichtsarbeit** und **Metaanalyse** von Baumeister et al. [96] konnten 6 Studien identifiziert werden, in denen die Wirksamkeit psychotherapeutischer Intervention bei Patienten mit koronaren Gefäßerkrankungen und komorbider Depression untersucht wurde. Dabei zeigten sich im Vergleich zu TAU kleine Effekte zugunsten von Psychotherapie in Bezug auf die depressive Symptomatik. Zu weiteren Zielkriterien lagen jeweils Informationen aus einzelnen Studien vor. Dabei zeigten sich keine Unterschiede zwischen beiden Bedingungen in Bezug auf Mortalitätsraten, kardiologischen Ereignissen, stationären Aufnahmen und der allgemeinen Lebensqualität mit Ausnahme der psychischen Lebensqualität.

In einer **systematischen Übersichtsarbeit** von Dekker et al. [336] konnten 14 Studien identifiziert werden, in denen die Wirksamkeit von *Kognitiver Verhaltenstherapie* bei Patienten mit Herzinsuffizienz und komorbider Depression untersucht wurde. Acht der Studien lieferten Hinweise, dass Kognitive Verhaltenstherapie zu einer Reduktion der depressiven Symptomatik führt. Die gemischten Befunde führen die Autoren darauf zurück, dass häufig mehr als nur eine Intervention gleichzeitig zum Einsatz kam, in den meisten Studien keine Kontrollgruppe ohne Intervention vorhanden war, häufig kleine Stichproben untersucht wurden und die Untersuchungszeiträume sehr kurz waren, so dass eine Generalisierbarkeit der gefundenen Effekte auf Grund der bisher vorliegenden Evidenz erschwert ist.

In einer **systematischen Übersichtsarbeit und Metaregressionsanalyse** von Dickens [355] wurde, basierend auf 46 Studien, untersucht, welche *psychotherapeutischen Interventionen* wirksam zur Reduktion depressiver Symptome bei Patienten mit koronarer Herzkrankheit beitragen. Dabei zeigten sich für verschiedene Interventionen kleine Effekte auf die depressive Symptomatik (Problemlösetraining, Psychoedukation, Fähigkeitentraining, KVT und Entspannungsverfahren), allerdings konnten in Studien mit gesicherter Diagnose der komorbiden Depression nur für KVT kleine statistisch signifikante Effekte nachgewiesen werden.

In einer **systematischen Übersichtsarbeit und Metaanalyse** von Rutledge et al., welche sehr heterogene Studien (in Bezug auf Therapieverfahren und Therapiedauer) eingeschlossen hat [1258], wurde schließlich der Effekt von Antidepressiva, Psychotherapie und kardiologischer Rehabilitation auf die depressive Symptomatik bei Patienten mit koronarer Herzkrankheit untersucht. Dabei zeigte sich in Studien, in denen Patienten mit einer gesicherten Depressionsdiagnose behandelt wurden, vergleichbare moderate Effekte für KVT und Antidepressiva in Bezug auf die Reduktion depressiver Symptomatik.

Die Ergebnisse der *ENRICHD-Studie* (Enhancing Recovery in Coronary Heart Disease Patients) [130, 388, 389] belegen im Rahmen **eines multizentrischen RCT** die klinische Wirksamkeit einer *verhaltenstherapeutischen und edukativen Intervention* bei depressiven KHK-Patienten: Sechs Monate nach dem kardialen Ereignis waren die psychotherapeutisch behandelten Patienten sowohl in der Fremdeinschätzung als auch in der Selbsteinschätzung weniger depressiv als Patienten der Kontrollgruppe. Allerdings betrug der Unterschied beim BDI lediglich ca. drei Punkte und bei der Hamilton Rating Skala ca. zwei Punkte, was klinisch als wenig bedeutsam zu bezeichnen ist.

Zur **protektiven Wirkung psychosozialer Behandlungsmaßnahmen** für körperliche Risikofaktoren sowie Morbidität und Mortalität bei KHK-Patienten **liegen widersprüchliche Befunde vor** [635, 706, 1033, 1438]. Carney und Kollegen [233] fanden bei Patienten der ENRICHD-Studie positive Veränderungen der Herzrate und der Herzratenvariabilität nach der Einzeltherapie. Bei ENRICHD konnte hinsichtlich Morbidität und Mortalität nach einem durchschnittlichen Katamnesezeitraum von 29 Monaten kein signifikanter Unterschied zwischen psychotherapeutisch behandelten und Kontrollgruppenpatienten festgestellt werden, wobei die schwerer depressiven Patienten zusätzlich mit Sertralin mediziert worden waren.

Kritisch anzumerken bleibt, dass die in den Studien geprüften psychotherapeutischen Verfahren häufig recht kurz angewendet wurden, so dass Aussagen über ihre Wirksamkeit eingeschränkt bleiben. Auch zeigen Ergebnisse aus Medikamentenstudien (z. B. [1478]), dass die mittel- bis langfristige Wirksamkeit bislang nicht untersucht worden ist (keine Katamnesen) [96, 97]. Daher sollte die Validität und Homogenität der Diagnose und der Behandlung der Depression bei akuten Koronarsyndromen überdacht werden (▶ [448, 1478]). Dies könnte zu Behandlungsstrategien führen, die sich von der allgemeinen Behandlung der Depression unterscheiden, aber besser an die kardiologische Versorgung adaptiert sind.

Empfehlung/Statement	Empfehlungsgrad
3-74_mod_2015 Bei koronarer Herzerkrankung und komorbider mittelgradiger bis schwerer depressiver Störung soll eine Pharmakotherapie vorzugsweise mit SSRI angeboten werden. LoE Ia: Metaanalysen [96, 232, 261, 372, 498, 924, 925, 1216, 1258, 1332, 1590]	**A**
3-75 Bei koronarer Herzerkrankung und komorbider depressiver Störung sollen trizyklische Antidepressiva wegen ihrer kardialen Nebenwirkungen nicht verordnet werden. LoE Ia: RCT [232], Übersichtsarbeit [372]	**A**

Empfehlung/Statement	Empfehlungsgrad
3-76_mod_2015 Bei koronarer Herzerkrankung und komorbider depressiver Störung soll eine Psychotherapie angeboten werden. LoE Ia: Metaanalysen [96, 336, 355, 1258]	A

Affektive Störungen nach Schlaganfall sollten in der Bewertung gesondert betrachtet werden, da hier ein vaskulär-ischämisches bzw. hämorrhagisches Ereignis das Gehirn und somit das Organ von primärer Relevanz für psychische Erkrankungen betrifft. **Post-Stroke-Depressionen** (PSD) **sind häufig**. Nach einer aktuellen Metaanalyse [555] liegt ihre Prävalenz knapp über 30 %. Der Umfang des zerebralen Insults und die damit zusammenhängenden Funktionsausfälle weisen einen engen Zusammenhang mit dem Auftreten von PSD auf (▶ [814]). Aufgrund des anatomischen Zusammenhangs und der eher hohen Komorbiditäten sind hier nicht nur Therapiestudien bei manifester depressiver Episode, sondern auch Untersuchungen zur Prophylaxe relevant. Zur Therapie bzw. einer Prophylaxe der PSD liegen bislang nur **wenige klinische Studien** vor. In einer Interventionsstudie zur Beeinflussung multipler Risikofaktoren nach Schlaganfall (Blutdruck, Blutfette, Adipositas, Diabetes, Homocystein, Rauchen, Alkoholmissbrauch, Bewegungsmangel, gesunde Ernährung) konnte die Häufigkeit von Depression und Angst nach 12 Monaten signifikant gesenkt werden [679].

Ein systematischer **Review** von Hackett et al. [554], welcher allerdings Studien bis zu einer Definition herab von »abnormal mood« einschloss, kam zum Ergebnis, dass die bisher beobachteten geringen Effekte einer Stimmungsverbesserung durch **Pharmakotherapie** außer beim Vorliegen einer *mittelgradigen bis schweren depressiven Episode* keine ausreichende Basis für eine evidenzbasierte Indikationsstellung für depressive Syndrome nach einem Schlaganfall darstellten (▶ auch [1421]).

Eine **Metaanalyse** von Iovieno et al. mit strengeren Einschlusskriterien (MDD) berücksichtigte sechs RCTs. Die Ansprechraten waren mit 56% vs. 42% signifikant unterschiedlich zu Placebo. Es gab aber keine höheren Responseraten, verglichen mit den ebenfalls untersuchten HIV- oder Tumor-Erkrankungen [685]. Insgesamt muss berücksichtigt werden, dass die Studien zur Effektivität einer antidepressiven psychopharmakologischen Therapie bei Depressionen nach Schlaganfall unter der Heterogenität von Einschlusskriterien und Protokollen sowie an kumulativ geringen Fallzahlen leiden.

Eine **Metaanalyse** von Hackett et al. zur Behandlung von Depressionen nach Schlaganfall kommt zu dem Ergebnis, dass pharmakologische, nicht aber psychotherapeutische Interventionen eine signifikante Reduktion der depressiven Symptomatik bedingen [553]. Die S3-Leitlinie »Schlaganfall« (AWMF-Registernummer 053–011) kommt zu dem Ergebnis, dass eine antidepressive Therapie (Psychotherapie oder medikamentöse Behandlung) bei Depression nach Schlaganfall wirksam ist zur Reduktion der depressiven Symptome [346].

Von Therapiestudien bei nachweislicher depressiver Störung nach Schlaganfall muss die **Evaluation der prophylaktischen Verabreichung antidepressiver Substanzen nach Schlaganfall** getrennt werden. Diese verfolgt neben der Prophylaxe des Auftretens depressiver Syndrome auch das Ziel eines verbesserten Rehabilitationsverlaufs und das verminderte Auftreten erneuter zerebrovaskulärer Ereignisse. In einer **Metaanalyse** von Yi et al. zur prophylaktischen Wirksamkeit von Fluoxetin [1574], welche neben der englischsprachigen Literatur auch primär in China publizierte Daten einbezog, wurden die Ergebnisse von sechs RCTs berücksichtigt. Allerdings zeigten sich die Studien heterogen in Bezug auf die Endpunkte. Nur drei Studien berichteten über das Auftreten von definierten Depressionen, während vier Studien Fragebogen-Ergebnisse berücksichtigten. Auf der Grundlage dieser Daten wurde eine signifikante Reduktion der Auftretenswahrscheinlichkeit depressiver Episoden beschrieben (bei n = 176), während keine signifikanten Reduktionen in den Depressionsratings beschrieben wurden (n = 217). Der neurologische Verlauf schien sich unter Fluoxetin zu verbessern (n = 157). Aufgrund der kurz ausgelegten Studienprotokolle konnte keine Aussage zum langfristigen Wiederauftreten von zerebrovaskulären Ereignissen getroffen werden.

Eine weitere **Metaanalyse**, die sich nicht nur auf SSRI-Studien (SSRI: 6 von 10 Studien) stützte, ergab eine signifikante Reduktion der Auftrittswahrscheinlichkeit einer PSD von 29% zu 13% [245].

Eine Studie zu *Escitalopram* zeigte, dass die Inzidenz von depressiven Episoden im Vergleich zu einem Placebo signifikant reduziert werden konnte. Auch der Einsatz von Problemlösetherapie reduzierte tendenziell (im Vergleich zu Placebo) die Inzidenz, was aber nach der ITT-Analyse der Daten nicht mehr signifikant nachweisbar war [1224].

Es gibt Hinweise darauf, dass insbesondere bei Schlaganfallpatienten bei der Verwendung von *tri- und tetrazyklischen Antidepressiva* vermehrt mit dem Auftreten von Nebenwirkungen zu rechnen ist, während dies bei *selektiven Serotonin-* und/oder *Noradrenalin-Wiederaufnahmehemmern* nicht beobachtet wird [145, 814]. Hier ist allerdings die geringe Power der in den Metaanalysen inkludierten Fallzahlen in Betracht zu ziehen. Berücksichtigt werden muss diesbezüglich auch die Metaanalyse zum generellen Risiko von SSRI in Bezug auf die Auftretenswahrscheinlichkeit von ischämischen und hämorrhagischen zerebralen Insulten [1332], die eine signifikante Risikoerhöhung mit einem relativen Risiko von 1.5 bzw. 1.3 ergaben.

Vor dem Hintergrund zwar deutlicher Hinweise für eine prophylaktische Wirksamkeit einer antidepressiven psychopharmakologischen Behandlung (bei allerdings sehr heterogenen Studienprotokollen), aber auf der anderen Seite der Berücksichtigung von Berichten über ein erhöhtes Auftreten von zerebrovaskulären Ereignissen unter Therapie kann zur Zeit eine *generelle Prophylaxe* einer PSD mittels Antidepressiva nicht empfohlen werden.

Zur **EKT bei PSD** liegen bisher lediglich **Einzelfallberichte** bzw. **retrospektive Studien** vor (z. B. [310, 1048]), die nahe legen, dass EKT auch für Patienten mit PSD eine effektive und sichere Behandlungsmöglichkeit sein könnte (▶ auch [814]).

Auch für die **Wirksamkeit der KVT** bei Patienten mit Depression nach einem Schlaganfall gibt es **Belege aus offenen Studien** [516]. Insgesamt mangelt es bislang noch an gut kontrollierten Studien zur Wirksamkeit psychotherapeutischer bzw. psychologischer Verfahren bei PSD (▶ [782]).

Empfehlung/Statement	Empfehlungsgrad
3-77_mod_2015 Patienten mit einer Depression nach Schlaganfall sollte eine antidepressive Pharmakotherapie durch nicht-anticholinerge Substanzen angeboten werden (empirische Hinweise liegen vor für Fluoxetin und Citalopram). LoE Ib: Metaanalysen [553, 554, 685]	**B**
3-78_NEU_ 2015 Patienten mit einem akuten ischämischen oder hämorrhagischen Infarkt ohne aktuelle Diagnose einer depressiven Episode sollten keine regelhafte antidepressive Prophylaxe erhalten, allerdings ein regelmäßiges Monitoring auf depressive Syndrome zum Zweck der Reevaluation. LoE Ib: Metaanalysen [145, 245, 814, 1332, 1574]	**B**

3.7.2.2 Tumorerkrankungen

Im Zusammenhang mit einer **Krebserkrankung** und ihren Behandlungen entstehen in vielen Fällen Beeinträchtigungen des psychischen Befindens, die je nach Schweregrad auch die Ausprägung psychischer Störungen annehmen können. Durch die medizinischen Behandlungen und die Erkrankung selbst treten häufig in verschiedenen Bereichen funktionelle Belastungen und Störungen auf (z. B. Schmerzen, Sexualität, Einschränkung der körperlichen und kognitiven Leistungsfähigkeit, Sensibilität). Weiterhin wirkt sich die Krankheit oftmals auf Partnerschaft und Familie aus. Je nach Versorgungsbereich, Tumorart, Schweregrad und Geschlecht weisen mehr als 30 % der Patienten mit Tumorerkrankungen eine komorbide psychische Störung innerhalb der letzten vier Wochen auf [576, 982], wobei die Prävalenz einer depressiven Störung auf 6,5% geschätzt wird [982].

Obwohl relativ **wenige randomisierte placebokontrollierte Studien zu antidepressiver Pharmakotherapie** bei Tumorpatienten durchgeführt wurden, wird insbesondere bei ausgeprägten depressiven Störungen (*mittelgradigen und schweren depressiven Episoden*) eine (Mit-) Behandlung durch Antidepressiva empfohlen [398]. Häufig werden die *Serotoninwiederaufnahmehemmer (SSRI)* vorgeschlagen, jedoch auch *trizyklische Antidepressiva (TZA)* werden zur Behandlung komorbider depressiver und Angststörungen eingesetzt [1238]. Die bisher einzige **Vergleichsstudie** von *SSRIs* und *TZAs* bei onkologischen Patienten zeigte keine signifikanten Wirksamkeitsunterschiede zwischen zwei Präparaten (*Paroxetin* vs. *Desipramin*) [1049]. Im Bereich der palliativen Onkologie ist die Behandlung mit Antidepressiva häufig Bestandteil einer komplexen tumorspezifischen Schmerztherapie [1334].

In einer durchgeführten **Metaanalyse** von Laoutidis wurden sechs Placebo-kontrollierte RCTs identifiziert, die sich auf depressive Episoden bei unterschiedlichen Tumoren und Ausprägungsgraden bezogen. Die Ergebnisse belegen für die **psychopharmakologische Therapie** einen signifikanten Effekt auf die Response (zwei von sechs Studien zeigten ein negatives Ergebnis) [838]. In einer Studie fand sich Mirtazapin gegenüber Imipramin überlegen [230]. Eine weiteren **Metaanalyse**, welche die Wirksamkeit von Antidepressiva bei Depression und verschiedenen somatischen Komorbiditäten untersuchte, konnte keinen Wirksamkeitsnachweis für Antidepressiva bei Tumorerkrankungen erbringen [685].

Auch in der Onkologie stellt sich zunehmend die **Frage nach einer prophylaktischen antidepressiven Behandlung**. In einer verhältnismäßig großen Gruppe von nicht-depressiven Patienten mit HNO-Tumoren konnte die Auftretenswahrscheinlichkeit relevanter depressiver Syndrome (Cut-Off eines Schnell-Tests) durch *Escitalopram* von 25% auf 10% gesenkt werden. Die Diagnosen basieren jedoch nicht auf standardisierten Diagnose-Erhebungen. Eine diesbezügliche Empfehlung kann insofern noch nicht abgegeben werden [934].

Zur **Wirksamkeit psychosozialer Interventionen** bei mit Tumorerkrankungen assoziierten psychischen Störungen und Belastungen liegen zahlreiche Studien vor. Die empirische Evidenz psychoonkologischer Interventionen bezieht sich insbesondere auf die Reduktion psychischer Belastungen (Angst und Depressivität) und die Verbesserung der gesundheitsbezogenen Lebensqualität. Darüber hinaus wurden in einigen Interventionsstudien eine verbesserte Krankheitsverarbeitung, verstärkte soziale Unterstützung und Selbstwirksamkeit nachgewiesen, wobei diese und andere psychosoziale Variablen (z. B. Kontrollerwartungen, Optimismus, emotionale Ausdrucksfähigkeit) auch als Mediatoren verringerter psychischer Belastung und verbesserter Lebensqualität diskutiert werden [39, 489].

Eine **randomisierte kontrollierte Studie**, in der Patientinnen mit Brustkrebs und gesicherter Depressionsdiagnose entweder mit Verhaltensaktivierung oder Problemlösetherapie behandelt wurden, konnte keine Unterschiede zwischen beiden Interventionen identifizieren und zeigte für beide Interventionen große Prä-Post-Effektstärken in Bezug auf die depressive Symptomatik [654].

Zwar liegen **systematische Übersichtsarbeiten** und **Metaanalysen** vor, die die Wirksamkeit psychotherapeutischer Interventionen auf die Reduktion der depressiven Symptomatik von Krebspatienten belegen, jedoch wurden meist Studien in die Übersichtsarbeiten eingeschlossen, in denen keine formale Diagnose der komorbiden Depression gestellt wurde [573, 922, 1160].In einer umfassenden **systematischen**

Übersichtsarbeit und Metaanalyse von Faller et al. [406] konnte insgesamt die Wirksamkeit psychoonkologischer Interventionen (nicht explizit antidepressive Therapien, darunter individuelle und Gruppenpsychotherapie und Psychoedukation) für die Reduktion emotionaler Belastung und Förderung von Lebensqualität bei onkologischen Patienten (hauptsächlich Brustkrebs) belegt werden. (▶ vgl. auch S3-Leitlinie »Psychoonkologische Diagnostik, Beratung und Behandlung von erwachsenen Krebspatienten« [865]).

Empfehlung/Statement	Empfehlungsgrad
3-79 Bei einer Komorbidität von mittelgradiger bis schwerer depressiver Störung und Tumorerkrankung kann eine Pharmakotherapie mit einem Antidepressivum, insbesondere einem SSRI angeboten werden. LoE Ib: Metaanalysen [685, 838]	0
3-80_mod_2015 Bei einer Komorbidität von depressiver Störung und Tumorerkrankung sollte eine Psychotherapie angeboten werden. LoE Ib: Metaanalysen [406, 573, 922, 1160]	B

3.7.2.3 Diabetes mellitus

Patienten mit **Diabetes mellitus** leiden unter einem doppelt so hohen Risiko für depressive Störungen wie Stoffwechselgesunde; es besteht eine Punktprävalenz von bis zu 30 % [31, 576]. Depressionen erhöhen aber auch das Risiko für Diabetes, es besteht also ein wechselseitig erhöhtes Komorbiditätsrisiko [1236]. Weniger als ein Drittel aller Patienten mit komorbider Depression wird diagnostiziert [1242]. Andererseits ist aufgrund der hohen Prävalenz von Diabetes-Erkrankungen (ca. 20% bei den über 50-Jährigen) die Behandlung von depressiven Patienten mit einer diabetischen Erkrankung ein häufiges Szenario. Bei bis zu 75 % der Diabetespatienten mit Depression ist dieser Verlauf chronisch im Sinne *rezidivierender depressiver Episoden* [933]. Die Befundlage hinsichtlich der negativen Auswirkungen einer komorbiden Depression auf die Prognose des Diabetes ist eindeutig. Eine Depression geht einher mit einer *schlechteren Stoffwechseleinstellung* und *Komplikationen* [322, 931], einer *niedrigeren Lebensqualität* [98], einer *erhöhten Mortalität* [1122, 1281, 1474] sowie *erhöhten Gesundheitskosten* [674].

Die Daten einer repräsentativen Studie belegen ein **signifikant erhöhtes Risiko** bei älteren Typ-2-Diabetespatienten mit Depressivitätssymptomatik, u. a. für *kardiovaskuläre Begleiterkrankungen* und *diabetische Folgekomplikationen*, verglichen mit Diabetespatienten ohne Depression und selbst mit Personen ohne Diabetes und erhöhten Depressivitätsscores [150, 151]. Ebenso erhöht eine komorbide Depression das Risiko für funktionelle Einschränkungen im Alltag und führt zu deutlichen Zusatzkosten in der Versorgung [380, 382, 674].

Neben diabetesunspezifischen Variablen, wie z. B. Geschlecht, soziale Unterstützungsmöglichkeiten und Familienstand, spielen diabetesspezifische Risikofaktoren im Hinblick auf Depressivität eine wichtige Rolle [622, 1152]. U. a. sind dies:

- Das Vorliegen *diabetischer Folgekomplikationen*: Diabetesbedingte Gesundheitsbeeinträchtigungen stellen einen wichtigen Risikofaktor dar und führen zu einer fast sechsfachen Erhöhung des Risikos für eine depressive Episode [381].
- *Akutkomplikationen*, wie schwere Unterzuckerungen, deren Behandlung Fremdhilfe erfordert: Hier spielt oft das Gefühl der Hilflosigkeit bzw. der Unkontrollierbarkeit der Blutzuckerentgleisungen eine zentrale Rolle, insbesondere wenn der Patient unter einer schlechten Unterzuckerungswahrnehmung leidet.

- *Schlechtere Blutglukosestoffwechsellage*: höhere Langzeitglukosewerte, HbA1, HbA1c.
- Der *Diabetestyp*, mit einem eher höheren Risiko bei Menschen, die an Typ 2-Diabetes erkrankt sind, insbesondere wenn diese mit Insulin behandelt werden. Dieser Befund kann unter anderem durch die höhere Prävalenz diabetischer Folgeerkrankungen in dieser Patientengruppe sowie die häufig bestehenden dysfunktionalen Kognitionen bzw. Schuldgefühle mit erklärt werden.
- Ätiologisch lässt sich sowohl ein höheres Diabetesrisiko als Folge einer depressiven Erkrankung als auch ein erhöhtes Depressionsrisiko in Folge eines Diabetes aufzeigen, wobei sich der erst genannte Zusammenhang häufiger findet [997].

Psychopharmakologische Behandlungsansätze der Depression bei Patienten mit Diabetes orientieren sich an den entsprechenden Behandlungsempfehlungen für nichtdiabetische Patienten. Ein besonderes Augenmerk muss allerdings auf die Nebenwirkungsprofile von Antidepressiva gerichtet werden.

- *Trizyklische Antidepressiva* sowie *Mirtazapin* und *Mianserin* führen häufig zu einer Gewichtszunahme [932, 933]. Dieses ungünstige Nebenwirkungsprofil sollte nur in Kauf genommen werden, wenn eine zusätzliche Indikation für den Einsatz von Trizyklika besteht. Dies ist z. B. bei *komorbider diabetischer Neuropathie* und damit assoziiertem *Schmerzsyndromen* in der klinischen Praxis häufiger der Fall (▶ [168]).
- *Serotoninwiederaufnahmehemmer (SSRI)* sind bei einer antidepressiven Medikation im Regelfall die Substanzgruppe der ersten Wahl [818]. Für den Typ-2-Diabetes ist hier zusätzlich auf die *Erleichterung der Gewichtsreduktion* und damit die *Verbesserung der glykämischen Stoffwechsellage* unter SSRI hinzuweisen [1088]. Allerdings ist zu berücksichtigen, dass unter SSRI der Insulinbedarf infolge einer erhöhten Insulinsensitivität sinken und eine Anpassung der Insulintherapie notwendig werden kann, um Unterzuckerungen zu vermeiden (▶ [513]). Aufgrund der hohen Raten kardiovaskulärer Begleiterkrankungen sowie vor dem Hintergrund des relativ höheren Durchschnittsalter von Typ-II Diabetes-Patienten sind das zunehmend stärker diskutierte Anwendungsrisiko (v. a. Citalopram) sowie die Einschränkungen für Escitalopram (▶ Kapitel 3.7.2.1) zu beachten. Viele SSRI zeigen weiterhin ein deutliches Wechselwirkungsrisiko durch Inhibition verschiedener Cytochrom-Isoenzyme, was während der bei diesen Patienten häufig zu beobachtenden regelhaften Polypharmazie zu berücksichtigen ist.

In einer systematischen **Übersichtsarbeit** von Baumeister et al. [97] wurde die Wirksamkeit psychotherapeutischer und pharmakologischer Interventionen bei Patienten mit Diabetes mellitus und Depression untersucht. Dabei zeigten sich positive Effekte der psychotherapeutischen Interventionen auf die Reduktion der depressiven Symptomatik, wobei die Effekte in den einzelnen Studien sehr unterschiedlich ausfielen. Im Vergleich zu TAU führten psychotherapeutische Interventionen zu signifikant größeren Remissionsraten. Zudem zeigte sich (zusammengefasst 7 Studien) ein signifikanter Effekt der Medikation auf die Remission mit einer Relativen Risikoreduktion von 2,5 ohne spezifisch erkennbaren Effekt der gewählten Medikationsklasse.

Zu einem ähnlichen Schluss kommen Markowitz et al. [956], die in einer **systematischen Übersichtsarbeit** Studien identifizierten, in denen psychotherapeutische Interventionen bei Patienten mit Diabetes und komorbider Depression untersucht wurden. Hier wurden zusätzlich Studien eingeschlossen, bei denen keine formale Depressionsdiagnostik erfolgte. Insgesamt zeigten sich positive Effekte von psychosozialen Interventionen auf die Reduktion depressiver Symptomatik, insbesondere von KVT.

Auch in der **Sekundärprophylaxe einer Depression** konnte ein Antidepressivum (Sertralin) signifikante Verbesserungen in Bezug auf das Wiederauftreten einer depressiven Episode zeigen [930].

Empfehlung/Statement	Empfehlungsgrad
3-81 Bei der Pharmakotherapie der Depression bei Diabetes mellitus sollten substanzspezifische Effekte auf den Diabetes beachtet werden, z. B. der reduzierte Insulinbedarf bei SSRI sowie eine Gewichtszunahme unter Mirtazapin, Mianserin und sedierenden trizyklischen Antidepressiva. LoE Ib: RCT [933], Expertenkonsens basierend auf [513, 818, 932, 1088]	B
3-82_mod_2015 Wenn bei einer Komorbidität von Diabetes mellitus und depressiver Störung eine Pharmakotherapie vorgesehen ist, sollen SSRI angeboten werden. LoE Ia: Metaanalyse [97]	A
3-83 Bei einer Komorbidität von Diabetes mellitus mit diabetischer sensomotorischer schmerzhafter Neuropathie und depressiver Störung kann eine Pharmakotherapie mit einem trizyklischen Antidepressivum oder Duloxetin angeboten werden, da diese auch analgetische Wirkung haben. Allerdings können mit TZA eine Gewichtszunahme und eine Verschlechterung der glykämischen Kontrolle verbunden sein. LoE Ib: RCT [933], Expertenkonsens basierend auf [168, 932]	0
3-84_mod_2015 Bei einer Komorbidität von Diabetes mellitus und depressiver Störung soll eine Psychotherapie zur Verringerung der Depressivität und zur Verbesserung des allgemeinen Funktionsniveaus angeboten werden. LoE Ia: Metaanalysen [97, 956]	A

3.7.2.4 Chronische Schmerzerkrankungen

Depression ist insbesondere unter Patienten mit **chronischen Schmerzen** verbreitet, wobei die Prävalenzschätzungen von bis zu 70 % Komorbidität ausgehen. Die Schwere und Dauer des chronischen Schmerzes sind direkt proportional zur Schwere der Depression [46, 61, 398]. Umgekehrt weisen Studien auch nach, dass Patienten mit einer depressiven Episode häufig chronische somatische Schmerzen berichten [1101]. Auch das Rehabilitationsergebnis, z. B. nach Bandscheiben-Operationen, hängt in erheblicher Weise vom Grad der präoperativen Depression ab [241]. Eine sekundäre, auf der Grundlage chronischer Schmerzen entstandene Depression, erscheint dennoch häufiger als die sekundäre Entwicklung chronischen Schmerzes aus einer primären Depression heraus. Zudem ist die Suizidrate unter Patienten mit chronischem Schmerz hoch [427]. Die differenzialdiagnostische Einschätzung einer komorbiden Depression und chronischem Schmerz im Vergleich zu einer möglichen somatoformen Schmerzstörung mit depressivem Syndrom hängt häufig von der Einschätzung des Ausmaßes und der Plausibilität der somatischen Kausalität ab.

Es ist gut belegt, dass *SNRIs* und *SSRIs* bei Patienten mit chronischen Schmerzen (gemischt mit und ohne Depression) einen **positiven Effekt auf die Depressivität** haben [428, 937]. *Trizyklische Antidepressiva* (insbesondere *Amitriptylin*, *Imipramin*, *Desipramin* und *Clomipramin*) sowie *Venlafaxin* und *Duloxetin* haben darüber hinaus auch analgetische Wirkung, wohingegen dies für *Trazodon* und *SSRIs*

– außer *Fluoxetin*, für das gewisse analgetische Wirksamkeit bei diabetischer Neuropathie und chronischen Schmerzen nachgewiesen ist – nicht zutrifft [937, 1260, 1563]. Auch für die Wirksamkeit *Kognitiver Verhaltenstherapie* [733] und der *IPT* (in Kombination mit *Paroxetin*; [719]) bezüglich der Reduzierung von Depressivität gibt es Evidenz, wobei sich in der Studie von Karp et al. (2005) [719] zeigte, dass Non-Response auf Psychotherapie bei älteren Patienten mit Depression mit stärkeren Schmerzen in der Baselinemessung verbunden war.

Psychotherapeutische und psychosoziale Interventionen gehören bei muskuloskelettalen Erkrankungen im rehabilitativen Kontext häufig zum Basisangebot, während sie in der Primärversorgung eher noch eine untergeordnete Rolle spielen. Psychoedukative Gruppenangebote vermitteln Wissen und Kompetenz im Umgang mit der Erkrankung sowie mit Anforderungen und Nebenwirkungen, die aus der Behandlung resultieren. Supportive Behandlungsangebote unterstützen den Patienten bei der Verarbeitung der belastenden Lebensveränderungen. Psychotherapien ermöglichen die Behandlung komorbider psychischer Störungen. Zwei **Metaanalysen** [361, 646] mit jeweils über 20 eingeschlossenen randomisiert-kontrollierten Studien (RCTs) zu *psychosozialen Interventionen bei muskuloskelettalen Erkrankungen* belegen die Akzeptanz derartiger Interventionen und unterstreichen deren Wirksamkeit. Die Reduktion schmerzbezogener Depressionen könnte hierbei ein therapeutischer Schlüsselmechanismus bei der Bewältigung von chronischem Rückenschmerz darstellen [503]. Bislang liegen jedoch keine RCTs zu psychosozialen Interventionen bei Patienten mit muskuloskelettalen Erkrankungen und psychischen Störungen vor, während drei Studien die Wirksamkeit einer Kombinationstherapie, bestehend aus Pharmako- und psychologischer Therapie, bei Patienten mit muskuloskelettalen Erkrankungen und depressiven Störungen untersuchten [811, 892, 1128].

Lin und Kollegen [892] untersuchten die Wirksamkeit eines **integrierten Versorgungsansatzes** (Collaborative Care; umfassende Depressionsbehandlung bestehend aus Antidepressiva, Psychotherapie und Case-Management) im Vergleich zur Standardbehandlung bei über 1.000 Patienten mit Arthropathien und Depression. Nach 12-monatiger Behandlungsphase zeigten die Patienten nach systematischer Depressionsbehandlung signifikant weniger depressive Symptome, einen verbesserten allgemeinen Gesundheitszustand, eine höhere Lebensqualität sowie eine geringere Schmerzintensität und weniger Aktivitätseinschränkungen durch die Arthropathie und den Schmerz. Kroenke et al. [811] bestätigen die Wirksamkeit einer vergleichbaren Intervention bei 250 Patienten mit muskuloskelettalen Schmerzsyndromen (chronische Rücken-, Hüft oder Knieschmerzen) und Depression. Basierend auf Ergebnissen eines kleineren **RCT** zum additiven Effekt von kognitiv-behavioraler Therapie (KVT) zusätzlich zu Pharmakotherapie zeigte sich kein inkrementeller Nutzen der KVT zusätzlich zu Antidepressiva [1128]. In einer Subgruppenanalyse eines **RCT** zur Wirksamkeit von KVT und achtsamkeitsbasierter Therapie im Vergleich zu Psychoedukation bei Patienten mit rheumatoider Arthritis zeigte sich hingegen, dass insbesondere Patienten mit komorbiden depressiven Störungen von den genannten psychotherapeutischen Verfahren profitieren [1579]. Eine **randomisiert-kontrollierte Studie** konnte zudem positive Belege für den Einsatz psychodynamischer Kurzzeittherapie bei Patienten mit Fibromyalgie und Depression erbringen [1279].

Empfehlung/Statement	Empfehlungsgrad
3-85 Wenn eine Pharmakotherapie der Depression bei Komorbidität mit chronischem Schmerz begonnen wird, sollten bevorzugt trizyklische Antidepressiva (Amitriptylin, Imipramin, Desipramin und Clomipramin) aufgrund ihrer analgetischen Eigenschaften angeboten werden. LoE Ib: systematische Übersichtsarbeiten [937, 1260, 1563]	B

Empfehlung/Statement	Empfehlungsgrad
3-86_mod_2015 Eine Psychotherapie kann Patienten mit einer Komorbidität von depressiver Störung und chronischem Schmerz zur Reduzierung der depressiven Symptome angeboten werden. LoE Ib: RCTs [811, 892, 1128, 1279, 1579]	0

3.7.2.5 Neurodegenerative Erkrankungen

Demenz

Die Häufigkeitsangaben zu **depressiven Symptomen und Syndromen** bei **Demenz** schwanken stark, was auch von der Untersuchungsmethode abhängt [1393, 1394]. Die verschiedenen Schweregrade scheinen etwa gleich häufig zu sein (*sehr wenige depressive Symptome*: 51 %; *leicht*: 27 %; *mittelgradig bis schwer*: 22 %, [936]). Eine depressive Episode entwickeln am ehesten jene Demenzkranken, die in der Vorgeschichte oder familiär bereits mit Depressionen belastet sind [1000]. Eher häufiger, nämlich mit Prävalenzangaben von bis zu 50 %, finden sich Depressionen bei *vaskulären* und *neurodegenerativen Hirnerkrankungen*, die subkortikale Funktionskreise beeinträchtigen.

Das Wechselspiel von Demenz und Depression ist komplex [1396]. Nach verschiedenen **Metaanalysen** erhöht eine Depression in der Vorgeschichte das Risiko später an einer Alzheimer-Demenz zu erkranken [467, 1116]. Dieser Zusammenhang scheint v.a. bei Patienten mit Major Depression zuzutreffen [927]. Insbesondere aber scheint das Risiko, dass sich aus einer Depression eine Demenz entwickelt, vom Erstmanifestationsalter der Depression abzuhängen. Offensichtlich kann ein Teil der depressiven Syndrome als Prodrom einer demenziellen Erkrankung interpretiert werden (z. B. [628, 1490]). Gleichzeitig erhöht eine hirnorganische Erkrankung das Risiko für eine Depression [1444]; dies gilt insbesondere für Patienten, bei denen eine vaskuläre Demenz diagnostiziert wurde [239]. Einige Symptome der beginnenden Demenz zeigen eine erhebliche Überlappung mit einem depressiven Syndrom, vor allem Apathie, sozialer Rückzug, affektive Labilität und Gewichtsabnahme [1491]. Studien zeigen im Vorlauf der Alzheimer-Demenz auch eine erhöhte Suizidalität [890, 1490].

Die **Differenzialdiagnose** zwischen einer beginnenden Demenz und einer Depression ist daher schwierig bzw. im Einzelfall, insbesondere bei unklaren Krankheitsverläufen (später Beginn), nicht valide zu stellen. Es muss beachtet werden, dass Patienten, die gleichzeitig unter depressiven Episoden und unterschwelligen kognitiven Defiziten leiden, ein zweifach höheres Risiko haben, später an einer Demenz (insbes. vaskulär) zu erkranken [1213]; das heißt, dass sich hinter solchen Krankheitsbildern latent eine später klinisch manifeste Demenz verbergen kann. Im Querschnitt ist dies klinisch allerdings trotz erheblichen diagnostischen Aufwands nicht immer sicher zu entdecken. Es sollte aber in jedem Fall eine Differenzialdiagnostik sowohl der Demenz als auch der Depression erfolgen (▶ Kapitel 2.3 »Differenzialdiagnostik«); diese sollte in unsicheren Fällen in längeren Intervallen (ab 6 Monate) wiederholt werden. Auch bei Zweifeln sollte ein antidepressiver Behandlungsversuch unternommen werden. Auch ein Antidementivaeinsatz (Cholinesterasehemmer) kann zusätzlich zur Besserung beitragen [164, 286, 1519, 1572].

Die **Behandlung der Depression bei Patienten mit einer Demenz** soll zur Verbesserung der kognitiven Funktionen beitragen und kann einen positiven Einfluss auf die Lebensqualität und den Funktionsstatus haben [466, 1415]. Allerdings gibt es bis heute **nur wenige methodisch gute Studien zur Pharmakotherapie** der Depression bei Demenz [60]. Der Effekt auf die Kognition muss mittlerweile eher kritisch hinterfragt werden. Zwei kleine diesbezügliche Studien (zusammen 175 Patienten; RCT, Sertralin vs. Placebo) konnten weder einen Medikationseffekt noch einen Zusammenhang der

Kognition mit verbesserter Stimmung beschreiben [1042, 1043]. Eine **Sekundärdatenanalyse** von Patienten mit Depression und unterschiedlich starker kognitiver Beeinträchtigung konnte zudem keinen Zusammenhang zwischen der Ausprägung der kognitiven Einschränkung und der Wirksamkeit von SSRI erbringen [793].

In einer **Cochrane-Analyse** zur Effektivität antidepressiver Therapie bei Demenz-Erkrankten wurden vier Studien eingeschlossen, die Fallzahl war dennoch sehr niedrig (n = 63). Es konnte letztlich kein überzeugender Hinweis auf eine relevante antidepressive Wirksamkeit bei schlechterer Tolerabilität als Placebo gefunden werden. Lediglich zwei kleinere Studien zeigten je nach Endpunkt (Rating, Remissionsraten) positive Ergebnisse [935, 1149]. Auch in einer späteren **Metaanalyse**, in welche eine weitere größere Studie eingeschlossen wurde, konnte lediglich eine numerisch höhere Wahrscheinlichkeit (nicht signifikant) in Bezug auf Response und Remission zugunsten der Antidepressiva ermittelt werden. Auf den Einsatz von Antidepressiva mit anticholinerger Begleitkomponente sollte wegen der Interaktion mit den Pathomechanismen der Demenz verzichtet werden.

Untersucht wurden auch *Nortriptylin* und *SSRI* wie *Sertralin* und *Paroxetin*. Dennoch bemängelt auch hier die Cochrane-Analyse die schlechte Datenlage [1316]. Ein belastbarer Hinweis auf Effektivität bei **Parkinson-Demenz** (▶ auch unten) existiert bislang nicht. Vor dem Hintergrund qualitativ verbesserungswürdiger Studien mit zum Teil nicht ausreichend klinisch definierter Erkrankung sowie eines wahrscheinlich erheblichen Publication Bias scheinen Antidepressiva kaum zu wirken; ▶ [1345].

Auch eine **systematische Übersichtsarbeit** von Leong verweist auf die noch unzureichende Evidenz zur Behandlung komorbider Depression und Demenz mit Antidepressiva [866].

In einer **systematischen Übersichtsarbeit** von Henry et al. konnten positive Belege für die Wirksamkeit von SSRI gegenüber Placebo für die Behandlung von psychischen Symptomen der Demenz identifiziert werden [620], jedoch wurden in dieser Arbeit nicht gezielt Studien mit Patienten mit einer komorbiden Depression und Demenz eingeschlossen.

EKT wird bei depressiven Patienten mit Demenz seit mehreren Jahrzehnten angewendet [1180]. In einer Reihe von klinischen Studien mit eher kleinen Fallzahlen zeigte sich eine deutliche Wirksamkeit bei mittelfristig günstigem Nebenwirkungsprofil [590, 1180, 1195]. In einigen der Untersuchungen werden bei bis zu 49% der Patienten im Behandlungszeitraum transiente delirante Zustandsbilder beschrieben. Für die Subgruppen *Morbus Huntington* [311] und *Lewy-Body-Demenz* [1409] ergaben sich für sehr kleine Fallzahlen ermutigende Ergebnisse, für die vaskuläre Demenz werden vermehrt Nebenwirkungen berichtet. Reviews kommen deshalb im Hinblick auf die EKT-Behandlung von dementen Patienten mit Depression zu dem Urteil, dass derzeit keine evidenzbasierte Empfehlung möglich ist, aber der Einsatz von EKT bei Versagen anderer Therapieoptionen, nach individueller Abschätzung von Nutzen und Risiko sowie Aufklärung und Einwilligung des Patienten oder des gesetzlichen Vertreters, gerechtfertigt werden kann [904, 1115, 1473].

Verhaltenstherapeutische Strategien sind bei Patienten mit *Demenz und depressiver Episode* nicht gut untersucht. Die positive Bewertung psychotherapeutischer Maßnahmen in einem **Cochrane-Review** bei Patienten mit Demenz [1106] muss vor dem Hintergrund deutlich relativiert werden, dass kaum eine Studie die Einschlusskriterien für die depressive Symptomatik benennt oder definierte Depressionen als Einschlusskriterium berücksichtigte. In der Minderheit der Studien ist eine Verblindung der Rater gewährleistet. Die eingesetzten Therapieverfahren sind heterogen (Counseling, CBT, IPT, Tai Chi). Auch die Erhebungsinstrumente sind heterogen, die Patienten sind zumeist nur leicht kognitiv beeinträchtigt. Die positive Gesamtaussage wurde primär getrieben durch die recht große Studie von Waldorff et al. [1502], welche im Follow-Up unter einer kombinierten Therapie (Counseling und Edukation) eine Verbesserung der Stimmungslage (bei Fehlen einer depressiven Eingangsdiagnose oder einer Rating-Schwelle) beschrieben haben. Im Rahmen dieser Datenlage kann nicht von einem validierten Effektivitätsnachweis psychotherapeutischer Maßnahmen bei Patienten mit Demenz und depressiven Episoden gesprochen werden.

Empfehlung/Statement	Empfehlungsgrad
3-87 Die Studienlage zur Unterstützung von spezifischen Empfehlungen zur Behandlung der Komorbidität mit einer Demenz ist nicht hinreichend. LoE Ib: systematische Übersichtsarbeiten [620, 866, 1106, 1316]	**Statement**
3-88_mod_2015 Wenn eine Pharmakotherapie bei einer Komorbidität von Demenz und depressiver Störung eingeleitet wird, sollten aufgrund des Nebenwirkungspotenzials und damit der möglichen Induktion eines Delirs und der weiteren Verschlechterung der kognitiven Funktionen keine anticholinergen Antidepressiva eingesetzt werden. LoE Ib: RCT [628]	**B**

Morbus Parkinson (ohne klinische Zeichen der Demenz)

Depressive Symptome sind eine charakteristische Komponente der Symptomatik einer Parkinsonerkrankung. Aber auch in Beschränkung auf definierte Fälle mit mittelschwerer bis schwerer depressiver Episode ergeben sich erhebliche Komorbiditätsraten (17% [1205]), welche einen relevanten Anteil an der verminderten Lebensqualität ausmachen.

Klinisch werden diese Syndrome häufig **psychopharmakologisch** behandelt (zumeist mit SSRI). Demgegenüber steht wiederum eine schlechte Datenlage in Bezug auf die Größe der Studienpopulation und auf die Qualität (häufig keine adäquaten Einschlusskriterien in Bezug auf Depression, z.T. keine Erwähnung von Remissions- und Ansprechraten, heterogene Einschluss- und Bewertungskriterien). Eine entsprechende **Metaanalyse** konnte trotz liberaler Einschlusskriterien nur sechs Studien identifizieren und in die Analyse einbeziehen (SSRI: n = 94 vs. Placebo: n = 95) [1345]. Weder für die Rating-Ergebnisse noch für die Response-Raten ergaben sich Hinweise auf eine positive antidepressive Wirkung. Die wegen der anticholinergen Begleitwirkung in diesem Kontext häufig klinisch favorisierten *TZA* konnten in drei identifizierten Studien keine signifikanten Verbesserungen gegenüber *SSRIs* (in Bezug auf die depressive Symptomatik) darstellen. Hier ist lediglich eine Einzelstudie mit deutlich herausragendem Ergebnis (Bevorzugung der TZAs gegenüber SSRIs als statistischer Trend) zu nennen, deren Ergebnisse in den anderen Studien jedoch nicht bestätigt werden konnten [991]. Eine positive Empfehlung für eine psychopharmakologische antidepressive Behandlung bei idiopathischem Parkinson-Syndrom mit komorbider Depression kann evidenzbasiert derzeit nicht gegeben werden. Weitere qualitativ gut durchgeführte Studien sind diesbezüglich in Zukunft weiter notwendig.

In Bezug auf **psychotherapeutische Interventionen** gibt es nur eine größere Studie (n = 80), die jedoch Patienten mit heterogenen Depressionsdiagnosen (z. B. Depressionen NNB) eingeschlossen hat. Es kam hier zu einer signifikanten Verbesserung der Depression (HAM-D). Weitere Studien sind notwendig, um dieses Ergebnis zu validieren. In einer **systematischen Übersichtsarbeit und Metaanalyse**, die neben dieser Studie auch Studien berücksichtigt hat, in denen Patienten mit Parkinson und komorbider depressiver Symptomatik (ohne validierter kategorialer Diagnose) behandelt wurden, konnten positive Belege für die Wirksamkeit sowohl psychodynamischer als auch verhaltenstherapeutischer Kurzzeitpsychotherapien identifiziert werden [1573].

Empfehlung/Statement	Empfehlungsgrad
3-89_NEU_2015 Die Studienlage kann derzeit keine Empfehlung in Richtung einer antidepressiven pharmakologischen Therapie bei komorbider Depression und Morbus Parkinson stützen. Auch kann keine antidepressive pharmakologische Substanzgruppe in Bezug auf mögliche antidepressive Effekte bevorzugt empfohlen werden. LoE Ia: Metaanalysen [991, 1345]	**Statement**
3-90_NEU_2015 Eine Psychotherapie bei depressiver Episode und komorbider Parkinsonerkrankung kann als Therapieversuch angeboten werden (empirische Belege liegen insbesondere für KVT vor). LoE Ia: Metaanalyse [1573]	**0**

3.8 Transkulturelle Aspekte depressiver Störungen

3.8.1 Ausgangslage

Sowohl migrationsbezogene als auch kulturelle Aspekte beeinflussen die gesundheitliche Situation und den Zugang zu Versorgung und Prävention. Daher sind zur Gewährleistung einer adäquaten gesundheitlichen Versorgung für depressive Patienten mit Migrationshintergrund kultur- und migrationsspezifische Faktoren zu berücksichtigen. Schon bei der Definition der Begriffe »Gesundheit« und »Krankheit« spielen soziokulturelle Faktoren eine entscheidende Bedeutung. Da depressive Erkrankungen unter anderem von der sozialen Beurteilung der Symptome bzw. deren Einschätzung als Abweichung von einer Norm abhängen, sind Diagnosen somit zwangsläufig auch soziokulturell geprägt, so dass neben soziodemographischen und schichtbedingten Faktoren auch der kulturelle Hintergrund und spezifische Migrationserfahrungen eine Bedeutung bei deren Verständnis haben [9, 146, 147, 495].

Galt in Deutschland bis vor kurzem noch eine nicht deutsche Nationalität als Merkmal für »Migrant«, hat sich in den letzten Jahren aus inhaltlichen wie politischen Gründen der Begriff »Person mit Migrationshintergrund« (mindestens ein Elternteil ist emigriert) etabliert. Hierdurch wird auch deutlich, dass Deutschland eine multikulturelle Gesellschaft ist, die es erforderlich macht, sowohl ethno-kulturelle Spezifika als auch Migrationsprozesse stärker im Gesundheitsbereich zu berücksichtigen [139, 1543]. Derzeit geht man von einem Bevölkerungsanteil von Menschen mit Migrationshintergrund von ca. 20% aus, d. h. dass ca. 16 Millionen Menschen in Deutschland einen Migrationshintergrund haben (Stichtag 31.12.2013). Hierbei haben ca. zwei Drittel eine »eigene Migrationserfahrung« (d. h. sind selbst zugewandert) und mehr als die Hälfte davon haben einen deutschen Pass. Während der Anteil älterer Menschen mit Migrationshintergrund nur bei ca. 9 % liegt, beträgt dieser bei jüngeren Altersstufen bereits fast 30% Prozent. Das bedeutet, dass in den nächsten Jahren mit einer weiteren deutlichen Zunahme des Bevölkerungsanteil von Menschen mit Migrationshintergrund zu rechnen ist (▶ [1378])

In diesem Zusammenhang ist auch das unterschiedliche Inanspruchnahmeverhalten von Personen mit Migrationshintergrund als Ausdruck kulturell bedingter Krankheits- und Behandlungsvorstellungen von Bedeutung (▶ [1408]). So werden psychiatrisch-psychotherapeutische Angebote von Personen mit Migrationshintergrund seltener in Anspruch genommen [54, 208, 225, 772]. Neben differierenden Gesundheits- bzw. Krankheitsmodellen, Sprachbarrieren und fehlenden muttersprachlichen Informationen spielen die alternative Inanspruchnahme typischer Hilfesysteme der Herkunftskultur und die Meidung von Diensten, wenn diese an Einrichtungen gebunden sind, mit denen Personen mit Migrationshintergrund subjektiv »schlechte Erfahrungen« gemacht haben, eine wichtige Rolle. Zusätzlich existieren aber auch institutionelle Barrieren, die den Zugang zu Angeboten der Gesundheitsversorgung beeinflussen [135, 207, 225, 677]. Während Notfalleinrichtungen stärker in Anspruch genommen werden, werden reguläre ambulante Angebote hingegen seltener genutzt. Personen mit Migrationshintergrund werden seltener stationär aufgenommen, dafür aber häufiger unfreiwillig (Zwangseinweisungen) und sowohl deren Aufenthaltsdauer als auch die Behandlungseffektivität ist geringer [136, 901, 1292].

3.8.2 Depressive Symptome und Diagnose

Kulturelle Aspekte werden im Rahmen der ICD-10-basierten Diagnostik nur im Sinne von Schwierigkeiten bei der kulturellen Eingewöhnung (Z60.3) berücksichtigt, während diese kulturellen Faktoren im DSM-5 durch einen spezifischen Anhang umfassender aufgegriffen werden.

Studien zur **Analyse kultureller Spezifika hinsichtlich depressionsbezogener Symptome** sind selten, lassen aber Differenzen in Abhängigkeit vom kulturellen und Migrationshintergrund insbesondere im Erleben von und beim Umgang mit depressiven Symptomen erkennen [1296, 1392, 1555]. Insbesondere in Kulturen mit ganzheitlichen Leib-Seele-Konzepten werden psychische Beschwerden oft v. a. körperlich ausgedrückt [880, 1081].

Im Hinblick auf die **Prävalenz depressiver Störungen in verschiedenen Populationen und Kulturen** ist die Datenlage uneinheitlich. Zwar wurden bezüglich der Prävalenzraten in verschiedenen Ländern Unterschiede beschrieben [588, 874, 900], Studienergebnisse legen aber den Schluss nahe, dass kulturelle Differenzen insbesondere auf unterschiedliche Ausdrucksformen depressiver Symptome zurückführbar sind und normabhängige Symptominterpretationen (z. B. Schuldempfinden, Selbstwertgefühl) häufig eine adäquate Diagnosestellung erschweren [391, 551, 718, 773, 844].

Eine migrationssensitive Reanalyse des Bundesgesundheitssurvey von 1998 zeigte **signifikant höhere Prävalenzraten affektiver Störungen** bei Migrantinnen und Migranten im Vergleich zu Einheimischen hinsichtlich aller Prävalenzzeiträume: 4-Wochenprävalenz: 11,7% vs. 5,8 % (OR 2,0; $p<,01$), 12-Monatsprävalenz: 17,9% vs. 11,3% (OR 1,7; $p < ,05$), Lebenszeitprävalenz: 24,9% vs. 18,2% (OR 1,7; $p < ,05$) [138]. Die Autoren interpretieren ihre Ergebnisse als Ausdruck des Zusammenwirkens verschiedener Mediatoren (v.a. psychosoziale Belastungen, stressrelevante Migrationsfolgen, kulturelle und migrationsbezogene Hintergründe). Diese Interpretation wird auch durch andere Studien bestätigt [495, 1408, 1410].

Während eine depressive Stimmungslage, Antriebsarmut und Selbstwertminderung kulturübergreifend ähnlich auftreten, scheinen ausgeprägte Somatisierungen in südeuropäischen und afrikanischen Ländern häufiger vorzukommen. Symptome wie Schuld, Wertlosigkeit und Suizidalität hingegen scheinen in asiatischen Ländern eine zentralere Rolle im Rahmen einer depressiven Erkrankung einzunehmen [556, 1194, 1350]. So berichteten in einer von der WHO durchgeführten älteren Studie 68% der Patientinnen und Patienten in der Schweiz Schuldgefühle, im Iran dagegen nur 32%. Andererseits wurden bei 57% der Patientinnen und Patienten im Iran deutliche Somatisierungssymptome diagnostiziert, während es in Kanada nur 27% waren [1566].

Auch wenn ein kausaler Zusammenhang zwischen Migration per se und depressiven Erkrankungen nicht angenommen wird [495, 1408], existieren gleichwohl Belastungsfaktoren im Zusammenhang mit der Migration, die Entstehung und Verlauf depressiver Erkrankungen beeinflussen [54, 138, 846, 1580]. So sind Personen mit Migrationshintergrund spezifischen Gesundheitsrisiken ausgesetzt (z. B. *mehr kritische relevante Lebensereignisse*, eine *ungesicherte Aufenthaltssituation, prekäre Arbeits- und Wohnsituationen, sprachliche Schwierigkeiten* und *starke sozialräumliche Ungleichverteilung* einzelner Gruppen (hoher Segregrationsgrad), durch ethnisch-kulturelle Werteausweitung und -verschiebung (Diversifizierung) erschwerte Konflikte u. a., die zu einer kumulierten Benachteiligung gegenüber vergleichbaren Bevölkerungsgruppen führen [849, 1471, 1543]. Zusätzlich können unterschiedliche Bewertungen der Symptome zwischen Patienten mit Migrationshintergrund und den zumeist einheimischen Behandelnden zu Diagnoseproblemen und inadäquaten Behandlungen führen [546, 789, 948]. Insbesondere sprachliche Verständigungsprobleme, unterschiedliches Erleben und Wahrnehmen von Emotionen, ein differierendes Verständnis der Therapeut-Patient-Beziehung und verschiedenartige Wertvorstellungen führen nicht selten zu einer unterschiedlichen Beurteilung von Problemlagen zwischen Behandelnden und Patienten [1023].

3.8.3 Somatische und psychosoziale Diagnostik

Im Rahmen der psychosozialen Diagnostik sollte ein besonderes Augenmerk auf **soziokulturell geprägte Krankheits- und Behandlungsvorstellungen** (z. B. unterschiedliche Ausdrucksformen, normabhängige Symptominterpretationen, ganzheitliche Erlebensform, traditionelle Behandlungskonzepte) einerseits und **migrationsbezogene spezifische Gesundheitsrisiken** (z. B. sozialer Ausschluss und instabile soziale Gefüge, Assimilations- bzw. Akkulturationsdruck) andererseits gelegt werden [225, 556, 718]. In Anbetracht der Bedeutung der Angehörigen in vielen Kulturen sollte diese, soweit möglich und vom Patienten erwünscht, bereits in den diagnostischen Prozess einbezogen werden [426, 721]. Die Berücksichtigung dieser Aspekte als wesentlicher Bestandteil der Diagnostik erleichtert nicht nur das Therapeut-Patient-Verständnis bzgl. Krankheit und Behandlung, es bildet auch die Grundlage für eine aktive Mitarbeit der Patientinnen und Patienten an der Behandlung [275, 485, 1102].

Für eine adäquate Diagnostik depressiver Störungen bei Menschen mit Migrationshintergrund ist daher eine **kultur- und migrationsbezogene Anamneseerhebung** sinnvoll, die kultur- und migrationsspezifische Einflussfaktoren auf die depressive Symptomatik mitberücksichtigt [120, 880, 1581]. Hierfür liefert die **Methode der kulturellen Formulierung** (»Cultural Formulation«, DSM-5) eine gute Möglichkeit zur Erfassung kulturell bedingter Werte, Normen und Verhaltensweisen im Zusammenhangs mit psychischen Störungen [21].

3.8.4 Therapieziele und Therapieplanung

Neben einer patienten- und krankheitsbezogenen psychiatrischen und psychotherapeutischen sowie ggf. somatischen Behandlung sollte ein Behandlungsschwerpunkt auf der **Psychoedukation und Gesundheitsbildung** liegen. Durch die explizite Mobilisierung kultur- und migrationsspezifischer Ressourcen (z. B. Anpassungsfähigkeit, Stressresistenz, holistische Denkmuster) sowie soziokultureller Einstellungssysteme können neue Lösungsansätze erarbeitet und gefördert werden [273, 274, 485].

3.8.5 Therapeutische Angebote

Bei der Entscheidung bzgl. einer notwendigen pharmakologischen und/oder psychotherapeutischen Behandlung müssen auch kulturelle Aspekte, v.a. die Bedeutung von soziokulturell angepasster Behandlung, Naturheilmitteln und Heilern, beachtet werden [274, 494, 1503]. Studien zu Ethnizität und Behandlungspräferenz bei Depressionen weisen darauf hin, dass ethnische Minderheiten eine *psychologische Beratung* und *alternative Behandlungsmethoden* gegenüber einer medikamentösen Behandlung bevorzugen [371, 419, 494].

3.8.5.1 Psychoedukation und Gesundheitsberatung

Insbesondere bei psychoedukativen Maßnahmen ist die Berücksichtigung kulturspezifischer Krankheits- und Behandlungskonzepte von entscheidender Bedeutung. Durch die kultur- und migrationssensitive Entwicklung eines adäquaten Krankheitsverständnisses kann einerseits die Akzeptanz und Behandlungsadhärenz gefördert werden. Anderseits kann durch den Fokus auf einem bio-psycho-sozialen Modell die Depression von normalen Gefühlen wie Kummer oder Traurigkeit unterschieden und eine entlastende Wirkung erzielt werden [844, 1503].

3.8.5.2 Antidepressiva

Im Rahmen einer antidepressiven Behandlung sollten pharmakokinetische und pharmakodynamische Unterschiede zwischen verschiedenen Ethnien beachtet werden. Eine diesbezügliche Analyse der STAR*D-Studie zeigte für ethnische Minderheiten (v.a. Black Americans und lateinamerikanische Patienten) ein *geringeres Ansprechen auf Antidepressiva* [868]. Andere Studien zeigten ethnische Unterschiede in der Aktivität der für die Verstoffwechselung von Psychopharmaka relevanten Enzyme der Cytochrom-P450-Familie [926, 1053, 1507].

3.8.5.3 Psychotherapeutische Behandlung

Aus **zwei systematischen Reviews** [458, 1477] lassen sich Hinweise für die Wirksamkeit von kulturell angepassten psychotherapeutischen Behandlungen ableiten. Die meisten Anpassungen bezogen sich auf die Berücksichtigung kultureller Werte und Überzeugungen sowie Erklärungsmodelle. Die explizite Berücksichtigung der therapeutischen Beziehung und des individuellen kulturellen Hintergrunds ist seltener. Auch wenn die gefundene Evidenz aufgrund geringer spezifischer RCTs hierzu noch schwach ist, erscheint es sinnvoll, alle therapeutischen Maßnahmen unter Berücksichtigung ethnischer Spezifika einzusetzen und damit kulturelle Aspekte zu berücksichtigen [273, 1023, 1074, 1477].

3.8.5.4 Ergänzende psychosoziale Maßnahmen

Insbesondere bei Menschen mit Migrationshintergrund bieten nonverbale Therapien (Künstlerische Therapien, Ergotherapie) ggf. ergänzend zu den in dieser Leitlinie getroffenen Empfehlungen die Möglichkeit, sich emotional auszudrücken sowie Probleme bearbeiten zu können, ohne mit sprachlichen Einschränkungen konfrontiert zu sein [119, 1335]. Im Rahmen dieser Angebote könnten auch kulturelle Besonderheiten (z. B. Mediationstechniken, Rituale u.ä.) aufgegriffen und als individuelle Ressource gefördert werden. Empirische Evidenz zur nonverbalen Therapie konnte jedoch bislang nicht identifiziert werden.

Empfehlung/Statement	Empfehlungsgrad
3-91_NEU_2015 Die Berücksichtigung kulturspezifischer Krankheits- und Behandlungskonzepte im Rahmen einer partizipativen Entscheidungsfindung erleichtert die Akzeptanz der Behandlung und die therapeutische Mitarbeit (Adhärenz). LoE Ib: syst. Übersichtsarbeiten [274, 494, 1503]	**Statement**
3-92_NEU_ 015 Kultur- und migrationsspezifische Faktoren sollen im Rahmen der Anamnese, Diagnostik und Therapie depressiver Erkrankungen berücksichtigt werden. Expertenkonsens basierend auf syst. Übersichtsarbeiten [458, 1477]	**KKP**

3.9 Behandlung zyklusassoziierter depressiver Störungen

Im folgenden Kapitel werden Besonderheiten der Behandlung bei zyklusassoziierten depressiven Störungen bei Frauen beschrieben. Diese umfassen **Depressionen in der Peripartalzeit**, die **Prämenstruelle Dysphorische Störung** sowie **Depressionen in der Perimenopause**.

3.9.1 Depressionen in der Peripartalzeit

Im DSM-5, nicht aber in der ICD-10, sind **Depressionen mit peripartalem Beginn** als spezifische Subkategorie Majorer Depressionen aufgeführt. Sie umfassen **antepartale**, d. h. in der Schwangerschaft beginnende und **postpartale Depressionen** mit Beginn bis zu vier Wochen nach Entbindung. Dieses Intervall wird jedoch häufig als zu kurz kritisiert, viele Studien erweitern die Datierung des Beginns auf bis zu 12 Monate post partum [1096]. Ca. 50% postpartaler Depressionen beginnen in der Schwangerschaft [21]. Abzugrenzen sind sie vom »*post partum blues*« (Stimmungsschwankungen in den ersten Tagen nach der Entbindung bei ca. 50–80% aller entbindender Frauen) und von »*post partum-Psychosen*« mit abruptem Beginn innerhalb eines Monats nach Entbindung, deren Prävalenz von 1–2 per 1.000 geschätzt wird [395].

Die Prävalenzraten peripartaler Depressionen sind denen von nichtgebärenden Frauen ähnlich (Schwangerschaft: ca. 10%–12%, [338]; postpartale Depressionen 10%–15%, [1096]). **Risikofaktoren** für ante- bzw. postpartale Depressionen überschneiden sich, sie beinhalten frühere depressive Episoden, das *Vorliegen einer Angststörung*, *Fehlen sozialer Unterstützung*, eine *schlechte Partnerbeziehung* und *belastende Lebensereignisse* [836, 1096]. Bei antepartalen Depressionen finden sich häufiger Rezidive früherer Episoden, während postpartale Depressionen einen höheren Anteil von Ersterkrankungen aufweisen, auch mit höherem Risiko für einen späteren bipolaren Verlauf [1465]. Bei postpartalem Beginn finden sich auch häufiger *Zwangssymptome* und *psychotische Symptome* [1465]. Antepartale Depressionen erhöhen das Risiko für nachfolgende postpartale Depressionen, darüber hinaus werden erhöhte Fehl- und Frühgeburtsraten sowie Wachstumsstörungen und Entwicklungsverzögerungen beim Säugling berichtet [1578]. Ähnlich zeigen sich als Folgen mütterlicher Depression während der Postpartalzeit Entwicklungsverzögerungen sowie die Entwicklung von psychischen und Verhaltensstörungen [1096]. Schwerwiegende Konsequenzen stellen, obwohl selten auftretend, mütterliche Suizide und Infantizide, häufig im Rahmen von erweiterten Suiziden, dar [986]. Postpartale Depressionen bei Vätern werden auf 5%–10% geschätzt [1134]. Sie erhöhen ihrerseits das Risiko für emotionale und Verhaltensprobleme bei Kindern, insbesondere bei Jungen [1193].

3.9.1.1 Screening

Zur **Erfassung depressiver Störungen ante- und postpartal** existieren mehrere Screening-Instrumente. Das am häufigsten verwendete Verfahren stellt die *Edinburgh Postpartal Depression Scale* (EPDS, [288, 1058]) dar, ein Selbstbeurteilungsinstrument mit 10 Items. Für diesen Einsatz zeigte eine **Metaanalyse** mit 56 Studien ausreichende Sensitivität und Spezifität bei einem Cut-off-Wert von 9/10. Die EPDS ist weniger gut für den präpartalen Einsatz evaluiert, wobei hier auch ein höherer Cut-off vorgeschlagen wird (14/15). Der *Patient Health Questionnaire* (PHQ, [1367]) mit 9 (PHQ-9, cut-off von 10) oder auch nur 2 Items (PHQ-2, cut-off von 3 oder 4) ist zwar nicht speziell für peripartale Depressionen entwickelt worden, hat aber – bei geringer Studienzahl – ebenfalls mäßige bis gute Sensitivität für den postpartalen Einsatz gezeigt. Die NICE-Leitlinien [1058] empfehlen den Einsatz des *2-Fragen-Tests*. Zwei Metaanalysen [56, 1436] kommen jedoch zu dem Schluss, dass es keine ausreichende Evidenz dafür gibt, dass ein *universelles* Screening auf Depression in Schwangerschaft oder post partum Nutzen für den weiteren Gesundheitsverlauf von Mutter und Kind bringt.

3.9.1.2 Pharmakologische Behandlung von Depressionen in der Peripartalzeit

Reproduktive Sicherheit pharmakologischer Behandlung

Randomisiert-kontrollierte Studien (RCTs) zu möglichen Schädigungen von Medikamenten in der Peripartalzeit verbieten sich aus ethischen Gründen, sodass hier auf naturalistische Vergleichsstudien und Fallberichte zurückgegriffen werden muss. Dies erschwert die Unterscheidung potenziell schädlicher Medikamenteneffekte von denen der Depression selbst [537, 1125]. Die weitaus meisten Untersuchungen zu potenziellen Risiken wurden zu *SSRI* durchgeführt, gefolgt von solchen zu *TZA*. Zu neueren Wirkstoffklassen (z. B. SNRIs und NRIs) liegen bislang nur vereinzelt Befunde vor, somit lässt sich für diese das Risiko für mögliche Schädigungen bislang nur unzureichend einschätzen.

Teratogene Schädigungen

Das Risiko für teratogene Schädigungen ist v.a. **im ersten Trimester** gegeben, in dem die Sensibilität für toxische Einwirkungen auf die Entwicklung der Organsysteme besonders hoch ist. **SSRI** sind mit einem geringfügig erhöhten Risiko für *kongenitale Fehlbildungen* assoziiert [1058, 1082, 1142, 1207], speziell mit *Herzfehlbildungen* [267, 1058], wobei eine umfassende Kohortenstudie bei der eine Kontrolle durch Geschwisterinformationen vorgenommen wurde, keinen Zusammenhang zwischen SSRI und dem Anstieg für Herzfehlbildungen aufzeigen konnte [459]. Für *Paroxetin* zeigen kontrollierte Studien einen kleinen dosisabhängigen Effekt auf kardiale Fehlbildungen (2%–4% Inzidenz gegenüber erwartet 1%, [104, 536, 1050, 1058, 1202, 1207, 1571]. *Fluoxetin* zeigt ein ähnliches Risikoprofil (Inzidenz ca. 3% gegenüber 1%, [104, 1058], bei *Escitalopram* ist das Risiko für *Septumdefekte* erhöht [1058]. Die Kombination mehrerer SSRI führt zu weiterer Risikoerhöhung ([1142]; n = 490 000). Auch für **TZA** ist das Risiko für allgemeine Fehlbildungen und kardiovaskuläre Defekte geringfügig erhöht [1207]. Bei *Buproprion* besteht ein erhöhtes Risiko für *ventrikuläre Septumdefekte* [104, 919] bei insgesamt niedriger Inzidenz (0,28% versus erwarteter 0,07%, [104]). Unzureichende Informationen liegen für SNRIs (Venlafaxin, Duloxetin, Mirtazapin) vor [416]. Unter **Lithium** zeigt sich ein kleiner statistisch signifikanter Anstieg *kongenitaler Fehlbildungen* [1058]. Früher postulierte hohe Inzidenzen für Fehlbildungen, insbesondere die Ebstein-Anomalie, werden inzwischen relativiert [977, 1058].

Verlauf von Schwangerschaft, Geburt und neonatale Komplikationen

Im späteren Verlauf der Schwangerschaft bestehen weitere potenzielle Risiken durch hohe Konzentrationen von Medikamenten im Fötus bzw. durch deren rapides Absetzen bei der Geburt. Wegen unreifer Lungen- und zentralnervöser Funktionen sind Frühgeborene bezüglich neonataler Komplikationen einer besonderen Belastung ausgesetzt [223]. Unter **Antidepressiva** besteht ein geringfügig erhöhtes, statistisch signifikantes *Fehlgeburtsrisiko* [104, 1058, 1082]. Das Risiko ist am höchsten bei Kombination mehrerer AD aus verschiedenen Wirkstoffklassen [1056]. Es besteht weiterhin ein geringfügig erhöhtes, statistisch signifikantes Frühgeburtsrisiko (< 37 Wochen) [535, 675, 1234], insbesondere bei Exposition im dritten Trimester, auch unter *Kontrolle* weiterer Risikofaktoren [675, 1234]. Ein erhöhtes Risiko wurde für alle untersuchten Wirkstoffklassen (*TZA, SSRI, SNRI*) identifiziert [1207]. Bis zu 30% der Neugeborenen unter AD-Exposition zeigen ein **postnatales Adaptationssyndrom (PNAS)**, u. a. mit Gereiztheit, abnormem Schreien, Agitiertheit, Lethargie, Tremor, verringerte Nahrungsaufnahme und Atemnot [104, 535, 1058]. Die Symptome sind jedoch in der Regel mild und von begrenzter Dauer (einzelne Tage bis zu 2 Wochen [535]). Hier liegen deutlich mehr Studien zu SSRIs als zu anderen Wirkstoffklassen vor [104, 1058]. Am häufigsten wird eine PNAS-Symptomatik für *Paroxetin*, *Fluoxetin* und *Venlafaxin* berichtet [104, 1576]. Für die **persistierende pulmonale Hypertonie (PPHN),** eine seltene, aber in bis zu 15% tödlich verlaufende Störung [766], ist das Risiko für alle SSRI geringfügig erhöht (Inzidenz 0,3 % gegenüber 0,1%–0,2%, [104, 224, 535, 766, 1058, 1207]). NICE [1058] identifizierte keine geeigneten Studien zur Einschätzung möglicher Schwangerschaftsverlaufs- und neonataler Risiken für **Lithium**. Verschiedene Einzelberichte verweisen auf **Präeklampsie** (hypertensive Erkrankung, welche die Schwangerschaft und das Wochenbett komplizieren kann) und **Polyhydramnie** (überdurchschnittlich große Menge Fruchtwasser) sowie **Frühgeburten, Diabetes, Hypo-**

tonie, und **Atemnotsyndrom** beim Neugeborenen [104, 1117]. Die Ergebnisse einer großen Kohortenstudie zeigten eine erhöhte Inzidenz für das Auftreten von peri- bzw. postpartalen Blutungen bei Frauen, die zum Zeitpunkt der Entbindung Antidepressiva (aller Substanzklassen) einnahmen [1120].

Stillzeit

Bei den **TZA** weist *Nortriptylin* (n = 23 Studien) geringe bis nicht nachweisbare Konzentrationen in der Muttermilch auf [478]. *Doxepin* war in zwei Fallberichten mit Atemdepression beim Säugling assoziiert [478]. Verlässliche Daten zu anderen TZA fehlen. Unter den **SSRI** zeigen *Sertralin*, *Paroxetin* und *Fluvoxamin* nicht nachweisbare, *Escitalopram* und *Citalopram* geringfügige und *Fluoxetin* die höchsten Konzentrationen (bis in den therapeutischen Range) im kindlichen Plasma [104, 132]. Zu *Fluoxetin*, *Escitalopram* und *Citalopram* wurde in einzelnen Fallberichten eine milde PNAS-Symptomatik berichtet [104, 436]. Für andere AD-Wirkstoffgruppen liegen insgesamt wenige Studien vor. Hier fanden sich relativ hohe Plasmaspiegel für *Venlafaxin* [132]. **Lithium** ist in der Muttermilch zu 10–100% des mütterlichen Plasmalevels nachweisbar [104]. Vereinzelt liegen Fallberichte bezüglich eines **Floppy Infant Syndroms** (»schlaffes Kind«; darunter wird das Auftreten einer ungewöhnlichen Körperhaltung, verminderter Bewegungen gegen Widerstand und abnormer Gelenkbeweglichkeit verstanden), Lethargie und Fütterungsstörung vor [104]. Eine kleine Fallstudie an 10 Mütter-Kind-Paaren [1489] fand keine schwereren Nebenwirkungen bei den Säuglingen, in seltenem und geringem Ausmaß eine vorübergehende TSH-, Harnstoff- und Kreatinin-Erhöhung. Während einige Autoren eine Lithiumgabe als inkompatibel mit dem Stillen betrachten, schlagen andere ein engmaschiges therapeutisches Monitoring des Säuglings vor, u. a. bezüglich Lithiumplasmaspiegel, Thyroid- und renaler Funktion und Dehydration [520].

Längerfristige neurokognitive und verhaltensbezogene Schädigungen

In drei populationsbasierten Studien zeigte sich eine Assoziation zwischen **SSRI**-Einnahme in der Schwangerschaft und der Entwicklung autistischer Symptome [293, 383, 1190]. Eine weitere populationsbezogene Studie [1355] fand keine entsprechende Risikoerhöhung. Zu **Lithium** liegen keine Studien über potenzielle längerfristige Schädigungen vor [1058].

Empfehlung/Statement	Empfehlungsgrad
3-93_NEU_2015 Die Gabe von Psychopharmaka während der Schwangerschaft und Stillzeit soll einer sorgfältigen Nutzen- und Risikoabwägung folgen, welche die individuelle Vorgeschichte (Rezidivrisiko), das bisherige Ansprechen auf ein Medikament, die Verfügbarkeit und den potenziellen Nutzen alternativer Maßnahmen (Psychotherapie) und die Präferenz der betroffenen Frauen berücksichtigt. Expertenkonsens	**KKP**
3-94_NEU_2015 Wenn eine Pharmakotherapie erfolgen soll, sollte einer Monotherapie der Vorzug gegeben werden. Zu beachten ist: – es sollte die geringste effektive Dosis gewählt werden; – der Einfluss fluktuierender medikamentöser Plasmaspiegel während der Schwangerschaft sollte berücksichtigt werden; – es sollte ein regelmäßiges Monitoring der Wirkstoffspiegel erfolgen und ein niedriger wirksamer Wirkstoffspiegel angestrebt werden; – ein abruptes Absetzen der Medikation sollte vermieden werden. LoE III: Beobachtungsstudien [1056, 1142]	**0**

Empfehlung/Statement	Empfehlungsgrad
3-95_NEU_2015 Wegen des geringfügig erhöhten Risikos für Fehlbildungen sollten Paroxetin und Fluoxetin nicht als Antidepressiva der ersten Wahl in der Schwangerschaft neu verordnet werden. LoE III: Beobachtungsstudien, Referenzleitlinie [104, 536, 1050, 1058, 1202, 1207, 1571]	**0**
3-96_NEU_2015 Sertralin oder Citalopram scheinen nicht mit einem erhöhten Risiko für strukturelle Malformationen assoziiert zu sein. Dennoch sollte eine fetale sonographische Feindiagnostik in der 20. SSW empfohlen werden. Dabei sollten die möglichen Konsequenzen aus den Untersuchungsbefunden vorher mit der Patientin und ggf. ihrem Partner erörtert werden. Expertenkonsens basierend auf Referenzleitlinie [104, 436]	**KKP**
3-97_NEU_2015 Bei Patientinnen mit geplanter Schwangerschaft sollte eine Neueinstellung auf ein Lithiumpräparat nur in Einzelfällen erfolgen. Die Patientinnen sollen über das möglicherweise erhöhte Teratogenitätsrisiko (Fehlbildungsrisiko) und die möglichen postpartalen Komplikationen aufgeklärt werden. LoE III: Referenzleitlinie, Beobachtungsstudien [520, 977, 1058, 1489]	**0**
3-98_NEU_2015 Bei schwangeren Frauen mit Lithiumtherapie sollte wegen Verschiebungen im Wasserhaushalt eine deutlich häufigere Kontrolle des Lithiumspiegels erfolgen, die Dosis auf mehrere Einnahmen pro Tag verteilt werden, und ein Lithiumspiegel im unteren therapeutischen Bereich angestrebt werden. Die Entscheidung, ob im Falle einer Schwangerschaft eine Lithiumtherapie fortgeführt oder beendet werden soll, ist gemeinsam mit der schwangeren Patientin unter sorgfältiger Abwägung der individuellen Vor- und Nachteile beider Möglichkeiten zu treffen. Hohe Rezidivgefahr und/oder schwere oder sogar suizidale frühere depressive Episoden können ein gewichtiges Argument für die Beibehaltung der Lithiumtherapie sein. Expertenkonsens	**KKP**
3-99_NEU_2015 Alle Psychopharmaka können Schwangerschaftsverlaufs- und Geburtskomplikationen hervorrufen und zu zentralnervösen, gastrointestinalen und respiratorischen Anpassungsstörungen beim Neugeborenen führen. Besteht bis zur Geburt eine Exposition des Fötus mit Psychopharmaka, so sollte diese in einer Klinik mit angeschlossener Neonatologie erfolgen. Expertenkonsens	**KKP**

Antidepressiva zur Prävention und Behandlung von Depressionen in der Schwangerschaft

Zu diesem Aspekt liegen keine RCTs vor [22, 104]. Trotz häufigem Einsatz in der Schwangerschaft existieren auch keine Studien, die untersuchen, ob AD in der Schwangerschaft ähnlich wirksam sind wie außerhalb der Schwangerschaft [22].

Antidepressiva zur Prävention postpartaler Depressionen

Ein **Cochrane-Review** [657, 1058] identifizierte zwei kleine Studien, die bei aktuell nicht depressiven Frauen mit rezidivierender Depression antidepressive Effekte auf die Prophylaxe postpartaler Depression mit Behandlungsbeginn unmittelbar nach der Entbindung untersuchten. *Nortryptilin* zeigte keinen Effekt gegenüber Placebo (n = 51, 1 Studie), während *Sertralin* die Rückfallrate senkte und die Zeit bis zum Rückfall verlängerte (n = 22, 1 Studie). Beide Studien waren von geringer methodischer Qualität. Die Autoren schließen deshalb, dass keine ausreichenden Evidenzen für den Gebrauch von AD zur Prävention postnataler Depressionen existieren.

Antidepressiva zur Behandlung postpartaler Depressionen

Ein **systematischer Review** [321] identifizierte 6 RCT-Studien (n = 595), in denen die Effektivität von SSRI gegenüber einer heterogenen Auswahl anderer Treatments (Placebo, andere AD, Psychotherapien unterschiedlicher Intensität) bei der Behandlung postpartaler Depressionen verglichen wurde. Hier waren *SSRI* ähnlich wirksam wie verschiedene Psychotherapien und Nortryptilin. Eine Überlegenheit für SSRI, insbesondere längerfristig, war nicht nachweisbar.

Eine Einzelstudie [157] fand keine Überlegenheit einer **Kombinationstherapie** aus SSRI und psychodynamischer Kurzzeitpsychotherapie gegenüber der placebokontrollierten Psychotherapiebedingung bezüglich Remission, jedoch im Hinblick auf mittlere Depressionswerte. *Fluoxetin* und *KVT-orientierte Beratung* zeigten sich ähnlich effektiv [41], ohne Zugewinn durch Kombination. Eine weitere Studie (▶ NICE) [1058, 1323] fand einen moderaten signifikanten Effekt unterschiedlicher AD gegenüber unspezifischer Unterstützung nach 4 Wochen, nicht jedoch im weiteren Verlauf. Grundsätzlich kritisiert NICE [1058] die geringe methodische Qualität, die überwiegend kleinen Stichproben und die hohen Abbruchraten der beurteilten Studien.

NICE [1058] betrachtet die Evidenzen für antidepressive Pharmakotherapie in der Peripartalzeit als begrenzt, sowohl bezüglich Zahl als auch Qualität der dazu vorliegenden Studien, sieht diese jedoch weitgehend in Übereinstimmung zur Evidenz antidepressiver Medikation bei Frauen außerhalb der Peripartalzeit, sodass deren Rolle in der Behandlung von Depressionen in der Peripartalzeit nicht grundsätzlich in Frage gestellt wird.

Empfehlung/Statement	Empfehlungsgrad
3-100_NEU_2015 SSRIs und TZA können zur Behandlung mittelschwerer bis schwerer postpartaler Depressionen nach ausführlicher Nutzen-Risikoabwägung auf Mutter und Kind angeboten werden. LoE Ia: syst. Review [321] und Referenzleitlinien [41, 157, 1058]	**0**
3-101_NEU_2015 Die detaillierte Indikation zur pharmakologischen Behandlung von postpartalen Depressionen sollte unter ausführlicher Nutzen-Risikoabwägung auf Mutter und Kind den allgemeinen Behandlungsleitlinien folgen. Expertenkonsens	**KKP**

Andere medikamentöse Verfahren

NICE [1058] identifizierte eine Studie zur **transdermalen Östrogentherapie** bei Frauen mit *schwerer postpartaler Depression* (n = 64, [532]). Gegenüber Placebo zeigte sich ein stärkerer Rückgang der Depressionswerte. Aufgrund der schwachen singulären Evidenz und unter Berücksichtigung östrogenassoziierter Risiken spricht NICE [1058] keine Empfehlung zur Östrogentherapie aus. In einer früheren Studie [342, 845] war die Gabe von Progesteron mit Verschlechterung der Depressivität und allgemeiner Erschöpfung assoziiert. Von einer Progesterontherapie zur Behandlung postpartaler Depressionen wird derzeit abgeraten [342, 429]. Für die Empfehlung einer Hormontherapie (Östrogen, Progesteron) zur Depressionsbehandlung in der Peripartalzeit besteht derzeit insgesamt keine Evidenz.

Eine **Metaanalyse** von Jans et al. [699] zur Prävention und Behandlung peripartaler Depressionen durch Omega-3-Fettsäuren (EPA, DHA) zeigte keine positiven Effekte dieser Substanzen auf die Reduktion depressiver Symptome. Allerdings untersuchten nur drei der RCTs klinisch depressive Frauen. Dennis und Dowswell [338] identifizierten eine positive und eine negative Studie zu diesen Substanzen. Damit existiert derzeit keine ausreichende empirische Evidenz, um Empfehlungen für Omega-3 Fettsäuren zur Behandlung peripartaler Depressionen zu geben.

3.9.1.3 Psychotherapie

Wegen potenziell negativer Folgen pharmakologischer Behandlung in der Peripartalzeit und dem damit höheren Schwellenwert für pharmakologische Behandlung wie auch der überwiegenden Bevorzugung psychotherapeutischer und psychosozialer Interventionen durch betroffene Frauen [976] kommt diesen Interventionen in der Peripartalzeit eine besondere Bedeutung zu.

Psychotherapeutische Prävention antepartaler Depressionen

Hierzu liegt keine Evidenz aus der Literatur vor.

Psychotherapeutische Behandlung antepartaler Depressionen

Ein **Cochrane-Review** [340] identifizierte nur eine Studie zur Effektivität von Psychotherapie bei antepartaler Depression ([1365], n = 38). Hier zeigte eine 16-wöchige IPT-Behandlung eine etwas deutlichere Verbesserung der depressiven Symptomatik gegenüber einer aktiven Kontrollbedingung (Elternschulung). Grote et al. ([539], n = 53) entwickelten ein verkürztes IPT-Programm in einer kleinen Stichprobe soziökonomisch benachteiligter Frauen. Gegenüber »enhanced care« (intensivierte Routinebehandlung) resultierten für IPT stärkere Verbesserungen bzgl. Depressivität und sozialem Funktionsniveau. In einer weiteren Studie führten Spinelli et al. ([1366], n = 142) einen RCT (12 Wochen) durch, in dem IPT wiederum mit einem zeitparallelen Elternschulungsprogramm verglichen wurde. Hier führten beide Interventionen zu einer signifikanten und vergleichbaren Verbesserung bezüglich Depressivität. Angesichts der spärlichen Befundlage zur Psychotherapie bei Depressionen in der Schwangerschaft besteht hier weiterer Forschungsbedarf. Zwar erscheint es plausibel, dass psychotherapeutische Verfahren, die sich in der Depressionsbehandlung generell bewähren, auch bei der Behandlung von Depressionen in der Schwangerschaft wirksam sind, es fehlt dazu jedoch an empirischer Evidenz, insbesondere auch für andere Verfahren außerhalb der IPT.

Empfehlung/Statement	Empfehlungsgrad
3-102_NEU_2015 Zur Behandlung von Depressionen in der Schwangerschaft sollte betroffenen Patientinnen eine Psychotherapie angeboten werden. LoE Ib: RCTs [341, 1365, 1366]	**B**

Psychotherapeutische Prävention postpartaler Depressionen

Ein **Cochrane Review** ([339]; n = 28 Studien, 17.000 Frauen) zeigte, dass **psychotherapeutische und andere psychosoziale Interventionen** das Risiko für die Entwicklung postpartaler Depressionen signifikant senkten. Im Detail waren vor allem intensive postpartale häusliche Begleitung durch Krankenschwestern oder Hebammen, telefonbasierte Unterstützung durch trainierte Mütter und interpersonelle Psychotherapie wirksam. Weiterhin waren Interventionen im Einzelsetting, Interventionen mit multiplen Kontakten und Interventionen bei Müttern mit hohem Depressionsrisiko effektiv. Keine ausreichende Evidenz zeigten antepartale psychoedukative Gruppeninterventionen und Interventionen ohne Berücksichtigung des individuellen Risikos (universale Prävention).

Eine weitere **Metaanalyse** [1353] zeigte für **präventive Maßnahmen** bezogen auf die Vorhersage depressiver Symptome und Prävalenz depressiver Episoden im 6-Monats-Zeitraum nach Entbindung ebenfalls signifikante Effekte psychosozialer, insbesondere psychotherapeutischer Verfahren, hier v.a. für IPT und KVT. Zur Reduktion depressiver Episoden waren vor allem Therapien im Einzelsetting, solche für Frauen mit erhöhtem Depressionsrisiko und Interventionen mit postpartalem Beginn effektiv.

Schließlich schlussfolgert ein **systematischer Review** über 11 Studien, der ausschließlich antepartale Interventionen einschloss [258], dass solche Interventionen effektiv postpartale depressive Symptomatik reduzieren oder postpartale Depressionen verhindern, die a) sich an Frauen wenden, die bereits in der Schwangerschaft depressive Symptome aufweisen und b) evidenzbasierte psychotherapeutische Verfahren zur Depressionsbehandlung beinhalten.

Empfehlung/Statement	Empfehlungsgrad
3-103_NEU_2015 Zur Prophylaxe von postpartalen Depressionen sollte Patientinnen mit erhöhtem Depressionsrisiko (z. B. bereits während der Schwangerschaft depressive Symptomatik oder frühere depressive Episoden) ante- oder postpartal eine Psychotherapie oder eine psychosoziale Intervention angeboten werden. LoE Ia: Metaanalyse [258, 339, 1353]	**A**

Psychotherapeutische Behandlung postpartaler Depressionen

Ein **Cochrane-Review** ([340]; n = 9 Studien, 6 mit kategorialer Depressionsdiagnose, 1.000 Frauen) untersuchte Frauen mit Entwicklung depressiver Symptomatik innerhalb der ersten 12 Monate nach Entbindung. Die Interventionen umfassten *psychosoziale nicht-direktive Beratung, supportive Interaktionen, psychoedukative Strategien* und *psychotherapeutische Interventionen* (KVT, IPT, psychodynamische Therapie), die mit Standardversorgung (einschließlich Pharmakotherapie, falls als notwendig erachtet) verglichen wurden. Fast alle Interventionen wurden von professionellen Helfern durchgeführt. Psychotherapeutische und psychosoziale Interventionen zeigten eine **signifikant stärkere Reduktion depressiver Symptomatik**. Innerhalb der psychotherapeutischen Verfahren zeigten *KVT* (5 Studien) und *IPT* (1 Studie) unmittelbar nach Behandlungsende und bis 12 Monate postpartal positive Effekte, für die *psychodynamische Therapie* (1 Studie) nur unmittelbar nach Interventionsende.

Eine **Metaanalyse** über sieben Studien [1306] zeigte, dass *KVT im Gruppenformat* im Vergleich zu üblicher Versorgung oder Wartelistenkontrollgruppen effektiv bei der Behandlung postpartaler Depressionen ist. Zwei **Metaanalysen** [255, 1352] fassten Studien zur Behandlung antepartaler und postpartaler Depressionen zusammen. Bezogen auf die RCT resultierten keine Unterschiede bezüglich Psychotherapien im Einzel- versus Gruppensetting. Sowohl IPT als auch KVT zeigten sich als wirksam. Eine weitere **Metaanalyse** [255] zur Wirksamkeit von beziehungsbezogenen Interventionen (IPT, Paar-, Familientherapie) bei der Behandlung ante- und postpartaler Depressionen zeigte verfahrensübergreifend einen positiven Effekt auf die Reduktion depressiver Symptome, mit der höchsten Effektstärke für die IPT. Eine weitere **Metanalyse** belegt die Wirksamkeit von IPT bei postpartaler Depression [1005]. Aus einem systematischen **Review** von DeCrescenzo et al. [321] geht schließlich hervor, dass psychotherapeutische Verfahren ähnlich effektiv in der Behandlung postpartaler Depressionen sind wie SSRIs und TZA.

Empfehlung/Statement	Empfehlungsgrad
3-104_NEU_2015 Zur Behandlung postpartaler Depressionen soll Betroffenen eine Psychotherapie angeboten werden. LoE Ia: Metaanalysen [255, 321, 340, 1005, 1306, 1352]	**A**

3.9.1.4 Sonstige nichtpharmakologische Verfahren

Elektrokonvulsionstherapie (EKT) in der Schwangerschaft

Eine frühere Fallsammlung von mehr als 300 Einzelfällen (1945–1990, [1003]) berichtet über einzelne Komplikationen, wie vorübergehende *fötale Herzrhythmusstörung und vorzeitige Wehen*. In fünf Fällen wurden *kongenitale Fehlbildungen* geschildert, die jedoch nicht kausal der ECT zugeordnet werden konnten. Eine aktuelle Übersicht (1970–2013, [864]) berichtet über **negative Effekte** (fötale Herzrhythmusstörungen, Uteruskontraktionen, vorzeitige Wehen, Frühgeburten) in fast 1/3 der Fallberichte, die kindliche Mortalität lag bei 7,1%. Die beiden Übersichten erlauben allerdings keine reliable Schätzung der wahren Prävalenz peripartaler Komplikationen durch EKT, da hier von einem substanziellen Publikationsbias auszugehen ist. Zu Wirksamkeit der EKT in der Peripartalzeit liegen keine prospektiven RCTs vor [1058]. NICE [1058] spricht eine vorsichtige Empfehlung für EKT bei Frauen mit schwerer Depression aus, wenn das Leben der Mutter oder des Kinds in Gefahr ist. Yonkers et al. [1578] empfehlen EKT bei schwangeren Frauen mit behandlungsresistenter Depression, beim Vorliegen psychotischer Depression, Suizidalität, oder schwerer Beeinträchtigung.

Empfehlung/Statement	Empfehlungsgrad
3-105_NEU_2015 Bei schwerer behandlungsresistenter Depression (z. B. vitale Bedrohung) in der Schwangerschaft kann eine EKT angeboten werden. Expertenkonsens basierend auf Fallberichten [864, 1003] und Referenzleitlinie [1058]	**KKP**

Körperliches Training zur Behandlung von Depressionen in der Peripartalzeit

Körperliches Training in der Perinatalzeit weist grundsätzlich positive körperliche und psychische Effekte auf [989] und ist nicht mit erhöhten Risiken für das Kind assoziiert [1057]. Eine **Metaanalyse** [314] (6 RCTs) fand, dass **körperliches Training antepartale Depressionssymptome signifikant reduzierte.** Allerdings basiert diese Einschätzung auf einer kleinen Zahl von Studien mit eher geringer Qualität. Ein **RCT** [1144] mit einer unselektierten Stichprobe von 184 Schwangeren fand jedoch ähnlich signifikant niedrigere Depressionswerte und einen geringeren Prozentsatz an Depressionen (CES-D Wert > 16) bei Frauen, die über die gesamte Schwangerschaft hinweg dreimal wöchentlich an angeleiteten Trainingssitzungen (55–60 min) teilnahmen. Negative Effekte der Intervention für Mutter und Kind zeigten sich nicht.

Empfehlung/Statement	Empfehlungsgrad
3-106_NEU_2015 Zur Reduktion depressiver Symptome in der Schwangerschaft sollte betroffenen Frauen körperliches Training als ergänzende Maßnahme empfohlen werden. LoE Ia: Metaanalyse [314, 989, 1057, 1144]	B

Eine **Metaanalyse** [315] untersuchte Effekte von körperlichem Training auf die Depressionssymptomatik bei Frauen mit postpartaler Depression. In diese Analyse gingen 5 Studien (4 RCTs) ein. Im Vergleich zu Kontrollbedingungen senkte körperliches Training die depressive Symptomatik signifikant. Die Autoren weisen darauf hin, dass keine Evidenz für körperliches Training als Ersatz für Standardbehandlungen vorliegt, weshalb es bei depressiven Frauen als ergänzende Maßnahme empfohlen werden soll.

Empfehlung/Statement	Empfehlungsgrad
3-107_NEU_2015 Zur Reduktion depressiver Symptome bei postpartaler Depression kann betroffenen Frauen körperliches Training als ergänzende Maßnahme empfohlen werden. LoE Ia: Metaanalyse [315]	0

Sonstige Maßnahmen zur Prävention und Behandlung peripartaler Depressionen

Ein **Cochrane-Review** [339] identifizierte in einem dazu vorliegenden RCT zur *Lichttherapie* bei depressiven schwangeren Frauen gemischte Resultate. Zwar reduzierte die Intervention die depressive Symptomatik, zeigte aber keinen Effekt auf Behandlungsresponse und Remissionsrate. Bezüglich *mütterlicher Massage* fanden sich zwei negative und eine positive Studie, positive und negative Befunde zeigten sich auch für eine kleine Studie (n = 35) zur Wirksamkeit von *Akupunktur*. Insgesamt bemängeln die Autoren die kleinen, nicht generalisierbaren Stichproben, die diesen Studien zugrunde liegen. Zur *Hypnose* ist derzeit kein RCT verfügbar, der deren Evidenz zur Prävention und Behandlung peripartaler Depressionen prüft [1266]. Damit existiert derzeit keine ausreichende empirische Evidenz, um Empfehlungen für Lichttherapie, mütterliche Massage, Akupunktur und Hypnose zur Prävention und Behandlung peripartaler Depressionen zu geben.

3.9.2 Prämenstruelle dysphorische Störung (PMDS)

Während die PMDS in **ICD-10** unter **N94 als »Schmerzzustand im Zusammenhang mit dem Menstruationszyklus«** definiert ist, ist sie im DSM-5 als neue diagnostische Kategorie den depressiven Störungen zugeordnet. Leitsymptome sind *erhöhte Affektlabilität, Gereiztheit, Depressivität und Angstzustände*, die sich während der letzten Woche der Lutealphase aufbauen, sich innerhalb weniger Tage nach Einsetzen der Menstruation zurückbilden und während der meisten Menstruationszyklen bestehen müssen. Die Störung muss deutlich mit beruflichen und sozialen Alltagsanforderungen interferieren und darf nicht diagnostiziert werden, wenn die Symptomatik lediglich eine prämenstruelle Exazerbation einer anderen psychischen Störung darstellt. Es wird angenommen, dass eine erhöhte Sensibilität gegenüber der normalen Fluktuation von Östrogen und Progesteron vorliegt. Zwillingsstudien deuten auf eine genetische Beteiligung hin. Weitere Risikofaktoren sind ein *hoher Body-Mass-Index*, *Stress* und *traumatische Erleb-*

nisse [1577]. Die 12-Monats-Prävalenz liegt zwischen 1,8% und 5,8% [21]. Bei der PMDS handelt es sich um eine schwerere Variante des prämenstruellen Syndroms (PMS), dessen Prävalenz auf 15%–20% geschätzt wird [952].

3.9.2.1 Pharmakologische Behandlung der PMDS

Pharmakologische Strategien bei PMDS beinhalten die **direkte Beeinflussung der serotonergen Transmission** durch *Serotonin-Wiederaufnahmehemmer (SSRI)* oder die *hormonelle Unterdrückung des Ovulationszyklus* [62, 1070]. Im Unterschied zu ihrem Einsatz bei sonstigen depressiven Störungen zeigen *SSRIs* bei der Behandlung prämenstrueller Symptomatik eine sehr kurze Wirklatenz innerhalb weniger Tage, die auch einen intermittierenden Einsatz in der Lutealphase mit dem Vorteil reduzierter Nebenwirkungen ermöglicht [952]. Allerdings existieren derzeit keine Studien, welche ausschließlich Frauen mit schwerer Symptomatik im Ausmaß einer PMDS untersuchten.

Ein **Cochrane-Review** [952] fand geringe bis mittlere Effekte zur Effektivität von *SSRIs* auf psychische und körperliche prämenstruelle Symptome, sowohl unter kontinuierlicher also auch intermittierender Einnahme, jedoch ohne Differenzierung zwischen PMDS und leichterem PMS. Ein weiterer **Cochrane-Review** [916] identifizierte zwei positive Studien zur Östrogentherapie bei Frauen mit PMDS, jedoch mit fraglicher klinischer Relevanz. Ein dritter **Cochrane-Review** [435] fand keine ausreichende Evidenz für die Behandlung mit *Progesteron* (hier ebenfalls keine Unterscheidung von PMDS und PMS).

Empfehlung/Statement	Empfehlungsgrad
3-108_NEU_2015 Derzeit liegen noch unzureichende Evidenzen zur Wirksamkeit der Behandlung einer prämenstruellen dysphorischen Störung (PMDS) mit SSRI oder mit hormoneller Ersatztherapie (Östrogen, Progesteron) vor. LoE Ia: Metaanalysen [435, 916, 952]	**Statement**

3.9.2.2 Psychotherapeutische Behandlung der PMDS

Zu psychologischen Interventionen existiert derzeit nur eine **Metaanalyse** (9 RCTs), die eine signifikante Reduktion von Angst- und Depressionssymptomen bei PMS/PMDS sowie positive Effekte auf Verhaltensänderungen und Alltagseinschränkungen durch *KVT* aufzeigte, während Psychoedukation und Symptom-Monitoring nicht erfolgreich waren [222]. Insgesamt waren die Studien jedoch von geringer methodischer Qualität, auch hier erfolgte keine Differenzierung bezüglich der Symptomschwere (PMS versus PMDS).

Empfehlung/Statement	Empfehlungsgrad
3-109_NEU_2015 Derzeit liegt unzureichende Evidenz zur Wirkung von Psychotherapie bei der Behandlung einer PMDS vor. LoE Ia: Metaanalyse [222]	**Statement**

3.9.3 Depressionen in der Perimenopause

Die **Perimenopause** umfasst den Zeitraum zwischen dem Beginn unregelmäßiger Blutungen und der letzten menstruellen Periode einer Frau. Der Zeitraum ist variabel und beträgt ca. zwischen drei und neun Jahren, das mittlere Alter bei erster Zyklusirregularität und finaler Menses liegt bei etwa 47 und 51 Jahren [707]. Der Zeitraum ist gekennzeichnet durch **Schwankungen in den Geschlechtshormonspiegeln** und **variablen Häufigkeiten vasomotorischer** und **sonstiger somatischer Symptome.**

Verschiedene prospektive Studien legen eine **Zunahme depressiver Symptome in der Perimenopause** nahe, auch bei Kontrolle psychosozialer, verhaltensbezogener und sonstiger Risikofaktoren [195, 450, 451]. Allerdings wird die Gleichsetzung erhöhter Depressivitätswerte mit einer depressiven Störung kritisiert, auch finden sich Überschneidungen zwischen depressiven und Perimenopausalsymptomen (z. B. Schlafstörungen, sexuelle Dysfunktion, ▶ [1493]). Drei größere Prospektivstudien aus den USA untersuchten den Zusammenhang zwischen Perimenopause und der Prävalenz bzw. Inzidenz depressiver Episoden [194, 195, 262, 451]. Zwei Studien [262, 451] identifizierten ca. zweifach erhöhte Neuerkrankungsraten im Vergleich zur Prämenopause, beide Studien zeigen jedoch methodische Schwächen bezüglich der Fallidentifikation [707]. Bromberger et al. [194, 195] fanden keinen Zusammenhang zwischen Menopausalstatus und Ersterkrankungsraten, jedoch insgesamt hohe Prävalenzraten depressiver Episoden in der Perimenopause. Risikofaktoren für die Entwicklung neuer Episoden in dieser Phase sind *vasomotorische Symptome, Rolleneinschränkungen durch körperliche Erkrankungen*, ein *geringes soziales Funktionsniveau* und das *Vorliegen einer Angststörung. Frühere depressive Episoden* und *stressvolle Lebensereignisse* stellen in diesem Kontext besonders wichtige Risikofaktoren dar [193, 194].

3.9.3.1 Pharmakotherapie von Depressionen in der Perimenopause

Es existieren zwar **keine expliziten Wirksamkeitsstudien zu antidepressiver Behandlung in der Perimenopause**, verschiedene Studien untersuchten jedoch den Einfluss des Menopausalstatus auf die Wirkung antidepressiver Pharmakotherapie. Während aus früheren Studien ein schlechteres Ansprechen auf SSRIs bei älteren im Vergleich zu jüngeren Frauen berichtet wurde [1166, 1428] bzw. eine bessere Response bei älteren Frauen, wenn neben SSRIs auch eine Hormonersatztherapie erfolgte [1290], wird dies durch die Ergebnisse neuerer großer Studien nicht bestätigt.

In einer placebokontrollierten Studie zu *Desvenlafaxin* (n = 426, [802]) hatten Menopausalstatus und Dauer der Menopause keinen Einfluss auf die Effektivität der Behandlung. Eine weitere Studie verglich *Venlafaxin* mit *Fluoxetin* bei Männern und Frauen mit rezidivierender Depression (n = 781, 65% Frauen, [803]). Geschlecht und Menopausalstatus hatten keinen Einfluss auf den Symptomoutcome.

Im Rahmen der **STAR*D-Studie** (n = 1.440, [805]) war die Effektivität von *Citalopram* bei depressiven Frauen weder durch Menopausalstatus noch durch hormonelle Kontrazeptiva und Hormonersatztherapie beeinflusst, was gegen einen Verstärkungseffekt spricht. SSRI und SNRI sind mit kurzer Wirklatenz darüber hinaus effektiv in der Behandlung vasomotorischer Beschwerden [562].

Zur *hormonellen Ersatztherapie* bei Frauen mit peri- und postmenopausaler Depression liegen nur einzelne kleine Studien mit widersprüchlichen Ergebnissen vor [1283]. Die *North American Menopause Society* kommt zu dem Schluss, dass eine exogene Hormontherapie möglicherweise positive Effekte auf Stimmung und Verhalten hat, bislang jedoch keine ausreichende Evidenz für die Empfehlung von Hormonersatztherapien zur Behandlung von Depressionen in der (Peri-) Menopause besteht [1283].

3.9.3.2 Psychotherapie

Die einzige bislang dazu vorliegende größere Psychotherapiestudie [181] untersuchte prä- (n = 169), peri- (n = 76) und postmenopausale (n = 108) Frauen unter 12–14-wöchiger *Kognitiver Verhaltenstherapie.* Es wurden vergleichbare Response- und Remissionswerte wie auch ein paralleler Rückgang der Depressionswerte über die Therapiesitzungen in allen drei Gruppen identifiziert. Damit finden sich keine Hinweise auf eine differenzielle Wirksamkeit von Psychotherapie (hier KVT) in Abhängigkeit vom Menopausalstatus.

Empfehlung/Statement	Empfehlungsgrad
3-110_NEU_2015 Die Indikation zur pharmakologischen Behandlung von Depressionen in der Perimenopause sollte den allgemeinen Behandlungsleitlinien folgen (es liegen keine direkten Wirksamkeitsstudien in der Perimenopause vor). Es gibt derzeit keine sicheren Hinweise auf eine unterschiedliche Wirksamkeit von Antidepressiva in Abhängigkeit vom Menopausal-Status. Es liegen keine ausreichenden Evidenzen zur Empfehlung einer Hormonersatztherapie oder Psychotherapie zur Behandlung perimenopausaler Depressionen vor. LoE III: [562, 802, 805, 1166, 1283, 1290, 1428]	**Statement**
3-111_NEU_2015 Es gibt derzeit keine sicheren Hinweise auf eine unterschiedliche Wirksamkeit von Psychotherapie in Abhängigkeit vom Menopausal-Status. LoE IIb: Beobachtungsstudie [181]	**Statement**

3.10 Management bei Suizidgefahr

3.10.1 Ausprägungen und Risikofaktoren von Suizidalität

Unter **Suizidalität** werden alle Erlebens- und Verhaltensweisen von Menschen verstanden, die in Gedanken, durch aktives Handeln oder passives Unterlassen oder durch Handeln lassen den Tod anstreben bzw. als mögliches Ergebnis einer Handlung in Kauf nehmen [463]. Pöldinger [1170] unterscheidet als verschiedene Stadien der Entwicklung suizidalen Verhaltens eine *Erwägungs-*, eine *Ambivalenz-* und eine *Entschlussphase*. Suizidalität hat entsprechend graduelle Ausprägungen (► [16, 463, 1170, 1562]):

- Wunsch nach Ruhe oder Pause (»passiver Todeswunsch«);
- Suizidgedanken/Suizidideen (konkrete Ideen, fluktuierend auftretende Ideen, sich zwanghaft aufdrängende Ideen, impulshaft einschießende Suizidideen, Suizidideen im Sinne akustischer Halluzinationen);
- Suizidpläne/Suizidvorbereitungen (konkretisierte, geäußerte oder nicht geäußerte Suizidabsicht; abgebrochene suizidale Handlungen);
- suizidale Handlungen.

Die Phasen der Suizidalität verlaufen nicht linear; depressive Patienten können von passiven Todeswünschen oder Suizidgedanken direkt zu suizidalen Handlungen übergehen (so genannter *Raptus*). Andererseits sind parasuizidale Phänomene auch im Rahmen depressiver Störungen bekannt. Unter *Parasuizidalität* fallen Verhaltensweisen, die intentional nicht auf einen (finalen) Suizid ausgerichtet sind, diesen jedoch potenziell verursachen können [1346]. Weiterhin ist die Suizidalität ganz allgemein abzugrenzen von *autodestruktiven*, d. h. *selbstschädigenden* oder *selbstverletzenden Handlungen*. Hierzu zählt v. a. direkt selbstschädigendes Verhalten (z. B. sich selbst kratzen, schneiden oder verbrennen), das intrapsychisch u. a. die Funktion der Spannungsminderung (Reduktion von Unruhe, Unsicherheit, Ängste, Einsamkeit) oder der Selbstbestrafung bzw. der Minderung von Schuldgefühlen erfüllt und auch im Rahmen depressiver Störungen auftreten kann [431].

In wenigstens 90 % der Suizidfälle liegt eine psychische Störung vor, und über 80 % der Suizidenten sind zum Zeitpunkt ihres Todes bezüglich der psychischen Störung unbehandelt [246, 619, 912, 913]. Das höchste Suizidrisiko überhaupt haben ältere Männer, wobei die Suizidrate bei Männern über ca. 70 Jahren exponentiell ansteigt (► Kapitel 1.2.5 »Folgewirkungen depressiver Störungen«). **Depressive Störungen stellen die häufigste psychische Ursache für Suizide dar**; ihre Prävalenz unter den Suizidenten wird, abhängig von der Form und dem Instrument der Erhebung und vom Alter, auf zwischen 30 % und 90 %

Tabelle 27 Risikofaktoren für Suizidalität

Suizidintention
Frühere Suizidversuche (wichtigster Risikofaktor!)
Drängende Suizidgedanken, konkrete Suizidpläne oder Vorbereitung suizidaler Handlungen
»Harte« Methode
Keine Distanzierung von Suizidideen/Suizidversuch nach längerem Gespräch
Abschiedsvorbereitungen
Suizidarrangement
Aktuelle klinische Symptomatik
Gefühle von großer Hoffnungslosigkeit, Hilflosigkeit, Wertlosigkeit und Schuld
Keine Zukunftsvorstellungen
Starke Eingeengtheit auf den Suizid (präsuizidales Syndrom), starker Handlungsdruck
Zunehmender sozialer Rückzug, Verabschiedung von Menschen, Verschenken von Wertgegenständen, Regelung letzter Dinge (Testament, Versicherungen, Papiere)
Offene und verdeckte Ankündigungen von Suizid
Patient reagiert gereizt, aggressiv, agitiert, ängstlich oder panisch
Altruistische (pseudoaltruistische) Suizidideen
Selbstopferungsideen
Ideen erweiterter Suizidalität (Einbeziehung z. B. der Partner oder Kinder)
Depressiver Wahn oder anderweitig psychotische Depression (Gefahr des raptusartigen Suizids)
Persistierende Schlafstörung, Anhedonie, Gewichtsverlust und schlechte Konzentrationsfähigkeit
Substanzabusus bzw. -abhängigkeit
Allgemeine Faktoren
Männliches Geschlecht, höheres Alter (v. a. Männer > 70 Jahre)
Familiengeschichte mit suizidalem Verhalten
Lebenssituation: alleinstehend, arbeitslos, chronische körperliche Erkrankung, mehrfache tatsächliche aktuelle Belastungen oder Kränkungen
Aktuell Suizide in der Umgebung
Keine religiöse o. ä. Bindung

geschätzt [246, 912]. Deshalb besitzt die Beachtung von Suizidalität im Rahmen der Depressionstherapie höchsten Stellenwert.

Nur eine **direkte Thematisierung ermöglicht eine valide Abschätzung gegenwärtiger Suizidalität**. Dabei soll der Behandelnde aktiv sehr präzise und detailliert die Art der Suizidgedanken, den Planungsstand suizidaler Handlungen und die vorbereitenden Maßnahmen erfragen. Die akute Suizidgefahr wird dabei nicht auch zuletzt vor dem Hintergrund vorhandener Ressourcen (soziales Netzwerk, Familie, Arbeitsplatz) beurteilt [16]. Die Einschätzung von Suizidalität erfolgt dabei unabhängig vom Alter; es gibt keinen Grund, bei älteren Menschen von einer permissiveren oder liberaleren Beurteilung auszugehen. Nahrungsverweigerung, erschöpfte Ressourcen, Tendenzen zur Bilanzierung, der Wunsch nach Sterbehilfe oder mangelnde Mitarbeit können bei älteren Patienten Anzeichen für Suizidalität sein. ◘ Tabelle 27 nennt Faktoren, die allgemein für ein erhöhtes Suizidrisiko sprechen (nach [16, 229, 463]).

Obwohl diese Risikofaktoren gut belegt sind (► [912, 1006, 1243]), ist die Prädiktion von Suizidversuchen oder vollendetem Suizid bei einem gegebenen Patienten extrem schwer. Die Erhebung dieser Faktoren liefert lediglich eine Entscheidungshilfe zur Einschätzung des Suizidrisikos; sie stellt keine Checkliste zur validen Diagnose von Suizidalität dar.

Empfehlung/Statement	Empfehlungsgrad
3-112 Suizidalität sollte bei depressiven Patienten immer direkt thematisiert, präzise und detailliert erfragt und vor dem Hintergrund vorhandener Ressourcen beurteilt werden. Expertenkonsens basierend auf Referenzleitlinie [16, 229, 463]	**KKP**

3.10.2 Suizidprävention und Notfallinterventionen bei Suizidalität

Suizidprävention bei depressiven Patienten (aber auch bei anderen psychisch kranken Menschen oder Menschen in suizidalen Krisen) umfasst vier Hauptaspekte [463]:

◘ **Tabelle 28** Hauptaspekte der Suizidprävention

- Gesprächs- und Beziehungsangebot;
- Diagnostik von Suizidalität einschließlich Risikofaktoren (► Kapitel 2.3.2 »Suizidalität«);
- Klärung und Regelung der aktuellen Situation;
- Therapieplanung unter Berücksichtigung der Suizidgefahr.

3.10.2.1 Gesprächs- und Beziehungsangebot

Wesentliche Merkmale des Gesprächs- und Beziehungsangebots an suizidale Patienten sind [463, 1338]:

- Raum und Zeit zur Verfügung stellen (Zuwendungsangebot);
- Sicherung eines emotionalen Zugangs und einer entsprechenden emotionalen Reaktion des Patienten;
- beruhigende Versicherung, dass Hilfe möglich ist;
- offenes, direktes, ernst nehmendes Ansprechen von Suizidalität;
- Entdramatisierung sowie Vermeidung von Bagatellisierung;

- Fragen nach bindenden, d. h. am Suizid hindernden *äußeren* (z. B. Familie, Kinder, religiöse Bindung usw.) und *inneren Faktoren* (z. B. Hoffnung auf Hilfe, frühere Erfahrungen, Vertrauen); je mehr bindende Faktoren genannt werden können, je mehr Gründe Patienten finden, die für das Leben sprechen, desto unwahrscheinlicher ist es, dass sie ihren Suizidgedanken entsprechend handeln [946];
- Vermittlung von Hoffnung, Hilfe und Chancen auf Veränderung (Zukunftsorientierung) sowie ein Angebot für weitere Therapie (selbst oder Vermittlung) und eine entsprechende Planung;
- konkrete Vereinbarung über regelmäßigen zusätzlichen Kontakt (direkt oder telefonisch, mit Uhrzeit und Ort) und Klärung des Behandlungssettings (ambulant/stationär).

Empfehlung/Statement	Empfehlungsgrad
3-113 Suizidale Patienten müssen eine besondere Beachtung und Betreuung im Sinne einer Intensivierung des zeitlichen Engagements und der therapeutischen Bindung erhalten. Das konkrete Betreuungsangebot richtet sich nach den individuellen Risikofaktoren, der Absprachefähigkeit des Patienten und Umgebungsfaktoren. Expertenkonsens	**KKP**

3.10.2.2 Diagnostik von Suizidalität

Die Diagnostik bei suizidalen Patienten umfasst zunächst die Frage, welche Form von Suizidalität vorliegt (Todes- oder Ruhewünsche, Suizidideen, sich aufdrängende Suizidideen, konkrete Suizidabsicht, Zustand nach Suizidversuch, frühere Suizidversuche, frühere Bewältigung von suizidalen Krisen; ▶ [463] und ◘ Tabelle 7 »Hauptkategorien affektiver Störungen nach ICD-10«). Im nächsten Schritt geht es um eine **Abschätzung des aktuellen Handlungsdrucks**, d. h. um die Frage, ob der Druck zur Umsetzung der Suizididee in eine Handlung gerade jetzt – eventuell trotz einer Therapie – hoch ist. Hierbei ist auch relevant, ob der Patient glaubhaft eine weitere Suizidabsicht verneint, inwieweit eine impulshafte Suizidalität vorliegt oder die Suizidalität im Kontext spezifischer psychopathologischer Symptome (z. B. Wahn, Hoffnungslosigkeit, drohender Kontrollverlust, Panikstörung) zu sehen ist [463].

Empfehlung/Statement	Empfehlungsgrad
3-114_mod_2015 Die Diagnostik bei suizidalen Patienten schließt die Erfassung der graduellen Ausprägung der Suizidalität und die Abschätzung des aktuellen Handlungsdrucks bzw. die aktuelle Distanzierung von Suizidalität ein. LoE IV: Expertenkonsens basierend auf Referenzleitlinie [463]	**Statement**

3.10.2.3 Krisenmanagement

Die Klärung und Regelung der aktuellen Krisensituation umfasst:
- Herstellung einer tragfähigen Beziehung, Klärung des aktuellen Anlasses und der Notwendigkeit akuter psychopharmakotherapeutischer Maßnahmen (▶ Kapitel 3.10.5 «Krisenintervention und spezifische Psychotherapien«);
- Zulassen von Trauer, Wut und Angst;
- Erkennen von Suizidalität, z. B. bei einem aktuell bestehenden Konflikt (z. B. schwere Partnerschaftsproblematik) bzw. in psychopathologischem Kontext (tiefe depressive Herabgestimmtheit, Wahnsymptomatik, schwere Hoffnungslosigkeit);
- Klärung der »sichernden Fürsorge«: Vermeiden von Alleinsein, Einbeziehung positiv erlebter Bezugspersonen und Beziehungspflege als konstante Begleiter durch die aktuelle Krise im Sinne von »Kommunikationen und Kontrolle«, ggf. Zusammenarbeit mit den entsprechenden Krisendiensten für suizidale Menschen;
- Klärung des adäquaten Behandlungssettings (ambulante, ggf. unter Einbezug ambulanter psychiatrischer Pflege [APP], teilstationäre oder stationäre Behandlung; Einweisung freiwillig/nach Unterbringungsgesetz in stationäre Behandlung; Veranlassung indizierter medizinischer Versorgung);
- nach internistischer/chirurgischer Erstversorgung bei Suizidversuch konsiliarische Abklärung durch einen entsprechend qualifizierten Facharzt für Psychiatrie und Psychotherapie;
- weitere Hilfsmöglichkeiten aktiv klären und planen;
- psychotherapeutisch orientierte Krisenintervention: Beginn sofort (Gespräch/Beziehung), Erkennen des Anlasses/Auslösers;
- Verbündung mit dem Patienten gegen Existenzangst, Verlustangst, Hilflosigkeitsgefühle, usw.

3.10.2.4 Therapieplanung nach der Akutsituation

Zur konkreten Therapieplanung auf der Basis der depressiven Störung und unter Umständen vorliegender komorbider psychischer Störungen unter Berücksichtigung der Suizidalität gehören folgende Punkte [463]:
- Klärung und Besprechung der weiteren Therapie (ambulant oder stationär);
- Behandlung der Grundstörung (psychische Störung/Krise; hier depressive Störung) nach den entsprechenden Regeln von Psychopharmakotherapie (▶ Kapitel 3.4 und ▶ Kapitel 3.10.4), Psychotherapie (▶ Kapitel 3.5 und ▶ Kapitel 3.10.5) und psychotherapeutischer Basisbehandlung (▶ Kapitel 3.5 »Psychotherapie«)
- Planung und Beginn von Psychopharmakotherapie und/oder Psychotherapie unter Berücksichtigung von Suizidalität.

3.10.3 Indikationen für eine stationäre Therapie

Zur Entscheidung, einen suizidalen Patienten ambulant behandeln zu können oder eine Klinikeinweisung (*freiwillig* oder *nach dem jeweiligen Unterbringungsgesetz des betreffenden Bundeslandes bzw. nach dem Betreuungsgesetz*) vornehmen zu müssen, gibt es bislang nur wenig empirische Daten. Die **Indikationsstellung für eine ambulante oder stationäre Therapie stützt sich auf eine klinische Entscheidung,** wobei die Sicherheit des Patienten im Vordergrund steht [158, 356, 604, 697, 1071, 1072, 1268]. Faktoren, die stark nahe legen, dass eine Klinikaufnahme notwendig ist, sind:
- die Notwendigkeit einer medizinischen Versorgung nach einem Suizidversuch;
- die Notwendigkeit eines intensiven psychiatrischen Managements (z. B. bei Vorliegen psychotischer Symptome oder einer therapieresistenten Depression);

- mangelnde Absprachefähigkeit;
- die Etablierung einer tragfähigen therapeutischen Beziehung und eine Krisenintervention gelingen nicht und die betroffene Person bleibt trotz initialer Intervention suizidal;
- die betroffene Person verfügt über ungenügende psychosoziale Unterstützung für eine ambulante Behandlung.

Eine Studie von van der Sande et al. [1470] hat gezeigt, dass kurze stationäre Aufenthalte (ein- bis vier Tage) das Suizidrisiko eines Patienten nicht reduzieren. Ob dies zu generalisieren ist, bleibt offen. Auch wenn kurzzeitige Therapien bzw. Aufenthalte nicht ausreichend sind, um die der Suizidalität zugrunde liegende psychische Störung zu behandeln, sind sie Bestandteil eines weiter gehenden Risikomanagementplans für eine chronisch suizidale Person im Sinne einer Krisenintervention.

Empfehlung/Statement	Empfehlungsgrad
3-115_mod_2015 Eine stationäre Einweisung sollte für suizidale Patienten unbedingt erwogen werden, - die akut suizidgefährdet sind; - die nach einem Suizidversuch medizinischer Versorgung bedürfen; - die wegen der zugrundeliegenden depressiven Störung einer intensiven psychiatrischen bzw. psychotherapeutischen Behandlung bedürfen; - wenn eine hinreichend zuverlässige Einschätzung des Weiterbestehens der Suizidalität anders nicht möglich ist, oder - wenn die Etablierung einer tragfähigen therapeutischen Beziehung nicht gelingt und die Person trotz initialer Behandlung akut suizidal bleibt. LoE Ib: RCTs [158, 356, 604, 697, 1071, 1072, 1268, 1470]	**B**

Bei Suizidgefahr und fehlender Behandlungsbereitschaft muss die Krankenhauseinweisung gegen den Willen des Patienten erwogen werden. Diese ist in den *Unterbringungsgesetzen* oder *Psychisch-Kranken-Gesetzen* (PsychKGs) der einzelnen Bundesländer bzw. im Betreuungsgesetz geregelt. Maßnahmen nach einem Unterbringungsgesetz können dann ergriffen werden, wenn eine Person psychisch krank, geistig behindert oder suchtkrank ist, wenn im Rahmen der Krankheit die Gefahr besteht, dass sie sich selbst oder anderen Schaden zufügt und wenn diese Gefahr nicht auf andere Weise abzuwenden ist. Bei akuter schwerer Suizidalität und fehlender Behandlungsbereitschaft ist in der Regel Eile geboten.

Am wenigsten eingreifend ist es für alle Beteiligten, wenn Angehörige oder Freunde den Patienten selbst in das zuständige psychiatrische Krankenhaus bringen. Dies kann aber auch mit Gefahren verbunden sein. Zu empfehlen ist grundsätzlich eine professionelle Hilfe und Begleitung, die über die Polizei, die Feuerwehr oder das Ordnungsamt der jeweiligen Gemeinde angefordert werden kann.

Das Unterbringungsverfahren ist in den einzelnen Bundesländern relativ ähnlich. In der Regel muss ein Arzt die Notwendigkeit der Behandlung gegen den Willen bestätigen. Die Polizei entscheidet unter Berücksichtigung des ärztliches Zeugnisses, ob die Einweisung in eine zur Behandlung autorisierte Einrichtung erforderlich ist. Üblicherweise muss hierzu ein auf dem Gebiet der Psychiatrie erfahrener Arzt ein ärztliches Gutachten anfertigen. Nach einer Frist von 24 bis 36 Stunden – dies ist in den einzelnen Bundesländern verschieden – muss ein Richter den Patienten persönlich anhören. Der Richter trifft aufgrund einer persönlichen Anhörung und aufgrund des ärztlichen Gutachtens eine Entscheidung über die Unterbringung. Falls der Richter die Auffassung vertritt, dass eine Unterbringung nicht erforderlich ist, ist der Patient zu entlassen [1287].

3.10.4 Pharmakotherapie

3.10.4.1 Antidepressiva

Kontrovers wurde der Einfluss von Antidepressiva auf Suizidalität, Suizidversuche und Suizide diskutiert. Sowohl protektive als auch verstärkende Wirkungen wurden postuliert. Da umfangreiche und methodisch hochwertige Daten vorliegen, sind auf die meisten Fragen in diesem Zusammenhang evidenzbasierte Antworten möglich. Verwirrung entstand vor allem, da folgende Aspekte nicht sorgfältig differenziert wurden:

a) Erkenntnis aus randomisierten kontrollierten Studien (RCTs) *versus* Beobachtungsstudien (vorher-nachher oder nicht-randomisierte Zuteilung);
b) Einfluss von Antidepressiva auf vollendete Suizide und Suizidversuche einerseits (»harte Fakten«) und auf »Suizidalität« (gesamtes Spektrum einschließlich Lebensüberdruss, suizidale Gedanken, Suizidpläne) andererseits;
c) Alterseffekte;
d) Unterschiede zwischen den verschiedenen Antidepressivaklassen.

ad a)
Bei der Frage nach dem **Einfluss von Antidepressiva auf Suizidalität** handelt es sich um die klassische Frage nach einem Medikamenteneffekt, die mit den gleichen wissenschaftlichen Instrumenten zu beantworten ist, wie bei anderen Medikamenteneffekten. Hierbei ist es aus methodischer Sicht unerheblich, ob erwünschte oder unerwünschte Effekte untersucht werden (hier protektiver oder fördernder Effekt auf Suizidalität). Dies bedeutet, dass die Frage, sofern möglich, auf Evidenzgrad Ia (mehrere RCTs oder hieraus generierte Metaanalysen) beantwortet werden sollte. Ferner sollten, soweit möglich, harte (d. h. eindeutig messbare) und patientenrelevante Zielparameter gemessen werden. Dies sind bei der genannten Fragestellung Suizidversuche und vollendete Suizide.

Es liegen mindestens **sechs große Metaanalysen** von RCTs zum harten Zielparameter Suizidversuche und Suizide vor, die jeweils zwischen gut 19.000 und knapp 90.000 Patienten eingeschlossen haben [417, 548, 560, 761, 762, 765]. Hierunter befinden sich drei Arbeiten [761, 762, 765], die die Daten aus den bei der US-amerikanischen Zulassungsbehörde FDA eingereichten Zulassungsstudien analysierten. Keine dieser sechs Metaanalysen ergab, dass Patienten, die einer Antidepressivabehandlung zugelost waren, weniger Suizide oder Suizidversuche verübten, als Patienten, die einer Placebobehandlung zugelost waren. Die größte dieser **Metaanalysen** [417] ergab sogar eine signifikant erhöhte Rate an Suizidversuchen und Suiziden unter Antidepressiva (untersucht wurden nur SSRI) im Vergleich zu Placebo. Die Schlussfolgerung ist, dass **Antidepressiva Suizidversuche und Suizide nicht verhindern.** Allerdings liefern die Daten auch keinen eindeutigen Beleg dafür, dass Antidepressiva (über alle Altersgruppen) die Zahl von Suizidversuchen oder Suiziden erhöhen. Diese Erkenntnisse (Evidenz Ia) beruhen überwiegend auf RCTs von bis zu acht Wochen Dauer. Für längere Zeiträume ist die Erkenntnislage dünner, jedoch ergibt sich aus der verfügbaren Evidenz auch hier kein Hinweis darauf, dass sich nach längerer Antidepressiva-Einnahme bezüglich der Suizid- oder Suizidversuchsrate ein Vorteil gegenüber Placebo ergäbe [1398].

In Studien von geringerer methodischer Qualität ergibt sich zum Teil ein anderes Ergebnis, insbesondere in **Beobachtungsstudien mit Vorher-Nachher-Vergleich** oder mit dem **Vergleich von Patientengruppen**, die aus klinischer Entscheidung (keine Randomisierung) mit oder ohne Antidepressivum behandelt wurden. Hier zeigten sich zum Teil unter Antidepressivabehandlung **weniger Suizidversuche und Suizide** [71, 487]. Bei den Vorher-Nachher-Vergleichen ist die Aussagekraft aber reduziert, da häufig ein Suizidversuch zur psychiatrischen Behandlung führt, so dass die Zahl der Suizidversuche im Vorher-Zeitraum überrepräsentiert ist. Ferner bedeutet der Beginn einer psychiatrischen Behandlung nicht nur den Beginn einer Medikation, sondern auch den einer ärztlichen Zuwendung, Diagnosestellung und weiterer mutmaßlich suizidprotektiver Maßnahmen. Erfolgt die Aufteilung auf eine Behandlung mit oder ohne Antidepressivum nicht per Zufall sondern nach klinischer Entscheidung, kann nicht davon ausgegangen werden, dass die beiden Gruppen bezüglich weiterer Variablen, die Einfluss auf das Suizidrisiko haben können, vergleichbar sind. So könnte Nicht-Medikation zum Beispiel auf Ablehnung durch den Patienten als Ausdruck einer generell geringeren Mitarbeit bei der Behandlung zurückzuführen sein. Eine Analyse der OECD-Gesundheitsdaten über 13 Jahre zeigte [714], dass eine höhere Antidepressiva-Verschreibungsrate signifikant mit höheren Suizidraten korreliert war. Auch mit dieser rein korrelativen Betrachtung sind keine Aussagen über die Kausalität möglich.

ad b)
Suizidalität in einem weiteren Sinne scheint zum Teil anderen Einflussgrößen zu unterliegen als suizidale Handlungen (Suizidversuche und Suizide) und mit diesen nur teilweise verknüpft. Während Antidepressiva keinen protektiven Einfluss auf die Zahl von Suizidversuchen und Suiziden haben (▶ oben), zeigte sich in Studien, in denen »Suizidalität« vorrangig als Ausdruck von Lebensüberdruss, Todeswünschen oder Suizidideen untersucht wurde, zum Teil eine Verringerung unter Antidepressiva. Gibbons et al. [488] verglichen bei gut 9.000 Patienten die Ausprägung von Item 3 der Hamilton-Depressionsskala (Suizidalität einschließlich Lebensüberdruss, Todeswunsch, Suizidgedanken) unter *Venlafaxin* und *Fluoxetin* einerseits mit Placebo andererseits und konnten ein signifikant geringeres Ausmaß an Suizidalität in der Antidepressiva-Gruppe feststellen. Methodenkritisch anzumerken ist, dass die Hamilton-Depressionsskala nicht für eine Einzelitem-Analyse konstruiert oder validiert ist. Auch die **Metaanalyse** von Stone et al. 2009 fand bei älteren Patienten ein geringeres Ausmaß von Suizidalität (beginnend bei Lebensüberdruss und Suizidgedanken) unter Antidepressiva als unter Placebo. Bei der Analyse lediglich von Suizidversuchen und Suiziden hingegen fand sich kein signifikanter Unterschied zwischen Antidepressiva und Placebo.

ad c)
Die FDA forderte 2004 alle Hersteller auf, sämtliche Daten aller bisher durchgeführten Studien einzureichen, auch der nicht publizierten. Zusammengekommen sind 372 Studien mit fast 100.000 Teilnehmern, deren Auswertung die FDA im Dezember 2006 auf ihrer Webseite publiziert hat (http://www.fda.gov/ohrms/dockets/ac/06/briefing/2006-4272b1-01-FDA.pdf). Danach hängt das **Risiko eines suizidalen Verhaltens** oder der Suizidalität nach Einnahme von Antidepressiva vom **Alter der Patienten** ab. Bei den jüngsten Patienten, Kindern und jungen Teenagern ist das Risiko zwei- bis dreifach erhöht. Die Schnittpunkte mit der Nulllinie (Odds Ratio = 1) liegen nach dieser Abbildung etwa im Alter von 40 Jahren. Die FDA hat die Daten nach den einzelnen Medikamenten aufgeschlüsselt. Auffällig ist in der Gruppe der unter 25-Jährigen ein höheres Suizidalitäts-Risiko von **selektiven Serotonin- und Noradrenalin-Reuptake-Inhibitoren (SSNRI)** wie *Duloxetin* und *Venlafaxin* (Odds Ratio der Gruppe = 5,13; 95-%-Konfidenzintervall 1,80–14,6), während die **selektiven Serotonin-Reuptake-Inhibitoren (SSRI)** als Gruppe besser abschnitten (Odds Ratio 1,73; 1,19–2,52). Diese Gruppe ist allerdings sehr heterogen und nur für *Paroxetin* wurde hier ein signifikant erhöhtes Risiko (Odds Ratio 2,3; 1,10–4,96) gefunden.

Auch die **Metaanalyse** von Stone et al. bestätigte einen **altersabhängigen Effekt**: Suizidgedanken und andere Ausprägungen von Suizidalität waren bei den unter 25-Jährigen nicht signifikant häufiger unter Antidepressiva als unter Placebo (OR: 1,62, 95% CI: 0,97 bis 2,71), bei allen älteren Studienteilnehmern seltener, bei den über 75-Jährigen auch signifikant seltener. Bei Betrachtung lediglich des harten und patientenrelevanten Parameters »Suizidversuche und Suizide« zeigte sich, dass diese bei unter 25-Jährigen signifikant häufiger unter Antidepressiva auftraten als unter Placebo (OR: 2,30, 95% CI: 1,04 bis 5,09, p: 0,04), während es bei über 25-Jährigen keinen Effekt gab (=R: 0,87, 95% CI: 0,58 bis 1,29, p: 0,48).

ad d)
Nicht eindeutig lässt sich beantworten, ob es zwischen den Antidepressiva-Klassen relevante Unterschiede bezüglich ihres Effektes auf Suizidversuche und Suizide gibt [609]. SSRI als Klasse sind diesbezüglich besonders gut untersucht. Bezüglich der *SSRI* wird kontrovers diskutiert, ob es aufgrund von exzitatorischen Nebenwirkungen wie Agitiertheit oder Akathisie zum Auftreten von akuter Suizidalität kommen kann [50, 609, 1059]. Einige **Metaanalysen** fanden keine Erhöhung oder Verringerung der Rate an Suizidversuchen und Suiziden unter SSRI im Vergleich zu Placebo [548, 761], andere hingegen fanden eine erhöhte Rate [72, 417] (nur Paroxetin). **Epidemiologische Studien** fanden ein erhöhtes Risiko von *SSRI* im Vergleich zu *TZA* [365, 547]. Das englische Committee on Safety of Medicines führt jedoch in seinem Report zur Sicherheit von SSRI aus, dass es bislang keine ausreichende Evidenz für deutliche Unterschiede innerhalb der Gruppe der SSRI oder zu anderen Antidepressiva, insbesondere auch den TZA gibt [249, 417, 548, 960]. Für einen Einsatz von SSRI bei suizidgefährdeten Patienten kann allerdings ihre erheblich größere Sicherheit auch bei Überdosierung im Vergleich zu TZA und MAO-Hemmern sprechen [452, 453, 614, 1530].

Empfehlung/Statement	Empfehlungsgrad
3-116 Zur speziellen akuten Behandlung der Suizidalität sollten Antidepressiva nicht eingesetzt werden. LoE Ib: Metaanalysen [417, 548, 560, 761, 762, 765]	**B**
3-117 Antidepressiva können jedoch bei suizidalen depressiven Patienten zur Depressionsbehandlung im Rahmen der allgemeinen Empfehlungen eingesetzt werden. LoE Ib: Metaanalysen [72, 417, 548, 761], Beobachtungsstudien [71, 365, 487, 547]	**0**
3-118 Bei einem suizidalen Patienten soll die Auswahl von Antidepressiva hinsichtlich ihres Nutzen-Risiko-Verhältnisses (Pharmaka mit Letalität in hoher Dosis, Agitationssteigerung in der Frühphase) abgewogen werden. Expertenkonsens	**KKP**

3.10.4.2 Stimmungsstabilisierer

Konsistent zeigen **Metaanalysen** [64, 252, 550] und große Vergleichsuntersuchungen [755], dass **Lithium zu einer signifikanten Senkung der Rate von Suiziden und Suizidversuchen** führt. Die größte **Metaanalyse** [64] fasste Daten von 34 Studien mit insgesamt mehr als 16.000 unipolar depressiv oder bipolar erkrankten Patienten zusammen und zeigte, dass die Rate an suizidalen Handlungen (Suizidversuche und Suizide) bei den nicht mit Lithium behandelten Patienten 3,1 pro 100 Personenjahre betrug, wohingegen sie bei den mit Lithium behandelten Patienten mit 0,21 sogar niedriger lag als in der Allgemeinbevölkerung (0,32). Für die Subgruppe der unipolar depressiv erkrankten Patienten war der Effekt gleich stark ausgeprägt und ebenfalls hoch signifikant.

Guzzetta et al. [550] errechneten in ihrer **Metaanalyse** von acht Studien mit unipolar depressiv erkrankten Patienten wiederum eine signifikante Reduktion suizidaler Handlungen durch eine Lithiumbehandlung (zwei von 252 mit Lithium behandelten Patienten begingen innerhalb eines Jahres Suizid oder einen Suizidversuch, während es 19 von 205 nicht mit Lithium behandelten Patienten waren). Dies entspricht einer Rate an suizidalen Handlungen von 0,17 bei den mit Lithium behandelten und von 1,48 bei den nicht mit Lithium behandelten Patienten.

Für **andere Stimmungsstabilisierer** liegen **keine vergleichbaren Erkenntnisse** vor. Goodwin und Mitarbeiter [515] verglichen den suizidalitätsreduzierenden Effekt von *Lithium* und *Valproinsäure* bei bipolar affektiv erkrankten Patienten (insgesamt 20.638 Patienten) direkt und zeigten einen signifikant größeren Effekt von Lithium auf die Vermeidung von Suiziden und Suizidversuchen.

Empfehlung/Statement	Empfehlungsgrad
3-119 In der Rezidivprophylaxe bei suizidgefährdeten Patienten soll zur Reduzierung suizidaler Handlungen (Suizidversuche und Suizide) eine Medikation mit Lithium in Betracht gezogen werden. LoE Ia: Metaanalysen [64, 252, 550]	**A**

3.10.4.3 Andere Substanzen

Da eine eventuell suizidalitätsfördernde Wirkung von Antidepressiva (insbesondere SSRIs) in erster Linie auf vermehrte Unruhe, Akathisie und exzitatorische Wirkungen zurückgeht [1154], wird häufig eine Kombination mit einem **Anxiolytikum** und **Hypnotikum** zumindest in der akuten Phase bis zum Eintritt des antidepressiven Effekts empfohlen [16, 614, 1154]. **Benzodiazepine** wirken dabei kurzfristig entspannend, beruhigend, angstlösend, schlafinduzierend und emotional distanzierend und führen zu einer Dämpfung depressiven oder psychotischen Erlebens. Eine **Metaanalyse** von Furukawa [462] zeigte, dass eine **Kombinationsbehandlung aus Antidepressivum und Benzodiazepin** im Hinblick auf ihren antidepressiven Effekt einer antidepressiven Monotherapie überlegen ist, auch hinsichtlich der Suizidprävention. Benzodiazepine sollten jedoch wegen ihres Abhängigkeitspotenzials nicht länger als zwei Wochen gegeben werden. Bei Vorliegen von Suizidalität im Rahmen psychotischer Symptome ist auch eine **Kombination des Antidepressivums mit einem Antipsychotikum** möglich [1154]. Antipsychotika bewirken kurz- und längerfristig eine Besserung von Wahn und Halluzinationen sowie eine Angstlösung, Dämpfung von Unruhe, und Verbesserung von Schlafstörungen.

Empfehlung/Statement	Empfehlungsgrad
3-120 Eine Akutbehandlung (möglichst < 14 Tage) mit einem Benzodiazepin kann bei suizidgefährdeten Patienten in Betracht gezogen werden. LoE Ib: Metaanalyse [462]	**0**
3-121 Bei suizidgefährdeten Patienten mit einer depressiven Episode mit psychotischen Merkmalen sollte die antidepressive Medikation mit einem Antipsychotikum ergänzt werden. LoE IV: Expertenkonsens basierend auf [1154]	**B**

3.10.5 Krisenintervention und spezifische Psychotherapien

In der Regel besteht die Hauptstrategie bei akuter Suizidalität darin, zuerst stützend und entlastend vorzugehen, bis die akute Selbstgefährdung abklingt, um dann anschließend eine weitere, mehr ursachenbezogene Behandlung einzuleiten [15]. Suizidale Menschen haben häufiger sämtliche zwischenmenschlichen Beziehungen bereits abgebrochen und sind mit dem Wunsch zu sterben allein. Gerade Beziehungslosigkeit und Einsamkeit verschärfen den Entschluss, sich das Leben zu nehmen. **Deswegen kommt beim Umgang mit suizidalen Menschen dem initialen Beziehungsaufbau zentrale Bedeutung zu** [15, 16]. Suizidalität erfordert eine *zugewandte*, *empathische* und *direkte Haltung* des Behandelnden und die *Bereitschaft, sich möglichst frei von Zeitdruck auf den Patienten einzulassen*. Gelingt es, dass sich die betroffene Person mit ihrer Suizidalität und den damit verbundenen Begleitumständen ernst genommen und verstanden fühlt, kann die daraus resultierende Beziehung zwischen Betroffenem und Helfer bereits per se suizidpräventiv sein [16, 197]. Besonders Formulierungshilfen für intensiv wahrgenommene Gefühle wie Trauer, Schmerz, Kränkung und Wut können zu einer Erleichterung auf Seiten des Patienten führen. Wichtige Funktion hat hierbei auch der Ausdruck stellvertretender Hoffnung, ohne damit den gegenwärtigen Leidensdruck des Patienten in Frage zu stellen [16, 197]. Für einen Teil der Patienten ist die Bearbeitung eines kränkenden Auslösers für die Suizidalität Ausgangspunkt der Krisenintervention. Dabei ist die Möglichkeit in Betracht zu ziehen, dass die momentane Problemsituation auf einer länger bestehenden, eventuell nicht bewussten Konfliktthematik im Sinne einer ausgeprägten Selbstwertproblematik basiert [16, 621].

Insgesamt ist die **Studienlage zu suizidpräventiven psychotherapeutischen Strategien unzureichend**. Die Forschung hierzu ist methodisch stark eingeschränkt, da ein experimentelles Vorgehen, bei dem einer Gruppe gefährdeter Menschen Krisenintervention bzw. Psychotherapie vorenthalten würde, ethisch nicht möglich ist. Zum anderen beziehen sich viele Untersuchungen zur *Wirksamkeit psychologischer Interventionen auf selbstverletzendes Verhalten* (»deliberate self-harm«), wobei Suizidversuche nicht immer diagnostisch klar von Selbstverletzungen abgegrenzt werden. Häufig wird auch die Motiviertheit der Selbstverletzungen (habituell oder akut?) zu wenig beachtet (▶ [15]).

Studien, die explizit versucht haben, die **suizidpräventive Wirksamkeit spezifischer psychotherapeutischer Ansätze** zu evaluieren, sind selten [290]. Mann et al. [947] kommen in ihrem **systematischen Review** zu suizidpräventiven Strategien zum Schluss, dass positive Ergebnisse bezüglich der Reduzierung sich wiederholenden suizidalen Verhaltens für die *Kognitive Verhaltenstherapie* [198], *Problemlösetherapie* [400, 486, 605, 978, 1268], *psychodynamische Kurzzeittherapie* [549] sowie intensive Nachbetreuung mit regelmäßigem Kontakt [606] vorliegen, verglichen mit der jeweils üblichen Behandlung. Gemeinsam ist diesen suizidpräventiv wirksamen Ansätzen, dass sie spezifische, auf die Suizidalität gerichtete problemlösende und einsichtsorientierte Strategien beinhalten (▶ [606, 947]). In einer **systematischen Übersichtsarbeit und Metaanalyse** [1094] zeigten sich Hinweise, dass *psychotherapeutische Interventionen* zu einer signifikanten Reduktion von Suizidversuchen im Vergleich zur Routinebehandlung führen.

Sowohl im ambulanten wie im stationären Bereich wird bei Vorliegen von Suizidalität häufig ein »**Non-Suizid-Vertrag**« zwischen dem Therapeuten und dem Patienten geschlossen. Auch wenn keine empirischen Daten vorliegen, die den präventiven Nutzen dieses Vorgehens belegen könnten, sind manche Praktiker der Ansicht, dass ein Non-Suizid-Vertrag sinnvoll ist und dazu beitragen kann, die Risikoabschätzung transparenter zu gestalten [16]. Der Patient verspricht, bis zu einem genau festgelegten Zeitpunkt (meist bis zur nächsten Sitzung, die spätestens eine Woche später stattfinden soll) keinen Suizidversuch zu unternehmen. Sinnvoll ist dabei auch, genau zu vereinbaren, wohin sich der Patient bei einer Zuspitzung seines Zustandes und beim Ansteigen akuter Suizidgefahr konkret wenden kann. Oft wird diese Vereinbarung auch schriftlich geschlossen. Ein derartiges Abkommen sollte als Maßnahme zur Stärkung des therapeutischen Bündnisses gesehen werden und dazu beitragen, Selbskontrolle und Erleben von Selbstwirksamkeit beim Patienten zu stärken [16]. Der Nutzen von Non-Suizid-Verträgen wird indes auch kritisch diskutiert: Sie sollten den Therapeuten nicht in Sicherheit wiegen, d. h. Suizide kommen trotz Non-Suizid-Vertrag vor. Althaus und Hegerl [16] schlagen vor, stets im Einzelfall zu prüfen, inwieweit ein Non-Suizid-Vertrag sinnvoll sein kann; eine grundsätzlich vorhandene Bündnis- und Beziehungsfähigkeit ist dafür Voraussetzung. Ist diese nicht gegeben, ist in der Regel eine stationäre Einweisung in eine psychiatrisch-psychotherapeutische Klinik indiziert.

Empfehlung/Statement	Empfehlungsgrad
3-122_mod_2015 Als kurzfristiges Ziel von Kriseninterventionen oder Psychotherapie bei akuter Suizidalität soll eine intensive Kontaktgestaltung und eine aktive unmittelbare Unterstützung und Entlastung des Patienten bis zum Abklingen der Krise angestrebt werden. Eine tragfähige therapeutische Beziehung kann bei suizidgefährdeten Patienten per se suizidpräventiv wirken. Expertenkonsens basierend auf [15, 16, 197]	**KKP**
3-123_mod_2015 Bei suizidgefährdeten Patienten mit einer depressiven Episode sollte eine Psychotherapie angeboten werden, die zunächst auf die Suizidalität fokussiert. LoE Ia: Metaanalysen [606, 947, 1094]	**B**

3.10.6 Suizidprävention durch Nachsorge und Kontaktangebote

Zur **Suizidprävention durch Nachsorge und Kontaktangebote** liegen bislang nur wenige Studien vor: Motto [1024] und Motto et al. [1026] zeigten in einer **randomisierten Studie**, dass Patienten nach Suizidversuch seltener zu erneuten suizidalen Handlungen neigen, wenn sie in der Zeit nach einem Suizidversuch regelmäßig von der Klinik kontaktiert werden. In einer anderen Studie [327] wurden ältere Patienten mit einem telefonischen Unterstützungssystem (»Telehelp-Telecheck«) ausgestattet. Damit konnten sie notfalls Hilfe rufen; gleichzeitig wurden sie darüber regelmäßig telefonisch kontaktiert. Dies führte im Untersuchungszeitraum zu einer signifikant geringeren Suizidhäufigkeit.

Morgan et al. [1021] randomisierten 212 Patienten nach einem Suizidversuch auf zwei Gruppen: Die Experimentalgruppe erhielt eine Notfallkarte, auf der eine Telefonnummer vermerkt war, wo sie im Fall einer erneuten suizidalen Krise jederzeit anrufen konnten. Die Kontrollgruppe erhielt eine Routinebehandlung (z. B. stationäre Wiederaufnahme). Die mit der Notfallkarte ausgestatteten Patienten wiesen im Trend weniger suizidale Handlungen als jene der Kontrollgruppe auf. Eine Replikation mit einer kleineren Stichprobe zeigte allerdings keine Gruppenunterschiede mehr [400].

Die **ersten Tage und Wochen nach der Entlassung** aus einer stationären Behandlung sind mit einem **erhöhten Suizidrisiko** verbunden. Dies betrifft in besonderem Maße Patienten mit einer depressiven Störung, die nach einem Suizidversuch aufgenommen worden sind oder die weiterhin Suizidgedanken haben [40, 697]. Zudem gibt es Hinweise, dass wegen Suizidalität aufgenommene Patienten, die unmittelbar nach der Entlassung keine Behandlung wahrnehmen, auch signifikant seltener später irgendeine Behandlung in Anspruch nehmen [204, 1025]. Entsprechend wichtig ist die Regelung der Nachbetreuung nach einer stationären Behandlung. Folgende Schritte im Umgang mit Patienten, die (a) wegen Suizidalität stationär aufgenommen worden sind und entlassen werden sollen bzw. (b) die nicht stationär aufgenommen werden, obwohl sie suizidales Verhalten zeigen oder ein erhöhtes Risiko für suizidales Verhalten aufweisen, werden als sinnvoll erachtet (mod. nach [51]):

- Vereinbarung fester persönlicher oder zumindest telefonischer Termine für die ersten Tage nach Entlassung;
- Einbezug der Angehörigen oder anderer unterstützender Personen in die Entlassplanung;
- Einbezug derjenigen Personen in die Entlassplanung, die professionell die weitere Behandlung übernehmen, vor der Entlassung zumindest mündlicher Bericht an sie;
- vollständiger Bericht an den weiterbehandelnden Haus- und/oder Facharzt unmittelbar nach Entlassung (Diagnostik, bisherige Therapie und die Entlassplanung);
- bei Verzicht auf eine stationäre Aufnahme trotz erhöhtem Risiko für suizidales Verhalten: Detaillierte schriftliche Aufzeichnungen, weshalb auf eine Aufnahme verzichtet wurde und welche Vereinbarungen über eine weitere Betreuung getroffen wurden.

Empfehlung/Statement	Empfehlungsgrad
3-124 Eine Nachuntersuchung von Patienten, die wegen Suizidalität stationär aufgenommen wurden, soll kurzfristig, maximal eine Woche nach Entlassung, geplant werden, da in der Zeit nach der Entlassung das Risiko für weitere suizidale Handlungen am höchsten ist. LoE III: Beobachtungsstudie [40]	**A**
3-125_mod_2015 Patienten, die wegen Suizidalität stationär behandelt wurden und einen Termin zur Nachuntersuchung nach Entlassung nicht wahrnehmen, sollen unmittelbar kontaktiert werden, um das Risiko für einen Suizid oder Selbstverletzungen abzuschwächen und abzuschätzen. LoE Ib: RCTs [40, 327, 400, 697, 1021, 1024, 1026]	**A**

Anhang

Anhang 1 Cut-off-Werte bei Fragebogenverfahren

► Kapitel 2: Diagnostik

Testverfahren	Cut-off-Werte
Beck-Depressions-Inventar (BDI) [111, 1161, 1539]	< 10: keine Depression bzw. klinisch unauffällig oder remittiert 10–19: leichtes depressives Syndrom 20–29: mittelgradiges depressives Syndrom ≥ 30: schweres depressives Syndrom
Beck-Depressions-Inventar II (BDI-II) [639]	< 13: keine Depression bzw. klinisch unauffällig oder remittiert 13–19: leichtes depressives Syndrom 20–28: mittelgradiges depressives Syndrom ≥ 29: schweres depressives Syndrom
Hospital Anxiety and Depression Scale (HADS) [177, 578]	≤ 7: keine Depression bzw. klinisch unauffällig 8–10: »suspekt«, d. h. zumindest leichte depressive Störung > 10: klinisch relevantes depressives Syndrom
Symptom Checklist (SCL 90-R)	Es liegen keine zuverlässigen Cut-off-Werte für die SCL 90-R vor.
Gesundheitsfragebogen für Patienten (PHQ-D) [1367, 1539]	≥ 5 der 9 Items werden bejaht (wenigstens »mehr als die Hälfte der Tage«): Major Depression (mindestens mittelgradige depressive Störung)
Geriatrische Depressionsskala [1329]	0–5 Punkte: klinisch unauffällig ≥ 6 Punkte: depressive Störung wahrscheinlich
Hamilton-Depressions-Rating-Skala (HDRS; 17-Item-Version) [177]	≤ 8: keine Depression bzw. klinisch unauffällig oder remittiert 9–16: leichtes depressives Syndrom 17–24: mittelgradiges depressives Syndrom ≥ 25: schweres depressives Syndrom
Bech-Rafaelsen-Melancholie-Skala (BRMS) [176, 1388]	0–5: kein depressives Syndrom 6–14: leichtes depressives Syndrom 15–24: mittelgradiges depressives Syndrom ≥ 25: schweres depressives Syndrom
Montgomery-Asberg Depression Rating Scale (MADRS)	0–6: kein depressives Syndrom bzw. remittiert 7–19: leichtes depressives Syndrom 20–34: mittelgradiges depressives Syndrom ≥ 35: schweres depressives Syndrom

Anhang 2 Antidepressiva – Wirkstoffe gegliedert nach Wirkstoffgruppen mit Angaben zu Dosierung, Plasmaspiegel und Monitoring

(mod. n. [50] und dort zitierten Quellen und [632])

► Kapitel 3.4: Pharmakotherapie

Wirkstoff (Wirkstoffgruppe)	Dosierung		Plasmaspiegel	Therapeutisches Drug Monitoring (TDM)
	Anfangsdosis [mg/Tag]	Standard-Tagesdosis [mg/Tag]	Serumkonzentration (Talspiegel vor Medikamenteneinnahme) [ng/ml]	Empfehlungsgrad für TDM
Tri- und tetrazyklische Antidepressiva (TZA) – nichtselektive Monoamin-Rückaufnahme-Inhibitoren (NSMRI)				
Amitriptylin	25–50	75–300	80–200*	stark empfohlen
Amitriptylinoxid	30–60	75–300	–	–
Clomipramin	25–50	75–250	230–450*	stark empfohlen
Desipramin	25–50	75–250	100–300	empfohlen
Doxepin	25–50	75–300	50–150*	empfohlen
Imipramin	25–50	75–300	175–300*	stark empfohlen
Maprotilin	25–50	75–225	75–130	empfohlen
Nortriptylin	25–50	50–200	70–170	stark empfohlen
Trimipramin	25–50	75–300	150–300	empfohlen
Selektive Serotonin-Rückaufnahme-Inhibitoren (SSRI)				
Citalopram	20	20–40	50–110	empfohlen
Escitalopram	10	10–20 (bei Patienten >65 Jahre: 10)	15–80	empfohlen
Fluoxetin	20	20–40	120–500*	empfohlen
Fluvoxamin	50	100–250	60–230	empfohlen
Paroxetin	20	20–40	30–120	hilfreich
Sertralin	50	50–100	10–150	empfohlen
Vortioxetin**	10	10 (5–20)	noch nicht verfügbar	keine Empfehlung
Monoaminoxidase (MAO)-Inhibitoren				
Moclobemid	150	300–600	300–1000	hilfreich
Tranylcypromin	10	20–40	≤50	möglicherweise hilfreich
Selektive Serotonin-/ Noradrenalin-Rückaufnahme-Inhibitoren (SSNRI)				
Venlafaxin	37,5–75	75–225	100–400*	empfohlen
Duloxetin	30–60	60	30–120	empfohlen

Wirkstoff (Wirkstoffgruppe)	Dosierung		Plasmaspiegel	Therapeutisches Drug Monitoring (TDM)
	Anfangsdosis [mg/Tag]	Standard-Tagesdosis [mg/Tag]	Serumkonzentration (Talspiegel vor Medikamenteneinnahme) [ng/ml]	Empfehlungsgrad für TDM
Alpha2-Rezeptor-Antagonisten				
Mianserin	30	60–120	15–70	hilfreich
Mirtazapin	15	15–45	30–80	empfohlen
Selektiver Noradrenalin- und Dopamin-Rückaufnahme-Hemmer				
Bupropion	150	150–300	225–1500*	hilfreich
Melatonin-Rezeptor-Agonist und Serotonin-5-HT2C-Rezeptor-Antagonist				
Agomelatin	25	25–50	7–300 (50 ng/ml 1–2 Std. nach letzter Einnahme)	möglicherweise hilfreich
Serotonin-Wiederaufnahme-Verstärker				
Tianeptin	37,5	37,5	keine Angabe	keine Empfehlung

*: Antidepressivum mit antidepressiv wirksamem ersten Metaboliten. Die Angabe zur empfohlenen Serumkonzentration bezieht sich auf die Summe aus Wirkstoff und erstem Metaboliten.
**: Vortioxetin ist ein SSRI mit zusätzlicher Aktivität an postsynaptischen Serotonin-Rezeptoren (5-HT-Rez.): agonistisch an 5-HT1A-Rez., partialagonistisch an 5-HT1B-Rez., antagonistisch an 5-HT1D-, 5-HT3- und 5-HT7-Rezeptoren.

Anhang 3 Weitere zur Behandlung der Depression eingesetzte Arzneimittel mit Angaben zu Dosierung, Plasmaspiegel und Monitoring

(soweit anwendbar mod. n. [50] und dort zitierten Quellen)

► Kapitel 3.4: Pharmakotherapie

Wirkstoff (Wirkstoffgruppe)	Dosierung		Plasmaspiegel	Therapeutisches Drug Monitoring (TDM)
	Anfangsdosis [mg/Tag]	Standard-Tagesdosis [mg/Tag]	Serum-konzentration [ng/ml]	Zusammenhang zwischen Serumspiegel und klinischer Wirkung
Nichtklassifizierte Antidepressiva				
Trazodon	50–100	200–400	650–1.500	nachgewiesen
Lithiumsalze	Ausschließlich anhand des Plasmaspiegels dosieren. Übliche Anfangsdosis: 8–12 mmol/Tag	Zielwert: 0,6–0,8 mmol/l	s. links	sehr hoch
Phytopharmaka				
Hypericum perforatum (Johanniskraut)	Unsicherheit bezüglich des Wirkmechanismus und des verantwortlichen Wirkstoffes. Dosierung unsicher wegen schwankender Wirkstoffkonzentrationen der pflanzlichen Zubereitung. Angeboten werden 500–1.000 mg Trockenextrakt.			

Anhang 4 Antidepressivagruppen mit unerwünschten Arzneimittelwirkungen, Wechselwirkungen und Kontraindikationen

(mod. nach [50] und dort zitierten Quellen)

► Kapitel 3.4: Pharmakotherapie

Unerwünschte Arzneimittelwirkungen (UAW)	Interaktionen/Arzneimittel-Wechselwirkungen (WW)	Kontraindikationen (KI)
Tri- und tetrazyklische Antidepressiva (TZA) – nichtselektive Monoamin-Rückaufnahme-Inhibitoren (NSMRI)		
Aufgrund der Vielzahl der Nebenwirkungen und ihrer Variabilität zwischen den einzelnen Stoffen werden hier nur für die Wirkstoffgruppe typische UAW aufgeführt. Näheres ► Fachinformationen oder spezielle Übersichtsliteratur. Anticholinerge Effekte: Mundtrockenheit, Miktions- und Akkommodationsstörungen, Obstipation, Hypohidrose, Ileus, Glaukomanfall; Gewichtszunahme; Sedierung; Orthostase-Reaktionen: Blutdruckabfall, Tachykardie, Schwindel; kardiale Erregungsleitungsstörungen; Ödeme; Blutbildungsstörungen; Leberwerterhöhung.	Verstärkung der anticholinergen und/oder sedierenden Effekte bei Kombination mit anderen Anticholinergika oder zentral-dämpfenden Stoffen: Antihistaminika, Parkinsonmittel, Hypnotika/Sedativa/ Tranquilizer, Neuroleptika, Anästhetika, Alkohol (pharmakodynamische Interaktionen (pd)); verminderte antihypertensive Wirkung von Methyldopa oder Clonidin (pd); Wirkungsverstärkung von Sympathikomimetika (z. B. Blutdruckkrisen oder Arrhythmien bei sympathomimetikahaltigen Lokalanästhetika) (pd); Kombination mit nichtselektiven MAO-Hemmern (Tranylcypromin) vermeiden (hypertone Krisen, Hyperpyrexie, Krampfanfälle) (pd), Wirkungsverstärkung von oralen Antikoagulantien (pharmakokinetische Interaktionen (pk)); Wirkungsverstärkung durch die SSRI Fluoxetin, Fluvoxamin, Paroxetin, einige Neuroleptika (Levomepromazin, Melperon, Thioridazin), Cimetidin (pk); Wirkungsabschwächung (Enzyminduktion) durch Antiepileptika (Phenytoin, Carbamazepin, Barbiturate), Rifampicin, Johanniskraut (pk), orale Kontrazeptiva bzw. Zigarettenrauchen möglich. Clomipramin: Eine Kombination auch mit reversiblen MAO-Hemmern vermeiden (lebensgefährliches serotonerges Syndrom).	Akute Intoxikationen mit zentral dämpfenden Stoffen inkl. Alkohol. Unbehandeltes Engwinkelglaukom. Akute Harnverhaltung, Pylorusstenose, paralytischer Ileus. Schwere Herz-Kreislauf-Erkrankungen. Vorsicht bei Prostatahypertrophie, intestinalen Stenosierungen, schweren Leberschäden, erhöhter zerbraler Krampfbereitschaft, Störung der Blutbildung, zerebrovaskulären Störungen und kardialer Vorschädigung, insbesondere Reizleitungsstörungen (Vorsicht bei Patienten mit vorbestehendem Schenkelblock). Strenge Indikation vorausgesetzt, ist Schwangerschaft, insbesondere nach dem 1. Trimenon, keine absolute KI. In der Stillzeit sollen TZA nicht genommen werden.

Unerwünschte Arzneimittelwirkungen (UAW)	Interaktionen/Arzneimittel-Wechselwirkungen (WW)	Kontraindikationen (KI)
Selektive Serotonin-Rückaufnahme-Inhibitoren (SSRI)		
Häufig gastrointestinale (Übelkeit, Erbrechen) sowie exzitatorische (Unruhe und Schlafstörungen) UAW; Kopfschmerzen. Häufig Störungen der Sexualfunktion, insbesondere verzögerte Ejakulation sowie Orgasmusstörungen bei beiden Geschlechtern. Reversible Beeinträchtigung der Spermienqualität. Blutungsneigung kann erhöht sein. Gelegentlich Hautausschläge (absetzen, wenn Fieber und immunallergische Symptome hinzutreten!). Hyponatriämie, SIADH. Dosisabhängige Verlängerung der QTc-Zeit im EKG mit Risiko potentiell lebensbedrohlicher Herzrhythmusstörungen, insbesondere bei Fluoxetin, Citalopram und Escitalopram [1525]. Selten extrapyramidal-motorische Störungen. Gelegentlich Sinusbradykardie. Im Vergleich zu TZA sehr viel geringere anticholinerge, adrenolytische, antihistaminerge und kardiotrope UAW. Citalopram: Kumulationsgefahr bei alten Patienten und Leberinsuffizienz. Alle SSRI außer Fluoxetin: Entzugssymptome bei abruptem Absetzen; bei Niereninsuffizienz (Serum-Kreatinin > 2,7 mg/dl) oder schwerer Leberinsuffizienz Dosis reduzieren. Sertralin: Dosisreduktion bei Leberinsuffizienz.	Bei gleichzeitiger Verordnung von SSRI und anderen Medikamenten ist vorherige genaue Information über potentiell gefährliche WW notwendig (Fachinformation)! Die CYP-inhibierende Wirkung von Sertralin, Escitalopram und Citalopram ist deutlich schwächer als die von Fluoxetin, Fluvoxamin und Paroxetin, die von Vortioxetin ist vernachlässigbar. Kombination mit MAO-Hemmern ist kontraindiziert, Vorsicht bei Kombination mit Tramadol: serotonerges Syndrom (Bauchkrämpfe, Kleinhirnzeichen, Myoklonus, Verwirrtheit, Schwitzen, Tachykardie, Hypertonie), auch Serotonin-Präkursoren (Tryptophan, Oxitriptan) oder Carbamazepin meiden (pd). Nebenwirkungsverstärkung auch bei Kombination mit Johanniskraut. Lithium: Verstärkung serotonerger Wirkungen möglich (pd). Verstärkung der Blutungsneigung durch Azetylsalizylsäure, NSAR und orale Antikoagulanzien (Gerinnungsparameter) (pk). Risiko für QTc-Zeit-Verlängerung im EKG und Gefahr potentiell letaler Herzrhythmusstörungen steigt bei Komedikation mit anderen QTc-Zeit-verlängernden Pharmaka. Fluoxetin und Paroxetin hemmen den CYP2D6-abhängigen Metabolismus einiger anderer Arzneistoffe (z. B. trizyklische Antidepressiva, Antipsychotika vom Phenothiazin-Typ, Metoprolol, Klasse-Ic-Antiarrhythmika, Codein u. a.), Fluvoxamin den CYP1A2-abhängigen Metabolismus von Arzneistoffen (z. B. einige TZA, Clozapin, Melatonin, Theophyllin, Zotepin) bei denen Dosisreduktionen erforderlich sind (pk). Enzyminduktoren (Phenytoin, Rifampicin, Phenobarbital) können den Abbau von SSRI beschleunigen (pk).	Kombination mit MAO-Hemmstoffen (s. links). Akute Alkohol-, Schlafmittel-, Analgetika- und Psychopharmakavergiftungen. Schwere Leber- oder Nierenfunktionsstörungen, erhöhte Krampfbereitschaft. Zumindest im 1. Trimenon der Schwangerschaft sollten SSRI nicht eingenommen werden, wenngleich neuere Studien kein erhöhtes teratogenes Risiko unter Fluvoxamin, Fluoxetin, Paroxetin und Sertralin berichtet haben. Besondere Vorsicht bei long-QT-Syndrom.

Unerwünschte Arzneimittelwirkungen (UAW)	Interaktionen/Arzneimittel-Wechselwirkungen (WW)	Kontraindikationen (KI)
Monoaminoxidase (MAO)-Inhibitoren		
Schwindelgefühl, Kopfschmerzen, gel. gastrointestinale Störungen, Schlafstörungen, Unruhe. Bei Diätfehler (Konsum größerer Mengen von Tyramin) unter Tranylcypromin-Medikation Gefahr potentiell lebensbedrohlicher Bluthochdruckkrisen.	Keine Kombination mit serotonergen Substanzen: SSRI, Clomipramin, Tryptophan, Triptanen, Sibutramin, Selegilin, Duloxetin oder Venlafaxin (pd). Die Wirkung von Sympathikomimetika (direkten oder indirekten) kann verstärkt werden. Tyraminhaltige Nahrungsmittel (z. B. gealterten Käse, Sauerkraut, überreife Bananen, Hefeextrakte; s. Fachinfo) müssen unter einer Tranylcypromin-Medikation streng gemieden werden. Moclobemid verstärkt die Wirkung von Opioiden (pd). Moclobemid hemmt den CYP2D6- und den CYP2C19-abhängigen Metabolismus einiger anderer Arzneistoffe (z. B. TZA, Antipsychotika vom Phenothiazin-Typ, Metoprolol, Klasse-Ic-Antiarrhythmika, Codein u. a.), bei denen Dosisreduktionen erforderlich sind (pk).	Akute Alkohol-, Schlafmittel-, Analgetika- und Psychopharmakavergiftung. Phäochromozytom oder Thyreotoxikose. Möglichst nicht einsetzen bei Suizidalität oder erhöhter Krampfbereitschaft. Keine Kombination mit Opioiden oder serotonergen Antidepressiva. Nicht-Einhaltung der tyraminarmen Diät bei Tranylcypromin-Behandlung.
Selektive Serotonin-/ Noradrenalin-Rückaufnahme-Inhibitoren (SSNRI)		
Venlafaxin: ähnlich wie SSRI, Übelkeit, Obstipation, Mundtrockenheit, Unruhe, Schlaflosigkeit; dosisabhängige Blutdrucksteigerung – regelmäßige Kontrolle; Hyponatriämie. Duloxetin: ähnlich wie SSRI, Übelkeit, Mundtrockenheit, Diarrhoe, Obstipation, Harnverhalt, Schlaflosigkeit, Schwindel, Müdigkeit, Blutdruckkontrolle angeraten.	Venlafaxin: Konzentrationserhöhung und vermehrte Nebenwirkungen mit Fluoxetin oder Paroxetin (pk u. pd). Duloxetin: s. Fachinformation.	Ähnlich wie SSRI.
Alpha-2-Rezeptor-Antagonisten (Mirtazapin, Mianserin)		
Sedierung, Benommenheit, Gewichtszunahme, Mundtrockenheit, Orthostase, Ödeme; cave: potenziell Induktion von Agranulozytose; Leberfunktionsstörungen.	Verstärkung der zentral dämpfenden Wirkung anderer Arzneimittel (z. B. Benzodiazepinen) bzw. von Alkohol (pd). Keine gleichzeitige Therapie mit MAO-Inhibitoren, Sibutramin, Triptanen (pd). Wirkungsverminderung von Mirtazapin durch Enzyminduktoren (z. B. Carbamazepin, Phenytoin, Rifampicin); Wirkungsverstärkung durch Enzyminhibitoren (z. B. HIV-Proteasehemmer, Azol-Antimykotika, Erythromycin, Clarithromycin) (pk).	Schwere Leber- oder Niereninsuffizienz, kardiale Erkrankungen.

Unerwünschte Arzneimittelwirkungen (UAW)	Interaktionen/Arzneimittel-Wechselwirkungen (WW)	Kontraindikationen (KI)
Selektiver Noradrenalin-Dopamin-Rückaufnahme-Inhibitor (Bupropion)		
Überempfindlichkeitsreaktionen der Haut, Mundtrockenheit, Übelkeit, Erbrechen, Appetitlosigkeit, Bauchschmerzen, Verstopfung, Schlaflosigkeit, Agitiertheit, Angst, Zittern, Schwindel, Geschmacksstörungen, Sehstörungen, Tinnitus, erhöhter arterieller Blutdruck, Kopfschmerzen, Fieber und Brustschmerzen, epileptische Anfälle.	Keine Kombination mit MAO-Hemmern. Erhöhte Plasmaspiegel von Desipramin, Imipramin, Risperidon, Thioridazin, Metoprolol, Propafenon und Flecainid, wenn diese Substanzen gleichzeitig mit Bupropion verabreicht werden.	Krampfleiden, ZNS-Tumore, Behandlung mit weiteren Bupropion-haltigen Medikamenten (z. B. zur Raucherentwöhnung), Alkohol- oder Benzodiazepinentzug, schwere Leberzirrhose, Bulimie, Anorexia nervosa.
Melatonin-Rezeptor-Agonist und Serotonin-2C-Rezeptor-Antagonist (Agomelatin)		
Transaminasen-Erhöhung (regelmäßige Kontrolluntersuchungen erforderlich, s. Fachinformation), Übelkeit, Schwindel, Kopfschmerzen und Migräne, Schläfrigkeit oder Schlaflosigkeit, Diarrhö und Obstipation, Übelkeit, vermehrtes Schwitzen, Rückenschmerzen, Angst.	Keine Kombination mit CYP1A2-Inhibitoren Fluvoxamin und Ciprofloxacin, die den Abbau von Agomelatin hemmen (kontraindiziert). Bei gleichzeitiger Anwendung von Agomelatin mit mäßigen CYP1A2-Inhibitoren (z. B. Propranolol, Grepafloxacin, Enoxacin) ist Vorsicht geboten, da dies zu einer erhöhten Agomelatin-Exposition führen könnte, ebenso Östrogene.	Demenz, eingeschränkte Leberfunktion oder erhöhte Transaminasenwerte um mehr als das 3-fache des oberen Normbereichs. Gleichzeitige Anwendung mit starken CYP1A2-Inhibitoren (z. B. Ciprofloxacin, Fluvoxamin).
Nichtklassifizierte Antidepressiva (Trazodon)		
Müdigkeit, Schwindel, gastrointestinale Beschwerden, Mundtrockenheit, Blutdruckabfall, Herzrhythmusstörungen, Priapismus.	Verstärkung der hypotensiven Wirkung durch Phenothiazine (z. B. Chlorpromazin, Fluphenazin, Levomepromazin, Perphenazin) (pd).	Akute Alkohol-, Schlafmittel-, Analgetika- und Psychopharmakavergiftungen.
Lithiumsalze		
▶ Anwendungsempfehlungen: Lithiumtherapie		
Phytopharmaka (Johanniskraut)		
Phototoxische und allergische Hautreaktionen, gastrointestinale Beschwerden, Müdigkeit, Unruhe.	Wirkungsverminderung (Enzyminduktion) von oralen Antikoagulantien (Phenprocoumon), Antidepressiva (Amitriptylin, Paroxetin, Sertralin), Antiepileptika (Phenytoin, Carbamazepin, Phenobarbital), Alprazolam, oralen Kontrazeptiva, Ciclosporin, Digoxin, Theophyllin, Proteaseinhibitoren (z. B. Indinavir), Methadon, evtl. auch anderen HIV-Medikamenten (Efavirenz, Nevirapin), (pk); serotonerges Syndrom bei Kombination mit SSRI, Triptanen möglich (pd).	Schwere depressive Episoden, bekannte Lichtüberempfindlichkeit, besondere Vorsicht bei Multimedikation und Komedikation mit geringer therapeutischer Breite.

Anhang 5 Substrate (nur Antidepressiva) der Cytochrom P450-Isoenzyme

(nach [632, 769] und www.drug-interactions.com)

CYP1A2	CYP2C9/10	CYP2C19	CYP2D6	CYP3A3/4
Agomelatin	(Amitriptylin)	Amitriptylin	Amitriptylin	(Amitriptylin)
(Amitriptylin)	Doxepin	Citalopram	Clomipramin	(Mirtazapin)
(Clomipramin)	Fluoxetin	Clomipramin	Desipramin	Trazodon
Duloxetin		Doxepin	Doxepin	
Fluvoxamin		Fluoxetin	(Duloxetin)	
Imipramin		Imipramin	Fluoxetin	
(Mirtazapin)		Moclobemid	Fluvoxamin	
		Sertralin	Imipramin	
		Trimipramin	Maprotilin	
			Mianserin	
			(Mirtazapin)	
			Nortriptylin	
			Paroxetin	
			Trimipramin	
			Venlafaxin	
			Vortioxetin	

Angaben in Klammern: untergeordnete Bedeutung

Anhang 6 Gründe für erhöhtes Nebenwirkungsrisiko der Antidepressiva bei älteren und alten Menschen

[616]

- Erhöhte Wirkspiegel bei reduzierter Clearance
  - gehäuft im Alter,
  - bei Komorbidität (z. B. Leberfunktionsstörungen),
  - als Folge von pharmakokinetischen Wechselwirkungen.
- Erhöhte oder wechselnde Wirkspiegel durch Fehleinnahme (kognitive Störungen, Multimedikation).
- Pharmakodynamische Faktoren wie
  - verringerte Homöostase-Kapazität,
  - Arzneimittelinteraktionen (z. B. bei anticholinerg wirkenden Substanzen).
- Erhöhte Folgerisiken von Nebenwirkungen wie
  - Orthostase → Sturz → Schenkelhalsfraktur,
  - Sedierung → Inaktivität → Bettlägerigkeit.

Anhang 7 Medikamentöse Behandlung der therapieresistenten Depression

(Evidenzbewertung aus CPA-CANMAT-Leitlinie [229] in Level 1–3 übernommen)

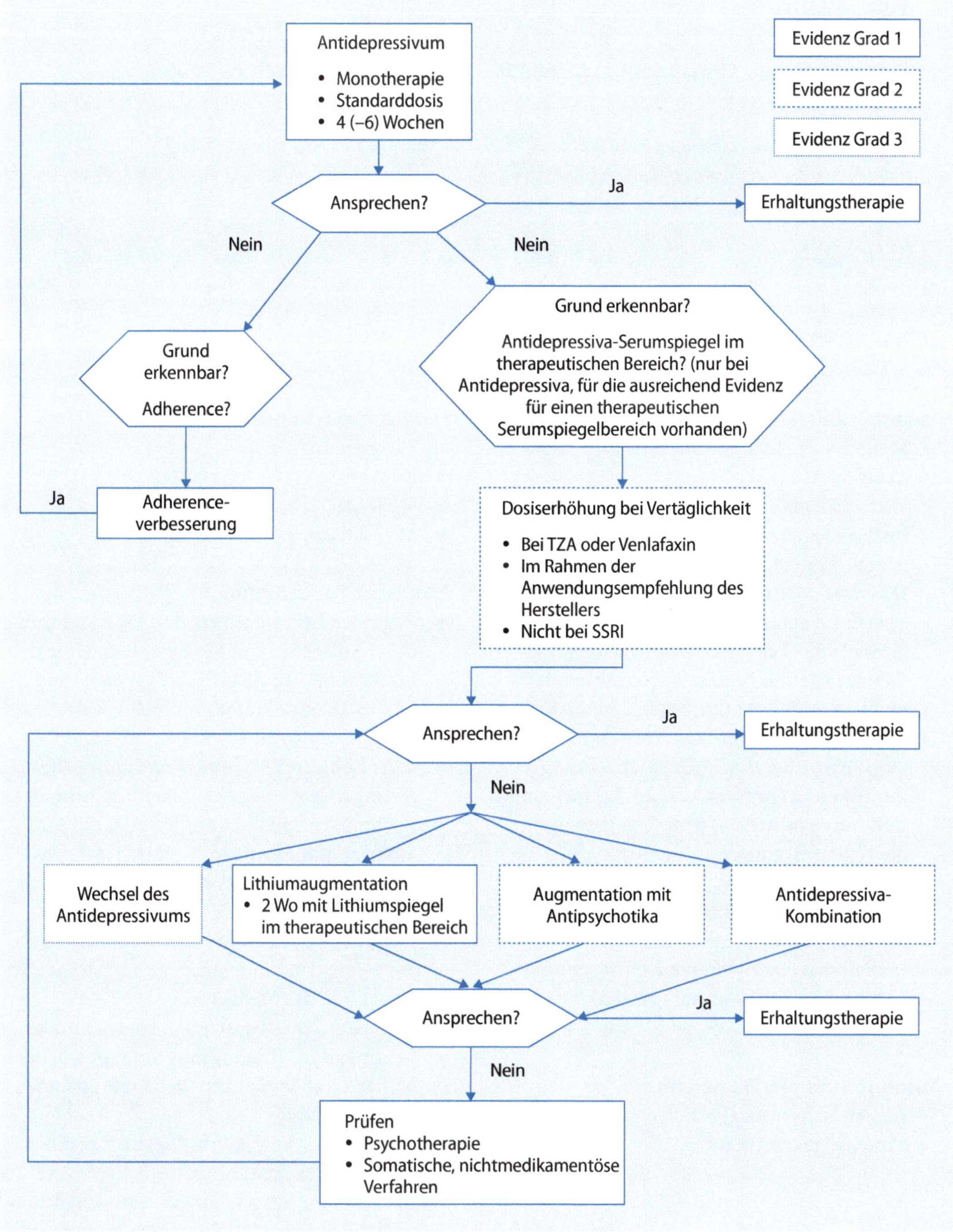

Abbildung 11 Medikamentöse Behandlung der therapieresistenten Depression

Anhang 8 Anwendungsempfehlungen: Lithiumtherapie

Vor Beginn der Behandlung:

- Körperliche Untersuchung (internistisch und neurologisch);
- Körpergewicht;
- Na, K, BZ, T3, T4, TSH, Ca i. S., Blutbild, U-Status, Schwangerschaftstest;
- Serum-Kreatinin, Abschätzung der Kreatinin-Clearance nach der Cockcroft-Formel:

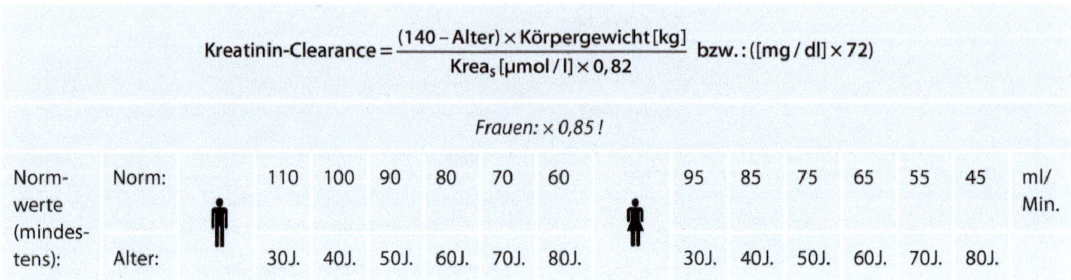

$$\text{Kreatinin-Clearance} = \frac{(140 - \text{Alter}) \times \text{Körpergewicht [kg]}}{\text{Krea}_S\,[\mu\text{mol/l}] \times 0{,}82} \quad \text{bzw.: ([mg/dl]} \times 72)$$

Frauen: × 0,85 !

Normwerte (mindestens):																
Norm:	Männer	110	100	90	80	70	60	Frauen	95	85	75	65	55	45	ml/Min.
Alter:		30J.	40J.	50J.	60J.	70J.	80J.		30J.	40J.	50J.	60J.	70J.	80J.	

Patienten aufklären über:

- Meiden von Flüssigkeitsverlust und Kochsalzmangel;
- Verhaltensmaßregeln: ausreichend Trinken (insb. bei Hitze oder körperl. Anstrengung); bei Flüssigkeitsverlust wie Fieber, starker Diarrhoe oder starkem Erbrechen Lithiumeinnahme unterbrechen und umgehend Spiegelkontrolle; keine kochsalzarme oder Nulldiät; keine Diuretika, ACE-Hemmer oder nicht-steroidale Antiphlogistika ohne Rücksprache mit Lithium-verschreibendem Arzt; jeden Arzt über die Lithiumbehandlung informieren; vor Narkosen Rücksprache mit Lithium-verschreibendem Arzt halten;
- die Nebenwirkungen (▶ unten);
- Intoxikationszeichen (▶ unten) (beim Auftreten Lithiumeinnahme unterbrechen und sofortige Serumspiegelkontrolle);
- Erfordernis einer sicheren Kontrazeption;
- Lithiumpass und Stimmungskalender (muss Patienten ausgehändigt werden).

Absolute Kontraindikationen:

- Akutes Nierenversagen;
- akuter Myokardinfarkt.

Relative Kontraindikationen:

- Niereninsuffizienz;
- Psoriasis;
- Schwangerschaft und Stillen;
- M. Addison.

Praktische Durchführung:

- Beginnen bei unbeeinträchtigter Nierenfunktion und Fehlen von Medikamenten, die den Lithium-Serumspiegel erhöhen (▶ unten) mit 12- bis 18 mmol Lithium pro Tag, verteilt auf 2× tgl. Gabe in 12-stündigem Abstand;
- cave: Lithiumdosis immer nach mmol berechnen, da die verschiedenen Lithiumsalze (Lithiumcarbonat, Lithiumacetat, Lithiumaspartat, Lithiumsulfat) unterschiedliches Gewicht haben, wirksam aber der molekulare Lithiumanteil ist;
- Dosierung nach 12-Stunden-Serumspiegel anpassen, d. h. Blutentnahme am Morgen vor Einnahme der Medikation;
- therapeutisches Fenster: 0,6 bis 1,0 mmol/l;
- Serumspiegel-Bestimmung anfangs wöchentlich, bei stabiler Langzeitbehandlung mind. 1×/Vierteljahr;
- dabei immer auch kontrollieren: Kreatinin, Na, K, Ca im Serum;
- Absetzen immer sehr langsam ausschleichend (Gefahr der Rezidiv-, insb. Manieinduktion), sofern nicht wegen Intoxikation oder schweren NW sofortiges Absetzen unumgänglich ist.

Typische NW auch bei therapeutischen Serumpiegeln:
- Polyurie, Polydipsie;
- feinschlägiger Tremor;
- Gewichtszunahme;
- (latente) Hypothyreose, Strumaentwicklung;
- Diarrhoe;

→ erste Maßnahme: Absenken des Serumspiegels innerhalb des therapeutischen Bereichs.

Intoxikation:
- Ataxie, Schwindel;
- grobschlägiger Tremor;
- Dysarthrie;
- Übelkeit, Erbrechen;
- Diarrhoe;
- (dauerhafte) Nierenschädigung;
- Rigor, Hyperreflexie, Krampfanfälle, Bewusstseinstrübung, Koma, Tod.

Wechselwirkungen:
- Diuretika, ACE-Hemmer und nichtsteroidale Antiphlogistika (außer ASS) heben (gefährlich) den Lithium-Serumspiegel.

Anwendung von Lithium in der Schwangerschaft
- Sorgfältige Nutzen-Risiko-Abwägung;
- Aufklärung und Schulung der Schwangeren hinsichtlich Teratogenität, Toxizität und Komplikationen;
- besonders enge Indikationsstellung im ersten Trimenon;
- Lithium-Serumspiegelbestimmungen 14-täglich, ab 20. Schwangerschaftswoche wöchentlich (relevante Verschiebungen im Wasser- und Elektrolythaushalt in der zweiten Schwangerschaftshälfte);
- Serumspiegel am unteren Rand des therapeutischen Bereichs einstellen, d. h. ca. 0,5 bis 0,6 mmol/l;
- Tagesdosis auf drei bis fünf Einzeldosen eines retardierten Lithiumpräparates verteilen, um Serumspiegel-Spitzen zu vermeiden;
- keine Anwendung von Diuretika, keine salzarme Diät, keine Saunabesuche, keine starke sportliche Betätigung;
- bei gastrointestinalen Störungen (cave: Schwangerschaftsübelkeit) und fieberhaften Erkrankungen Serumspiegel-Kontrolle, Aussetzen der Lithiumeinnahme bis zum Ausschluss einer Lithium(sub)intoxikation;
- zusätzliche Ultraschallkontrolle in Spezialzentrum mit fetalem Echokardiogramm in der 18. und 23. Schwangerschaftswoche;
- sofern Geburt vorhersehbar oder planbar, Lithium zwei Tage zuvor pausieren, wegen der erheblichen Flüssigkeitsverschiebung durch die Geburt;
- ▶ auch [86, 1034].

Tabellenverzeichnis

Abbildungsverzeichnis

Verwendete Abkürzungen

5-HT-Rezeptoren	Serotonin-Rezeptoren
AD	Antidepressiva
ADHS	Aufmerksamkeitsdefizit-/Hyperaktivitätsstörung
ADS	Allgemeine Depressionsskala
APP	Ambulante psychiatrische Pflege
AU-Tage	Arbeitsausfalltage
AWMF	Arbeitsgemeinschaft der Wissenschaftlichen Medizinischen Fachgesellschaften
ÄZQ	Ärztliches Zentrum für Qualität in der Medizin
BÄK	Bundesärztekammer
BDI	Beck-Depressionsinventar
BRMS	Bech-Rafaelsen-Melancholie-Skala
CAST	Cardiac Arrhythmia Supression Trial
CBASP	Cognitive Behavioral Analysis System of Psychotherapy
CGI	Clinical Global Impression
CM	Clinical Management
CPA	Canadian Psychiatric Association
CT	Computertomographie
CYP	Cytochrom
DAK	Deutsche Angestellten-Krankenkasse
DALY	Disability-adjusted Life Years
DGPPN	Deutsche Gesellschaft für Psychiatrie und Psychotherapie, Psychosomatik und Nervenheilkunde
DMP	Disease Management Programme
DNA	Deoxyribonucleic acid
DSM-III-R	Diagnostisches und Statistisches Manual Psychischer Störungen, 3. überarbeitete Auflage
EEG	Elektroenzephalographie
EKG	Elektrokardiogramm
EKT	Elektrokonvulsionstherapie
ENRICHD	Enhancing Recovery in Coronary Heart Disease Patients with Depression
FDA	U.S. Food and Drug Administration
FDD	Fragebogen zur Depressionsdiagnostik
GAF	Global Asessment of Functioning
G-BA	Gemeinsamer Bundesausschuss
GDS	Geriatrische Depressionsskala
GKV	Gesetzliche Krankenversicherung

GPT	Gesprächspsychotherapie
HADS	Hospital Anxiety and Depression Scale
HAM-D17 Skala	Hamilton-Depressions-Skala
HbA1, HbA1c	Hämoglobin, alpha 1
HDRS	Hamilton-Depression-Rating-Skala
HKP	Häusliche psychiatrische Krankenpflege
Hz	Hertz
ICD	Internationale Klassifikation der Krankheiten
IPT	Interpersonelle Psychotherapie
ITT	Intention-to-Treat
IV	Integrierte Versorgung
KBV	Kassenärztliche Bundesvereinigung
KHK	Koronare Herzkrankheit
KKP	Klinischer Konsenspunkt – Standard in der Behandlung
KVT	Kognitive Verhaltenstherapie
MADRS	Montgomery-Asberg Depression Rating Scale
MAO	Monoaminoxidase
MAOI	Monoaminoxidase -Inhibitoren
MBCT	Mindfulness-Based Cognitive Therapy
MRI	Kernspintomographie
NGP	Nominaler Gruppenprozess
NICE	National Institute for Health and Clinical Excellence
NIMH	National Institute of Mental Health
NRI	Noradrenalin-Rückaufnahme-Inhibitoren
NSMRI	Nichtselektive Monoamin-Rückaufnahme-Inhibitoren
NVL	Nationale VersorgungsLeitlinie
PE-GPT	Process-Experiential Gesprächspsychotherapie
PHQ-D	Gesundheitsfragebogen für Patienten (Depression)
PSD	Post-Stroke-Depression
PST	Problem-solving therapy
PsychKG	Psychisch-Kranken-Gesetz
PsychThG	Psychotherapeutengesetz
PTSD	Posttraumatische Belastungsstörung
RCT	Randomisierte klinische Studie
RR	Relative Ratio/Risiko
rTMS	Repetitive Transkranielle Magnetstimulation

SCL	Symptom-Checkliste
SGB	Sozialgesetzbuch
SIADH	Syndrom der vermehrten Produktion/Wirkung des antidiuretischen Hormons ADH
SNRI	Selektive Noradrenalin-Rückaufnahme-Inhibitoren
SPSP	Short Psychodynamic Supportive Psychotherapy
SSNRI	Selektive Serotonin-/Noradrenalin-Rückaufnahme-Inhibitoren
SSRI	Selektive Serotonin-Rückaufnahme-Inhibitoren, Serotoninwiederaufnahmehemmer
STPP	Short-Term Psychodynamic Psychotherapy
TAU	Treatment As Usual
TDM	Therapeutisches Drug Monitoring
TMS	Transkranielle Magnetstimulation
TSH-Wert	Wert für Thyreoidea-Stimulierendes Hormon = Thyreotropin
TZA	Trizyklische Antidepressiva
UV	Ultraviolettstrahlung
VNS	Vagus-Nerv-Stimulation
WHO	Weltgesundheitsorganisation

Abkürzungsverzeichnis der beteiligten Fachgesellschaften und Organisationen

AkdÄ	Arzneimittelkommission der deutschen Ärzteschaft
AWMF	Arbeitsgemeinschaft der Wissenschaftlichen Medizinischen Fachgesellschaften
ÄZQ	Ärztliches Zentrum für Qualität in der Medizin
BÄK	Bundesärztekammer
BApK	Bundesverband der Angehörigen psychisch Kranker
BDA	Deutscher Hausärzteverband
BDK	Bundesdirektorenkonferenz psychiatrischer Krankenhäuser und Arbeitskreis Depressionsstationen
BDP	Berufsverband Deutscher Psychologinnen und Psychologen
BPM	Berufsverband der Fachärzte für Psychosomatische Medizin und Psychotherapie Deutschlands
BPtK	Bundespsychotherapeutenkammer beratend
BVDN	Berufsverband Deutscher Nervenärzte
BVDP	Berufsverband Deutscher Psychiater
BVVP	Bundesverband der Vertragspsychotherapeuten
CKPA	Chefarztkonferenz psychosomatisch-psychotherapeutischer Krankenhäuser und Abteilungen
DAGSHG	Deutsche Arbeitsgemeinschaft Selbsthilfegruppen
DÄVT	Deutsche Ärztliche Gesellschaft für Verhaltenstherapie
DEGAM	Deutsche Gesellschaft für Allgemeinmedizin und Familienmedizin
DFT	Deutsche Fachgesellschaft für tiefenpsychologisch fundierte Psychotherapie
DGGPP	Deutsche Gesellschaft für Gerontopsychiatrie und -psychotherapie
DGPM	Deutsche Gesellschaft für Psychosomatische Medizin und Ärztliche Psychotherapie
DGPPN	Deutsche Gesellschaft für Psychiatrie und Psychotherapie, Psychosomatik und Nervenheilkunde
DGPs	Deutsche Gesellschaft für Psychologie
DGPT	Deutsche Gesellschaft für Psychoanalyse, Psychotherapie, Psychosomatik und Tiefenpsychologie
DGRW	Deutsche Gesellschaft für Rehabilitationswissenschaften
DGVT	Deutsche Gesellschaft für Verhaltenstherapie
DPG	Deutsche Psychoanalytische Gesellschaft
DPtV	Deutsche Psychotherapeutenvereinigung
DPV	Deutsche Psychoanalytische Vereinigung
DVT	Deutscher Fachverband für Verhaltenstherapie
GwG	Gesellschaft für Personzentrierte Psychotherapie und Beratung
KBV	Kassenärztliche Bundesvereinigung

Literatur

1. Abbass AA, Kisely SR, Town JM et al. (2014) Short-term psychodynamic psychotherapies for common mental disorders. Cochrane Database Syst Rev CD004687
2. Ackerman DL, Greenland S (2002) Multivariate meta-analysis of controlled drug studies for obsessive-compulsive disorder. J Clin Psychopharmacol 22:309–317
3. Adli M, Baethge C, Heinz A et al. (2005) Is dose escalation of antidepressants a rational strategy after a medium-dose treatment has failed? A systematic review. Eur Arch Psychiatry Clin Neurosci 255:387–400
4. Agency for Health Care Policy and Research (AHCPR) (1999) Treatment of Depression. Newer Pharmacotherapies. Evidence Report/Technology Assessment No. 7. Verfügbar auf: https://www.ncbi.nlm.nih.gov/books/NBK32991/[Letzter Zugriff: 14.09.2016]
5. Agid O, Kapur S, Arenovich T et al. (2003) Delayed-onset hypothesis of antipsychotic action: a hypothesis tested and rejected. Arch Gen Psychiatry 60:1228–1235
6. Agid O, Seeman P, Kapur S (2006) The «delayed onset" of antipsychotic action – an idea whose time has come and gone. J Psychiatry Neurosci 31:93–100
7. Agid O, Shapira B, Zislin J et al. (1999) Environment and vulnerability to major psychiatric illness: a case control study of early parental loss in major depression, bipolar disorder and schizophrenia. Mol Psychiatry 4:163–172
8. Ahrens B, Grunze H, Hiemke C et al. (2000) Behandlung affektiver Erkrankungen. In: Möller HJ (Hrsg.) Therapie psychiatrischer Erkrankungen. Thieme, Stuttgart, S. 300–482
9. Alarcon RD (2009) Culture, cultural factors and psychiatric diagnosis: review and projections. World Psychiatry 8:131–139
10. Albus C, Köhle K (2003) Krankheitsverarbeitung und Psychotherapie nach Herzinfarkt. In: Uexküll TV (Hrsg.) Psychosomatische Medizin: Modelle ärztlichen Denkens und Handelns. Urban und Fischer, München, S. 879–889
11. Alda M (2004) The phenotypic spectra of bipolar disorder. Eur Neuropsychopharmacol 14:94–99
12. Aldenhoff J (1997) Überlegungen zur Psychobiologie der Depression. Nervenarzt 68:379–389
13. Alexopoulos GS, Meyers BS, Young RC et al. (1997) ›Vascular depression‹ hypothesis. Arch Gen Psychiatry 54:915–922
14. Althaus D (2004) Das »Nürnberger Bündnis gegen Depression«. Zwischenauswertung eines depressions- und suizidpräventiven Programms nach 12 Monaten Laufzeit. Ludwig-Maximilians-Universität, München
15. Althaus D (2005) Suizidprävention: Vorgehensweisen und Wirksamkeit. Verhaltenstherapie 15:12–19
16. Althaus D, Hegerl U (2004) Ursachen, Diagnose und Therapie von Suizidalität. Nervenarzt 75:1123–1134
17. Alvarez Jr. W, Pickworth KK (2003) Safety of antidepressant drugs in the patient with cardiac disease: a review of the literature. Pharmacotherapy 23:754–771
18. American College of Sports Medicine (2001) ACSM's resource manual for guidelines for exercise testing and prescription. Lippincott Williams and Wilkins, Philadelphia
19. American Psychiatric Association (2013) Diagnostic and statistical manual of mental disorders (DSM-5). American Psychiatric Association, Washington, DC
20. American Psychiatric Association (APA) (1994) Diagnostic and statistical manual of mental disorders. American Psychiatric Association (APA), Washington
21. American Psychiatric Association (APA) (2014) Diagnostisches und Statistisches Manual Psychischer Störungen – DSM-5: Deutsche Ausgabe. Hogrefe, Göttingen
22. American Psychiatric Association (APA) (2010) Practice guideline for the treatment of patients with major depressive disorder. American Psychiatric Association (APA), Arlington
23. American Psychiatric Association (APA) (2000) Practice guideline for the treatment of patients with major depressive disorder. In: American Psychiatric Association (Hrsg.) Practice guidelines for the treatment of people with psychiatric disorders. American Psychiatric Association (APA), Washington, S. 413–496
24. American Psychiatric Association (APA) (2001) The practice of electroconvulsive therapy: recommendations for treatment, training and privileging: a task force report of the American Psychiatric Association. American Psychiatric Association (APA), Washington
25. Amrein R, Stabl M, Henauer S et al. (1997) Efficacy and tolerability of moclobemide in comparison with placebo, tricyclic antidepressants, and selective serotonin reuptake inhibitors in elderly depressed patients: a clinical overview. Can J Psychiatry 42:1043–1050
26. Anderson CM, Griffin S, Rossi A et al. (1986) A comparative study of the impact of education vs. process groups for families of patients with affective disorders. Fam Process 25:185–205
27. Anderson IM (2001) Meta-analytical studies on new antidepressants. Br Med Bull 57:161–178
28. Anderson IM (2000) Selective serotonin reuptake inhibitors versus tricyclic antidepressants: a meta-analysis of efficacy and tolerability. J Affect Disord 58:19–36
29. Anderson IM (1998) SSRIS versus tricyclic antidepressants in depressed inpatients: a meta-analysis of efficacy and tolerability. Depress Anxiety 7:11–17

30. Anderson IM, Tomenson BM (1995) Treatment discontinuation with selective serotonin reuptake inhibitors compared with tricyclic antidepressants: a meta-analysis. BMJ 310:1433–1438
31. Anderson RJ, Freedland KE, Clouse RE et al. (2001) The prevalence of comorbid depression in adults with diabetes: a meta-analysis. Diabetes Care 24:1069–1078
32. Andersson G, Cuijpers P (2009) Internet-based and other computerized psychological treatments for adult depression: a meta-analysis. Cogn Behav Ther 38:196–205
33. Angermeyer MC, Matschinger H (2005) Have there been any changes in the public's attitudes towards psychiatric treatment? Results from representative population surveys in Germany in the years 1990 and 2001. Acta Psychiatr Scand 111:68–73
34. Angst J (1986) The course of affective disorders. Psychopathology 19:47–52
35. Angst J (1992) Course of mood disorders: a challenge to psychopharmacology. Clin Neuropharmacol 15:444A–445A
36. Angst J (1993) Severity of depression and benzodiazepine co-medication in relationship to efficacy of antidepressants in acute trials. A meta-analysis of moclobemide trials. Hum Psychopharmacol Clin Exp 8:401–407
37. Angst J, Amrein R, Stabl M (1995) Moclobemide and tricyclic antidepressants in severe depression: meta-analysis and prospective studies. J Clin Psychopharmacol 15:116S–123S
38. Angst J, Stassen HH (2001) Do antidepressants really take several weeks to show effect? In: Leonard BE (Hrsg.) Antidepressants. Birkhäuser, Basel, S. 21–30
39. Antoni MH, Lehman JM, Kilbourn KM et al. (2001) Cognitive-behavioral stress management intervention decreases the prevalence of depression and enhances benefit finding among women under treatment for early-stage breast cancer. Health Psychol 20:20–32
40. Appleby L, Shaw J, Amos T et al. (1999) Suicide within 12 months of contact with mental health services: national clinical survey. BMJ 318:1235–1239
41. Appleby L, Warner R, Whitton A et al. (1997) A controlled study of fluoxetine and cognitive-behavioural counselling in the treatment of postnatal depression. BMJ 314:932–936
42. Apter A (2001) Adolescent suicide and attempted suicide. In: Wasserman D (Hrsg.) Suicide. An unnecessary death. Dunitz, Cambridge, S. 181–194
43. Arbeitsgemeinschaft Wissenschaftlich Medizinischer Fachgesellschaften (AWMF) (2015) S3-Leitlinie Screening, Diagnose und Behandlung alkoholbezogener Störungen. AWMF-Register Nr. 076-001
44. Arean P (2009) Problem-solving therapy. Psychiatr Ann 39:854–862
45. Arnberg FK, Linton SJ, Hultcrantz M et al. (2014) Internet-delivered psychological treatments for mood and anxiety disorders: a systematic review of their efficacy, safety, and cost-effectiveness. PLoS One 9:e98118
46. Arnow BA, Hunkeler EM, Blasey CM et al. (2006) Comorbid depression, chronic pain, and disability in primary care. Psychosom Med 68:262–268
47. Arnt J, Skarsfeldt T (1998) Do novel antipsychotics have similar pharmacological characteristics? A review of the evidence. Neuropsychopharmacology 18:63–101
48. Arolt V, Rothermundt M (2003) Depressive Störungen bei körperlich Kranken. Nervenarzt 74:1033–1052
49. Arroll B, Macgillivray S, Ogston S et al. (2005) Efficacy and tolerability of tricyclic antidepressants and SSRIs compared with placebo for treatment of depression in primary care: a meta-analysis. Ann Fam Med 3:449–456
50. Arzneimittelkommission der deutschen Ärzteschaft (AkdÄ) (2006) Empfehlungen zur Therapie der Depression (Arzneiverordnung in der Praxis). Arzneimittelkommission der deutschen Ärzteschaft (AkdÄ), Köln, Verfügbar auf: http://www.akdae.de/Arzneimitteltherapie/TE/A-Z/PDF/Depression.pdf [Letzter Zugriff: 14.09.2016]
51. Ärztliches Zentrum für Qualität in der Medizin (ÄZQ) (2005) Evidenzbericht Suizidalität unter Berücksichtigung der Depression. ÄZQ, Berlin
52. Ärztliches Zentrum für Qualität in der Medizin (ÄZQ) (2003) Leitlinien-Clearingbericht »Depression« (ÄZQ Schriftenreihe – Band12). Videel, Niebüll, Verfügbar auf: http://www.aezq.de/mdb/edocs/pdf/schriftenreihe/schriftenreihe12.pdf [Letzter Zugriff: 14.09.2016]
53. Ärztliches Zentrum für Qualität in der Medizin (ÄZQ), Arbeitsgemeinschaft der Wissenschaftlichen Medizinischen Fachgesellschaften (AWMF) (2008) Deutsches Instrument zur methodischen Leitlinien-Bewertung (DELBI). Fassung 2005/2006 + Domäne 8 (2008) Verfügbar auf: http://www.leitlinien.de/mdb/edocs/pdf/literatur/delbi-fassung-2005-2006-domaene-8-2008.pdf [Letzter Zugriff: 14.09.2016]
54. Assion HJ (2005) Migration und psychische Krankheit. Springer-Verlag, Berlin, Heidelberg
55. Atkins D, Chang SM, Gartlehner G et al. (2011) Assessing applicability when comparing medical interventions: AHRQ and the Effective Health Care Program. J Clin Epidemiol 64:1198–1207
56. Austin MP, Priest SR, Sullivan EA (2008) Antenatal psychosocial assessment for reducing perinatal mental health morbidity. Cochrane Database Syst Rev CD005124
57. Ayen I, Hautzinger M (2004) Kognitive Verhaltenstherapie bei Depressionen im Klimakterium: Eine kontrollierte, randomisierte Interventionsstudie. Z Klin Psychol Psychother 33:290–299

58. Baca E, Garcia-Garcia M, Porras-Chavarino A (2004) Gender differences in treatment response to sertraline versus imipramine in patients with nonmelancholic depressive disorders. Prog Neuropsychopharmacol Biol Psychiatry 28:57–65
59. Baethge C, Gruschka P, Smolka MN et al. (2003) Effectiveness and outcome predictors of long-term lithium prophylaxis in unipolar major depressive disorder. J Psychiatry Neurosci 28:355–361
60. Bains J, Birks JS, Dening TR (2002) Antidepressants for treating depression in dementia. Cochrane Database Syst Rev CD003944
61. Bair MJ, Robinson RL, Katon W et al. (2003) Depression and pain comorbidity: a literature review. Arch Intern Med 163:2433–2445
62. Baker LJ, O'Brien PM (2012) Premenstrual syndrome (PMS): a peri-menopausal perspective. Maturitas 72:121–125
63. Bakish D (1999) The patient with comorbid depression and anxiety: the unmet need. J Clin Psychiatry 60:20–24
64. Baldessarini RJ, Tondo L, Hennen J (2003) Lithium treatment and suicide risk in major affective disorders: update and new findings. J Clin Psychiatry 64:44–52
65. Baldwin RC, Gallagley A, Gourlay M et al. (2006) Prognosis of late life depression: a three-year cohort study of outcome and potential predictors. Int J Geriatr Psychiatry 21:57–63
66. Baldwin SA, Imel ZE (2013) Therapist effects: findings and methods. In: Lambert MJ (Hrsg.) Bergin and Garfields handbook of psychotherapy and behavior change. Wiley, New York, S. 258–297
67. Ballenger JC (1999) Clinical guidelines for establishing remission in patients with depression and anxiety. J Clin Psychiatry 60:29–34
68. Balslev Jorgensen M, Dam H, Bolwig TG (1998) The efficacy of psychotherapy in non-bipolar depression: a review. Acta Psychiatr Scand 98:1–13
69. Barbato A, D'Avanzo BBD (2006) Marital therapy for depression. Cochrane Database Syst Rev CD004188
70. Barbui C, Cipriani A, Patel V et al. (2011) Efficacy of antidepressants and benzodiazepines in minor depression: systematic review and meta-analysis. Br J Psychiatry 198:11–16
71. Barbui C, Esposito E, Cipriani A (2009) Selective serotonin reuptake inhibitors and risk of suicide: a systematic review of observational studies. CMAJ 180:291–297
72. Barbui C, Furukawa TA, Cipriani A (2008) Effectiveness of paroxetine in the treatment of acute major depression in adults: a systematic re-examination of published and unpublished data from randomized trials. CMAJ 178:296–305
73. Barbui C, Guaiana G, Hotopf M (2004) Amitriptyline for inpatients and SSRIs for outpatients with depression? Systematic review and meta-regression analysis. Pharmacopsychiatry 37:93–97
74. Barbui C, Hotopf M (2001) Amitriptyline v. the rest: still the leading antidepressant after 40 years of randomised controlled trials. Br J Psychiatry 178:129–144
75. Bares M, Kopecek M, Novak T et al. (2009) Low frequency (1-Hz), right prefrontal repetitive transcranial magnetic stimulation (rTMS) compared with venlafaxine ER in the treatment of resistant depression: a double-blind, single-centre, randomized study. J Affect Disord 118:94–100
76. Barker WA, Scott J, Eccleston D (1987) The Newcastle chronic depression study: results of a treatment regime. Int Clin Psychopharmacol 2:261–272
77. Barlow DH, Gorman JM, Shear MK et al. (2000) Cognitive-behavioral therapy, imipramine, or their combination for panic disorder: a randomized controlled trial. JAMA 283:2529–2536
78. Barnes GE, Prosen H (1985) Parental death and depression. J Abnorm Psychol 94:64–69
79. Barth J, Munder T, Gerger H et al. (2013) Comparative efficacy of seven psychotherapeutic interventions for patients with depression: a network meta-analysis. PLoS Med 10:e1001454
80. Barth J, Schumacher M, Herrmann-Lingen C (2004) Depression as a risk factor for mortality in patients with coronary heart disease: a meta-analysis. Psychosom Med 66:802–813
81. Bartling G, Echelmeyer L, Engberding M (1998) Problemanalyse im therapeutischen Prozess: Leitfaden für die Praxis. Kohlmeyer, Stuttgart
82. Bauer M, Adli M, Baethge C et al. (2003) Lithium augmentation therapy in refractory depression: clinical evidence and neurobiological mechanisms. Can J Psychiatry 48:440–448
83. Bauer M, Berghöfer A, Adli M (2005) Akute und therapieresistente Depressionen. Pharmakotherapie-Psychotherapie-Innovationen. Springer, Berlin
84. Bauer M, Crossley NA, Gerber S et al. (2006) The acute antidepressive effects of lithium: from monotherapy to augmentation therapy in major depression. In: Bauer M, Grof P, Müller-Oerlinghausen B (Hrsg.) Lithium in neuropsychiatry. Informa Healthcare, London, S. 109–127
85. Bauer M, Dopfmer S (1999) Lithium augmentation in treatment-resistant depression: meta-analysis of placebo-controlled studies. J Clin Psychopharmacol 19:427–434
86. Bauer M, Grof P, Müller-Oerlinghausen B (2006) Lithium in neuropsychiatry – the comprehensive guide. Informa Healthcare, London

87. Bauer M, Pfennig A, Severus E et al. (2013) World Federation of Societies of Biological Psychiatry (WFSBP) guidelines for biological treatment of unipolar depressive disorders, part 1: update 2013 on the acute and continuation treatment of unipolar depressive disorders. World J Biol Psychiatry 14:334–385
88. Bauer M, Tharmanathan P, Volz HP et al. (2009) The effect of venlafaxine compared with other antidepressants and placebo in the treatment of major depression: a meta-analysis. Eur Arch Psychiatry Clin Neurosci 259:172–185
89. Bauer M, Whybrow PC, Angst J et al. (2002) World Federation of Societies of Biological Psychiatry (WFSBP) guidelines for biological treatment of unipolar depressive disorders, part 2: maintenance treatment of major depressive disorder and treatment of chronic depressive disorders and subthreshold depressions. World J Biol Psychiatry 3:69–86
90. Bauer M, Whybrow PC, Angst J et al. (2004) Biologische Behandlung unipolarer depressiver Störungen. Behandlungsleitlinien der World Federation of Societies of Biological Psychiatry (WFSBP). Wissenschaftliche Verlagsgesellschaft, Stuttgart
91. Baumann P, Hiemke C, Ulrich S et al. (2004) The AGNP-TDM expert group consensus guidelines: therapeutic drug monitoring in psychiatry. Pharmacopsychiatry 37:243–265
92. Baumeister H, Balke K, Härter M (2005) Psychiatric and somatic comorbidities are negatively associated with quality of life in physically ill patients. J Clin Epidemiol 58:1090–1100
93. Baumeister H, Härter M (2007) Mental disorders in patients with obesity in comparison with healthy probands. Int J Obes 31:1155–1164
94. Baumeister H, Höfler M, Jacobi F et al. (2004) Psychische Störungen bei Patienten mit muskuloskelettalen und kardiovaskulären Erkrankungen im Vergleich zur Allgemeinbevölkerung. Z Klin Psychol Psychother 33:33–41
95. Baumeister H, Hutter N (2012) Koronare Herzerkrankung und psychische Störungen. In: Berufsverband Deutscher Psychologinnen und Psychologen (BDP) (Hrsg.) Die großen Volkskrankheiten – Beiträge der Psychologie zu Prävention, Gesundheitsförderung und Behandlung. Berufsverband Deutscher Psychologinnen und Psychologen (BDP), Berlin, S. 55–65
96. Baumeister H, Hutter N, Bengel J (2011) Psychological and pharmacological interventions for depression in patients with coronary artery disease. Cochrane Database Syst Rev CD008012
97. Baumeister H, Hutter N, Bengel J (2014) Psychological and pharmacological interventions for depression in patients with diabetes mellitus: an abridged Cochrane review. Diabet Med 31:773–786
98. Baumeister H, Hutter N, Bengel J et al. (2011) Quality of life in medically ill persons with comorbid mental disorders: a systematic review and meta-analysis. Psychother Psychosom 80:275–286
99. Baumeister H, Knecht A, Hutter N (2012) Direct and indirect costs in persons with chronic back pain and comorbid mental disorders – a systematic review. J Psychosom Res 73:79–85
100. Baumeister H, Korinthenberg K, Bengel J et al. (2005) Psychische Störungen bei Asthma bronchiale – ein systematisches Review empirischer Studien. Psychother Psychosom Med 55:247–255
101. Baumeister H, Kriston L, Bengel J et al. (2010) High agreement of self-report and physician-diagnosed somatic conditions yields limited bias in examining mental-physical comorbidity. J Clin Epidemiol 63:558–565
102. Baumeister H, Kury S, Bengel J (2011) Somato-psychische Komorbidität: Definition und Verständnis. Bundesgesundheitsblatt – Gesundheitsforschung – Gesundheitsschutz 54:9–14
103. Bäuml J, Pitschel-Walz G (2003) Psychoedukation bei schizophrenen Erkrankungen. Schattauer, München
104. BC Reproductive Mental Health Program, Perinatal Services BC (2014) Best practice guidelines for mental health disorders in the perinatal period. BC Reproductive Mental Health Program, Vancouver
105. Beach SR, Sandeen EE, O'Leary KD (1990) Depression and marriage. Guilford Press, New York
106. Beach SRH (2001) Marital and family processes in depression: a scientific foundation for clinical practice. American Psychological Association (APA), Washington, DC
107. Bech P, Cialdella P, Haugh MC et al. (2000) Meta-analysis of randomised controlled trials of fluoxetine v. placebo and tricyclic antidepressants in the short-term treatment of major depression. Br J Psychiatry 176:421–428
108. Bech P, Rafaelsen OJ (1986) The melancholia scale: development, consistency, validity and utility. In: Satorius N, Ban TA (Hrsg.) Assessment of depression. Springer, Berlin, S. 259–269
109. Beck AT (2005) The current state of cognitive therapy: a 40-year retrospective. Arch Gen Psychiatry 62:953–959
110. Beck AT (1967) Depression: clinical, experimental and theoretical aspects. Harper and Row, New York
111. Beck AT, Beamesderfer A (1974) Assessment of depression: the depression inventory. Mod Probl Pharmacopsychiatry 7:151–169
112. Beck AT, Rush AJ, Shaw BF et al. (1979) Cognitive therapy of depression. Guilford Press, New York
113. Beck AT, Steer RA, Brown GK (1996) Beck Depression Inventory. Manual. Psychological Corporation, San Antonio
114. Beck J (1999) Praxis der kognitiven Therapie. Beltz, Weinheim
115. Beekman AT, Deeg DJ, Braam AW et al. (1997) Consequences of major and minor depression in later life: a study of disability, well-being and service utilization. Psychol Med 27:1397–1409
116. Beekman AT, Geerlings SW, Deeg DJ et al. (2002) The natural history of late-life depression: a 6-year prospective study in the community. Arch Gen Psychiatry 59:605–611

117. Beekman AT, Kriegsman DM, Deeg DJ et al. (1995) The association of physical health and depressive symptoms in the older population: age and sex differences. Soc Psychiatry Psychiatr Epidemiol 30:32–38
118. Beer AM, Ostermann T (2001) Johanniskraut: Interaktion mit Cyclosporin gefährdet Nierentransplantat und erhöht die täglichen Medikationskosten. Med Klin 96:480–483
119. Behrens K, Calliess I (2008) Gleichbehandlung ohne gleiche Behandlung: Zur Notwendigkeit der Modifikationtherapeutischer Strategien für die Arbeit mit Migranten. Fortschr Neurol Psychiatr 76:725–733
120. Behrens K, Calliess IT (2008) Migration und Kultur als Determinanten diagnostischer und therapeutischer Prozesse bei seelisch erkrankten Migranten. Psychother Psychosom Med 58:162–168
121. Bellino S, Zizza M, Rinaldi C et al. (2006) Combined treatment of major depression in patients with borderline personality disorder: a comparison with pharmacotherapy. Can J Psychiatry 51:453–460
122. Belsher G, Costello CG (1988) Relapse after recovery from unipolar depression: a critical review. Psychol Bull 104:84–96
123. Beltman M, Voshaar R, Speckens A (2010) Cognitive-behavioural therapy for depression in people with a somatic disease: meta-analysis of randomised controlled trials. Br J Psychiatry 197:11–19
124. Belzer K, Schneier FR (2004) Comorbidity of anxiety and depressive disorders: issues in conceptualization, assessment, and treatment. J Psychiatr Pract 10:296–306
125. Benazzi F (2006) Evidence for a male or instead for a female depression? Psychother Psychosom 75:192; author reply 193
126. Bennett DS, Ambrosini PJ, Kudes D et al. (2005) Gender differences in adolescent depression: do symptoms differ for boys and girls? J Affect Disord 89:35–44
127. Berger M, van Calker D (2004) Affektive Störungen. In: Berger M (Hrsg.) Psychische Erkrankungen. Klinik und Therapie. Urban und Fischer, München
128. Berger T, Hammerli K, Gubser N et al. (2011) Internet-based treatment of depression: a randomized controlled trial comparing guided with unguided self-help. Cogn Behav Ther 40:251–266
129. Berghofer A, Adli M, Baethge C et al. (2003) Phasenprophylaxe. ConferencePoint Verl., Hamburg
130. Berkman LF, Blumenthal J, Burg M et al. (2003) Effects of treating depression and low perceived social support on clinical events after myocardial infarction: the Enhancing Recovery in Coronary Heart Disease Patients (ENRICHD) randomized trial. JAMA 289:3106–3116
131. Berlanga C, Flores-Ramos M (2006) Different gender response to serotonergic and noradrenergic antidepressants. A comparative study of the efficacy of citalopram and reboxetine. J Affect Disord 95:119–123
132. Berle JO, Spigset O (2011) Antidepressant Use During Breastfeeding. Curr Womens Health Rev 7:28–34
133. Berlim MT, Fleck MP, Turecki G (2008) Current trends in the assessment and somatic treatment of resistant/refractory major depression: an overview. Ann Med 40:149–159
134. Berlim MT, van den Eynde F, Tovar-Perdomo S et al. (2014) Response, remission and drop-out rates following high-frequency repetitive transcranial magnetic stimulation (rTMS) for treating major depression: a systematic review and meta-analysis of randomized, double-blind and sham-controlled trials. Psychol Med 44:225–239
135. Bermejo I, Hölzel L, Kriston I et al. (2012) Subjektiv erlebte Barrieren von Personen mit Migrationshintergrund bei der Inanspruchnahme von Gesundheitsmaßnahmen. Bundesgesundheitsblatt – Gesundheitsforschung – Gesundheitsschutz 55:944–953
136. Bermejo I, Kriston L, Berger M et al. (2009) Patients' language proficiency affects process and outcome quality of inpatient depression treatment in Germany. Psychiatr Serv 60:545–548
137. Bermejo I, Lohmann A, Berger M et al. (2002) Barrieren und Unterstützungsbedarf in der hausärztlichen Versorgung depressiver Patienten. Z Arztl Fortbild Qualitatssich 96:605–613
138. Bermejo I, Mayninger E, Kriston L et al. (2010) Psychische Störungen bei Menschen mit Migrationshintergrund im Vergleich zur deutschen Allgemeinbevölkerung. Psychiatr Prax 37:225–232
139. Bermejo I, Muthny F (2009) Fazit und Empfehlungen für das Gesundheitssystem einer multikulturellen Gesellschaft. Deutscher Ärzte-Verlag, Köln
140. Berndt E, Finkelstein S, Greenberg P et al. (1998) Workplace performance effects from chronic depression and its treatment. J Health Econ 17:511–535
141. Bernhard B, Schaub A, Kummler P et al. (2006) Impact of cognitive-psychoeducational interventions in bipolar patients and their relatives. Eur Psychiatry 21:81–86
142. Bertelsen A, Harvald B, Hauge M (1977) A Danish twin study of manic-depressive disorders. Br J Psychiatry 130:330–351
143. Besancon G, Cousin R, Guitton B et al. (1993) Etude en double aveugle de la mianserine et de la fluoxetine chez des patients deprimes traites en ambulatoire. Encephale 19:341–345
144. Beutler L, Clarkin JF (1990) Systematic treatment selection. Brunner und Mazel, New York
145. Bhogal SK, Teasell R, Foley N et al. (2005) Heterocyclics and selective serotonin reuptake inhibitors in the treatment and prevention of poststroke depression. J Am Geriatr Soc 53:1051–1057
146. Bhugra D (2006) Severe mental illness across cultures. Acta Psychiatr Scand Suppl 429:17–23

147. Bhugra D, Mastrogianni A (2004) Globalisation and mental disorders. Overview with relation to depression. Br J Psychiatry 184:10–20
148. Bijl RV, Ravelli A, van Zessen G (1998) Prevalence of psychiatric disorder in the general population: results of The Netherlands Mental Health Survey and Incidence Study (NEMESIS). Soc Psychiatry Psychiatr Epidemiol 33:587–595
149. Birmaher B, Ryan ND, Williamson DE et al. (1996) Childhood and adolescent depression: a review of the past 10 years. Part I. J Am Acad Child Adolesc Psychiatry 35:1427–1439
150. Black SA (1999) Increased health burden associated with comorbid depression in older diabetic Mexican Americans. Results from the Hispanic Established Population for the Epidemiologic Study of the Elderly survey. Diabetes Care 22: 56–64
151. Black SA, Markides KS, Ray LA (2003) Depression predicts increased incidence of adverse health outcomes in older Mexican Americans with type 2 diabetes. Diabetes Care 26:2822–2828
152. Blackburn IM, Bishop S, Glen AI et al. (1981) The efficacy of cognitive therapy in depression: a treatment trial using cognitive therapy and pharmacotherapy, each alone and in combination. Br J Psychiatry 139:181–189
153. Blackburn IM, Moore RG (1997) Controlled acute and follow-up trial of cognitive therapy and pharmacotherapy in outpatients with recurrent depression. Br J Psychiatry 171:328–334
154. Blake H, Mo P, Malik S et al. (2009) How effective are physical activity interventions for alleviating depressive symptoms in older people? A systematic review. Clin Rehabil 23:873–887
155. Blatt SJ, Quinlan DM, Zuroff DC et al. (1996) Interpersonal factors in brief treatment of depression: further analyses of the National Institute of Mental Health Treatment of Depression Collaborative Research Program. J Consult Clin Psychol 64:162–171
156. Blatt SJ, Sanislow Iii CA, Zuroff DC et al. (1996) Characteristics of effective therapists: further analyses of data from the National Institute of Mental Health Treatment of Depression Collaborative Research Program. J Consult Clin Psychol 64:1276–1284
157. Bloch M, Meiboom H, Lorberblatt M et al. (2012) The effect of sertraline add-on to brief dynamic psychotherapy for the treatment of postpartum depression: a randomized, double-blind, placebo-controlled study. J Clin Psychiatry 73:235–241
158. Blumenthal SJ, Kupfer DJ (1990) Suicide over the life cycle: risk factors. Assessment and treatment of suicidal patients. American Psychiatric Publishing, Washington
159. Bockting CL, Schene AH, Spinhoven P et al. (2005) Preventing relapse/recurrence in recurrent depression with cognitive therapy: a randomized controlled trial. J Consult Clin Psychol 73:647–657
160. Bodenmann G (2000) Stress und Coping bei Paaren. Hogrefe, Göttingen
161. Böker H, Brandenberger M, Schopper C (2007) Neurotoxische Enzephalopathie unter Kombinationsbehandlung mit Lithium und Risperidon bei einer Patientin mit schizoaffektiver Störung. Psychiatr Prax 34:38–41
162. Boland RJ, Keller MB (2002) Course and outcome of depression. In: Gotlib IH, Hammen CL (Hrsg.) Handbook of depression. Guilford Press, New York, S. 43–60
163. Bolton P, Bass J, Neugebauer R et al. (2003) Group interpersonal psychotherapy for depression in rural uganda: a randomized controlled trial. J Am Med Assoc 289:3117–3124
164. Bonner LT, Peskind ER (2002) Pharmacologic treatments of dementia. Med Clin North Am 86:657–674
165. Borkovec TD, Ruscio AM (2001) Psychotherapy for generalized anxiety disorder. J Clin Psychiatry 62:37–42
166. Borkovec TD, Whisman MA (1996) Psychosocial treatment for generalized anxiety disorder. In: Mavissakalian MR, Prien RF (Hrsg.) Long-term treatments of anxiety disorders. American Psychiatric Publishing, Washington
167. Bostwick JM, Pankratz VS (2000) Affective disorders and suicide risk: a reexamination. Am J Psychiatry 157:1925–1932
168. Boulton AJ, Vinik AI, Arezzo JC et al. (2005) Diabetic neuropathies: a statement by the American Diabetes Association. Diabetes Care 28:956–962
169. Bourgon LN, Kellner CH (2000) Relapse of depression after ECT: a review. J ECT 16:19–31
170. Bower P, Gask L (2002) The changing nature of consultation-liaison in primary care: bridging the gap between research and practice. Gen Hosp Psychiatry 24:63–70
171. Bower P, Gilbody S (2005) Stepped care in psychological therapies: access, effectiveness and efficiency. Narrative literature review. Br J Psychiatry 186:11–17
172. Bower P, Kontopantelis E, Sutton A et al. (2013) Influence of initial severity of depression on effectiveness of low intensity interventions: meta-analysis of individual patient data. BMJ 346:f540
173. Bowlby J (1969) Attachment and loss. Basic Books, New York
174. Bowlby J (1973) Separation: anxiety and anger. Basic Books, New York
175. Boyce RD, Hanlon JT, Karp JF et al. (2012) A review of the effectiveness of antidepressant medications for depressed nursing home residents. J Am Med Dir Assoc 13:326–331
176. Brähler E, Holling H, Leutner D et al. (2002) Handbuch Psychologischer und Pädagogischer Tests. Hogrefe, Göttingen
177. Brähler E, Schumacher J, Strauß B (2002) Diagnostische Verfahren in der Psychotherapie. Hogrefe, Göttingen

178. Brakemeier EL, Merkl A, Wilbertz G et al. (2014) Cognitive-behavioral therapy as continuation treatment to sustain response after electroconvulsive therapy in depression: a randomized controlled trial. Biol Psychiatry 76:194–202
179. Brakemeier EL, Normann C, Berger M (2008) Äthiopathologische Modelle der Depression: Neurobiologische und psychosoziale Faktoren. Bundesgesundheitsblatt – Gesundheitsforschung – Gesundheitsschutz 51:379–391
180. Brambilla P, Cipriani A, Hotopf M et al. (2005) Side-effect profile of fluoxetine in comparison with other SSRIs, tricyclic and newer antidepressants: a meta-analysis of clinical trial data. Pharmacopsychiatry 38:69–77
181. Brandon AR, Minhajuddin A, Thase ME et al. (2013) Impact of reproductive status and age on response of depressed women to cognitive therapy. J Womens Health 22:58–66
182. Braun SR, Gregor B, Tran US (2013) Comparing bona fide psychotherapies of depression in adults with two meta-analytical approaches. PLoS One 8:e68135
183. Breier A, Charney DS, Heninger GR (1986) Agoraphobia with panic attacks. Development, diagnostic stability, and course of illness. Arch Gen Psychiatry 43:1029–1036
184. Breitenstein B, Bruckl TM, Ising M et al. (2015) ABCB1 gene variants and antidepressant treatment outcome: a meta-analysis. Am J Med Genet B Neuropsychiatr Genet 4:274–283
185. Bremner JD (1995) A double-blind comparison of Org 3770, amitriptyline, and placebo in major depression. J Clin Psychiatry 56:519–525
186. Bridle C, Spanjers K, Patel S et al. (2012) Effect of exercise on depression severity in older people: systematic review and meta-analysis of randomised controlled trials. Br J Psychiatry 201:180–185
187. Brieger P, Ehrt U, Bloeink R et al. (2002) Consequences of comorbid personality disorders in major depression. J Nerv Ment Dis 190:304–309
188. Brieger P, Marneros A (2000) Komorbidität bei psychiatrischen Krankheiten. Nervenarzt 71:525–534
189. Brion S, Audrain S, de BC (1996) Episodes depressifs majeurs de sujets ages de plus de 70 ans. Evaluation de l'efficacite et de l'accaptabilite de la tianepine et de la mianserine. Presse Med 25:461–468
190. Bristow M, Bright J (1995) Group cognitive therapy in chronic depression: Results from two intervention studies. Behav Cogn Psychother 23:373–380
191. Brockmann J, Schlüter T, Brodbeck D et al. (2002) Die Effekte psychoanalytisch orientierter und verhaltenstherapeutischer Langzeittherapien. Eine vergleichende Studie aus der Praxis niedergelassener Psychotherapeuten. Psychother Psychosom 47:347–355
192. Brockmann J, Schlüter T, Eckert J (2006) Langzeitwirkungen psychoanalytischer und verhaltenstherapeutischer Langzeittherapien. Eine vergleichende Studie aus der Praxis niedergelassener Psychotherapeuten. Psychother Psychosom Med 51:15–25
193. Bromberger JT, di Scalea TL (2009) Longitudinal associations between depression and functioning in midlife women. Maturitas 64:145–159
194. Bromberger JT, Kravitz HM, Chang YF et al. (2011) Major depression during and after the menopausal transition: study of Women's Health Across the Nation (SWAN). Psychol Med 41:1879–1888
195. Bromberger JT, Kravitz HM, Matthews K et al. (2009) Predictors of first lifetime episodes of major depression in midlife women. Psychol Med 39:55–64
196. Brown ED, Lee H, Scott D et al. (2014) Efficacy of continuation/maintenance electroconvulsive therapy for the prevention of recurrence of a major depressive episode in adults with unipolar depression: a systematic review. J ECT 30:195–202
197. Brown GK, Bruce ML, Pearson JL (2001) High-risk management guidelines for elderly suicidal patients in primary care settings. Int J Geriatr Psychiatry 16:593–601
198. Brown GK, Ten Have T, Henriques GR et al. (2005) Cognitive therapy for the prevention of suicide attempts: a randomized controlled trial. JAMA 294:563–570
199. Brown JC, Huedo-Medina TB, Pescatello LS et al. (2012) The efficacy of exercise in reducing depressive symptoms among cancer survivors: a meta-analysis. PLoS One 7:e30955
200. Brown RA, Lewinsohn PM (1984) A psychoeducational approach to the treatment of depression: comparison of group, individual, and minimal contact procedures. J Consult Clin Psychol 52:774–783
201. Brown RA, Ramsey SE (2000) Addressing comorbid depressive symptomatology in alcohol treatment. Prof Psychol 31:418–422
202. Brown TA, Barlow DH (1992) Comorbidity among anxiety disorders: implications for treatment and DSM-IV. J Consult Clin Psychol 60:835–844
203. Brown TA, Campbell LA, Lehman CL et al. (2001) Current and lifetime comorbidity of the DSM-IV anxiety and mood disorders in a large clinical sample. J Abnorm Psychol 110:585–599
204. Brown TM, Scott AIF (1990) Handbook of emergency psychiatry. Churchill Livingstone, New York
205. Browne G, Steiner M, Roberts J et al. (2002) Sertraline and/or interpersonal psychotherapy for patients with dysthymic disorder in primary care: 6-Month comparison with longitudinal 2-year follow-up of effectiveness and costs. J Affect Disord 68:317–330

206. Bruce ML, Raue PJ, Reilly CF et al. (2015) Clinical effectiveness of integrating depression care management into medicare home health: the Depression CAREPATH randomized trial. JAMA Intern Med 175:55–64
207. Brucks U, Wahl W (2003) Über-, Unter-, Fehlversorgung? Bedarfslücken und Strukturprobleme in der ambulanten Gesundheitsversorgung für Migrantinnen und Migranten. Mabuse, Frankfurt
208. Brzoska P, Voigtlander S, Spallek J et al. (2010) Utilization and effectiveness of medical rehabilitation in foreign nationals residing in Germany. Eur J Epidemiol 25:651–660
209. Bschor T, Baethge C (2010) No evidence for switching the antidepressant: systematic review and meta-analysis of RCTs of a common therapeutic strategy. Acta Psychiatr Scand 121:174–179
210. Bschor T, Bauer M (2006) Efficacy and mechanisms of action of lithium augmentation in refractory major depression. Curr Pharm Des 12:2985–2992
211. Bundesärztekammer (2001) Curriculum Psychosomatische Grundversorgung – Basisdiagnostik und Basisversorgung bei Patienten mit psychischen und psychosomatischen Störungen einschließlich Aspekte der Qualitätssicherung. Bundesärztekammer, Köln, Verfügbar auf: http://www.bundesaerztekammer.de/fileadmin/user_upload/downloads/Currpsych.pdf [Letzter Zugriff: 14.09.2016]
212. Bundesärztekammer (2011) (Muster-) Berufsordnung für die deutschen Ärztinnen und Ärzte (Stand: 2011). Verfügbar auf: http://www.bundesaerztekammer.de/recht/berufsrecht/muster-berufsordnung-aerzte/muster-berufsordnung/[Letzter Zugriff: 14.09.2016]
213. Bundesärztekammer (BÄK), Arbeitsgemeinschaft der Wissenschaftlichen Medizinischen Fachgesellschaften (AWMF), Kassenärztliche Bundesvereinigung (KBV) (2007) Nationales Programm für Versorgungs-Leitlinien. Methoden-Report 3. Auflage. Verfügbar auf: http://www.leitlinien.de/mdb/downloads/nvl/methodik/archiv/nvl-3aufl-vers1.1-llr.pdf [Letzter Zugriff: 14.09.2016]
214. Bundesärztekammer (BÄK), Kassenärztliche Bundesvereinigung (KBV) (1997) Beurteilungskriterien für Leitlinien in der medizinischen Versorgung – Beschlüsse der Vorstände der Bundesärztekammer und Kassenärztlicher Bundesvereinigung, Juni 1997. Dtsch Arztebl 94:A-2154–2155
215. Bundesärztekammer (BÄK), Kassenärztliche Bundesvereinigung (KBV), Arbeitsgemeinschaft der Wissenschaftlichen Medizinischen Fachgesellschaften (AWMF) (2007) Programm für Nationale VersorgungsLeitlinien. Methoden-Report Patientenbeteiligung Stand Januar 2007. Verfügbar auf: http://www.aezq.de/mdb/downloads/nvl/methodik/mr-aufl-2-patientenbeteiligung.pdf [Letzter Zugriff: 14.09.2016]
216. Bundespsychotherapeutenkammer (2007) Muster-Berufsordnung für die Psychologischen Psychotherapeutinnen und Psychotherapeuten und Kinder- und Jugendlichenpsychotherapeutinnen und Kinder- und Jugendlichenpsychotherapeuten. Verfügbar auf: http://www.bptk.de/uploads/media/20060117_musterberufsordnung.pdf [Letzter Zugriff: 14.09.2016]
217. Burgess S, Geddes J, Hawton K et al. (2001) Lithium for maintenance treatment of mood disorders. Cochrane Database Syst Rev CD003013
218. Burnand Y, Andreoli A, Kolatte E et al. (2002) Psychodynamic psychotherapy and clomipramine in the treatment of major depression. Psychiatr Serv 53:585–590
219. Busch M, Neuner B, Aichberger M et al. (2013) Depressive Symptomatik und Inanspruchnahme von Gesundheits- und Pflegeleistungen bei Personen im Alter ab 50 Jahren in Deutschland. Ergebnisse einer bevölkerungsbasierten Querschnittstudie. Psychiatr Prax 40:214–219
220. Busch MA, Maske UE, Ryl L et al. (2013) Prävalenz von depressiver Symptomatik und diagnostizierter Depression bei Erwachsenen in Deutschland. Ergebnisse der Studie zur Gesundheit Erwachsener in Deutschland (DEGS1). Bundesgesundheitsblatt – Gesundheitsforschung – Gesundheitsschutz 56:733–739
221. Büscher C, Rustenbach SJ, Watzke B et al. (2006) KLAR – die Kriterienliste AKUT-REHA. Indikationskriterien für die differenzielle Zuweisung zur Rehabilitation und zur Krankenhausbehandlung für die Psychosomatik. In: DRV Bund (Hrsg.) Gesund älter werden – mit Prävention und Rehabilitation. 16. Rehabilitationswissenschaftliches Kolloquium vom 26. bis 28. März 2007 in Berlin. DRV-Schrift Band 72. Berlin, S. 535–536
222. Busse JW, Montori VM, Krasnik C et al. (2009) Psychological intervention for premenstrual syndrome: a meta-analysis of randomized controlled trials. Psychother Psychosom 78:6–15
223. Byatt N, Deligiannidis KM, Freeman MP (2013) Antidepressant use in pregnancy: a critical review focused on risks and controversies. Acta Psychiatr Scand 127:94–114
224. Byatt N, Freeman MP (2015) Exposure to selective serotonin reuptake inhibitors in late pregnancy increases the risk of persistent pulmonary hypertension of the newborn, but the absolute risk is low. Evid Based Nurs 18:15–16
225. Cabassa LJ, Zayas LH (2007) Latino immigrants' intentions to seek depression care. Am J Orthopsychiatry 77:231–242
226. Calabrese JR, Bowden CL, Sachs G et al. (2003) A placebo-controlled 18-month trial of lamotrigine and lithium maintenance treatment in recently depressed patients with bipolar I disorder. J Clin Psychiatry 64:1013–1024
227. Callahan C, Kroenke K, Counsell S et al. (2005) Treatment of depression improves physical functioning in older adults. J Am Geriatr Soc 53:367–373
228. Canadian Network for Mood and Anxiety Treatments (CANMAT) (2009) Canadian Network for Mood and Anxiety Treatments (CANMAT) clinical guidelines for the management of major depressive disorder in adults. J Affect Disord 117:S1–53

229. Canadian Psychiatric Association (2001) Clinical guidelines for the treatment of depressive disorders. Can J Psychiatry 46:5S–90S
230. Cankurtaran ES, Ozalp E, Soygur H et al. (2008) Mirtazapine improves sleep and lowers anxiety and depression in cancer patients: superiority over imipramine. Support Care Cancer 16:1291–1298
231. Cape J, Whittington C, Buszewicz M et al. (2010) Brief psychological therapies for anxiety and depression in primary care: meta-analysis and meta-regression. BMC Med 8:38
232. Cardiac Arrhythmia Suppression Trial (CAST) Investigators (1989) Preliminary report: effect of encainide and flecainide on mortality in a randomized trial of arrhythmia suppression after myocardial infarction. The Cardiac Arrhythmia Suppression Trial (CAST) Investigators. N Engl J Med 321:406–412
233. Carney RM, Freedland KE, Stein PK et al. (2000) Change in heart rate and heart rate variability during treatment for depression in patients with coronary heart disease. Psychosom Med 62:639–647
234. Carpenter LL, Yasmin S, Price LH (2002) A double-blind, placebo-controlled study of antidepressant augmentation with mirtazapine. Biol Psychiatry 51:183–188
235. Casey P, Birbeck G, McDonagh C et al. (2004) Personality disorder, depression and functioning: results from the ODIN study. J Affect Disord 82:277–283
236. Casey P, Meagher D, Butler E (1996) Personality, functioning, and recovery from major depression. J Nerv Ment Dis 184:240–245
237. Caspar F, Grawe K (1996) Was spricht für, was gegen individuelle Fallkonzeptionen? – Überlegungen zu einem alten Problem aus einer neuen Perspektive. In: Caspar F (Hrsg.) Psychotherapeutische Problemanalyse. Deutsche Gesellschaft für Verhaltenstherapie, Tübingen, S. 65–85
238. Cassano P, Fava M (2002) Depression and public health: an overview. J Psychosom Res 53:849–857
239. Castilla-Puentes RC, Habeych ME (2010) Subtypes of depression among patients with Alzheimer's disease and other dementias. Alzheimers Dement 6:63–69
240. Cepoiu M, McCusker J, Cole MG et al. (2008) Recognition of depression by non-psychiatric physicians – a systematic literature review and meta-analysis. J Gen Intern Med 23:25–36
241. Chaichana KL, Mukherjee D, Adogwa O et al. (2011) Correlation of preoperative depression and somatic perception scales with postoperative disability and quality of life after lumbar discectomy. J Neurosurg Spine 14:261–267
242. Chambless DL, Gillis MM (1993) Cognitive therapy of anxiety disorders. J Consult Clin Psychol 61:248–260
243. Chambless DL, Hollon SD (1998) Defining empirically supported therapies. J Consult Clin Psychol 66:7–18
244. Charney DS, Reynolds III CF, Lewis L et al. (2003) Depression and Bipolar Support Alliance consensus statement on the unmet needs in diagnosis and treatment of mood disorders in late life. Arch Gen Psychiatry 60:664–672
245. Chen Y, Patel NC, Guo JJ et al. (2007) Antidepressant prophylaxis for poststroke depression: a meta-analysis. Int Clin Psychopharmacol 22:159–166
246. Cheng AT (1995) Mental illness and suicide. A case-control study in east Taiwan. Arch Gen Psychiatry 52:594–603
247. Christensen H, Griffiths KM, Korten A (2002) Web-based cognitive behavior therapy: analysis of site usage and changes in depression and anxiety scores. J Med Internet Res 4
248. Churchill R, Hunot V, Corney R et al. (2001) A systematic review of controlled trials of the effectiveness and cost-effectiveness of brief psychological treatments for depression. Health Technol Assess 5:1–173
249. Cipriani A, Barbui C, Geddes JR (2005) Suicide, depression, and antidepressants. BMJ 330:373–374
250. Cipriani A, Furukawa TA, Salanti G et al. (2009) Comparative efficacy and acceptability of 12 new-generation antidepressants: a multiple-treatments meta-analysis. Lancet 373:746–758
251. Cipriani A, Hawton K, Stockton S et al. (2013) Lithium in the prevention of suicide in mood disorders: updated systematic review and meta-analysis. BMJ 27:f3646
252. Cipriani A, Pretty H, Hawton K et al. (2005) Lithium in the prevention of suicidal behavior and all-cause mortality in patients with mood disorders: a systematic review of randomized trials. Am J Psychiatry 162:1805–1819
253. Cipriani A, Santilli C, Furukawa TA et al. (2009) Escitalopram versus other antidepressive agents for depression. Cochrane Database Syst Rev CD006532
254. Claghorn JL, Lesem MD (1995) A double-blind placebo-controlled study of Org 3770 in depressed outpatients. J Affect Disord 34:165–171
255. Claridge AM (2014) Efficacy of systemically oriented psychotherapies in the treatment of perinatal depression: a meta-analysis. Arch Womens Ment Health 17:3–15
256. Clark DA, Beck AT, Alford BA (1999) Scientific foundations of cognitive theory and therapy of depression. Wiley, Hoboken
257. Clarke K, Mayo-Wilson E, Kenny J et al. (2015) Can non-pharmacological interventions prevent relapse in adults who have recovered from depression? A systematic review and meta-analysis of randomised controlled trials. Clin Psychol Rev 39:58–70
258. Clatworthy J (2012) The effectiveness of antenatal interventions to prevent postnatal depression in high-risk women. J Affect Disord 137:25–34

259. Clayton AH, Croft HA, Horrigan JP et al. (2006) Bupropion extended release compared with escitalopram: effects on sexual functioning and antidepressant efficacy in 2 randomized, double-blind, placebo-controlled studies. J Clin Psychiatry 67:736–746
260. Cody R, Drysdale K (2013) The effects of psychotherapy on reducing depression in residential aged care: a meta-analytic review. Clinical Gerontol 36:46–69
261. Cohen HW, Gibson G, Alderman MH (2000) Excess risk of myocardial infarction in patients treated with antidepressant medications: association with use of tricyclic agents. Am J Med 108:2–8
262. Cohen LS, Soares CN, Vitonis AF et al. (2006) Risk for new onset of depression during the menopausal transition: the Harvard study of moods and cycles. Arch Gen Psychiatry 63:385–390
263. Coleman CC, Cunningham LA, Foster VJ et al. (1999) Sexual dysfunction associated with the treatment of depression: a placebo-controlled comparison of bupropion sustained release and sertraline treatment. Ann Clin Psychiatry 11:205–215
264. Collegium Internationale Psychiatriae Scalarum (CIPS), Weyer G (2004) Internationale Skalen für Psychiatrie. Beltz, Göttingen
265. Colom F, Lam D (2005) Psychoeducation: improving outcomes in bipolar disorder. Eur Psychiatry 20:359–364
266. Colom F, Vieta E, Martinez-Aran A et al. (2003) A randomized trial on the efficacy of group psychoeducation in the prophylaxis of recurrences in bipolar patients whose disease is in remission. Arch Gen Psychiatry 60:402–407
267. Colvin L, Slack-Smith L, Stanley FJ et al. (2011) Dispensing patterns and pregnancy outcomes for women dispensed selective serotonin reuptake inhibitors in pregnancy. Birth Defects Res A Clin Mol Teratol 91:142–152
268. Committee for Proprietary Medicinal Products (CPMP) (2002) Note for guidance on clinical investigation of medicinal products in the treatment of depression. Verfügbar auf: http://www.ema.europa.eu/docs/en_GB/document_library/Scientific_guideline/2009/09/WC500003526.pdf [Letzter Zugriff: 14.09.2016]
269. Connolly Gibbons MB, Crits-Christoph P, Levinson J et al. (2003) Flexibility in manual-based psychotherapies: predictors of therapist interventions in interpersonal and cognitive-behavioral therapy. Psychother Res 13:169–185
270. Conte HR, Plutchik R, Wild KV et al. (1986) Combined psychotherapy and pharmacotherapy for depression. A systematic analysis of the evidence. Arch Gen Psychiatry 43:471–479
271. Cooney GM, Dwan K, Greig CA et al. (2013) Exercise for depression. Cochrane Database Syst Rev CD004366
272. Cooper C, Katona C, Lyketsos K et al. (2011) A systematic review of treatments for refractory depression in older people. Am J Psychiatry 168:681–688
273. Cooper LA, Ghods Dinoso BK, Ford DE et al. (2013) Comparative effectiveness of standard versus patient-centered collaborative care interventions for depression among African Americans in primary care settings: the BRIDGE Study. Health Serv Res 48:150–174
274. Cooper LA, Gonzales JJ, Gallo JJ et al. (2003) The acceptability of treatment for depression among African-American, Hispanic, and white primary care patients. Med Care 41:479–489
275. Cooper LA, Roter DL, Johnson RL et al. (2003) Patient-centered communication, ratings of care, and concordance of patient and physician race. Ann Intern Med 139:907–915
276. Cooper PJ, Murray L, Wilson A et al. (2003) Controlled trial of the short- and long-term effect of psychological treatment of post-partum depression. I. Impact on maternal mood. Br J Psychiatry 182:412–419
277. Coppen A (2000) Lithium in unipolar depression and the prevention of suicide. J Clin Psychiatry 61:52–56
278. Cornelius JR, Salloum IM, Ehler JG et al. (1997) Fluoxetine in depressed alcoholics. A double-blind, placebo-controlled trial. Arch Gen Psychiatry 54:700–705
279. Cornelius JR, Soloff PH, Perel JM et al. (1990) Fluoxetine trial in borderline personality disorder. Psychopharmacol Bull 26:151–154
280. Correll CU, Schenk EM (2008) Tardive dyskinesia and new antipsychotics. Curr Opin Psychiatry 21:151–156
281. Corruble E, Ginestet D, Guelfi JD (1996) Comorbidity of personality disorders and unipolar major depression: a review. J Affect Disord 37:157–170
282. Corya SA, Williamson D, Sanger TM et al. (2006) A randomized, double-blind comparison of olanzapine/fluoxetine combination, olanzapine, fluoxetine, and venlafaxine in treatment-resistant depression. Depress Anxiety 23:364–372
283. Coupland C, Dhiman P, Morriss R et al. (2011) Antidepressant use and risk of adverse outcomes in older people: population based cohort study. BMJ 343:d4551
284. Coupland N, Wilson S, Nutt D (1997) Antidepressant drugs and the cardiovascular system: a comparison of tricylics and selective serotonin reuptake inhibitors and their relevance for the treatment of psychiatric patients with cardiovascular problems. J Psychopharmacol 11:83–92
285. Cowdry RW, Gardner DL (1988) Pharmacotherapy of borderline personality disorder. Alprazolam, carbamazepine, trifluoperazine, and tranylcypromine. Arch Gen Psychiatry 45:111–119
286. Cowen PJ (1996) Advances in psychopharmacology: mood disorders and dementia. Br Med Bull 52:539–555
287. Cowen PJ (1998) Pharmacological management of treatment resistant depression. Adv Psychiatr Treat 4:320–327
288. Cox JL, Holden JM, Sagovsky R (1987) Detection of postnatal depression. Development of the 10-item Edinburgh Postnatal Depression Scale. Br J Psychiatry 150:782–786

289. Craft LL, Vaniterson EH, Helenowski IB et al. (2012) Exercise effects on depressive symptoms in cancer survivors: a systematic review and meta-analysis. Cancer Epidemiol Biomarkers Prev 21:3–19
290. Crawford MJ, Thomas O, Khan N et al. (2007) Psychosocial interventions following self-harm: systematic review of their efficacy in preventing suicide. Br J Psychiatry 190:11–17
291. Crismon ML, Trivedi M, Pigott TA et al. (1999) The Texas Medication Algorithm Project: report of the Texas Consensus Conference Panel on medication treatment of major depressive disorder. J Clin Psychiatry 60:142–156
292. Crits-Christoph P (1992) The efficacy of brief dynamic psychotherapy: a meta-analysis. Am J Psychiatry 149:151–158
293. Croen LA, Grether JK, Yoshida CK et al. (2011) Antidepressant use during pregnancy and childhood autism spectrum disorders. Arch Gen Psychiatry 68:1104–1112
294. Croft H, Settle Jr. E, Houser T et al. (1999) A placebo-controlled comparison of the antidepressant efficacy and effects on sexual functioning of sustained-release bupropion and sertraline. Clin Ther 21:643–658
295. Crook T, Eliot J (1980) Parental death during childhood and adult depression: a critical review of the literature. Psychol Bull 87:252–259
296. Crossley NA, Bauer M (2007) Acceleration and augmentation of antidepressants with lithium for depressive disorders: two meta-analyses of randomized, placebo-controlled trials. J Clin Psychiatry 68:935–940
297. Cuijpers P (1998) A psychoeducational approach to the treatment of depression: a meta- analysis of Lewinsohn's ›Coping With Depression‹ course. Behav Ther 29:521–533
298. Cuijpers P, Clignet F, van Meijel B et al. (2011) Psychological treatment of depression in inpatients: a systematic review and meta-analysis. Clin Psychol Rev 31:353–360
299. Cuijpers P, Donker T, Johansson R et al. (2011) Self-guided psychological treatment for depressive symptoms: a meta-analysis. PLoS One 6:e21274
300. Cuijpers P, Geraedts A, van Oppen P et al. (2011) Interpersonal psychotherapy for depression: a meta-analysis. Am J Psychiatry 168:581–592
301. Cuijpers P, Karyotaki E, Andersson G et al. (2015) The effects of blinding on the outcomes of psychotherapy and pharmacotherapy for adult depression: a meta-analysis. Eur Psychiatry 30:685–693
302. Cuijpers P, Reynolds CF, 3rd, Donker T et al. (2012) Personalized treatment of adult depression: medication, psychotherapy, or both? A systematic review. Depress Anxiety 29:855–864
303. Cuijpers P, Smit F, Bohlmeijer E et al. (2010) Efficacy of cognitive-behavioural therapy and other psychological treatments for adult depression: meta-analytic study of publication bias. Br J Psychiatry 196:173–178
304. Cuijpers P, Van Straten A, Bohlmeijer E et al. (2010) The effects of psychotherapy for adult depression are overestimated: a meta-analysis of study quality and effect size. Psychol Med 40: 211–223
305. Cuijpers P, Van Straten A, Hollon S et al. (2010) The contribution of active medication to combined treatments of psychotherapy and pharmacotherapy for adult depression: a meta-analysis. Acta Psychiatr Scand 121:415–423
306. Cuijpers P, van Straten A, Schuurmans J et al. (2010) Psychotherapy for chronic major depression and dysthymia: a meta-analysis. Clin Psychol Rev 30:51–62
307. Cuijpers P, van Straten A, Warmerdam L et al. (2009) Psychotherapy versus the combination of psychotherapy and pharmacotherapy in the treatment of depression: a meta-analysis. Depress Anxiety 26:279–288
308. Cuijpers P, Weitz E, Twisk J et al. (2014) Gender as predictor and moderator of outcome in cognitive behavior therapy and pharmacotherapy for adult depression: an «individual patient data" meta-analysis. Depress Anxiety 31:941–951
309. Cunningham LA (1997) Once-daily venlafaxine extended release (XR) and venlafaxine immediate release (IR) in outpatients with major depression. Venlafaxine XR 208 Study Group. Ann Clin Psychiatry 9:157–164
310. Currier MB, Murray GB, Welch CC (1992) Electroconvulsive therapy for post-stroke depressed geriatric patients. J Neuropsychiatry Clin Neurosci 4:140–144
311. Cusin C, Franco FB, Fernandez-Robles C et al. (2013) Rapid improvement of depression and psychotic symptoms in Huntington's disease: a retrospective chart review of seven patients treated with electroconvulsive therapy. Gen Hosp Psychiatry 35:29
312. Dago P, Quitkin F (1995) Role of the placebo response in the treatment of depressive disorders. CNS Drugs 4:335–340
313. Dalery J, Aubin V (2001) Etude comparative de la paroxetine et de la mianserine dans la depression du sujet age: efficacite, tolerance, serotoninodependance. Encephale 27:71–81
314. Daley A, Foster L, Long G et al. (2015) The effectiveness of exercise for the prevention and treatment of antenatal depression: systematic review with meta-analysis. BJOG 122:57–62
315. Daley A, Jolly K, MacArthur C (2009) The effectiveness of exercise in the management of post-natal depression: systematic review and meta-analysis. Fam Pract 26:154–162
316. Dalton SO, Johansen C, Mellemkjaer L et al. (2003) Use of selective serotonin reuptake inhibitors and risk of upper gastrointestinal tract bleeding: a population-based cohort study. Arch Intern Med 163:59–64
317. Dam J, Ryde L, Svejso J et al. (1998) Morning fluoxetine plus evening mianserin versus morning fluoxetine plus evening placebo in the acute treatment of major depression. Pharmacopsychiatry 31:48–54

318. Dang T, Engel RR (1995) Long-term drug treatment of bipolar and depressive disorders: meta-analysis of controlled trials with lithium, carbamazepime and antidepressive agents. Pharmacopsychiatry 28:170
319. Davidson J, Meltzer-Brody S (1999) The underrecognition and undertreatment of depression: what is the breadth and depth of the problem? J Clin Psychiatry 60:4–9
320. de Abajo F J, Rodriguez L A, Montero D (1999) Association between selective serotonin reuptake inhibitors and upper gastrointestinal bleeding: population based case-control study. BMJ 319:1106–1109
321. de Crescenzo F, Perelli F, Armando M et al. (2014) Selective serotonin reuptake inhibitors (SSRIs) for post-partum depression (PPD): a systematic review of randomized clinical trials. J Affect Disord 152–154:39–44
322. de Groot M, Anderson R, Freedland KE et al. (2001) Association of depression and diabetes complications: a meta-analysis. Psychosom Med 63:619–630
323. de Jong-Meyer R, Hautzinger M, Kühner C et al. (2007) Evidenzbasierte Leitlinien zur Psychotherapie Affektiver Störungen. Hogrefe, Göttingen
324. de Jong-Meyer R, Hautzinger M, Rudolf GAE et al. (1996) Die Überprüfung der Wirksamkeit einer Kombination von Antidepressiva- und Verhaltenstherapie bei endogen depressiven Patienten: Varianzanalytische Ergebnisse zu den Haupt- und Nebenkriterien des Therapieerfolgs. Z Klin Psychol Psychother 25:93–109
325. de Jonghe F, Hendriksen M, Van Aalst G et al. (2004) Psychotherapy alone and combined with pharmacotherapy in the treatment of depression. Br J Psychiatry 185:37–45
326. de Jonghe F, Kool S, Van Aalst G et al. (2001) Combining psychotherapy and antidepressants in the treatment of depression. J Affect Disord 64:217–229
327. de Leo D, Carollo G, Dello Buono M (1995) Lower suicide rates associated with a Tele-Help/Tele-Check service for the elderly at home. Am J Psychiatry 152:632–634
328. de Lima MS, Hotoph M, Wessely S (1999) The efficacy of drug treatments for dysthymia: a systematic review and meta-analysis. Psychol Med 29:1273–1289
329. de Maat S, de Jonghe F, de Kraker R et al. (2013) The current state of the empirical evidence for psychoanalysis: a meta-analytic approach. Harv Rev Psychiatry 21:107–137
330. de Maat S, Dekker J, Schoevers R et al. (2006) Relative efficacy of psychotherapy and pharmacotherapy in the treatment of depression: a meta-analysis. Psychother Res 16:566–578
331. de Rubeis RJ, Crits-Christoph P (1998) Empirically supported individual and group psychological treatments for adult mental disorders. J Consult Clin Psychol 66:37–52
332. de Rubeis RJ, Gelfand LA, Tang TZ et al. (1999) Medications versus cognitive behavior therapy for severely depressed outpatients: mega-analysis of four randomized comparisons. Am J Psychiatry 156:1007–1013
333. de Rubeis RJ, Hollon SD, Amsterdam JD et al. (2005) Cognitive therapy vs medications in the treatment of moderate to severe depression. Arch Gen Psychiatry 62:409–416
334. Debonnel G, Gobbi G, Turcotte J et al. (2000) Effects of mirtazapine, paroxetine and their combination: a double-blind study in major depression. Eur Neuropsychopharmacol 10:252
335. Degner D, Grohmann R, Kropp S et al. (2004) Severe adverse drug reactions of antidepressants: results of the German multicenter drug surveillance program AMSP. Pharmacopsychiatry 37:S39–45
336. Dekker RL (2011) Cognitive therapy for depression in patients with heart failure: a critical review. Heart Fail Clin 7:127–141
337. Deltito J, Beyer D (1998) The scientific, quasi-scientific and popular literature on the use of St. John's Wort in the treatment of depression. J Affect Disord 51:345–351
338. Dennis CL, Dowswell T (2013) Interventions (other than pharmacological, psychosocial or psychological) for treating antenatal depression. Cochrane Database Syst Rev CD006795
339. Dennis CL, Dowswell T (2013) Psychosocial and psychological interventions for preventing postpartum depression. Cochrane Database Syst Rev CD001134
340. Dennis CL, Hodnett E (2007) Psychosocial and psychological interventions for treating postpartum depression. Cochrane Database Syst Rev CD006116
341. Dennis CL, Ross LE, Grigoriadis S (2007) Psychosocial and psychological interventions for treating antenatal depression. Cochrane Database Syst Rev CD006309
342. Dennis CL, Ross LE, Herxheimer A (2008) Oestrogens and progestins for preventing and treating postpartum depression. Cochrane Database Syst Rev CD001690
343. Department of Health and Human Services Administration on Aging (2001) Older adults and mental health issues and opportunities. Administration on Aging: Department of Health and Human Services, Washington, DC
344. Detke MJ, Lu Y, Goldstein DJ et al. (2002) Duloxetine, 60 mg once daily, for major depressive disorder: a randomized double-blind placebo-controlled trial. J Clin Psychiatry 63:308–315
345. Detke MJ, Lu Y, Goldstein DJ et al. (2002) Duloxetine 60 mg once daily dosing versus placebo in the acute treatment of major depression. J Psychiatr Res 36:383–390

346. Deutsche Gesellschaft für Allgemeinmedizin und Familienmedizin (DEGAM) (2012) Schlaganfall. DEGAM-Leitlinie Nr. 8. Deutsche Gesellschaft für Allgemeinmedizin und Familienmedizin (DEGAM), Frankfurt a.M., Verfügbar auf: http://www.degam.de/files/Inhalte/Leitlinien-Inhalte/Dokumente/DEGAM-S3-Leitlinien/LL-08_Langfassung_Schlaganfall_final5.pdf [Letzter Zugriff: 14.09.2016]
347. Deutsche Gesellschaft für Bipolare Störungen (DGBS), Deutsche Gesellschaft für Psychiatrie, Psychotherapie und Nervenheilkunde (DGPPN) (2012) S3-Leitlinie zur Diagnostik und Therapie Bipolarer Störungen. Langversion 1.0. DGBS e.V. und DGPPN e.V.
348. Deutsche Gesellschaft für Psychiatrie, Psychotherapie und Nervenheilkunde (DGPPN) (2012) Positionspapier der Deutschen Gesellschaft für Psychiatrie, Psychotherapie und Nervenheilkunde (DGPPN) zum Thema Burnout. Deutsche Gesellschaft für Psychiatrie, Psychotherapie und Nervenheilkunde (DGPPN), Berlin, Verfügbar auf: http://www.dgppn.de/fileadmin/user_upload/_medien/download/pdf/stellungnahmen/2012/stn-2012-03-07-burnout.pdf [Letzter Zugriff: 14.09.2016]
349. Deutsche Gesellschaft für Psychiatrie, Psychotherapie und Nervenheilkunde (DGPPN) (2012) S3-Leitlinie Psychosoziale Therapien bei schweren psychischen Erkrankungen. AWMF-Register Nr. 038-020. Springer, Heidelberg
350. Deutsche Gesellschaft für Psychiatrie, Psychotherapie und Nervenheilkunde (DGPPN) (2006) S3 Praxisleitlinien in Psychiatrie und Psychotherapie – Band 1: Behandlungsleitlinie Schizophrenie. Steinkopff, Darmstadt
351. Deutsche Gesellschaft für Psychosomatische Medizin und Ärztliche Psychotherapie e.V. (DGPM) (2012) S3-Leitlinie Umgang mit Patienten mit nicht-spezifischen, funktionellen und somatoformen Körperbeschwerden. AWMF-Register Nr. 051-001.
352. Deutsche Gesellschaft für Psychotherapeutische Medizin (DGPM), Deutsche Gesellschaft für Psychoanalyse, Psychotherapie, Psychosomatik und Tiefenpsychologie (DGPT), Deutsches Kollegium Psychosomatische Medizin (DKPM) et al. (2002) Psychotherapie der Depression. Verfügbar auf: https://www.aerzteblatt.de/download/files/2004/07/x0001045.pdf [Letzter Zugriff: 14.09.2016]
353. Devanand DP, Dwork AJ, Hutchinson ER et al. (1994) Does ECT alter brain structure? Am J Psychiatry 151:957–970
354. Devanand DP, Fitzsimons L, Prudic J et al. (1995) Subjective side effects during electroconvulsive therapy. Convuls Ther 11:232–240
355. Dickens C, Cherrington A, Adeyemi I et al. (2013) Characteristics of psychological interventions that improve depression in people with coronary heart disease: a systematic review and meta-regression. Psychosom Med 75:211–221
356. Dicker R, Morrissey RF, Abikoff H et al. (1997) Hospitalizing the suicidal adolescent: decision-making criteria of psychiatric residents. J Am Acad Child Adolesc Psychiatry 36:769–776
357. Diem SJ, Blackwell TL, Stone KL et al. (2007) Use of antidepressants and rates of hip bone loss in older women: the study of osteoporotic fractures. Arch Intern Med 167:1240–1245
358. Dietrich G, Wagner P, Bräunig P (2003) Psychoedukation in der Behandlung bipolarer affektiver Erkrankungen. Psychoneuro 29:403–408
359. Diguer L, Barber JP, Luborsky L (1993) Three concomitants: personality disorders, psychiatric severity, and outcome of dynamic psychotherapy of major depression. Am J Psychiatry 150:1246–1248
360. Dimidjian S, Hollon SD, Dobson KS et al. (2006) Randomized trial of behavioral activation, cognitive therapy, and antidepressant medication in the acute treatment of adults with major depression. J Consult Clin Psychol 74:658–670
361. Dixon K, Keefe F, Scipio C et al. (2007) Psychological interventions for arthritis pain management in adults: a meta-analysis. Health Psychol 26:241–250
362. Dobson KS (1989) A meta-analysis of the efficacy of cognitive therapy for depression. J Consult Clin Psychol 57:414–419
363. Dombrovski AY, Mulsant BH (2007) The evidence for electroconvulsive therapy (ECT) in the treatment of severe late-life depression. ECT: the preferred treatment for severe depression in late life. Int Psychogeriatr 19:10–35
364. Dongier M (2005) What are the treatment options for comorbid alcohol abuse and depressive disorders? J Psychiatry Neurosci 30:224
365. Donovan S, Kelleher MJ, Lambourn J et al. (1999) The occurence of suicide following the prescription of antidepressant drugs. Arch Suicide Res 5:181–192
366. Dowrick C, Dunn G, Ayuso-Mateos JL et al. (2000) Problem solving treatment and group psychoeducation for depression: multicentre randomised controlled trial. Outcomes of Depression International Network (ODIN) Group. Br J Psychiatry 321:1450–1454
367. Driessen E, Cuijpers P, de Maat S et al. (2010) The efficacy of short-term psychodynamic psychotherapy for depression: a meta-analysis. Clin Psychol Rev 30:25–36
368. Duggan CF, Lee AS, Murray RM (1990) Does personality predict long-term outcome in depression? Br J Psychiatry 157:19–24
369. Dunham RB (1998) Nominal Group Technique: A Users' guide. Verfügbar auf: http://www.sswm.info/sites/default/files/reference_attachments/DUNHAM%201998%20Nominal%20Group%20Technique%20-%20A%20Users'%20Guide.pdf [Letzter Zugriff: 14.09.2016]
370. Dunner DL, Schmaling KB, Hendrickson H et al. (1996) Cognitive therapy versus fluoxetine in the treatment of dysthymic disorder. Depression 4:34–41

371. Dwight-Johnson M, Sherbourne CD, Liao D et al. (2000) Treatment preferences among depressed primary care patients. J Gen Intern Med 15:527– 534
372. Dwight MM, Stoudemire A (1997) Effects of depressive disorders on coronary artery disease: a review. Harv Rev Psychiatry 5:115–122
373. Dykierek P, Schramm E (2004) Interpersonelle Psychotherapie. In: Rössler W (Hrsg.) Psychiatrische Rehabilitation. Springer, Heidelberg, S. 275–292
374. Eastman CI, Young MA, Fogg LF et al. (1998) Bright light treatment of winter depression: a placebo-controlled trial. Arch Gen Psychiatry 55:883–889
375. Eaton WW, Shao H, Nestadt G et al. (2008) Population-based study of first onset and chronicity in major depressive disorder. Arch Gen Psychiatry 65:513–520
376. Ebmeier KP, Donaghey C, Steele JD (2006) Recent developments and current controversies in depression. Lancet 367:153–167
377. Ebrahim S, Montoya L, Truong W et al. (2012) Effectiveness of cognitive behavioral therapy for depression in patients receiving disability benefits: a systematic review and individual patient data meta-analysis. PLoS One 7:e50202
378. Edwards JG, Anderson I (1999) Systematic review and guide to selection of selective serotonin reuptake inhibitors. Drugs 57:507–533
379. Edwards SJ, Hamilton V, Nherera L et al. (2013) Lithium or an atypical antipsychotic drug in the management of treatment-resistant depression: a systematic review and economic evaluation. Health Technol Assess 17:1–190
380. Egede LE (2004) Diabetes, major depression, and functional disability among U.S. adults. Diabetes Care 27:421–428
381. Egede LE, Zheng D (2003) Independent factors associated with major depressive disorder in a national sample of individuals with diabetes. Diabetes Care 26:104–111
382. Egede LE, Zheng D, Simpson K (2002) Comorbid depression is associated with increased health care use and expenditures in individuals with diabetes. Diabetes Care 25:464–470
383. El Marroun H, White TJ, van der Knaap NJ et al. (2014) Prenatal exposure to selective serotonin reuptake inhibitors and social responsiveness symptoms of autism: population-based study of young children. Br J Psychiatry 205:95–102
384. Elkin I, Shea MT, Watkins JT et al. (1989) National Institute of Mental Health Treatment of Depression Collaborative Research Program. General effectiveness of treatments. Arch Gen Psychiatry 46:971–982; discussion 983
385. Elliott R, Greenberg LS, Lietaer G (2004) Research on experiential psychotherapies. In: Lambert MJ (Hrsg.) Bergin and Garfields handbook of psychotherapy and behavior change. Wiley, New York, S. 493–540
386. Elwyn G, Edwards A, Britten N (2003) What information do patients need about medicines? »Doing prescribing«: how doctors can be more effective. BMJ 327:864–867
387. Elwyn G, Edwards A, Mowle S et al. (2001) Measuring the involvement of patients in shared decision-making: a systematic review of instruments. Patient Educ Couns 43:5–22
388. ENRICHD Investigators (2001) Enhancing Recovery in Coronary Heart Disease (ENRICHD) study intervention: rationale and design. Psychosom Med 63:747–755
389. ENRICHD Investigators (2000) Enhancing recovery in coronary heart disease patients (ENRICHD): study design and methods. The ENRICHD investigators. Am Heart J 139:1–9
390. Eom CS, Lee HK, Ye S et al. (2012) Use of selective serotonin reuptake inhibitors and risk of fracture: a systematic review and meta-analysis. J Bone Miner Res 27:1186–1195
391. Erim Y (2009) Klinische Interkulturelle Psychotherapie: Ein Lehr- und Praxisbuch. Kohlhammer, Stuttgart
392. Ermann M, Waldvogel B (2011) Psychodynamische Psychotherapie – Grundlagen und klinische Anwendungen. Springer, Berlin
393. Ernst C (1997) Epidemiologie depressiver Störungen im Alter. In: Radebold H, Hirsch RD (Hrsg.) Depressionen im Alter. Steinkopff, Darmstadt, S. 2–11
394. Ernst E (1999) Second thoughts about safety of St John's wort. Lancet 354:2014–2016
395. Essali A, Alabed S, Guul A et al. (2013) Preventive interventions for postnatal psychosis. Cochrane Database Syst Rev CD009991
396. Essau CA (2002) Epidemiologie. In: Essau CA (Hrsg.) Depression bei Kindern und Jugendlichen: psychologisches Grundlagenwissen. Reinhardt, München, S. 45–62
397. Europarat, Verbindung der Schweizer Ärztinnen und Ärzte, Ärztliche Zentralstelle Qualitätssicherung et al. (2002) Entwicklung einer Methodik für die Ausarbeitung von Leitlinien für optimale medizinische Praxis. Empfehlung Rec (2010) 13 des Europarates am 10. Oktober 2001 und Erläuterndes Memorandum. Verfügbar auf: http://www.leitlinien.de/mdb/edocs/pdf/literatur/europaratmethdt.pdf [Letzter Zugriff: 16.09.2016]
398. Evans DL, Charney DS, Lewis L et al. (2005) Mood disorders in the medically ill: scientific review and recommendations. Biol Psychiatry 58:175–189
399. Evans MD, Hollon SD, DeRubeis RJ et al. (1992) Differential relapse following cognitive therapy and pharmacotherapy for depression. Arch Gen Psychiatry 49:802–808

400. Evans MO, Morgan HG, Hayward A et al. (1999) Crisis telephone consultation for deliberate self-harm patients: effects on repetition. Br J Psychiatry 175:23–27
401. Eyding D, Lelgemann M, Grouven U et al. (2010) Reboxetine for acute treatment of major depression: systematic review and meta-analysis of published and unpublished placebo and selective serotonin reuptake inhibitor controlled trials. BMJ 341:c4737
402. Ezquiaga E, Garcia A, Bravo F et al. (1998) Factors associated with outcome in major depression: a 6-month prospective study. Soc Psychiatry Psychiatr Epidemiol 33:552–557
403. Fabre LF, Brodie HK, Garver D et al. (1983) A multicenter evaluation of bupropion versus placebo in hospitalized depressed patients. J Clin Psychiatry 44:88–94
404. Faller H (1998) Behandlungserwartungen bei Patienten einer psychotherapeutischen Ambulanz. Psychotherapeut 43:8–17
405. Faller H (2005) Depression: Ein prognostischer Faktor bei koronarer Herzkrankheit. Psychotherapeut 50:265–273
406. Faller H, Schuler M, Richard M et al. (2013) Effects of psycho-oncologic interventions on emotional distress and quality of life in adult patients with cancer: systematic review and meta-analysis. J Clin Oncol 31:782–793
407. Farahani A, Correll CU (2012) Are antipsychotics or antidepressants needed for psychotic depression? A systematic review and meta-analysis of trials comparing antidepressant or antipsychotic monotherapy with combination treatment. J Clin Psychiatry 73:486–496
408. Fava GA, Gatti A, Belaise C et al. (2015) Withdrawal Symptoms after Selective Serotonin Reuptake Inhibitor Discontinuation: a Systematic Review. Psychother Psychosom 84:72–81
409. Fava GA, Grandi S, Zielezny M et al. (1994) Cognitive behavioral treatment of residual symptoms in primary major depressive disorder. Am J Psychiatry 151:1295–1299
410. Fava GA, Grandi S, Zielezny M et al. (1996) Four-year outcome for cognitive behavioral treatment of residual symptoms in major depression. Am J Psychiatry 153:945–947
411. Fava GA, Rafanelli C, Grandi S et al. (1998) Six-year outcome for cognitive behavioral treatment of residual symptoms in major depression. Am J Psychiatry 155:1443–1445
412. Fava GA, Rafanelli C, Grandi S et al. (1998) Prevention of recurrent depression with cognitive behavioral therapy: Preliminary findings. Arch Gen Psychiatry 55:816–820
413. Fava GA, Ruini C, Rafanelli C et al. (2004) Six-year outcome of cognitive behavior therapy for prevention of recurrent depression. Am J Psychiatry 161:1872–1876
414. Fava M, Rosenbaum JF, Hoog SL et al. (2000) Fluoxetine versus sertraline and paroxetine in major depression: tolerability and efficacy in anxious depression. J Affect Disord 59:119–126
415. Feijo De Mello M, de Jesus Mari J, Bacaltchuk J et al. (2005) A systematic review of research findings on the efficacy of interpersonal therapy for depressive disorders. Eur Arch Psychiatry Clin Neurosci 255:75–82
416. Fenger-Gron J, Thomsen M, Andersen KS et al. (2011) Paediatric outcomes following intrauterine exposure to serotonin reuptake inhibitors: a systematic review. Dan Med Bull 58:A4303
417. Fergusson D, Doucette S, Glass KC et al. (2005) Association between suicide attempts and selective serotonin reuptake inhibitors: systematic review of randomised controlled trials. BMJ 330:396
418. Ferketich AK, Schwartzbaum JA, Frid DJ et al. (2000) Depression as an antecedent to heart disease among women and men in the NHANES I study. National Health and Nutrition Examination Survey. Arch Intern Med 160:1261–1268
419. Fernandez y Garcia E, Franks P, Jerant A et al. (2011) Depression treatment preferences of Hispanic individuals: exploring the influence of ethnicity, language and explanatory models. J Am Board Fam Med 24:39–50
420. Ferreri M, Lavergne F, Berlin I et al. (2001) Benefits from mianserin augmentation of fluoxetine in patients with major depression non-responders to fluoxetine alone. Acta Psychiatr Scand Suppl 103:66–72
421. Ferrier IN (1999) Treatment of major depression: is improvement enough? J Clin Psychiatry 60:10–14
422. Fink M (2001) Convulsive therapy: a review of the first 55 years. J Affect Disord 63:1–15
423. Fink M, Abrams R, Bailine S et al. (1996) Ambulatory electroconvulsive therapy: report of a task force of the association for convulsive therapy. Association for Convulsive Therapy. Convuls Ther 12:42–55
424. Finke J (2004) Gesprächspsychotherapie. Grundlagen und spezifische Anwendungen. Thieme, Stuttgart
425. Fischer GC (1988) Ambulantes geriatrischgerontologisches Screening in der Primärversorgung. Norddeutscher Forschungsverbund Public Health, Hannover
426. Fisek G (2001) Cultural context. Migration and health risks – A multilevel analysis. Universitätsverlag Rasch, Osnabrück
427. Fishbain DA, Cutler R, Rosomoff HL et al. (1997) Chronic pain-associated depression: antecedent or consequence of chronic pain? A review. Clin J Pain 13:116–137
428. Fishbain DA, Cutler R, Rosomoff HL et al. (2000) Evidence-based data from animal and human experimental studies on pain relief with antidepressants: a structured review. Pain Med 1:310–316
429. Fitelson E, Kim S, Baker AS et al. (2010) Treatment of postpartum depression: clinical, psychological and pharmacological options. Int J Womens Health 3:1–14

430. Flick SN, Roy-Byrne PP, Cowley DS et al. (1993) DSM-III-R personality disorders in a mood and anxiety disorders clinic: prevalence, comorbidity, and clinical correlates. J Affect Disord 27:71–79
431. Fliege H (2002) Pathologisch autodestruktives Verhalten und Verhaltenstherapie. Ein Überblick. Psychotherapeut 47:193–203
432. Flint AJ, Gagnon N (2002) Effective use of electroconvulsive therapy in late-life depression. Can J Psychiatry 47:734–741
433. Flint J, Cuijpers P, Horder J et al. (2014) Is there an excess of significant findings in published studies of psychotherapy for depression? Psychol Med 25:1–8
434. Fluoxetine Bulimia Nervosa Collaborative Study Group (1992) Fluoxetine in the treatment of bulimia nervosa. A multicenter, placebo-controlled, double-blind trial. Arch Gen Psychiatry 49:139–147
435. Ford O, Lethaby A, Roberts H et al. (2012) Progesterone for premenstrual syndrome. Cochrane Database Syst Rev CD003415
436. Fortinguerra F, Clavenna A, Bonati M (2009) Psychotropic drug use during breastfeeding: a review of the evidence. Pediatrics 124:2009–0326
437. Fournier JC, DeRubeis RJ, Hollon SD et al. (2010) Antidepressant drug effects and depression severity: a patient-level meta-analysis. JAMA 303:47–53
438. Fournier JC, DeRubeis RJ, Shelton RC et al. (2009) Prediction of response to medication and cognitive therapy in the treatment of moderate to severe depression. J Consult Clin Psychol 77:775–787
439. Frances A, Widiger T, Fyer MR (1990) The influence of classification methods on comorbidity. In: Maser JD, Cloninger CR (Hrsg.) Comorbidity of mood and anxiety disorders. American Psyiatric Publishing, Washington, S. 41–59
440. Franchini L, Gasperini M, Perez J et al. (1998) Dose-response efficacy of paroxetine in preventing depressive recurrences: a randomized, double-blind study. J Clin Psychiatry 59:229–232
441. Francis JL, Kumar A (2013) Psychological treatment of late-life depression. Psychiatr Clin North Am 36:561–575
442. Frank E, Grochocinski VJ, Spanier CA et al. (2000) Interpersonal psychotherapy and antidepressant medication: evaluation of a sequential treatment strategy in women with recurrent major depression. J Clin Psychiatry 61:51–57
443. Frank E, Kupfer DJ, Perel JM et al. (1990) Three-year outcomes for maintenance therapies in recurrent depression. Arch Gen Psychiatry 47:1093–1099
444. Frank E, Kupfer DJ, Perel JM et al. (1993) Comparison of full-dose versus half-dose pharmacotherapy in the maintenance treatment of recurrent depression. J Affect Disord 27:139–145
445. Frank E, Kupfer DJ, Wagner EF et al. (1991) Efficacy of interpersonal psychotherapy as a maintenance treatment of recurrent depression: Contributing factors. Arch Gen Psychiatry 48:1053–1059
446. Frank E, Spanier C (1995) Interpersonal psychotherapy for depression: overview, clinical efficacy, and future directions. Clin Psychol-Sci Pr 2:349–369
447. Franz M, Janssen P, Lensche H et al. (2000) Effekte stationärer psychoanalytisch orientierter Psychotherapie. Z Psychosom Med Psychother 46:242–258
448. Frasure-Smith N, Lesperance F (2003) Depression and other psychological risks following myocardial infarction. Arch Gen Psychiatry 60:627–636
449. Frederikse M, Petrides G, Kellner C (2006) Continuation and maintenance electroconvulsive therapy for the treatment of depressive illness: a response to the National Institute for Clinical Excellence report. J ECT 22:13–17
450. Freeman EW, Sammel MD, Boorman DW et al. (2014) Longitudinal pattern of depressive symptoms around natural menopause. JAMA Psychiatry 71:36–43
451. Freeman EW, Sammel MD, Lin H et al. (2006) Associations of hormones and menopausal status with depressed mood in women with no history of depression. Arch Gen Psychiatry 63:375–382
452. Frey R, Schreinzer D, Stimpfl T et al. (2002) Letale Intoxikationen mit Antidepressiva und Neuroleptika: Analyse im Zusammenhang mit den Verordnungen in Wien von 1991 bis 1997. Nervenarzt 73:629–636
453. Frey R, Schreinzer D, Stimpfl T et al. (2000) Suicide by antidepressant intoxication identified at autopsy in Vienna from 1991–1997: the favourable consequences of the increasing use of SSRIs. Eur Neuropsychopharmacol 10:133–142
454. Friedman MA, Detweiler-Bedell JB, Leventhal HE (2004) Combined psychotherapy and pharmacotherapy for the treatment of major depressive disorder. Clin Psychol 11:47–68
455. Friemel S, Bernert S, Angermeyer MC et al. (2005) Die direkten Kosten von depressiven Erkrankungen in Deutschland: Ergebnisse aus dem European Study of the Epidemiology of Mental Disorders (ESEMeD) Projekt. Psychiatr Prax 32:113–121
456. Fritze J, Aldenhoff J, Maier W et al. (2005) Antidepressiva: Lebensgefährliche Placebos? Arznei-Telegramm: fahrlässiges Journal. Nervenarzt 76:1432–1439
457. Fritze J, Schmauß M (2001) Psychiatrische Versorgung in Deutschland. Personalprobleme? Nervenarzt 72:824–827
458. Fuentes D, Aranda MP (2012) Depression interventions among racial and ethnic minority older adults: a systematic review across 20 years. Am J Geriatr Psychiatry 20:915–931
459. Furu K, Kieler H, Haglund B et al. (2015) Selective serotonin reuptake inhibitors and venlafaxine in early pregnancy and risk of birth defects: population based cohort study and sibling design. BMJ 350:h1798

460. Furukawa T, McGuire H, Barbui C (2003) Low dosage tricyclic antidepressants for depression. Cochrane Database Syst Rev CD003197
461. Furukawa T, Streiner DL, Young LT et al. (2001) Antidepressant plus benzodiazepine for major depression. Cochrane Database Syst Rev CD001026
462. Furukawa TA, Streiner DL, Young LT (2001) Is antidepressant-benzodiazepine combination therapy clinically more useful? A meta-analytic study. J Affect Disord 65:173–177
463. Gaebel W, Falkai P (2000) Praxisleitlinien in der Psychiatrie: Behandlungsleitline Affektive Erkrankungen. Steinkopff, Darmstadt
464. Gaffan EA, Tsaousis I, Kemp-Wheeler SM (1995) Researcher allegiance and meta-analysis: the case of cognitive therapy for depression. J Consult Clin Psychol 63:966–980
465. Galante J, Iribarren S, Pearce P (2013) Effects of mindfulness-based cognitive therapy on mental disorders: a systematic review and meta-analysis of randomised controlled trials. J Res Nurs 18:133–155
466. Gallassi R, di Sarro R, Morreale A et al. (2006) Memory impairment in patients with late-onset major depression: the effect of antidepressant therapy. J Affect Disord 91:243–250
467. Gao Y, Huang C, Zhao K et al. (2013) Depression as a risk factor for dementia and mild cognitive impairment: a meta-analysis of longitudinal studies. Int J Geriatr Psychiatry 28:441–449
468. Garber CE, Blissmer B, Deschenes MR et al. (2011) American College of Sports Medicine position stand. Quantity and quality of exercise for developing and maintaining cardiorespiratory, musculoskeletal, and neuromotor fitness in apparently healthy adults: guidance for prescribing exercise. Med Sci Sports Exerc 43:1334–1359
469. Gartlehner G, Hansen RA, Morgan LC et al. (2011) Comparative benefits and harms of second-generation antidepressants for treating major depressive disorder: an updated meta-analysis. Ann Intern Med 155:772–785
470. Geddes JR, Carney SM, Davies C et al. (2003) Relapse prevention with antidepressant drug treatment in depressive disorders: a systematic review. Lancet 361:653–661
471. Geddes JR, Freemantle N, Mason J et al. (2006) WITHDRAWN: Selective serotonin reuptake inhibitors (SSRIs) versus other antidepressants for depression. Cochrane Database Syst Rev CD001851
472. Gelenberg AJ (2005) Bleeding with SSRIs. Verfügbar auf: http://www.btpnews.com/article/2005/03/01/Bleeding-with-SSRIs [Letzter Zugriff: 14.09.2016]
473. Gellis ZD, Kang-Yi C (2012) Meta-analysis of the effect of cardiac rehabilitation interventions on depression outcomes in adults 64 years of age and older. Am J Geriatr Cardiol 110:1219–1224
474. Gemeinsamer Bundesausschuss (2015) https://www.g-ba.de/informationen/richtlinien/24/#tab/beschluesse/details/2158/listContext/beschluesse [Letzter Zugriff: 14.09.2016]
475. Gensichen J, Huchzermeier C, Aldenhoff JB et al. (2005) Signalsituationen für den Beginn einer strukturierten Depressionsdiagnostik in der Allgemeinarztpraxis – Eine praxis-kritische Einschätzung internationaler Leitlinien. Z Arztl Fortbild Qualitatssich 99:57–63
476. Gensichen J, Petersen JJ, Von Korff M et al. (2013) Cost-effectiveness of depression case management in small practices. Br J Psychiatry 202:441–446
477. Gentil V, Kerr-Correa F, Moreno R et al. (2000) Double-blind comparison of venlafaxine and amitriptyline in outpatients with major depression with or without melancholia. J Psychopharmacol 14:61–66
478. Gentile S (2014) Tricyclic antidepressants in pregnancy and puerperium. Expert Opin Drug Saf 13:207–225
479. George MS, Lisanby SH, Avery D et al. (2010) Daily left prefrontal transcranial magnetic stimulation therapy for major depressive disorder: a sham-controlled randomized trial. Arch Gen Psychiatry 67:507–516
480. George MS, Lisanby SH, Sackheim HA (1999) Transcranial magnetic stimulation: applications in neuropsychiatry. Arch Gen Psychiatry 56:300–311
481. George MS, Sackeim HA, Rush AJ et al. (2000) Vagus nerve stimulation: a new tool for brain research and therapy. Biol Psychiatry 47:287–295
482. Gerlach I, Brenk-Franz K, Gensichen J (2011) Qualifizierung von MFA für delegierbare Tätigkeiten in der häuslichen Umgebung von allgemeinärztlichen Patienten. Z Allg Med 87:280–286
483. Gerson S, Belin TR, Kaufman A et al. (1999) Pharmacological and psychological treatments for depressed older patients: a meta-analysis and overview of recent findings. Harv Rev Psychiatry 7:1–28
484. Gerste B, Roick C (2014) Prävalenz und Inzidenz sowie Versorgung depressiver Erkrankungen in Deutschland. Schattauer, Stuttgart
485. Ghods BK, Roter DL, Ford DE et al. (2008) Patient-physician communication in the primary care visits of African Americans and whites with depression. J Gen Intern Med 23:600–606
486. Gibbons JS, Butler J, Urwin P et al. (1978) Evaluation of a social work service for self-poisoning patients. Br J Psychiatry 133:111–118
487. Gibbons RD, Brown CH, Hur K et al. (2007) Relationship between antidepressants and suicide attempts: an analysis of the Veterans Health Administration data sets. Am J Psychiatry 164:1044–1049

488. Gibbons RD, Hur K, Brown CH et al. (2012) Benefits from antidepressants: synthesis of 6-week patient-level outcomes from double-blind placebo-controlled randomized trials of fluoxetine and venlafaxine. Arch Gen Psychiatry 69:572–579
489. Giese-Davis J, Koopman C, Butler LD et al. (2002) Change in emotion-regulation strategy for women with metastatic breast cancer following supportive-expressive group therapy. J Consult Clin Psychol 70:916–925
490. Gilbody S, House AO, Sheldon TA (2005) Screening and case finding instruments for depression. Cochrane Database Syst Rev CD002792
491. Gilbody S, Whitty P, Grimshaw J et al. (2003) Educational and organizational interventions to improve the management of depression in primary care: a systematic review. JAMA 289:3145–3151
492. Giles DE, Jarrett RB, Biggs MM et al. (1989) Clinical predictors of recurrence in depression. Am J Psychiatry 146:764–767
493. Gill D, Hatcher S (2000) Antidepressants for depression in medical illness. Cochrane Database Syst Rev CD001312
494. Givens JL, Houston TK, Van Voorhees BW et al. (2007) Ethnicity and preferences for depression treatment. Gen Hosp Psychiatry 29:182–191
495. Glaesmer H, Wittig U, Brähler E et al. (2009) Sind Migranten häufiger von psychischen Störungen betroffen? Eine Untersuchung an einer repräsentativen Stichprobe der deutschen Allgemeinbevölkerung. Psychiatr Prax 36:16–22
496. Glassman AH, Bigger Jr. JT (1981) Cardiovascular effects of therapeutic doses of tricyclic antidepressants. A review. Arch Gen Psychiatry 38:815–820
497. Glassman AH, Bigger Jr. JT, Giardina EV et al. (1979) Clinical characteristics of imipramine-induced orthostatic hypotension. Lancet 1:468–472
498. Glassman AH, Rodriguez AI, Shapiro PA (1998) The use of antidepressant drugs in patients with heart disease. J Clin Psychiatry 59:16–21
499. Glassman AH, Walsh BT, Roose SP et al. (1982) Factors related to orthostatic hypotension associated with tricyclic antidepressants. J Clin Psychiatry 43:35–38
500. Gleason OC, Pierce AM, Walker AE et al. (2013) The two-way relationship between medical illness and late-life depression. Psychiatr Clin North Am 36:533–544
501. Glick ID, Burti L, Okonogi K et al. (1994) Effectiveness in psychiatric care. III: Psychoeducation and outcome for patients with major affective disorder and their families. Br J Psychiatry 164:104–106
502. Gloaguen V, Cottraux J, Cucherat M et al. (1998) A meta-analysis of the effects of cognitive therapy in depressed patients. J Affect Disord 49:59–72
503. Glombiewski J, Hartwich-Tersek J, Rief W (2010) Depression in chronic back pain patients: prediction of pain intensity and pain disability in cognitive-behavioral treatment. Psychosomatics 51:130–136
504. Glozier N (1998) Workplace effects of the stigmatization of depression. J Occup Environ Med 40:793–800
505. Godart NT, Perdereau F, Rein Z et al. (2007) Comorbidity studies of eating disorders and mood disorders. Critical review of the literature. J Affect Disord 97:37–49
506. Golden RN, Gaynes BN, Ekstrom RD et al. (2005) The efficacy of light therapy in the treatment of mood disorders: a review and meta-analysis of the evidence. Am J Psychiatry 162:656–662
507. Goldman CR, Quinn FL (1988) Effects of a patient education program in the treatment of schizophrenia. Hosp Community Psychiatry 39:282–286
508. Goldney R, Fisher L, Wilson D et al. (2000) Major depression and its associated morbidity and quality of life in a random, representative Australian community sample. Aust N Z J Psychiatry 34:1022–1029
509. Goldstein DJ, Lu Y, Detke MJ et al. (2004) Duloxetine in the treatment of depression: a double-blind placebo-controlled comparison with paroxetine. J Clin Psychopharmacol 24:389–399
510. Goldstein DJ, Wilson MG, Ascroft RC et al. (1999) Effectiveness of fluoxetine therapy in bulimia nervosa regardless of comorbid depression. Int J Eat Disord 25:19–27
511. Gonzalez JS, Safren SA, Cagliero E et al. (2007) Depression, self-care, and medication adherence in type 2 diabetes: relationships across the full range of symptom severity. Diabetes Care 30:2222–2227
512. Goodman S, Gotlib I (1999) Risk for psychopathology in the children of depressed mothers: a developmental model for understanding mechanisms of transmission. Psychol Rev 106:458–490
513. Goodnick PJ, Kumar A, Henry JH et al. (1997) Sertraline in coexisting major depression and diabetes mellitus. Psychopharmacol Bull 33:261–264
514. Goodwin FK (1999) Anticonvulsant therapy and suicide risk in affective disorders. J Clin Psychiatry 60:89–93
515. Goodwin FK, Fireman B, Simon GE et al. (2003) Suicide risk in bipolar disorder during treatment with lithium and divalproex. JAMA 290:1467–1473
516. Gordon WA, Hibbard MR (1997) Poststroke depression: an examination of the literature. Arch Phys Med Rehabil 78:658–663
517. Gould RA, Otto MW, Pollack MH et al. (1997) Cognitive behavioral and pharmacological treatment of generalized anxiety disorder: a preliminary meta-analyis. Behav Ther 28:285–305
518. Gould RL, Coulson MC, Howard RJ (2012) Cognitive behavioral therapy for depression in older people: a meta-analysis and meta-regression of randomized controlled trials. J Am Geriatr Soc 60:1817–1830

519. Grande T, Dilg R, Jakobsen T et al. (2006) Differential effects of two forms of psychoanalytic therapy: results of the Heidelberg-Berlin study. Psychother Res 16:470–485
520. Grandjean EM, Aubry JM (2009) Lithium: updated human knowledge using an evidence-based approach: part III: clinical safety. CNS Drugs 23:397–418
521. Grawe K (1995) Grundriss einer Allgemeinen Psychotherapie. Psychotherapeut 40:130–145
522. Grawe K (1997) »Moderne« Verhaltenstherapie oder allgemeine Psychotherapie? Verhaltenstherapie und Verhaltensmedizin:137–159
523. Grawe K (1998) Psychologische Therapie. Hogrefe, Göttingen
524. Grawe K (2005) Wie kann Psychotherapie durch Validierung wirksamer werden? Psychotherapeutenj 1:4–11
525. Grawe K, Dick A, Regli D et al. (1999) Wirkfaktorenanalyse – ein Spektroskop für die Psychotherapie. Verhaltenstherapie und Psychosoziale Praxis 31:201–225
526. Grawe K, Donati R, Bernauer F (1994) Psychotherapie im Wandel: Von der Konfession zur Profession. Hogrefe, Göttingen
527. Greden JF (1993) Antidepressant maintenance medications: when to discontinue and how to stop. J Clin Psychiatry 54:39–45
528. Green A (1993) Die tote Mutter. Psyche 47:205–240
529. Greenberg LS, Rice LN, Elliott R (1993) Facilitating emotional change. The moment-by-moment process. Guilford Press, New York
530. Greenberg LS, Watson J (1998) Experiential therapy of depression: differential effects of client-centered relationship conditions and process experiential interventions. Psychother Res 8:210–224
531. Greeson JM, Sanford B, Monti DA (2001) St. John's wort (Hypericum perforatum): a review of the current pharmacological, toxicological, and clinical literature. Psychopharmacology (Berl) 153:402–414
532. Gregoire AJ, Kumar R, Everitt B et al. (1996) Transdermal oestrogen for treatment of severe postnatal depression. Lancet 347:930–933
533. Greil W, Kleindienst N (1997) Rezidivprophylaxe affektiver Störungen mit Lithium. In: Müller-Oerlinghausen B, Greil W, Berghofer A (Hrsg.) Die Lithiumtherapie. Springer, Berlin, S. 190–218
534. Griffiths KM, Farrer L, Christensen H (2010) The efficacy of internet interventions for depression and anxiety disorders: a review of randomised controlled trials. Med J Aust 192:S4–11
535. Grigoriadis S, VonderPorten EH, Mamisashvili L et al. (2013) The effect of prenatal antidepressant exposure on neonatal adaptation: a systematic review and meta-analysis. J Clin Psychiatry 74:e309–320
536. Grigoriadis S, VonderPorten EH, Mamisashvili L et al. (2013) Antidepressant exposure during pregnancy and congenital malformations: is there an association? A systematic review and meta-analysis of the best evidence. J Clin Psychiatry 74:e293–308
537. Grigoriadis S, VonderPorten EH, Mamisashvili L et al. (2013) The impact of maternal depression during pregnancy on perinatal outcomes: a systematic review and meta-analysis. J Clin Psychiatry 74:e321–341
538. Grippo AJ, Johnson AK (2002) Biological mechanisms in the relationship between depression and heart disease. Neurosci Biobehav Rev 26:941–962
539. Grote NK, Swartz HA, Geibel SL et al. (2009) A randomized controlled trial of culturally relevant, brief interpersonal psychotherapy for perinatal depression. Psychiatr Serv 60:313–321
540. Grözinger M, Conca A, DiPauli J et al. (2012) Elektrokonvulsionstherapie: Psychiatrische Fachgesellschaften aus vier Ländern empfehlen einen rechtzeitigen und adäquaten Einsatz. Nervenarzt 83:919–921
541. Grözinger M, Conca A, Nickl-Jockschat T et al. (2013) Elektrokonvulsionstherapie kompakt. Für Zuweiser und Anwender. Springer, Heidelberg
542. Grunhaus L, Pande A, Brown M et al. (1994) Clinical characteristics of patients with concurrent major depressive disorder and panic disorder. Am J Psychiatry 151:541–546
543. Guaiana G, Barbui C, Hotopf M (2003) Amitriptyline versus other types of pharmacotherapy for depression. Cochrane Database Syst Rev CD004186
544. Guaiana G, Gupta S, Chiodo D et al. (2013) Agomelatine versus other antidepressive agents for major depression. Cochrane Database Syst Rev CD008851
545. Gual A, Balcells M, Torres M et al. (2003) Sertraline for the prevention of relapse in detoxicated alcohol dependent patients with a comorbid depressive disorder: a randomized controlled trial. Alcohol Alcohol 38:619–625
546. Gün A (2007) Interkulturelle Missverständnisse in der Psychotherapie – Gegenseitiges Verstehen zwischeneinheimischen Therapeuten und türkeistämmigen Klienten. Lambertus Verlag, Freiburg
547. Gunnell D, Ashby D (2004) Antidepressants and suicide: what is the balance of benefit and harm. BMJ 329:34–38
548. Gunnell D, Saperia J, Ashby D (2005) Selective serotonin reuptake inhibitors (SSRIs) and suicide in adults: meta-analysis of drug company data from placebo controlled, randomised controlled trials submitted to the MHRA's safety review. BMJ 330:385
549. Guthrie E, Kapur N, Mackway-Jones K et al. (2001) Randomised controlled trial of brief psychological intervention after deliberate self poisoning. Br Med J 323:135–138

550. Guzzetta F, Tondo L, Centorrino F et al. (2007) Lithium treatment reduces suicide risk in recurrent major depressive disorder. J Clin Psychiatry 68:380–383
551. Haasen C, Yagdiran O (2000) Beurteilung psychischer Störungen in einer multikulturellen Gesellschaft. Freiburg
552. Haby M, Donnelly M, Corry J et al. (2006) Cognitive behavioural therapy for depression, panic disorder and generalized anxiety disorder: a meta-regression of factors that may predict outcome. Aust N Z J Psychiatry 40:9–19
553. Hackett ML, Anderson CS, House A et al. (2008) Interventions for treating depression after stroke. Cochrane Database Syst Rev CD003437
554. Hackett ML, Anderson CS, House AO (2005) Management of depression after stroke: a systematic review of pharmacological therapies. Stroke 36:1098–1103
555. Hackett ML, Pickles K (2014) Part I: frequency of depression after stroke: an updated systematic review and meta-analysis of observational studies. Int J Stroke 9:1017–1025
556. Halbreich U, Alarcon RD, Calil H et al. (2007) Culturally-sensitive complaints of depressions and anxieties in women. J Affect Disord 102:159–176
557. Halmi K, Eckert E, Marchi P et al. (1991) Comorbidity of psychiatric diagnoses in anorexia nervosa. Arch Gen Psychiatry 48:712–718
558. Hamilton JA, Grant M, Jensvold MF (1996) Sex and treatment of depression. In: Jensvold MF, Halbreich U, Hamilton JA (Hrsg.) Psychopharmacology and women: sex, gender and hormones. American Psychiatric Association, Washington, S. 241–260
559. Hamilton M (1960) A rating scale for depression. J Neurol Neurosurg Psychiatry 23:56–62
560. Hammad TA, Laughren TP, Racoosin JA (2006) Suicide rates in short-term randomized controlled trials of newer antidepressants. J Clin Psychopharmacol 26:203–207
561. Hammen C (1991) Depression runs in families: the social context of risk and resilience in children of depressed mothers. Springer, New York
562. Handley AP, Williams M (2014) The efficacy and tolerability of SSRI/SNRIs in the treatment of vasomotor symptoms in menopausal women: A systematic review. J Am Assoc Nurse Pract 19:2327–6924
563. Haney EM, Chan BK, Diem SJ et al. (2007) Association of low bone mineral density with selective serotonin reuptake inhibitor use by older men. Arch Intern Med 167:1246–1251
564. Hankin BL, Abramson LY, Moffitt TE et al. (1998) Development of depression from preadolescence to young adulthood: emerging gender differences in a 10-year longitudinal study. J Abnorm Psychol 107:128–140
565. Hans E, Hiller W (2013) Effectiveness of and dropout from outpatient cognitive behavioral therapy for adult unipolar depression: a meta-analysis of nonrandomized effectiveness studies. J Consult Clin Psychol 81:75–88
566. Hardy GE, Barkham M, Shapiro DA et al. (1995) Impact of Cluster C personality disorders on outcomes of contrasting brief psychotherapies for depression. J Consult Clin Psychol 63:997–1004
567. Hardy GE, Cahill J, Shapiro DA et al. (2001) Client interpersonal and cognitive styles as predictors of response to time-limited cognitive therapy for depression. J Consult Clin Psychol 69:841–845
568. Hardy GE, Cahill J, Stiles WB et al. (2005) Sudden gains in cognitive therapy for depression: a replication and extension. J Consult Clin Psychol 73:59–67
569. Harlow HF, Harlow MK (1965) The affectional systems. In: Schrier A, Harlow H, Stollnitz F (Hrsg.) Behavior of nonhuman primates. Academ Press, New York
570. Harpin RE, Liberman RP, Marks I et al. (1982) Cognitive-behavior therapy for chronically depressed patients. A controlled pilot study. J Nerv Ment Dis 170:295–301
571. Harris EC, Barraclough B (1997) Suicide as an outcome for mental disorders. A meta-analysis. Br J Psychiatry 170:205–228
572. Harris R (2006) Embracing your demons: an overview of acceptance and commitment therapy. Psychother Aust 12:2–8
573. Hart SL, Hoyt MA, Diefenbach M et al. (2012) Meta-analysis of efficacy of interventions for elevated depressive symptoms in adults diagnosed with cancer. J Natl Cancer Inst 104:990–1004
574. Harter C, Kick J, Rave-Schwank M (2002) Psychoedukative Gruppen für depressive Patienten und ihre Angehörigen. Psychiatr Prax 29:160–163
575. Härter M, Baumeister H (2007) Ätiologie psychischer Störungen bei chronischen körperlichen Erkrankungen. Springer, Berlin
576. Härter M, Baumeister H, Bengel J (2007) Psychische Störungen bei Patienten mit einer somatischen Erkrankung aus der medizinischen Rehabilitation. In: Härter M, Baumeister H, Bengel J (Hrsg.) Psychische Störungen bei körperlichen Erkrankungen. Springer, Berlin, S. 55–70
577. Härter M, Baumeister H, Reuter K et al. (2007) Increased 12-month prevalence rates of mental disorders in patients with chronic somatic diseases. Psychother Psychosom 76:354–360
578. Härter M, Bengel J (2001) Epidemiologie psychischer Störungen in der medizinischen Rehabilitation (Unveröffentlichter Projektbericht). Universität Freiburg, Institut für Psychologie, Freiburg
579. Härter M, Berger M (2006) Integrierte Versorgung Depression – Eine gut abgestimmte Behandlung stabilisiert den Erfolg. INFO Neurol Psychiat 8:42–45

580. Härter M, Bermejo I, Aschenbrenner A et al. (2001) Analyse und Bewertung aktueller Leitlinien zur Diagnostik und Behandlung depressiver Störungen. Fortschr Neurol Psychiatr 69:390–401
581. Härter M, Bermejo I, Deutsche Gesellschaft für Psychiatrie, Psychotherapie und Nervenheilkunde (DGPPN), (2005) Rahmenkonzept: Integrierte Versorgung Depression. Der Nervenarzt 76:103–121
582. Härter M, Bermejo I, Niebling W (2007) Praxismanual Depression – Diagnostik und Therapie erfolgreich umsetzen. Deutscher Ärzteverlag, Köln
583. Härter M, Bermejo I, Ollenschlager G et al. (2006) Improving quality of care for depression: the German Action Programme for the implementation of evidence-based guidelines. Int J Qual Health Care 18:113–119
584. Härter M, Heddaeus D, Steinmann M et al. (2015) Collaborative und Stepped Care bei depressiven Erkrankungen: Entwicklung eines Modellprojektes im Hamburger Netz psychische Gesundheit (psychenet.de). Bundesgesundheitsblatt – Gesundheitsforschung – Gesundheitsschutz 58:420–429
585. Härter M, Loh A, Spies C (2005) Gemeinsam entscheiden-erfolgreich behandeln. Neue Wege für Ärzte und Patienten im Gesundheitswesen. Deutscher Ärzte-Verlag, Köln
586. Härter M, Sitta P, Keller F et al. (2004) Stationäre psychiatrisch-psychotherapeutische Depressionsbehandlung – Prozess- und Ergebnisqualität anhand eines Modellprojektes in Baden-Württemberg. Nervenarzt 75:1083–1091
587. Haschke A, Hutter N, Baumeister H (2012) Indirect costs in patients with coronary artery disease and mental disorders: a systematic review and meta-analysis. Int J Occup Med Environ Health 25:319–329
588. Hasin DS, Goodwin RD, Stinson FS et al. (2005) Epidemiology of major depressive disorder: results from the National Epidemiologic Survey on Alcoholism and Related Conditions. Arch Gen Psychiatry 62:1097–1106
589. Haupt ML, Linden M, Strauß B (2012) Definition und Klassifikation von Psychotherapie Nebenwirkungen. In: Linden M, Strauß B (Hrsg.) Risiken und Nebenwirkungen von Psychotherapie – Erfassung, Bewältigung und Risikovermeidung. Medizinisch Wissenschaftliche Vertragsgesellschaft, Berlin
590. Hausner L, Damian M, Sartorius A et al. (2011) Efficacy and cognitive side effects of electroconvulsive therapy (ECT) in depressed elderly inpatients with coexisting mild cognitive impairment or dementia. J Clin Psychiatry 72:91–97
591. Hautzinger M (1997) Affektive Störungen. In: Ehlers A, Hahlweg K (Hrsg.) Psychische Störungen und ihre Behandlung. Hogrefe, Göttingen, S. 156–239
592. Hautzinger M (2000) Depression im Alter. Erkennen, bewältigen, behandeln. Ein kognitiv-verhaltenstherapeutisches Gruppenprogramm. Beltz, Weinheim
593. Hautzinger M (2003) Kognitive Verhaltenstherapie bei Depressionen. Beltz, Weinheim
594. Hautzinger M (1995) Psychotherapie und Pharmakotherapie bei Depressionen. Psychotherapeut 40:373–380
595. Hautzinger M, Bailer M (2005) Die Allgemeine Depressionsskala. Beltz, Weinheim
596. Hautzinger M, de Jong-Meyer R, Treiber R et al. (1996) Wirksamkeit Kognitiver Verhaltenstherapie, Pharmakotherapie und deren Kombination bei nicht-endogenen, unipolaren Depressionen. Z Klin Psychol Psychother 25:130–145
597. Hautzinger M, Jong-Meyer R (1996) Zwei Multizenter-Studien zur Wirksamkeit von Verhaltenstherapie, Pharmakotherapie und deren Kombination bei depressiven Patienten: Einführung, Rahmenbedingungen und Aufgabenstellung. Z Klin Psychol Psychother 25:83–92
598. Hautzinger M, Keller F, Kühner C (2006) BDI-II-Depressionsinventar. Harcourt Test Services, Frankfurt
599. Hautzinger M, Kischkel E (1999) Psychotherapeutisches Behandlungsprogramm für Depression (Handbuch und Materialien). Kompetenznetz Depression
600. Hautzinger M, Meyer TD (2002) Diagnostik affektiver Störungen. Hogrefe, Göttingen
601. Hautzinger M, Welz S (2004) Kognitive Verhaltenstherapie bei Depressionen im Alter – Ergebnisse einer kontrollierten Vergleichsstudie unter ambulanten Bedingungen an Depressionen mittleren Schweregrads. Z Gerontol Geriatr 37:427–435
602. Hautzinger M, Welz S (2008) Kurz- und längerfristige Wirksamkeit psychologischer Interventionen bei Depressionen im Alter. Z Klin Psychol Psychother 37:52–60
603. Hautzinger M, Welz S, Utzeri S (2005) Gruppen- oder Einzelpsychotherapie bei Depressionen im Alter. Ergebnisse einer randomisierten, kontrollierten Vergleichsstudie. Unveröffentlichter Forschungsbericht. Universität Tübingen, Tübingen
604. Hawton K, Arensman E, Townsend E et al. (1998) Deliberate self harm: systematic review of efficacy of psychosocial and pharmacological treatments in preventing repetition. BMJ 317:441–447
605. Hawton K, McKeown S, Day A et al. (1987) Evaluation of out-patient counselling compared with general practitioner care following overdoses. Psychol Med 17:751–761
606. Hawton K, Townsend E, Arensman E et al. (2000) Psychosocial versus pharmacological treatments for deliberate self harm. Cochrane Database Syst Rev CD001764
607. Hayes S, Masuda A, Bassett R et al. (2004) DBT, FAP and ACT: how empirically oriented are the new behaviour therapy technologies? Behav Ther 35:35–54
608. Hayes S, Strosahl K, Wilson K (1999) Acceptance and commitment rherapy: an experiential approach to behavior change. Guilford Press, New York

609. Healy D (2003) Lines of evidence on the risks of suicide with selective serotonin reuptake inhibitors. Psychother Psychosom Med 72:71–79
610. Heddaeus D, Steinmann M, Liebherz S et al. (2015) psychenet – Hamburger Netz psychische Gesundheit: Evaluation des Gesundheitsnetzes Depression aus Sicht der teilnehmenden Hausärzte, Psychotherapeuten und Psychiater. Psychiat Prax 42:S54–59
611. Heekerens H (2005) Vom Labor ins Feld. Die Psychotherapieforschung geht neue Wege. Psychotherapeut 50:357–366
612. Heerklotz B (1997) Standard, Richtlinie, Leitlinie, Empfehlung. In: Scheibe O (Hrsg.) Qualitätsmanagement in der Medizin. ecomed, Landsberg, S. 1–3
613. Hegeman JM, Kok RM, van der Mast RC et al. (2012) Phenomenology of depression in older compared with younger adults: meta-analysis. Br J Psychiatry 200:275–281
614. Hegerl U (2007) Antidepressiva und Suizidalität : Nutzen-Risiko-Abschätzung. Nervenarzt 78:7–14
615. Hegerl U (2005) Depression und Suizidalität. Verhaltenstherapie 15:6–11
616. Hegerl U, Hoff PH (2003) Depressionsbehandlung unter komplizierenden Bedingungen. Komorbidität – Multimedikation – Geriatrische Patienten. UNI-MED, Bremen
617. Helou A, Lorenz W, Ollenschläger G et al. (2000) Methodische Standards der Entwicklung evidenz-basierter Leitlinien in Deutschland. Konsens zwischen Wissenschaft, Selbstverwaltung und Praxis. Z Arztl Fortbild Qualitatssich 94:330–339
618. Henken T, Huibers MJ, Churchill R et al. (2007) Family therapy for depression. Cochrane Database Syst Rev CD006728
619. Henriksson S, Boethius G, Isacsson G (2001) Suicides are seldom prescribed antidepressants: findings from a prospective prescription database in Jamtland county, Sweden, 1985–95. Acta Psychiatr Scand 103:301–306
620. Henry G, Williamson D, Tampi RR (2011) Efficacy and tolerability of antidepressants in the treatment of behavioral and psychological symptoms of dementia, a literature review of evidence. Am J Alzheimers Dis Other Demen 26:169–183
621. Henseler H (1981) Krisenintervention. Frommann-Holzboog, Stuttgart
622. Hermanns N, Kulzer B, Krichbaum M et al. (2005) Affective and anxiety disorders in a German sample of diabetic patients: prevalence, comorbidity and risk factors. Diabet Med 22:293–300
623. Herrle J, Kühner C (1994) Depression bewältigen. Ein kognitiv-verhaltenstherapeutisches Gruppenprogramm nach PM Lewinsohn. BeltzPVU, Weinheim
624. Herrmann-Lingen C, Buss U (2002) Angst und Depressivität im Verlauf der koronaren Herzkrankheit. VAS, Frankfurt
625. Herrmann-Lingen C, Buss U, Snaith RP (1993) Hospital Anxiety and Depression Scale – Deutsche Version (HADS-D). Manual. Huber, Berlin
626. Heru AM, Ryan CE, Madrid H (2005) Psychoeducation for caregivers of patients with chronic mood disorders. Bull Menninger Clin 69:331–340
627. Herwig U, Fallgatter AJ, Hoppner J et al. (2007) Antidepressant effects of augmentative transcranial magnetic stimulation: randomised multicentre trial. Br J Psychiatry 191:441–448
628. Heser K, Tebarth F, Wiese B et al. (2013) Age of major depression onset, depressive symptoms, and risk for subsequent dementia: results of the German study on Ageing, Cognition, and Dementia in Primary Care Patients (AgeCoDe). Psychol Med 43:1597–1610
629. Hesslinger B, Härter M, Barth J et al. (2002) Komorbidität von depressiven Störungen und kardiovaskularen Erkrankungen. Implikationen fur Diagnostik, Pharmako- und Psychotherapie. Nervenarzt 73:205–217
630. Heun R, Ahokas A, Boyer P et al. (2013) The efficacy of agomelatine in elderly patients with recurrent major depressive disorder: a placebo-controlled study. J Clin Psychiatry 74:587–594
631. Hewett K, Chrzanowski W, Schmitz M et al. (2008) Eight-week, placebo-controlled, double-blind comparison of the antidepressant efficacy and tolerability of bupropion XR and venlafaxine XR. J Psychopharmacol
632. Hiemke C, Baumann P, Bergemann N et al. (2011) AGNP consensus guidelines for therapeutic drug monitoring in psychiatry: update 2011. Pharmacopsychiatry 44:195–235
633. Hiemke C, Dragicevic A, Kuss HJ et al. (2005) TDM zur Optimierung der antidepressiven Pharmakotherapie. Med Welt 56:338–340
634. Hildebrandt MG, Steyerberg EW, Stage KB et al. (2003) Are gender differences important for the clinical effects of antidepressants? Am J Psychiatry 160:1643–1650
635. Hill DR, Kelleher K, Shumaker SA (1992) Psychosocial interventions in adult patients with coronary heart disease and cancer. A literature review. Gen Hosp Psychiatry 14:28S–42S
636. Hiller W, Rief W, Fichter MM (1997) How disabled are patients with somatoform disorders? Gen Hosp Psychiatry 19:432–438
637. Hiller W, Zaudig M, Mombour W (1995) IDCL – internationale Diagnosen Checklisten für ICD-10 und DSM-IV: Manual. Huber, Bern
638. Himmelhoch JM, Thase ME, Mallinger AG et al. (1991) Tranylcypromine versus imipramine in anergic bipolar depression. Am J Psychiatry 148:910–916
639. Hiroe T, Kojima M, Yamamoto I et al. (2005) Gradations of clinical severity and sensitivity to change assessed with the Beck Depression Inventory-II in Japanese patients with depression. Psychiatry Res 135:229–235

640. Hirschfeld R (1999) Personality disorders and depression: comorbidity. Depress Anxiety 10:142–146
641. Hirschfeld RM (2001) Clinical importance of long-term antidepressant treatment. Br J Psychiatry Suppl 179:S4–8
642. Hoberman HM, Lewinsohn PM, Tilson M (1988) Group treatment of depression: individual predictors of outcome. J Consult Clin Psychol 56:393–398
643. Hochstrasser B, Isaksen PM, Koponen H et al. (2001) Prophylactic effect of citalopram in unipolar, recurrent depression: placebo-controlled study of maintenance therapy. Br J Psychiatry Suppl 178:304–310
644. Hoffart A, Martinsen EW (1993) Coping strategies in major depressed, agoraphobic and comorbid in-patients: a longitudinal study. Br J Med Psychol 66:143–155
645. Hoffart A, Martinsen EW (1993) The effects of personality disorders and anxious-depressive comorbidity in patients with unipolar depression and with panic disorder and agoraphobia. J Pers Disord 7:304–311
646. Hoffman B, Papas R, Chatkoff D et al. (2007) Meta-analysis of psychological interventions for chronic low back pain. Health Psychol 26:1–9
647. Höfler M, Wittchen HU (2000) Why do primary care doctors diagnose depression when diagnostic criteria are not met? Int J Methods Psychiatr Res 9:110–120
648. Hofmann S, Sawyer A, Witt A et al. (2010) The effect of mindfulness-based therapy on anxiety and depression: a meta-analytic review. J Consult Clin Psychol 78:169–183
649. Hollon SD, DeRubeis RJ, Evans MD et al. (1992) Cognitive therapy and pharmacotherapy for depression: singly and in combination. Arch Gen Psychiatry 49:774–781
650. Hollon SD, DeRubeis RJ, Fawcett J et al. (2014) Effect of cognitive therapy with antidepressant medications vs antidepressants alone on the rate of recovery in major depressive disorder: a randomized clinical trial. JAMA Psychiatry 71:1157–1164
651. Hollon SD, DeRubeis RJ, Shelton RC et al. (2005) Prevention of relapse following cognitive therapy vs medications in moderate to severe depression. Arch Gen Psychiatry 62:417–422
652. Hollon SD, Munoz RF, Barlow DH et al. (2002) Psychosocial intervention development for the prevention and treatment of depression: Promoting innovation and increasing access. Biol Psychiatry 52:610–630
653. Honda K, Goodwin RD (2004) Cancer and mental disorders in a national community sample: Findings from the National Comorbidity Survey. Psychother Psychosom 73:235–242
654. Hopko DR, Armento ME, Robertson SM et al. (2011) Brief behavioral activation and problem-solving therapy for depressed breast cancer patients: randomized trial. J Consult Clin Psychol 79:834–849
655. Hotopf M, Hardy R, Lewis G (1997) Discontinuation rates of SSRIs and tricyclic antidepressants: a meta-analysis and investigation of heterogeneity. Br J Psychiatry Suppl 170:120–127
656. Houle J, Gascon-Depatie M, Belanger-Dumontier G et al. (2013) Depression self-management support: a systematic review. Patient Educ Couns 91:271–279
657. Howard LM, Hoffbrand S, Henshaw C et al. (2005) Antidepressant prevention of postnatal depression. Cochrane Database Syst Rev CD004363
658. Hrobjartsson A, Gotzsche PC (2010) Placebo interventions for all clinical conditions. Cochrane Database Syst Rev 20
659. Huang CJ, Hsieh MH, Hou WH et al. (2013) Depression, antidepressants, and the risk of coronary heart disease: a population-based cohort study. Int J Cardiol 168:4711–4716
660. Huber D, Brandl T, Klug G (2004) The scales of psychological capacities: measuring beyond symptoms. Psychother Res 14:89–106
661. Huber D, Henrich G, Klug G (2005) The scales of psychological capacities: measuring change in psychic structure. Psychother Res 15:445–456
662. Huber D, Klug G (2004) Contribution to the measurement of mode-specific effects in longterm psychoanalytic psychotherapy. In: Richardson P, Kächele H, Rendlund C (Hrsg.) Research on psychoanalytic psychotherapy with adults. Karnac EFPP Series, London, S. 63–80
663. Huber D, Klug G (2005) Munich Psychotherapy Study (MPS): Preliminary results on process and outcome of psychoanalytic psychotherapy – a prospective psychotherapy study with depressed patients. Psychother Psychosom Med 55:101
664. Huber D, Klug G, von Rad M (2001) Ein Vergleich zwischen Psychoanalysen und psychodynamischen Psychotherapien unter besonderer Berücksichtigung therapiespezifischer Ergebnisse. In: Stuhr U, Leuzinger-Bohrleber M, Beutel ME (Hrsg.) Langzeitpsychotherapien – Perspektiven für Therapeuten und Wissenschaftler. Kohlhammer, Stuttgart, S. 260–270
665. Huber D, Klug G, von Rad M (1997) Münchner Psychotherapie-Studie (MPS). In: Leuzinger-Bohrleber M, Stuhr U (Hrsg.) Psychoanalysen im Rückblick. Psychosozial, Gießen, S. 454–469
666. Huber D, Klug G, Wallerstein RS (2006) Skalen psychischer Kompetenzen (SPK). Ein Messinstrument für therapeutische Veränderung in der psychischen Struktur. Inkl. Manual und Interviewleitfaden. Kohlhammer, Stuttgart
667. Huber D, Zimmermann J, Henrich G et al. (2012) Comparison of cognitive-behaviour therapy with psychoanalytic and psychodynamic therapy for depressed patients – a three-year follow-up study. Z Psychosom Med Psychother 58:299–316
668. Huhn M, Tardy M, Spineli LM et al. (2014) Efficacy of pharmacotherapy and psychotherapy for adult psychiatric disorders: a systematic overview of meta-analyses. JAMA Psychiatry 71:706–715

669. Huibers MJ, Beurskens AJ, Bleijenberg G et al. (2007) Psychosocial interventions by general practitioners. Cochrane Database Syst Rev CD003494
670. Hunot V, Moore T, Caldwell D et al. (2013) 'Third wave' cognitive and behavioural therapies versus other psychological therapies for depression. Cochrane Database Syst Rev CD008704
671. Huntley A, Araya R, Salisbury C (2012) Group psychological therapies for depression in the community: systematic review and meta-analysis. Br J Psychiatry 200:184–190
672. Hutter N, Baumeister H, Bengel J (2009) Koronare Herzerkrankung und Depression. Zusammenhang, Diagnostik und Therapie. Internist Prax 49:813–820
673. Hutter N, Knecht A, Baumeister H (2011) Health care costs in persons with asthma and comor-bid mental disorders – a systematic review. Gen Hosp Psychiatry 33:443–453
674. Hutter N, Schnurr A, Baumeister H (2010) Healthcare costs in persons with diabetes mellitus and comorbid mental disorders – a systematic review. Diabetologia 53:2470–2479
675. Huybrechts KF, Sanghani RS, Avorn J et al. (2014) Preterm birth and antidepressant medication use during pregnancy: a systematic review and meta-analysis. PLoS One 9:e92778
676. Hypericum Depression Trial Study Group (2002) Effect of Hypericum perforatum (St John's wort) in major depressive disorder: a randomized controlled trial. JAMA 287:1807–1814
677. Igel U, Brähler E, Grande G (2010) Der Einfluss von Diskriminierungserfahrungen auf die Gesundheit von Migranten. Psychiatr Prax 37:183–190
678. IGES Institut GmbH (2014) Analyse der Arbeitsunfähigkeitsdaten. DAK-Gesundheitsreport 2014. DAK-Gesundheit, Hamburg, Verfügbar auf: https://www.dak.de/dak/download/Gesundheitsreport_2014_Die_Rushhour_des_Lebens-1374440.pdf [Letzter Zugriff: 14.09.2016]
679. Ihle-Hansen H, Thommessen B, Fagerland MW et al. (2014) Effect on anxiety and depression of a multifactorial risk factor intervention program after stroke and TIA: a randomized controlled trial. Aging Ment Health 18:540–546
680. Ihle W, Herrle J (2003) Stimmungsprobleme bewältigen. Ein kognitiv-verhaltenstherapeutisches Gruppenprogramm zur Prävention, Behandlung und Rückfallprophylaxe depressiver Störungen im Jugendalter nach Clarke und Lewinsohn. Deutsche Gesellschaft für Verhaltenstherapie, Tübingen
681. Ihle W, Jahnke D, Spieß L et al. (2002) Evaluation eines kognitiv-verhaltenstherapeutischen Gruppenprogramms für depressive Jugendliche und junge Erwachsene. Kindh Entwickl 11:238–247
682. Imel ZE, Malterer MB, McKay KM et al. (2008) A meta-analysis of psychotherapy and medication in unipolar depression and dysthymia. J Affect Disord 110:197–206
683. Institut für Qualität und Wirtschaftlichkeit im Gesundheitswesen (IQWiG) (2009) Bupropion, Mirtazapin und Reboxetin bei der Behandlung der Depression. Abschlussbericht. Auftrag A05-20C. Version 1.0. Verfügbar auf: http://www.iqwig.de/download/A05-20C_Abschlussbericht_Bupropion_Mirtazapin_und_Reboxetin_bei_Depressionen.pdf [Letzter Zugriff: 14.09.2016]
684. Institut für Qualität und Wirtschaftlichkeit im Gesundheitswesen (IQWiG) (2013) Gesundheitsinformation. Depression. Verfügbar auf: https://www.gesundheitsinformation.de/depression.2125.de.html [Letzter Zugriff: 14.09.2016]
685. Iovieno N, Tedeschini E, Ameral VE et al. (2011) Antidepressants for major depressive disorder in patients with a co-morbid axis-III disorder: a meta-analysis of patient characteristics and placebo response rates in randomized controlled trials. Int Clin Psychopharmacol 26:69–74
686. Iovieno N, Tedeschini E, Bentley KH et al. (2011) Antidepressants for major depressive disorder and dysthymic disorder in patients with comorbid alcohol use disorders: a meta-analysis of placebo-controlled randomized trials. J Clin Psychiatry 72:1144–1151
687. Jacob G, Bengel J (2000) Das Konstrukt Patientenzufriedenheit: Eine kritische Bestandsaufnahme. Z Klin Psychol Psychiatr Psychother 48:280–301
688. Jacob M, Frank E, Kupfer DJ et al. (1987) A psychoeducational workshop for depressed patients, family, and friends: description and evaluation. Hosp Community Psychiatry 38:968–972
689. Jacobi F (2007) Psychische Störungen bei Patienten mit körperlichen Erkrankungen in der Allgemeinbevölkerung. In: Härter M, Baumeister H, Bengel J (Hrsg.) Psychische Störungen bei körperlichen Erkrankungen. Springer, Berlin, S. 45–53
690. Jacobi F, Höfler M, Meister W et al. (2002) Prävalenz, Erkennens- und Verschreibungsverhalten bei depressiven Syndromen. Eine bundesdeutsche Hausarztstudie. Nervenarzt 73:651–658
691. Jacobi F, Hofler M, Siegert J et al. (2014) Twelve-month prevalence, comorbidity and correlates of mental disorders in Germany: the Mental Health Module of the German Health Interview and Examination Survey for Adults (DEGS1-MH). Int J Methods Psychiatr Res 23:304–319
692. Jacobi F, Höfler M, Strehle J et al. (2014) Psychische Störungen in der Allgemeinbevölkerung – Studie zur Gesundheit Erwachsener in Deutschland und ihr Zusatzmodul Psychische Gesundheit (DEGS1-MH). Nervenarzt 85:77–87
693. Jacobi F, Klose F, Wittchen H (2004) Psychische Störungen in der deutschen Allgemeinbevölkerung: Inanspruchnahme von Gesundheitsleistungen und Ausfalltage. Bundesgesundheitsblatt – Gesundheitsforschung – Gesundheitsschutz 47:736–744

694. Jacobi F, Maier W, Heinz A (2013) Hilfestellung zur Indikation. Dtsch Arztebl 110:2364–2368
695. Jacobi F, Wittchen HU, Holting C et al. (2004) Prevalence, co-morbidity and correlates of mental disorders in the general population: results from the German Health Interview and Examination Survey (GHS). Psychol Med 34:597–611
696. Jacobsen T, Rudolf G, Brockmann J et al. (2007) Ergebnisse analytischer Langzeitpsychotherapien bei spezifischen psychischen Störungen: Verbesserungen in der Symptomatik und in interpersonellen Beziehungen. Z Psychosom Med Psychother 53:87–110
697. Jacobson G (1999) The inpatient management of suicidality. Josey-Bass, San Francisco
698. Jacobson NS, Dobson K, Fruzzetti AE et al. (1991) Marital therapy as a treatment for depression. J Consult Clin Psychol 59:547–557
699. Jans LA, Giltay EJ, Van der Does AJ (2010) The efficacy of n-3 fatty acids DHA and EPA (fish oil) for perinatal depression. Br J Nutr 104:1577–1585
700. Jansson M, Gatz M, Berg S et al. (2004) Gender differences in heritability of depressive symptoms in the elderly. Psychol Med 34:2004
701. Jarrett RB, Eaves GG, Grannemann BD et al. (1991) Clinical, cognitive, and demographic predictors of response to cognitive therapy for depression: a preliminary report. Psychiatry Res 37:245–260
702. Jarrett RB, Kraft D, Doyle J et al. (2001) Preventing recurrent depression using cognitive therapy with and without a continuation phase: a randomized clinical trial. Arch Gen Psychiatry 58:381–388
703. Jarrett RB, Schaffer M, McIntire D et al. (1999) Treatment of atypical depression with cognitive therapy or phenelzine: a double-blind, placebo-controlled trial. Arch Gen Psychiatry 56:431–437
704. Jelovac A, Kolshus E, McLoughlin DM (2013) Relapse following successful electroconvulsive therapy for major depression: a meta-analysis. Neuropsychopharmacology 38:2467–2474
705. Jindal RD, Thase ME (2003) Integrating psychotherapy and pharmacotherapy to improve outcomes among patients with mood disorders. Psychiatr Serv 54:1484–1490
706. Jones DA, West RR (1996) Psychological rehabilitation after myocardial infarction: multicentre randomised controlled trial. BMJ 313:1517–1521
707. Judd FK, Hickey M, Bryant C (2012) Depression and midlife: are we overpathologising the menopause? J Affect Disord 136:199–211
708. Judd LL, Akiskal HS, Maser JD et al. (1998) Major depressive disorder: a prospective study of residual subthreshold depressive symptoms as predictor of rapid relapse. J Affect Disord 50:97–108
709. Judd LL, Kessler RC, Paulus MP et al. (1998) Comorbidity as a fundamental feature of generalized anxiety disorders: results from the National Comorbidity Study (NCS). Acta Psychiatr Scand Suppl 98:6–11
710. Judd LL, Schettler PJ, Coryell W et al. (2013) Overt irritability/anger in unipolar major depressive episodes: past and current characteristics and implications for long-term course. JAMA Psychiatry 70:1171–1180
711. Kahn LS, Halbreich U (2005) The effect of estrogens on depression. In: Bergemann N, Riecher-Rössler A (Hrsg.) Estrogen effects in psychiatric disorders. Springer, Wien, S. 145–173
712. Kales HC, Maixner DF, Mellow AM (2005) Cerebrovascular disease and late-life depression. Am J Geriatr Psychiatry 13:88–98
713. Kallner G, Lindelius R, Petterson U et al. (2000) Mortality in 497 patients with affective disorders attending a lithium clinic or after having left it. Pharmacopsychiatry 33:8–13
714. Kamat MA, Edgar L, Niblock P et al. (2014) Association between antidepressant prescribing and suicide rates in OECD countries: an ecological study. Pharmacopsychiatry 47:18–21
715. Kapfhammer HP (2000) Depressiv-ängstliche Störungen bei somatischen Krankheiten. Springer, Berlin
716. Kapur S, Arenovich T, Agid O et al. (2005) Evidence for onset of antipsychotic effects within the first 24 hours of treatment. Am J Psychiatry 162:939–946
717. Karasu TB (1986) The specificity versus nonspecificity dilemma: toward identifying therapeutic change agents. Am J Psychiatry 143:687–695
718. Karasz A (2005) Cultural differences in conceptual models of depression. Soc Sci Med 60:1625–1635
719. Karp JF, Weiner D, Seligman K et al. (2005) Body pain and treatment response in late-life depression. Am J Geriatr Psychiatry 13:188–194
720. Kasper S, Möller HJ (1997) Depression: Diagnose und Pharmakotherapie. Thieme, Stuttgart
721. Kastrup M (2008) Staff competence in dealing with traditional approaches. Eur Psychiatry 23:59–68
722. Katon W, Lin EH, Kroenke K (2007) The association of depression and anxiety with medical symptom burden in patients with chronic medical illness. Gen Hosp Psychiatry 29:147–155
723. Katon W, Robinson P, von Korff M et al. (1996) A multifaceted intervention to improve treatment of depression in primary care. Arch Gen Psychiatry 53:924 - 932
724. Katon W, Sullivan MD (1990) Depression and chronic medical illness. J Clin Psychiatry 51:3–11
725. Katon W, von Korff M, Lin E et al. (2004) The Pathways Study: a randomized trial of collaborative care in patients with diabetes and depression. Arch Gen Psychiatry 61:1042–1049

726. Katon W, Von Korff M, Lin E et al. (1999) Stepped collaborative care for primary care patients with persistent symptoms of depression: a randomized trial. Arch Gen Psychiatry 56:1109–1115
727. Katon W, Von Korff M, Lin E et al. (1997) Population-based care of depression: effective disease management strategies to decrease prevalence. Gen Hosp Psychiatry 19:169–178
728. Katon W, Von Korff M, Lin E et al. (1995) Collaborative management to achieve treatment guidelines. Impact on depression in primary care. JAMA 273:1026–1031
729. Katon WJ, Lin E, Russo J et al. (2003) Increased medical costs of a population-based sample of depressed elderly patients. Arch Gen Psychiatry 60:897–903
730. Katon WJ, Rutter C, Simon G et al. (2005) The association of comorbid depression with mortality in patients with type 2 diabetes. Diabetes Care 28:2668–2672
731. Katon WJ, Seelig M (2008) Population-based care of depression: team care approaches to improving outcomes. J Occup Environ Med 50:459–467
732. Kaufman J, Charney D (2000) Comorbidity of mood and anxiety disorders. Depress Anxiety 12:69–76
733. Keefe FJ (2000) Can cognitive-behavioral therapies succeed where medical treatments fail? In: Devor M, Rowbotham MC, Wiesenfeld-Hallin Z (Hrsg.) Proceedings of the 9'th World Congress on Pain: progress in pain research and management. IASP, Seattle, S. 1069–1084
734. Keers R, Aitchison KJ (2010) Gender differences in antidepressant drug response. Int Rev Psychiatry 22:485–500
735. Keitner GI, Ryan CE, Miller IW et al. (1992) Recovery and major depression: factors associated with twelve-month outcome. Am J Psychiatry 149:93–99
736. Keller F, Schuler B (2002) Angehörigengruppen in der stationären Depressionsbehandlung – Ergebnisse und Erfahrungen mit einem personenzentrierten Ansatz. Psychiatr Prax 29:130–135
737. Keller M, Gelenberg A, Hirschfeld R et al. (1998) The treatment of chronic depression, part 2: a double-blind, randomized trial of sertraline and imipramine. J Clin Psychiatry 59:598–607
738. Keller MB (1994) Dysthymia in clinical practice: course, outcome and impact on the community. Acta Psychiatr Scand 383:24–34
739. Keller MB (1999) The long-term treatment of depression. J Clin Psychiatry 60:41–45
740. Keller MB (2003) Past, present, and future directions for defining optimal treatment outcome in depression: remission and beyond. JAMA 289:3152–3160
741. Keller MB, Hanks DL (1995) Anxiety symptom relief in depression treatment outcomes. J Clin Psychiatry 56:22–29
742. Keller MB, Klerman GL, Lavori PW et al. (1984) Long-term outcome of episodes of major depression. Clinical and public health significance. JAMA 252:788–792
743. Keller MB, Lavori PW, Mueller TI et al. (1992) Time to recovery, chronicity, and levels of psychopathology in major depression. A 5-year prospective follow-up of 431 subjects. Arch Gen Psychiatry 49:809–816
744. Keller MB, McCullough JP, Klein DN et al. (2000) A comparison of nefazodone, the cognitive behavioral-analysis system of psychotherapy, and their combination for the treatment of chronic depression. N Engl J Med 342:1462–1470
745. Keller MB, Trivedi MH, Thase ME et al. (2007) The Prevention of Recurrent Episodes of Depression with Venlafaxine for Two Years (PREVENT) study: outcomes from the acute and continuation phases. Biol Psychiatry 62:1371–1379
746. Kellner CH, Fink M, Knapp R et al. (2005) Relief of expressed suicidal intent by ECT: a consortium for research in ECT study. Am J Psychiatry 162:977–982
747. Kellner CH, Knapp RG, Petrides G et al. (2006) Continuation electroconvulsive therapy vs pharmacotherapy for relapse prevention in major depression: a multisite study from the Consortium for Research in Electroconvulsive Therapy (CORE). Arch Gen Psychiatry 63:1337–1344
748. Kellner CH, Popeo DM, Pasculli RM et al. (2012) Appropriateness for electroconvulsive therapy (ECT) can be assessed on a three-item scale. Med Hypotheses 79:204–206
749. Kelly CM, Juurlink DN, Gomes T et al. (2010) Selective serotonin reuptake inhibitors and breast cancer mortality in women receiving tamoxifen: a population based cohort study. BMJ 340:c693
750. Kendall PC, Flannery-Schroeder EC (1998) Methodological issues in treatment research for anxiety disorders in youth. J Abnorm Child Psychol 26:27–38
751. Kendler KS, Gardner CO (2014) Sex differences in the pathways to major depression: a study of opposite-sex twin pairs. Am J Psychiatry 171:426–435
752. Kennedy SH (2004) Treating depression effectively – applying clinical guidelines. Dunitz, Cambridge
753. Kennedy SH, Kaplan AS, Garfinkel PE et al. (1994) Depression in anorexia nervosa and bulimia nervosa: discriminating depressive symptoms and episodes. J Psychosom Res 38:773–782
754. Kennedy SH, Lam RW, Cohen NL et al. (2001) Clinical guidelines for the treatment of depressive disorders. IV. Medications and other biological treatments. Can J Psychiatry 46:38S–58S
755. Kessing LV, Sondergard L, Kvist K et al. (2005) Suicide risk in patients treated with lithium. Arch Gen Psychiatry 62:860–866

756. Kessler R, Nelson C, McGonagle K et al. (1996) Comorbidity of DSM-III-R major depressive disorder in the general population: results from the US National Comorbidity Survey. Br J Psychiatry Suppl 168:17–30
757. Kessler RC (2003) Epidemiology of women and depression. J Affect Disord 74:5–13
758. Kessler RC, Berglund P, Demler O et al. (2003) The epidemiology of major depressive disorder: results from the National Comorbidity Survey Replication (NCS-R). JAMA 289:3095–3105
759. Kessler RC, McGonagle KA, Swartz M et al. (1993) Sex and depression in the National Comorbidity Survey. I: Lifetime prevalence, chronicity and recurrence. J Affect Disord 29:85–96
760. Kessler RC, McGonagle KA, Zhao S et al. (1994) Lifetime and 12-month prevalence of DSM-III-R psychiatric disorders in the United States. Results from the National Comorbidity Survey. Arch Gen Psychiatry 51:8–19
761. Khan A, Khan S, Kolts R et al. (2003) Suicide rates in clinical trials of SSRIs, other antidepressants, and placebo: analysis of FDA reports. Am J Psychiatry 160:790–792
762. Khan A, Khan SR, Leventhal RM et al. (2001) Symptom reduction and suicide risk in patients treated with placebo in antidepressant clinical trials: a replication analysis of the Food and Drug Administration Database. Int J Neuropsychopharmacol 4:113–118
763. Khan A, Leventhal RM, Khan SR et al. (2002) Severity of depression and response to antidepressants and placebo: an analysis of the Food and Drug Administration database. J Clin Psychopharmacol 22:40–45
764. Khan A, Sabel MS, Nees A et al. (2005) Comprehensive axillary evaluation in neoadjuvant chemotherapy patients with ultrasonography and sentinel lymph node biopsy. Ann Surg Oncol 12:697–704
765. Khan A, Warner HA, Brown WA (2000) Symptom reduction and suicide risk in patients treated with placebo in antidepressant clinical trials: an analysis of the Food and Drug Administration database. Arch Gen Psychiatry 57:311–317
766. Kieler H, Artama M, Engeland A et al. (2012) Selective serotonin reuptake inhibitors during pregnancy and risk of persistent pulmonary hypertension in the newborn: population based cohort study from the five Nordic countries. BMJ 344:d8012
767. King M, Sibbald B, Ward E et al. (2000) Randomised controlled trial of non-directive counselling, cognitive-behaviour therapy and usual general practitioner care in the management of depression as well as mixed anxiety and depression in primary care. Health Technol Assess 4:1–83
768. Kiosses DN, Leon AC, Arean PA (2011) Psychosocial interventions for late-life major depression: evidence-based treatments, predictors of treatment outcomes, and moderators of treatment effects. Psychiatr Clin North Am 34:377–401
769. Kirchheiner J, Brosen K, Dahl ML et al. (2001) CYP2D6 and CYP2C19 genotype-based dose recommendations for antidepressants: a first step towards subpopulation-specific dosages. Acta Psychiatr Scand Suppl 104:173–192
770. Kirchheiner J, Nickchen K, Bauer M et al. (2004) Pharmacogenetics of antidepressants and antipsychotics: the contribution of allelic variations to the phenotype of drug response. Mol Psychiatry 9:442–473
771. Kirchner T, Bergmann F, Engels J et al. (2006) Integrierte Versorgung Depression Aachen. Nervenarzt 77:1399–1403
772. Kirmayer LJ, Weinfeld M, Burgos G et al. (2007) Use of health care services for psychological distress by immigrants in an urban multicultural milieu. Can J Psychiatry 52:295–304
773. Kirmayer LJ, Young A (1998) Culture and somatization: clinical, epidemiological, and ethnographic perspectives. Psychosom Med 60:420–430
774. Kirsch I, Deacon BJ, Huedo-Medina TB et al. (2008) Initial severity and antidepressant benefits: a meta-analysis of data submitted to the Food and Drug Administration. PLoS Med 5:e45
775. Kirsch I, Moore TJ, Scoboria A (2002) The emperor's new drugs: An analysis of antidepressant medication data submitted to the U.S. Food and Drug Administration. Prev Treatm 5
776. Kirsch I, Sapirstein G (1998) Listening to prozac but hearing placebo: A meta-analysis of antidepressant medication. Prev Treatm 1
777. Klein DN, Santiago NJ, Vivian D et al. (2004) Cognitive-behavioral analysis system of psychotherapy as a maintenance treatment for chronic depression. J Consult Clin Psychol 72:681–688
778. Kleine-Budde K, Müller R, Kawohl W et al. (2013) The cost of depression – a cost analysis from a large database. J Affect Disord 147:137–143
779. Klerman GL, Weissman MM, Rounsaville BJ et al. (1984) Interpersonal psychotherapy of depression. Basic Books, New York
780. Klesse C, Barth J, Härter M et al. (2007) Behandlung psychischer Störungen bei koronarer Herzkrankheit. In: Härter M, Baumeister H, Bengel J (Hrsg.) Psychische Störungen bei körperlichen Erkrankungen. Springer, Berlin, S. 97–110
781. Knäuper B, Wittchen HU (1994) Diagnosing major depression in the elderly: evidence for response bias in standardized diagnostic interviews? J Psychiatr Res 28:147–164
782. Kneebone, II, Dunmore E (2000) Psychological management of post-stroke depression. Br J Clin Psychol 39:53–65
783. Knegtering H, Eijck M, Huijsman A (1994) Effects of antidepressants on cognitive functioning of elderly patients. A review. Drugs Aging 5:192–199
784. Knekt P, Lindfors O, Harkanen T et al. (2008) Randomized trial on the effectiveness of long-and short-term psychodynamic psychotherapy and solution-focused therapy on psychiatric symptoms during a 3-year follow-up. Psychol Med 38:689–703

785. Knekt P, Lindfors O, Sares-Jaske L et al. (2013) Randomized trial on the effectiveness of long- and short-term psychotherapy on psychiatric symptoms and working ability during a 5-year follow-up. Nord J Psychiatry 67:59–68
786. Knowles SE, Toms G, Sanders C et al. (2014) Qualitative meta-synthesis of user experience of computerised therapy for depression and anxiety. PLoS One 9:e84323
787. Knuppel L, Linde K (2004) Adverse effects of St. John's Wort: a systematic review. J Clin Psychiatry 65:1470–1479
788. Kocalevent RD, Hegerl U (2010) Depression und Suizidalität. Public Health Forum 18:13–14
789. Koch E (2011) Arzt-Patient-Beziehung und Transkulturelle Psychiatrie. Sozialpsychiatrische Informationen 41:26–29
790. Kocsis J, Kornstein S, Ahmed S et al. (2007) Two years of maintenance treatment with venlafaxine xr 75–225 mg/d: Efficacy in patients with recurrent unipolar major depression. Eur Psychiatry 22:S239–240
791. Kocsis JH, Gelenberg AJ, Rothbaum BO et al. (2009) Cognitive behavioral analysis system of psychotherapy and brief supportive psychotherapy for augmentation of antidepressant nonresponse in chronic depression: the REVAMP Trial. Arch Gen Psychiatry 66:1178–1188
792. Kocsis JH, Rush AJ, Markowitz JC et al. (2003) Continuation treatment of chronic depression: a comparison of nefazodone, cognitive behavioral analysis system of psychotherapy, and their combination. Psychopharmacol Bull 37:73–87
793. Koenig AM, Butters MA, Begley A et al. (2014) Response to antidepressant medications in late-life depression across the spectrum of cognitive functioning. J Clin Psychiatry 75
794. Koike A, Unützer J, Wells K (2002) Improving the care for depression in patients with comorbid medical illness. Am J Psychiatry 159:1738–1745
795. Kok RM, Heeren TJ, Nolen WA (2011) Continuing treatment of depression in the elderly: a systematic review and meta-analysis of double-blinded randomized controlled trials with antidepressants. Am J Geriatr Psychiatry 19:249–255
796. Kok RM, Nolen WA, Heeren TJ (2012) Efficacy of treatment in older depressed patients: a systematic review and meta-analysis of double-blind randomized controlled trials with antidepressants. J Affect Disord 141:103–115
797. Kokras N, Dalla C, Papadopoulou-Daifoti Z (2011) Sex differences in pharmacokinetics of antidepressants. Expert Opin Drug Metab Toxicol 7:213–226
798. Kolkmann R (1996) Phytopharmaka: Qualität und Vergleich. PZ 141:4424–4427
799. Komossa K, Depping AM, Gaudchau A et al. (2010) Second-generation antipsychotics for major depressive disorder and dysthymia. Cochrane Database Syst Rev CD008121
800. Kondratyev A, Ved R, Gale K (2002) The effects of repeated minimal electroconvulsive shock exposure on levels of mRNA encoding fibroblast growth factor-2 and nerve growth factor in limbic regions. Neuroscience 114:411–416
801. Kool S, Dekker J, Duijsens IJ et al. (2003) Efficacy of combined therapy and pharmacotherapy for depressed patients with or without personality disorders. Harv Rev Psychiatry 11:133–141
802. Kornstein SG, Clayton A, Bao W et al. (2014) Post hoc analysis of the efficacy and safety of desvenlafaxine 50 mg/day in a randomized, placebo-controlled study of perimenopausal and postmenopausal women with major depressive disorder. Menopause 21:799–806
803. Kornstein SG, Pedersen RD, Holland PJ et al. (2014) Influence of sex and menopausal status on response, remission, and recurrence in patients with recurrent major depressive disorder treated with venlafaxine extended release or fluoxetine: analysis of data from the PREVENT study. J Clin Psychiatry 75:62–68
804. Kornstein SG, Schatzberg AF, Thase ME et al. (2000) Gender differences in treatment response to sertraline versus imipramine in chronic depression. Am J Psychiatry 157:1445–1452
805. Kornstein SG, Toups M, Rush AJ et al. (2013) Do menopausal status and use of hormone therapy affect antidepressant treatment response? Findings from the Sequenced Treatment Alternatives to Relieve Depression (STAR*D) study. J Womens Health 22:121–131
806. Kramer B, Simon M, Katschnig H (1996) Die Beurteilung psychiatrischer Berufsgruppen durch die Angehörigen. Psychiatr Prax 23:29–32
807. Krishna M, Honagodu A, Rajendra R et al. (2013) A systematic review and meta-analysis of group psychotherapy for sub-clinical depression in older adults. Int J Geriatr Psychiatry 28:881–888
808. Kristeva J (2007) Schwarze Sonne. Depression und Melancholie. Brandes und Apsel, Frankfurt
809. Kriston L (2013) Dealing with clinical heterogeneity in meta-analysis. Assumptions, methods, interpretation. Int J Methods Psychiatr Res 22:1–15
810. Kriston L, von Wolff A, Westphal A et al. (2014) Efficacy and acceptability of acute treatments for persistent depressive disorder: a network meta-analysis. Depress Anxiety 31:621–630
811. Kroenke K, Bair M, Damush T et al. (2009) Optimized antidepressant therapy and pain self-management in primary care patients with depression and musculoskeletal pain. A randomized controlled trial. JAMA 301:2099–2110
812. Kroenke K, West SL, Swindle R et al. (2001) Similar effectiveness of paroxetine, fluoxetine, and sertraline in primary care: a randomized trial. JAMA 286:2947–2955
813. Krogh J, Nordentoft M, Sterne JA et al. (2011) The effect of exercise in clinically depressed adults: systematic review and meta-analysis of randomized controlled trials. J Clin Psychiatry 72:529–538

814. Kronenberg G, Katchanov J, Endres M (2006) Poststroke-Depression: Klinik, Epidemiologie, Therapie, pathophysiologische Konzepte. Nervenarzt 77:1176–1185
815. Kronmüller KT, Karr M, Backenstrass M (2001) Familienorientierte Behandlung der Depression – das Heidelberger Stufenkonzept. In: Deutsche Psychologen Akademie (Hrsg.) Psychologie am Puls der Zeit. Deutscher Psychologen Verlag, Bonn, S. 284–287
816. Kronmüller KT, Kratz B, Karr M et al. (2006) Inanspruchnahme eines psychoedukativen Gruppenangebotes für Angehörige von Patienten mit affektiven Störungen. Nervenarzt 77:318–326
817. Krüger S, Kennedy SH (2000) Psychopharmacotherapy of anorexia nervosa, bulimia nervosa and binge-eating disorder. J Psychiatry Neurosci 25:497–508
818. Kubiak T, Weik A, Kulzer B (2007) Behandlung psychischer Störungen bei diabetes mellitus. In: Härter M BH, Bengel J (Hrsg.) Psychische Störungen bei körperlichen Erkrankungen. Springer, Berlin, S. 111–124
819. Kubzansky LD, Kawachi I (2000) Going to the heart of the matter: do negative emotions cause coronary heart disease? J Psychosom Res 48:323–337
820. Küçükaycan M, Van Den Eede F, Moreels T et al. (2012) Antidepressiva en risico op bloedingen: een literatuuroverzicht. Tijdschr Psychiatr 54:225–234
821. Kuehner C (2014) Is it all depression? JAMA Psychiatry 71:337
822. Kühner C (1997) Fragebogen zur Depressionsdiagnostik nach DSM-IV (FDD-DSM-IV). Hogrefe, Göttingen
823. Kühner C (2003) Gender differences in unipolar depression: An update of epidemiological findings and possible explanations. Acta Psychiatr Scand 108:163–174
824. Kühner C (2007) Warum leiden mehr Frauen unter Depression? In: Lautenbacher S, Güntürkün O, Hausmann M (Hrsg.) Gehirn und Geschlecht. Neurowissenschaft des kleinen Unterschieds zwischen Frau und Mann. Springer, Berlin, S. 331–350
825. Kühner C, Angermeyer MC, Veiel HO (1996) Cognitive-behavioral group intervention as a means of tertiary prevention in depressed patients: Acceptance and short-term efficacy. Cognit Ther Res 20:391–409
826. Kühner C, Weber I (2001) Depressionen vorbeugen. Ein Gruppenprogramm nach R. F. Munoz. Hogrefe, Göttingen
827. Kuhs H, Farber D, Tolle R (1996) Serum prolactin, growth hormone, total corticoids, thyroid hormones and thyrotropine during serial therapeutic sleep deprivation. Biol Psychiatry 39:857–864
828. Kuhs H, Tolle R (1991) Sleep deprivation therapy. Biol Psychiatry 29:1129–1148
829. Kupfer D (1991) Long-term treatment of depression. J Clin Psychiatry 52:28–34
830. Ladwig I, Rief W, Nestoriuc Y (2014) Welche Risiken und Nebenwirkungen hat Psychotherapie? – Entwicklung des Inventars zur Erfassung Negativer Effekte von Psychotherapie (INEP). Verhaltenstherapie 24:252–263
831. Lahti AC, Weiler MA, Corey PK et al. (1998) Antipsychotic properties of the partial dopamine agonist (–)-3-(3-hydroxyphenyl)-N-n-propylpiperidine (preclamol) in schizophrenia. Biol Psychiatry 43:2–11
832. Lam DH, Watkins ER, Hayward P et al. (2003) A randomized controlled study of cognitive therapy for relapse prevention for bipolar affective disorder: outcome of the first year. Arch Gen Psychiatry 60:145–152
833. Lam RW, Gorman CP, Michalon M et al. (1995) Multicenter, placebo-controlled study of fluoxetine in seasonal affective disorder. Am J Psychiatry 152:1765–1770
834. Lam RW, Levitt AJ (1999) Canadian consensus guidelines for the treatment of seasonal affective disorder. Clinical Academic Publishing, Vancouver
835. Lambert MJ, Ogles BM (2004) The efficacy and effectiveness of psychotherapy. In: Lambert MJ (Hrsg.) Bergin and Garfields handbook of psychotherapy and behavior change. Wiley, New York, S. 139–193
836. Lancaster CA, Gold KJ, Flynn HA et al. (2010) Risk factors for depressive symptoms during pregnancy: a systematic review. Am J Obstet Gynecol 202:5–14
837. Langer G, Meerpohl JJ, Perleth M et al. (2012) GRADE-Leitlinien: 1. Einführung – GRADE-Evidenzprofile und Summary-of-Findings-Tabellen. ZEFQ 106:357–368
838. Laoutidis ZG, Mathiak K (2013) Antidepressants in the treatment of depression/depressive symptoms in cancer patients: a systematic review and meta-analysis. BMC Psychiatry 13:140
839. Lara ME, Klein DN (1999) Psychosocial processes underlying the maintenance and persistence of depression: implications for understanding chronic depression. Clin Psychol Rev 19:553–570
840. Laska KM, Gurman AS, Wampold BE (2014) Expanding the lens of evidence-based practice in psychotherapy: a common factors perspective. Psychotherapy (Chic) 51:467–481
841. Lauritzen L, Clemmesen L, Klysner R et al. (1992) Combined treatment with imipramine and mianserin. A controlled pilot study. Pharmacopsychiatry 25:182–186
842. Lauritzen L, Odgaard K, Clemmesen L et al. (1996) Relapse prevention by means of paroxetine in ECT-treated patients with major depression: a comparison with imipramine and placebo in medium-term continuation therapy. Acta Psychiatr Scand 94:241–251
843. Laux G (2009) Verträglichkeitsprofil von Agomelatin. Psychopharmakother Suppl 19:11–14

844. Lawrence V, Murray J, Banerjee S et al. (2006) Concepts and causation of depression: a cross-cultural study of the beliefs of older adults. Gerontologist 46:23–32
845. Lawrie TA, Hofmeyr GJ, de Jager M et al. (1998) A double-blind randomised placebo controlled trial of postnatal norethisterone enanthate: the effect on postnatal depression and serum hormones. Br J Obstet Gynaecol 105:1082–1090
846. Lay B, Lauber C, Rossler W (2005) Are immigrants at a disadvantage in psychiatric in-patient care? Acta Psychiatr Scand 111:358–366
847. Lecrubier Y (2002) How do you define remission? Acta Psychiatr Scand 106:7–11
848. Lecrubier Y (1998) Is depression under-recognized and undertreated? Int Clin Psychopharmacol 13:S3–6
849. Lecrubier Y (2007) Widespread underrecognition and undertreatment of anxiety and mood disorders: results from 3 European studies. J Clin Psychiatry 68:36–41
850. Lecrubier Y, Bourin M, Moon CA et al. (1997) Efficacy of venlafaxine in depressive illness in general practice. Acta Psychiatr Scand Suppl 95:485–493
851. Lee SY, Franchetti MK, Imanbayev A et al. (2012) Non-pharmacological prevention of major depression among community-dwelling older adults: a systematic review of the efficacy of psychotherapy interventions. Arch Gerontol Geriatr 55:522–529
852. Lee TM, Chan CC (1999) Dose-response relationship of phototherapy for seasonal affective disorder: a meta-analysis. Acta Psychiatr Scand 99:315–323
853. Lefaucheur JP, Andre-Obadia N, Antal A et al. (2014) Evidence-based guidelines on the therapeutic use of repetitive transcranial magnetic stimulation (rTMS). Clin Neurophysiol 125:2150–2206
854. Leff J, Tress K, Edwards B (1988) The clinical course of depressive symptoms in schizophrenia. Schizophr Res 1:25–30
855. Leff J, Vearnals S, Brewin CR et al. (2000) The London depression intervention trial. Randomised controlled trial of antidepressants v. couple therapy in the treatment and maintenance of people with depression living with a partner: clinical outcome and costs. Br J Psychiatry 177:95–100
856. Leibenluft E, Wehr TA (1992) Is sleep deprivation useful in the treatment of depression? Am J Psychiatry 149:159–168
857. Leichsenring F (2005) Are psychodynamic and psychoanalytic therapies effective? A review of empirical data. Int J Psychoanal 86:841–868
858. Leichsenring F (2001) Comparative effects of short-term psychodynamic psychotherapy and cognitive-behavioral therapy in depression: a meta-analytic approach. Clin Psychol Rev 21:401–419
859. Leichsenring F (2004) Randomized controlled versus naturalistic studies: a new research agenda. Bull Menninger Clin 68:137–151
860. Leichsenring F, Biskup J, Kreische R et al. (2005) The Gottingen study of psychoanalytic therapy: first results. Int J Psychoanal 86:433–455
861. Leichsenring F, Klein S, Salzer S (2014) The efficacy of psychodynamic psychotherapy in specific mental disorders: a 2013 update of empirical evidence. Contemporary Psychoanalysis 50:89–130
862. Leichsenring F, Leweke F, Klein S et al. (2015) The empirical status of psychodynamic psychotherapy – an update: bambi's alive and kicking. Psychother Psychosom 84:129–148
863. Leichsenring F, Rabung S, Leibing E (2004) The efficacy of short-term psychodynamic psychotherapy in specific psychiatric disorders: a meta-analysis. Arch Gen Psychiatry 61:1208–1216
864. Leiknes KA, Cooke MJ, Jarosch-von Schweder L et al. (2013) Electroconvulsive therapy during pregnancy: a systematic review of case studies. Arch Womens Ment Health 24:24
865. Leitlinienprogramm Onkologie (Deutsche Krebsgesellschaft, Deutsche Krebshilfe, AWMF); (2014) S3-Leitlinie Psychoonkologische Diagnostik, Beratung und Behandlung von erwachsenen Krebspatienten, Langversion 1.0. AWMF-Register Nr. 032/051OL. Verfügbar auf: http://leitlinienprogramm-onkologie.de/Leitlinien.7.0.html [Letzter Zugriff: 14.09.2016]
866. Leong C (2014) Antidepressants for depression in patients with dementia: a review of the literature. Consult Pharm 29:254–263
867. Lesperance F, Frasure-Smith N (2000) Depression in patients with cardiac disease: a practical review. J Psychosom Res 48:379–391
868. Lesser IM, Castro DB, Gaynes BN et al. (2007) Ethnicity/race and outcome in the treatment of depression: results from STAR*D. Med Care 45:1043–1051
869. Leucht C, Huhn M, Leucht S (2012) Amitriptyline versus placebo for major depressive disorder. Cochrane Database Syst Rev CD009138
870. Leucht S, Busch R, Hamann J et al. (2005) Early-onset hypothesis of antipsychotic drug action: a hypothesis tested, confirmed and extended. Biol Psychiatry 57:1543–1549
871. Leucht S, Cipriani A, Spineli L et al. (2013) Comparative efficacy and tolerability of 15 antipsychotic drugs in schizophrenia: a multiple-treatments meta-analysis. Lancet 382:951–962
872. Leucht S, Corves C, Arbter D et al. (2009) Second-generation versus first-generation antipsychotic drugs for schizophrenia: a meta-analysis. Lancet 373:31–41

873. Leuzinger-Bohrleber M, Stuhr U, Rüger B et al. (2001) Langzeitwirkungen von Psychoanalysen und Psychotherapien: Eine multiperspektivische, repräsentative Katamnesestudie. Psyche 55:193–276
874. Levecque K, Lodewyckx I, Bracke P (2009) Psychological distress, depression and generalised anxiety in Turkish and Moroccan immigrants in Belgium: a general population study. Soc Psychiatry Psychiatr Epidemiol 44:188–197
875. Levkovitz Y, Isserles M, Padberg F et al. (2015) Efficacy and safety of deep transcranial magnetic stimulation for major depression: a prospective multicenter randomized controlled trial. World Psychiatry 14:64–73
876. Lewinsohn PM (1974) A behavioral approach to depression. In: Friedman RJ, Katz MM (Hrsg.) Innovative treatment methodes of psychopathology. Wiley, New York, S. 88–102
877. Lewinsohn PM, Munoz R, Youngren MA et al. (1979) Coping with depression. Castalia Publishing, Eugene
878. Lewinsohn PM, Pettit JW, Joiner TE, Jr. et al. (2003) The symptomatic expression of major depressive disorder in adolescents and young adults. J Abnorm Psychol 112:244–252
879. Lewinsohn PM, Youngren MA, Grosscup SJ (1979) Reinforcement and depression. In: Depue RA (Hrsg.) The psychobiology of the depressive disorders. Academic Press, New York
880. Lewis-Fernandez R, Diaz N (2002) The cultural formulation: a method for assessing cultural factors affecting the clinical encounter. Psychiatr Q 73:271–295
881. Lexchin J, Bero LA, Djulbegovic B et al. (2003) Pharmaceutical industry sponsorship and research outcome and quality: systematic review. BMJ 326:1167–1170
882. Licht RW, Qvitzau S (2002) Treatment strategies in patients with major depression not responding to first-line sertraline treatment. A randomised study of extended duration of treatment, dose increase or mianserin augmentation. Psychopharmacology (Berl) 161:143–151
883. Lieb K, Vollm B, Rucker G et al. (2010) Pharmacotherapy for borderline personality disorder: cochrane systematic review of randomised trials. Br J Psychiatry 196:4–12
884. Lieberman A (2006) Depression in Parkinson's disease – a review. Acta Neurol Scand 113:1–8
885. Liebherz S, Dirmaier J, Härter M et al. (2014) Faktencheck Depression. Nutzen und Risiken der Therapien. https://faktencheck-gesundheit.de/de/faktenchecks/depression/ergebnis-ueberblick/ und http://faktencheck-gesundheit.de/fileadmin/files/Faktencheck/Dokumente/Faktenboxen-PDFs/Faktencheck-Depression_Faktenbox_Psychotherapie.pdf [Letzter Zugriff: 14.09.2016]
886. Liebherz S, Rabung S (2014) Do patients' symptoms and interpersonal problems improve in psychotherapeutic hospital treatment in Germany? A systematic review and meta-analysis. PLoS One 9:e105329
887. Liebherz S, Rabung S (2013) Wirksamkeit psychotherapeutischer Krankenhausbehandlung im deutschsprachigen Raum: eine Meta-Analyse. Psychother Psychosom Med 63:355–364
888. Liebherz S, Tlach L, Sänger S et al. (2014) Entscheidungshilfe Depressionen. Verfügbar auf: http://entscheidungshilfen.psychenet.de/depression/was-ist-eine-depression.html [Letzter Zugriff: 14.09.2016]
889. Lilienfeld SO (2007) Psychological Treatments That Cause Harm. Perspect Psychol Sci 2:53–70
890. Lim WS, Rubin EH, Coats M et al. (2005) Early-stage Alzheimer disease represents increased suicidal risk in relation to later stages. Alzheimer Dis Assoc Disord 19:214–219
891. Lima MS, Moncrieff J (2000) Drugs versus placebo for dysthymia. Cochrane Database Syst Rev CD001130
892. Lin E, Katon W, Von Korff M et al. (2003) Effect of improving depression care on pain and functional outcomes among older adults with arthritis: a randomized controlled trial. JAMA 290:2428–2434
893. Lin E, von Korff M, Alonso J et al. (2008) Mental Disorders among Persons with Diabetes – Results from the World Mental Health Surveys. J Psychosom Res 65:571–580
894. Linde K, Berner MM, Kriston L (2008) St John's wort for major depression. Cochrane Database Syst Rev CD000448
895. Linde K, Kriston L, Rucker G et al. (2015) Efficacy and acceptability of pharmacological treatments for depressive disorders in primary care: systematic review and network meta-analysis. Ann Fam Med 13:69–79
896. Linde K, Mulrow CD (2000) St John's wort for depression. Cochrane Database Syst Rev CD000448
897. Linde K, Ramirez G, Mulrow CD et al. (1996) St John's wort for depression – an overview and meta-analysis of randomised clinical trials. BMJ 313:253–258
898. Linde K, Sigterman K, Kriston L et al. (2015) Effectiveness of psychological treatments for depressive disorders in primary care: systematic review and meta-analysis. Ann Fam Med 13:56–68
899. Linden M (2013) How to define, find and classify side effects in psychotherapy: from unwanted events to adverse treatment reactions. Clin Psychol Psychother 20:286–296
900. Lindert J, Ehrenstein OS, Priebe S et al. (2009) Depression and anxiety in labor migrants and refugees – a systematic review and meta-analysis. Soc Sci Med 69:246–257
901. Lindert J, Priebe S, Penka S et al. (2008) Versorgung psychischkranker Patienten mit Migrationshintergrund. Psychother Psychosom Med 58:123–129
902. Lineberry CG, Johnston JA, Raymond RN et al. (1990) A fixed-dose (300 mg) efficacy study of bupropion and placebo in depressed outpatients. J Clin Psychiatry 51:194–199
903. Lisanby SH, Maddox JH, Prudic J et al. (2000) The effects of electroconvulsive therapy on memory of autobiographical and public events. Arch Gen Psychiatry 57:581–590

904. Liu AY, Rajji TK, Blumberger DM et al. (2014) Brain stimulation in the treatment of late-life severe mental illness other than unipolar nonpsychotic depression. Am J Geriatr Psychiatry 22:216–240
905. Liu B, Anderson G, Mittmann N et al. (1998) Use of selective serotonin-reuptake inhibitors of tricyclic antidepressants and risk of hip fractures in elderly people. Lancet 351:1303–1307
906. Loh A, Kremer N, Giersdorf N et al. (2004) Informations- und Partizipationsinteressen depressiver Patienten bei der medizinischen Entscheidungsfindung in der hausärztlichen Versorgung. Z Arztl Fortbild Qualitatssich 98:101–107
907. Loh A, Leonhart R, Wills CE et al. (2007) The impact of patient participation on adherence and clinical outcome in primary care of depression. Patient Educ Couns 65:69–78
908. Loh A, Meier K, Simon D et al. (2004) Entwicklung und Evaluation eines Fortbildungsprogramms zur Partizipativen Entscheidungsfindung für die hausärztliche Versorgung depressiver Patienten. Bundesgesundheitsblatt – Gesundheitsforschung – Gesundheitsschutz 47:977–984
909. Loh A, Simon D, Kriston L et al. (2007) Patientenbeteiligung bei medizinischen Entscheidungen – Effekte der Partizipativen Entscheidungsfindung aus systematischen Reviews. Dtsch Arztebl 104:A-1483–1488
910. Loh N, Nickl-Jockschat T, Sheldrick AJ et al. (2013) Accessibility, standards and challenges of electroconvulsive therapy in Western industrialized countries: a German example. World J Biol Psychiatry 14:432–440
911. Longmore RJ, Worrell M (2007) Do we need to challenge thoughts in cognitive behavior therapy? Clin Psychol Rev 27:173–187
912. Lönnqvist J (2000) Psychiatric aspects of suicidal behaviour: depression. In: Hawton K, van Heeringen K (Hrsg.) The international handbook of suicide and attempted suicide. Wiley, Chichester
913. Lönnqvist JK, Henriksson MM, Isometsa ET et al. (1995) Mental disorders and suicide prevention. Psychiatry Clin Neurosci 49:S111–116
914. Lopes Rocha F, Fuzikawa C, Riera R et al. (2013) Antidepressant combination for major depression in incomplete responders – a systematic review. J Affect Disord 144:1–6
915. Lopez A, Mathers C, Ezzati M et al. (2006) Global and regional burden of disease and risk factors, 2001: systematic analysis of population health data. Lancet 367:1747–1757
916. Lopez LM, Kaptein AA, Helmerhorst FM (2012) Oral contraceptives containing drospirenone for premenstrual syndrome. Cochrane Database Syst Rev CD006586
917. Lord SR, Anstey KJ, Williams P et al. (1995) Psychoactive medication use, sensori-motor function and falls in older women. Br J Clin Pharmacol 39:227–234
918. Lotufo-Neto F, Trivedi M, Thase ME (1999) Meta-analysis of the reversible inhibitors of monoamine oxidase type A moclobemide and brofaromine for the treatment of depression. Neuropsychopharmacology 20:226–247
919. Louik C, Kerr S, Mitchell AA (2014) First-trimester exposure to bupropion and risk of cardiac malformations. Pharmacoepidemiol Drug Saf 23:1066–1075
920. Lovell K, Bower P, Richards D et al. (2008) Developing guided self-help for depression using the Medical Research Council complex interventions framework: a description of the modelling phase and results of an exploratory randomised controlled trial. BMC Psychiatry 8:91
921. Löwe B, Spitzer RL, Zipfel S et al. (2001) PHQ-D – Gesundheitsfragebogen für Patienten. Pfizer, Karlsruhe
922. Luckett T, Britton B, Clover K et al. (2011) Evidence for interventions to improve psychological outcomes in people with head and neck cancer: a systematic review of the literature. Support Care Cancer 19:871–881
923. Luderer HJ (2003) Rechtsfragen. In: Bäuml J, Pitschel-Walz G (Hrsg.) Psychoedukation bei schizophrenen Erkrankungen. Schattauer, München, S. 269–286
924. Lundbeck GmbH (2011) Rote-Hand-Brief vom 05.12.2011 zu Escitalopram (Cipralex®): Zusammenhang von Escitalopram (Cipralex®) mit dosisabhängiger QT-Intervall-Verlängerung. Verfügbar auf: www.akdae.de/Arzneimittelsicherheit/RHB/Archiv/2011/20111205.pdf [Letzter Zugriff: 14.09.2016]
925. Lundbeck GmbH (2011) Rote-Hand-Brief vom 31.10.2011 zu Cipramil® (Citalopram): Zusammenhang von Cipramil® (Citalopramhydrobromid/Citalopramhydrochlorid) mit dosisabhängiger QT-Intervall-Verlängerung. Verfügbar auf: www.akdae.de/Arzneimittelsicherheit/RHB/Archiv/2011/20111031.pdf [Letzter Zugriff: 14.09.2016]
926. Luo HR, Poland RE, Lin KM et al. (2006) Genetic polymorphism of cytochrome P450 2C19 in Mexican Americans: a cross-ethnic comparative study. Clin Pharmacol Ther 80:33–40
927. Luppa M, Luck T, Ritschel F et al. (2013) Depression and incident dementia. An 8-year population-based prospective study. PLoS One 8:e59246
928. Luppa M, Sikorski C, Luck T et al. (2012) Age- and gender-specific prevalence of depression in latest-life – systematic review and meta-analysis. J Affect Disord 136:212–221
929. Luppa M, Sikorski C, Motzek T et al. (2012) Health service utilization and costs of depressive symptoms in late life – a systematic review. Curr Pharm Des 18:5936–5957
930. Lustman PJ, Clouse RE, Nix BD et al. (2006) Sertraline for prevention of depression recurrence in diabetes mellitus: a randomized, double-blind, placebo-controlled trial. Arch Gen Psychiatry 63:521–529

931. Lustman PJ, Freedland KE, Griffith LS et al. (2000) Fluoxetine for depression in diabetes: a randomized double-blind placebo-controlled trial. Diabetes Care 23:618–623
932. Lustman PJ, Griffith LS, Clouse RE (1997) Depression in Adults with Diabetes. Semin Clin Neuropsychiatry 2:15–23
933. Lustman PJ, Griffith LS, Clouse RE et al. (1997) Effects of nortriptyline on depression and glycemic control in diabetes: results of a double-blind, placebo-controlled trial. Psychosom Med 59:241–250
934. Lydiatt WM, Bessette D, Schmid KK et al. (2013) Prevention of depression with escitalopram in patients undergoing treatment for head and neck cancer: randomized, double-blind, placebo-controlled clinical trial. JAMA Otolaryngol Head Neck Surg 139:678–686
935. Lyketsos CG, Lopez O, Jones B et al. (2002) Prevalence of neuropsychiatric symptoms in dementia and mild cognitive impairment: results from the cardiovascular health study. JAMA 288:1475–1483
936. Lyketsos CG, Steele C, Baker L et al. (1997) Major and minor depression in Alzheimer's disease: prevalence and impact. J Neuropsychiatry Clin Neurosci 9:556–561
937. Lynch ME (2001) Antidepressants as analgesics: a review of randomized controlled trials. J Psychiatry Neurosci 26:30–36
938. Ma SH, Teasdale JD (2004) Mindfulness-based cognitive therapy for depression: replication and exploration of differential relapse prevention effects. J Consult Clin Psychol 72:31–40
939. Mace S, Taylor D (2000) Selective serotonin reuptake inhibitors: a review of efficacy and tolerability in depression. Expert Opin Pharmacother 1:917–933
940. Macgillivray S, Arroll B, Hatcher S et al. (2003) Efficacy and tolerability of selective serotonin reuptake inhibitors compared with tricyclic antidepressants in depression treated in primary care: systematic review and meta-analysis. BMJ 326:1014
941. Madsen TM, Treschow A, Bengzon J et al. (2000) Increased neurogenesis in a model of electroconvulsive therapy. Biol Psychiatry 47:1043–1049
942. Maes M, Libbrecht I, van HF et al. (1999) Pindolol and mianserin augment the antidepressant activity of fluoxetine in hospitalized major depressed patients, including those with treatment resistance. J Clin Psychopharmacol 19:177–182
943. Mahapatra SN, Hackett D (1997) A randomised, double-blind, parallel-group comparison of venlafaxine and dothiepin in geriatric patients with major depression. Int J Clin Pract 51:209–213
944. Mahnkopf A, Rahn E (1997) Angehörigenarbeit in der Depressionsbehandlung. In: Wolfersdorf M (Hrsg.) Depressionsstationen – stationäre Depressionsbehandlung. Springer, Berlin, S. 35–46
945. Malberg JE, Eisch AJ, Nestler EJ et al. (2000) Chronic antidepressant treatment increases neurogenesis in adult rat hippocampus. J Neurosci 20:9104–9110
946. Malone KM, Oquendo MA, Haas GL et al. (2000) Protective factors against suicidal acts in major depression: reasons for living. Am J Psychiatry 157:1084–1088
947. Mann JJ, Apter A, Bertolote J et al. (2005) Suicide prevention strategies: a systematic review. JAMA 294:2064–2074
948. Maoz B, Rabin S, Katz H et al. (2006) Der zwischenmenschliche Ansatz in der Medizin: Die Arzt-Patienten-Beziehung. Logos, Berlin
949. Marcus SM, Kerber KB, Rush AJ et al. (2008) Sex differences in depression symptoms in treatment-seeking adults: confirmatory analyses from the Sequenced Treatment Alternatives to Relieve Depression study. Compr Psychiatry 49:238–246
950. Marcus SM, Young EA, Kerber KB et al. (2005) Gender differences in depression: findings from the STAR*D study. J Affect Disord 87:141–150
951. Margraf J, Lieb R (1996) Verhaltenstherapie. In: Freyberger H, Stieglitz R (Hrsg.) Kompendium der Psychiatrie und Psychotherapie. Begründet von Th. Spoerri. Karger, Basel
952. Marjoribanks J, Brown J, O'Brien PM et al. (2013) Selective serotonin reuptake inhibitors for premenstrual syndrome. Cochrane Database Syst Rev CD001396
953. Markowitz JC (1994) Psychotherapy of dysthymia. Am J Psychiatry 151:1114–1121
954. Markowitz JC, Kocsis JH, Bleiberg KL et al. (2005) A comparative trial of psychotherapy and pharmacotherapy for »pure« dysthymic patients. J Affect Disord 89:167–175
955. Markowitz JS, Donovan JL, DeVane CL et al. (2003) Effect of St John's wort on drug metabolism by induction of cytochrome P450 3A4 enzyme. JAMA 290:1500–1504
956. Markowitz SM, Gonzalez JS, Wilkinson JL et al. (2011) A review of treating depression in diabetes: emerging findings. Psychosomatics 52:1–18
957. Martenyi F, Dossenbach M, Mraz K et al. (2001) Gender differences in the efficacy of fluoxetine and maprotiline in depressed patients: a double-blind trial of antidepressants with serotonergic or norepinephrinergic reuptake inhibition profile. Eur Neuropsychopharmacol 11:227–232
958. Martin JL, Martin-Sanchez E (2012) Systematic review and meta-analysis of vagus nerve stimulation in the treatment of depression: variable results based on study designs. Eur Psychiatry 27:147–155
959. Martin LA, Neighbors HW, Griffith DM (2013) The experience of symptoms of depression in men vs women: analysis of the National Comorbidity Survey Replication. JAMA Psychiatry 70:1100–1106

960. Martinez C, Rietbrock S, Wise L et al. (2005) Antidepressant treatment and the risk of fatal and non-fatal self harm in first episode depression: nested case-control study. BMJ 330:389
961. Mason BJ, Kocsis JH, Ritvo EC et al. (1996) A double-blind, placebo-controlled trial of desipramine for primary alcohol dependence stratified on the presence or absence of major depression. JAMA 275:761–767
962. Massion AO, Warshaw MG, Keller MB (1993) Quality of life and psychiatric morbidity in panic disorder and generalized anxiety disorder. Am J Psychiatry 150:600–607
963. Matussek N, Holsboer F (1987) Biologischer Hintergrund. In: Kisker H, Lauter H, Meyer JE, Müller C, Strömgren E (Hrsg.) Psychiatrie der Gegenwart. Bd. 5: Affektive Psychosen. Springer, Berlin, S. 165–180
964. Matzat J (2004) Selbsthilfegruppen für psychisch Kranke – Ergebnisse einer Umfrage bei Selbsthilfe-Kontaktstellen. In: Deutsche Arbeitsgemeinschaft Selbsthilfegruppen (Hrsg.) Selbsthilfegruppenjahrbuch 2004. Focus Verlag, Gießen, S. 153–160
965. Mavridis D, Salanti G (2014) Exploring and accounting for publication bias in mental health: a brief overview of methods. Evid Based Ment Health 17:11–15
966. Mavrogiorgou P, Hegerl U (1997) Neurologische, neuromuskuläre und neurotoxische Effekte der Lithiumbehandlung. In: Müller-Oerlinghausen B, Greil W, Berghöfer A (Hrsg.) Die Lithiumbehandlung. Springer, Berlin, S. 329–341
967. Mayur PM, Gangadhar BN, Subbakrishna DK et al. (2000) Discontinuation of antidepressant drugs during electroconvulsive therapy: a controlled study. J Affect Disord 58:37–41
968. Mazza M, Lotrionte M, Biondi-Zoccai G et al. (2010) Selective serotonin reuptake inhibitors provide significant lower re-hospitalization rates in patients recovering from acute coronary syndromes: evidence from a meta-analysis. J Psychopharmacol 24:1785–1792
969. Mazzucchelli T, Kane R, Rees C (2009) Behavioral Activation Treatments for Depression in Adults: a Meta-analysis and Review. Clin Psychol-Sci Pr 16:383–411
970. McCullough Jr. JP (2006) Chronic depression and the Cognitive Behavioral Analysis System of Psychotherapy. In: Stricker G, Gold J (Hrsg.) A casebook of psychotherapy integration. American Psychological Association, Washington, S. 137–151
971. McCullough Jr. JP (2003) Treatment for chronic depression using Cognitive Behavioral Analysis System of Psychotherapy (CBASP). J Clin Psychol 59:833–846
972. McCullough Jr. JP (2000) Treatment for chronic depression: Cognitive Behavioral Analysis System of Psychotherapy (CBASP). Guilford Press, New York
973. McCusker J, Cole M, Keller E et al. (1998) Effectiveness of treatments of depression in older ambulatory patients. Arch Intern Med 158:705–712
974. McDaniel J, Musselman D, Porter M et al. (1995) Depression in patients with cancer. Diagnosis, biology, and treatment. Arch Gen Psychiatry 52:89–99
975. McDermut W, Miller IW, Brown RA (2001) The efficacy of group psychotherapy for depression: a meta-analysis and review of the empirical research. Clin Psychol-Sci Pr 8:98–116
976. McHugh RK, Whitton SW, Peckham AD et al. (2013) Patient preference for psychological vs pharmacologic treatment of psychiatric disorders: a meta-analytic review. J Clin Psychiatry 74:595–602
977. McKnight RF, Adida M, Budge K et al. (2012) Lithium toxicity profile: a systematic review and meta-analysis. Lancet 379:721–728
978. McLeavey BC, Daly RJ, Ludgate JW et al. (1994) Interpersonal problem-solving skills training in the treatment of self-poisoning patients. Suicide Life Threat Behav 24:382–394
979. McNamara B, Ray JL, Arthurs OJ et al. (2001) Transcranial magnetic stimulation for depression and other psychiatric disorders. Psychol Med 31:1141–1146
980. McPherson S, Cairns P, Carlyle J et al. (2005) The effectiveness of psychological treatments for treatment-resistant depression: a systematic review. Acta Psychiatr Scand 111:331–340
981. Medhus A, Heskestad S, Tjemsland L (1994) Mianserin added to tricyclic antidepressants in depressed patients not responding to a tricyclic antidepressant alone: a randomized, placebo-controlled, double-blind study. Nord J Psychiatry 48:355–358
982. Mehnert A, Brahler E, Faller H et al. (2014) Four-week prevalence of mental disorders in patients with cancer across major tumor entities. J Clin Oncol 32:3540–3546
983. Meijer WE, Heerdink ER, Nolen WA et al. (2004) Association of risk of abnormal bleeding with degree of serotonin reuptake inhibition by antidepressants. Arch Intern Med 164:2367–2370
984. Melander H, Ahlqvist-Rastad J, Meijer G et al. (2003) Evidence b(i)ased medicine – selective reporting from studies sponsored by pharmaceutical industry: review of studies in new drug applications. BMJ 326:1171–1173
985. Melchior H, Schulz H, Härter M (2014) Faktencheck Gesundheit. Regionale Unterschiede in der Diagnostik und Behandlung von Depressionen. Verfügbar auf: https://depression.faktencheck-gesundheit.de/fachinformation/fachinformation-startseite/ [Letzter Zugriff: 14.09.2016]

986. Meltzer-Brody S, Boschloo L, Jones I et al. (2013) The EPDS-Lifetime: assessment of lifetime prevalence and risk factors for perinatal depression in a large cohort of depressed women. Arch Womens Ment Health 16:465–473
987. Meltzer H, Gill B, Petticrew M et al. (1995) The prevalence of psychiatric morbidity among adults living in private households (OPCS surveys of psychiatric morbidity in Great Britain). Palgrave Macmillan, London
988. Meltzer HY, Matsubara S, Lee JC (1989) The ratios of serotonin2 and dopamine2 affinities differentiate atypical and typical antipsychotic drugs. Psychopharmacol Bull 25:390–392
989. Melzer K, Schutz Y, Boulvain M et al. (2010) Physical activity and pregnancy: cardiovascular adaptations, recommendations and pregnancy outcomes. Sports Med 40:493–507
990. Menting JE, Honig A, Verhey FR et al. (1996) Selective serotonin reuptake inhibitors (SSRIs) in the treatment of elderly depressed patients: a qualitative analysis of the literature on their efficacy and side-effects. Int Clin Psychopharmacol 11:165–175
991. Menza M, Dobkin RD, Marin H et al. (2009) A controlled trial of antidepressants in patients with Parkinson disease and depression. Neurology 72:886–892
992. Meyer A (1981) Das Hamburger Kurzpsychotherapie-Vergleichsexperiment. Psychother Psychosom 35:81–207
993. Meyer A, Stuhr U, Wirth U et al. (1988) 12-Year follow-up study of the Hamburg short psychotherapy experiment: an overview. Psychother Psychosom 50:192–200
994. Meyer B, Berger T, Caspar F et al. (2009) Effectiveness of a novel integrative online treatment for depression (Deprexis): randomized controlled trial. J Med Internet Res 11:e15
995. Meyer B, Bierbrodt J, Schröder J et al. (2015) Effects of an Internet intervention (Deprexis) on severe depression symptoms: Randomized controlled trial. Internet Interv 2:48–59
996. Meyer TD, Hautzinger M (2004) Manisch-depressive Störungen: Kognitiv-verhaltenstherapeutisches Behandlungsmanual. Beltz, Weinheim
997. Mezuk B, Eaton W, Albrecht S et al. (2008) Depression and type 2 diabetes over the lifespan: a meta-analysis. Diabetes Care 31:2383–2390
998. Michalak EE, Lam RW (2002) Breaking the myths: new treatment approaches for chronic depression. Can J Psychiatry 47:635–643
999. Michelson D, Allen AJ, Busner J et al. (2002) Once-daily atomoxetine treatment for children and adolescents with attention deficit hyperactivity disorder: a randomized, placebo-controlled study. Am J Psychiatry 159:1896–1901
1000. Migliorelli R, Teson A, Sabe L et al. (1995) Prevalence and correlates of dysthymia and major depression among patients with Alzheimer's disease. Am J Psychiatry 152:37–44
1001. Miller AH, Pearce BD, Pariante CM (2000) Immune system and central nervous system interactions. In: Sadock J SV (Hrsg.) Comprehensive textbook of psychiatry. Lippincott Williams and Wilkins, London, S. 113–133
1002. Miller IW, Norman WH, Keitner GI (1999) Combined treatment for patients with double depression. Psychother Psychosom 68:180–185
1003. Miller LJ (1994) Use of electroconvulsive therapy during pregnancy. Hosp Community Psychiatry 45:444–450
1004. Miller MC (2004) Does the new antidepressant duloxetine (Cymbalta) have any advantages over other antidepressant drugs? Harv Ment Health Lett 21:8
1005. Miniati M, Callari A, Calugi S et al. (2014) Interpersonal psychotherapy for postpartum depression: a systematic review. Arch Womens Ment Health 17:257–268
1006. Ministry of Health and Welfare (1994) Suicide in Canada: update on national task force report on suicide. Health and Welfare Canada, Ottawa
1007. Mitchell AJ, Subramaniam H (2005) Prognosis of depression in old age compared to middle age: a systematic review of comparative studies. Am J Psychiatry 162:1588–1601
1008. Mittmann N, Herrmann N, Einarson TR et al. (1997) The efficacy, safety and tolerability of antidepressants in late life depression: a meta-analysis. J Affect Disord 46:191–217
1009. Mohr D (1995) Negative outcome in psychotherapy: a Critical Review. Clin Psychol-Sci Pr 2:1–27
1010. Moller-Leimkuhler AM, Yucel M (2010) Male depression in females? J Affect Disord 121:22–29
1011. Möller HJ (2003) Suicide, suicidality and suicide prevention in affective disorders. Acta Psychiatr Scand 108:73–80
1012. Möller HJ, Glaser K, Leverkus F et al. (2000) Double-blind, multicenter comparative study of sertraline versus amitriptyline in outpatients with major depression. Pharmacopsychiatry 33:206–212
1013. Montgomery SA (2006) Major depressive disorders: clinical efficacy and tolerability of agomelatine, a new melatonergic agonist. Eur Neuropsychopharmacol 16:S633–638
1014. Montgomery SA, Asberg M (1979) A new depression scale designed to be sensitive to change. Br J Psychiatry 134:382–389
1015. Montgomery SA, Dufour H, Brion S et al. (1988) The prophylactic efficacy of fluoxetine in unipolar depression. Br J Psychiatry Suppl 153:69–76
1016. Montgomery SA, Huusom AK, Bothmer J (2004) A randomised study comparing escitalopram with venlafaxine XR in primary care patients with major depressive disorder. Neuropsychobiology 50:57–64

1017. Montgomery SA, Rasmussen JG, Tanghoj P (1993) A 24-week study of 20 mg citalopram, 40 mg citalopram, and placebo in the prevention of relapse of major depression. Int Clin Psychopharmacol 8:181–188
1018. Montgomery SA, Roberts A, Patel AG (1994) Placebo-controlled efficacy of antidepressants in continuation treatment. Int Clin Psychopharmacol 9:49–53
1019. Moore RG, Blackburn IM (1997) Cognitive therapy in the treatment of non-responders to antidepressant medication: a controlled pilot study. Behav Cogn Psychother 25:251–259
1020. Mora MS, Nestoriuc Y, Rief W (2011) Lessons learned from placebo groups in antidepressant trials. Philos Trans R Soc Lond B Biol Sci 366:1879–1888
1021. Morgan HG, Jones EM, Owen JH (1993) Secondary prevention of non-fatal deliberate self-harm. The green card study. Br J Psychiatry 163:111–112
1022. Moritz S, Schilling L, Hauschildt M et al. (2012) A randomized controlled trial of internet-based therapy in depression. Behav Res Ther 50:513–521
1023. Mösko M, Gil-Martinez F, Schulz H (2008) Are migrants treated adequately? Outpatient psychotherapeutic public health care situation for people with migration background in a German metropolis. 39th International meeting of the Society for Psychotherapy Research. Barcelona
1024. Motto JA (1976) Suicide prevention for high-risk persons who refuse treatment. Suicide Life Threat Behav 6:223–230
1025. Motto JA, Bostrom AG (2001) A randomized controlled trial of postcrisis suicide prevention. Psychiatr Serv 52:828–833
1026. Motto JA, Heilbron DC, Juster RP et al. (1981) Communication as a suicide prevention program. Pergamon, Paris
1027. Mottram P, Wilson K, Strobl J (2006) Antidepressants for depressed elderly. Cochrane Database Syst Rev CD003491
1028. Movig KL, Janssen MW, de Waal MJ et al. (2003) Relationship of serotonergic antidepressants and need for blood transfusion in orthopedic surgical patients. Arch Intern Med 163:2354–2358
1029. Mueller TI, Leon AC, Keller MB et al. (1999) Recurrence after recovery from major depressive disorder during 15 years of observational follow-up. Am J Psychiatry 156:1000–1006
1030. Mukherjee S, Sackeim HA, Schnur DB (1994) Electroconvulsive therapy of acute manic episodes: a review of 50 years' experience. Am J Psychiatry 151:169–176
1031. Mulder R (2006) Personality disorder and outcome in depression. Br J Psychiatry 189:186–187
1032. Mulder RT (2002) Personality pathology and treatment outcome in major depression: a review. Am J Psychiatry 159:359–371
1033. Mullen PD, Mains DA, Velez R (1992) A meta-analysis of controlled trials of cardiac patient education. Patient Educ Couns 19:143–162
1034. Müller-Oerlinghausen B, Berghöfer A, Greil W (1997) Die Lithiumtherapie. Springer, Berlin
1035. Müller-Oerlinghausen B, Lasek R, Düppenbecker H et al. (1999) Handbuch der unerwünschten Arzneimittelwirkungen. Urban und Fischer, München
1036. Müller-Oerlinghausen B, Wolf T, Ahrens B et al. (1994) Mortality during initial and during later lithium treatment. A collaborative study by the International Group for the Study of Lithium-treated Patients. Acta Psychiatr Scand Suppl 90:295–297
1037. Müller-Spahn F (2002) Depressionen im höheren Lebensalter. In: Gaebel W, Müller-Spahn F (Hrsg.) Diagnostik und Therapie psychischer Störungen. Kohlhammer, Stuttgart, S. 448–463
1038. Müller WE (2002) Pharmakologische Grundlagen erwünschter und unerwünschter Wirkungen am Beispiel Antidepressiva. Psychopharmakother 9:2–18
1039. Müller WE (2000) Welches Johanniskrautpräparat soll ich verordnen? Psychopharmakother 7:40
1040. Mulrow CD, Williams Jr. JW, Chiquette E et al. (2000) Efficacy of newer medications for treating depression in primary care patients. Am J Med 108:54–64
1041. Mulsant BH, Pollock BG, Nebes R et al. (2001) A twelve-week, double-blind, randomized comparison of nortriptyline and paroxetine in older depressed inpatients and outpatients. Am J Geriatr Psychiatry 9:406–414
1042. Munro CA, Brandt J, Sheppard JM et al. (2004) Cognitive response to pharmacological treatment for depression in Alzheimer disease: secondary outcomes from the depression in Alzheimer's disease study (DIADS). Am J Geriatr Psychiatry 12:491–498
1043. Munro CA, Longmire CF, Drye LT et al. (2012) Cognitive outcomes after sertaline treatment in patients with depression of Alzheimer disease. Am J Geriatr Psychiatry 20:1036–1044
1044. Murphy GE, Simons AD, Wetzel RD et al. (1984) Cognitive therapy and pharmacotherapy. Singly and together in the treatment of depression. Arch Gen Psychiatry 41:33–41
1045. Murphy M, Black N, Lamping D et al. (1998) Consensus development methods, and their use in clinical guideline development. Health Technol Assess 2:i–88
1046. Murray CJ, Lopez AD (1997) Global and regional descriptive epidemiology of disability: Incidence, prevalence, health expectancies and years lived with disability. In: Murray CJ, Lopez AD (Hrsg.) The global burden of disease. A comprehensive assessment of mortality and disability from diseases, injuries, and risk factors in 1990 and projected to 2020. Harvard University Press, Harvard, S. 201–246

1047. Murray CJ, Lopez AD (1996) The global burden of disease. A comprehensive assessment of mortality and disability from diseases, injuries, and risk factors in 1990 and projected to 2020. Harvard University Press, Cambridge
1048. Murray GB, Shea V, Conn DK (1986) Electroconvulsive therapy for poststroke depression. J Clin Psychiatry 47:258–260
1049. Musselman DL, Somerset WI, Guo Y et al. (2006) A double-blind, multicenter, parallel-group study of paroxetine, desipramine, or placebo in breast cancer patients (stages I, II, III, and IV) with major depression. J Clin Psychiatry 67:288–296
1050. Myles N, Newall H, Ward H et al. (2013) Systematic meta-analysis of individual selective serotonin reuptake inhibitor medications and congenital malformations. Aust N Z J Psychiatry 47:1002–1012
1051. Mynors-Wallis LM, Gath DH, Day A et al. (2000) Randomised controlled trial of problem solving treatment, antidepressant medication, and combined treatment for major depression in primary care. BMJ 320:26–30
1052. Mynors-Wallis LM, Gath DH, Lloyd-Thomas AR et al. (1995) Randomised controlled trial comparing problem solving treatment with amitriptyline and placebo for major depression in primary care. BMJ 310:441–445
1053. Myrand SP, Sekiguchi K, Man MZ et al. (2008) Pharmacokinetics/genotype associations for major cytochrome P450 enzymes in native and first- and third-generation Japanese populations: comparison with Korean, Chinese, and Caucasian populations. Clin Pharmacol Ther 84:347–361
1054. Nair NP, Amin M, Holm P et al. (1995) Moclobemide and nortriptyline in elderly depressed patients. A randomized, multicentre trial against placebo. J Affect Disord 33:1–9
1055. Nakao M, Yano E (2006) Prediction of major depression in Japanese adults: somatic manifestation of depression in annual health examinations. J Affect Disord 90:29–35
1056. Nakhai-Pour HR, Broy P, Berard A (2010) Use of antidepressants during pregnancy and the risk of spontaneous abortion. CMAJ 182:1031–1037
1057. Nascimento SL, Surita FG, Cecatti JG (2012) Physical exercise during pregnancy: a systematic review. Curr Opin Obstet Gynecol 24:387–394
1058. National Collaborating Centre for Mental Health (2014) Antenatal and postnatal mental health. Clinical management and service guidance. Draft version (July 2014).
1059. National Collaborating Centre for Mental Health (2004) Depression: Management of depression in primary and secondary care. Clinical Guideline 23. National Institute for Clinical Excellence (NICE), London, Verfügbar auf: http://www.scamfyc.org/documentos/depresion%20NICE.pdf [Letzter Zugriff: 14.09.2016]
1060. National Institute for Clinical Excellence (NICE) (2009) Depression: Management of depression in primary and secondary care. Clinical Guideline 90.
1061. National Institute for Clinical Excellence (NICE) (2009) Depression: the treatment and management of depression in adults (update). Draft for consultation Feb 2009. Verfügbar auf: https://www.nice.org.uk/guidance/cg90/documents/depression-in-adults-update-draft-nice-guideline-for-consultation2 [Letzter Zugriff: 14.09.2016]
1062. National Institute for Health and Clinical Excellence (2010) Depression: the treatment and management of depression in adults (Updated Edition). British Psychological Society, Leicester
1063. National Institute for Health and Clinical Excellence (NICE) (2009) Depression: the treatment and management of depression in adults (update). Verfügbar auf: http://www.nice.org.uk/guidance/CG90 [Letzter Zugriff: 14.09.2016]
1064. National Institute for Health and Clinical Excellence (NICE) (2004) Eating disorders: Core interventions in the treatment and management of anorexia nervosa, bulimia nervosa and related eating disorders. Clinical Guideline 9. Verfügbar auf: http://www.nice.org.uk/guidance/CG9 [Letzter Zugriff: 14.09.2016]
1065. National Institute for Health and Clinical Excellence (NICE) (2007) The guidelines manual. Verfügbar auf: https://www.nice.org.uk/process/pmg6/chapter/introduction [Letzter Zugriff: 14.09.2016]
1066. Nelson JC (1998) Treatment of antidepressant nonresponders: augmentation or switch? J Clin Psychiatry 59:35–41
1067. Nemeroff CB, Heim CM, Thase ME et al. (2003) Differential responses to psychotherapy versus pharmacotherapy in patients with chronic forms of major depression and childhood trauma.[Erratum appears in Proc Natl Acad Sci U S A. 2005 Nov 8;102(45):16530]. Proc Natl Acad Sci U S A 100:14293–14296
1068. Nestoriuc Y, Rief W (2012) Risiken und Nebenwirkungen in der Verhaltenstherapie. In: Linden M, Strauß B (Hrsg.) Risiken und Nebenwirkungen von Psychotherapie – Erfassung, Bewältigung und Risikovermeidung. Medizinisch Wissenschaftliche Vertragsgesellschaft, Berlin
1069. Neumann N, Schulte R (1989) Montgomery-Asperg-Depressions-Rating-Skala zur psychometrischen Beurteilung depressiver Syndrome. Deutsche Fassung. Perimed-Fachbuch, Erlangen
1070. Nevatte T, O‹Brien PM, Backstrom T et al. (2013) ISPMD consensus on the management of premenstrual disorders. Arch Womens Ment Health 16:279–291
1071. New South Wales Health Department (NSW) (1998) Policy guidelines for the management of patients with possible suicidal behaviour for NSW health staff and staff in private hospital facilities. NSW Department of Health, Sydney
1072. New Zealand Guidelines Group (NZGG), Ministry of Health (2003) The assessment and management of people at risk of suicide. Best practice evidence-based guideline summary. New Zealand Guidelines Group (NZGG), Wellington

1073. Newton-Howes G, Tyrer P, Johnson T (2006) Personality disorder and the outcome of depression: meta-analysis of published studies. Br J Psychiatry 188:13–20
1074. Nickel C, Lojewski N, Muehlbacher N et al. (2006) Behandlungsergebnisse stationärer psychosomatischer Rehabilitation bei türkischen Migranten: Eine prospektive Studie. Gesundheitswesen 68:147–153
1075. Niemeyer H, Musch J, Pietrowsky R (2013) Publication bias in meta-analyses of the efficacy of psychotherapeutic interventions for depression. J Consult Clin Psychol 81:58–74
1076. Nierenberg AA, Amsterdam JD (1990) Treatment-resistant depression: definition and treatment approaches. J Clin Psychiatry 51:39–47
1077. Nierenberg AA, Fava M, Trivedi MH et al. (2006) A comparison of lithium and T(3) augmentation following two failed medication treatments for depression: a STAR*D report. Am J Psychiatry 163:1519–1530
1078. Nierenberg AA, Petersen TJ, Alpert JE (2003) Prevention of relapse and recurrence in depression: the role of long-term pharmacotherapy and psychotherapy. J Clin Psychiatry 64:13–17
1079. Nierenberg AA, Wright EC (1999) Evolution of remission as the new standard in the treatment of depression. J Clin Psychiatry 60:7–11
1080. Nieuwenhuijsen K, Faber B, Verbeek JH et al. (2014) Interventions to improve return to work in depressed people. Cochrane Database Syst Rev CD006237
1081. Nika E, Basdekis R (2000) Somatisierung. In: Haasen C, Yagdiran O (Hrsg.) Beurteilung psychischer Störungen in einer multikulturellen Gesellschaft. Lambertus, Freiburg im Breisgau
1082. Nikfar S, Rahimi R, Hendoiee N et al. (2012) Increasing the risk of spontaneous abortion and major malformations in newborns following use of serotonin reuptake inhibitors during pregnancy: a systematic review and updated meta-analysis. Daru 20:2008–2231
1083. Nobler MS, Sackeim HA (2000) Electroconvulsive therapy. In: Helmchen H, Henn F, Lauter H, Sartorius N (Hrsg.) Contemporary psychiatry. Springer, Berlin, S. 425–434
1084. Nolen-Hoeksema S, Girgus JS (1994) The emergence of gender differences in depression during adolescence. Psychol Bull 115:424–443
1085. Nolen WA, van de Putte JJ, Dijken WA et al. (1988) Treatment strategy in depression. II. MAO inhibitors in depression resistant to cyclic antidepressants: two controlled crossover studies with tranylcypromine versus L-5-hydroxytryptophan and nomifensine. Acta Psychiatr Scand Suppl 78:676–683
1086. Norcross JC (2002) Psychotherapy relationships that work: therapist contributions and responsiveness to patients. Oxford University Press, New York
1087. Norden MJ (1989) Fluoxetine in borderline personality disorder. Prog Neuropsychopharmacol Biol Psychiatry 13:885–893
1088. Norris SL, Zhang X, Avenell A et al. (2004) Efficacy of pharmacotherapy for weight loss in adults with type 2 diabetes mellitus: a meta-analysis. Arch Intern Med 164:1395–1404
1089. Noyes Jr. R, Woodman C, Garvey MJ et al. (1992) Generalized anxiety disorder vs. panic disorder. Distinguishing characteristics and patterns of comorbidity. J Nerv Ment Dis 180:369–379
1090. Nunes EV, Levin FR (2008) Treatment of co-occurring depression and substance dependence: using meta-analysis to guide clinical recommendations. Psychiatr Ann 38:730–738
1091. Nunes EV, Levin FR (2004) Treatment of depression in patients with alcohol or other drug dependence: a meta-analysis. JAMA 291:1887–1896
1092. Nurnberger JI, Gershon ES (1992) Genetics. In: Paykel ES (Hrsg.) Handbook of affective disorders. Churchill Livingstone, Edinburgh, S. 131–148
1093. Nutt DJ, Sharpe M (2008) Uncritical positive regard? Issues in the efficacy and safety of psychotherapy. J Psychopharmacol 22:3–6
1094. O'Connor E, Gaynes B, Burda BU et al. (2013) Screening for Suicide Risk in Primary Care: A Systematic Evidence Review for the U.S. Preventive Services Task Force. Agency for Healthcare Research and Quality (US), Rockville (MD), Verfügbar auf: https://www.ncbi.nlm.nih.gov/pubmedhealth/PMH0056019/ [Letzter Zugriff: 14.09.2016]
1095. O'Connor LE, Berry JW, Weiss J et al. (2002) Guilt, fear, submission, and empathy in depression. J Affect Disord 71:19–27
1096. O'Hara MW, McCabe JE (2013) Postpartum depression: current status and future directions. Annu Rev Clin Psychol 9:379–407
1097. O'Leary D, Costello F (2001) Personality and outcome in depression: an 18-month prospective follow-up study. J Affect Disord 63:67–78
1098. O'Reardon JP, Solvason HB, Janicak PG et al. (2007) Efficacy and safety of transcranial magnetic stimulation in the acute treatment of major depression: a multisite randomized controlled trial. Biol Psychiatry 62:1208–1216
1099. Oeljeschläger B-, Müller-Oerlinghausen B (2004) Wege zur Optimierung der individuellen antidepressiven Therapie. Dtsch Arztebl 101:A-1337–1340
1100. Oh B, Choi SM, Inamori A et al. (2013) Effects of qigong on depression: a systemic review. Evid Based Complement Alternat Med 2013:134737

1101. Ohayon MM, Schatzberg AF (2003) Using chronic pain to predict depressive morbidity in the general population. Arch Gen Psychiatry 60:39–47
1102. Okasha A (2000) The impact of Arab culture on psychiatric ethics. In: Okasha A, Arboleda-Florez J, Sartorius N (Hrsg.) Ethics, culture and psychiatry: international perspectives. American Psychiatric Press, Washington, S. 9–28
1103. Olfson M, Shea S, Feder A et al. (2000) Prevalence of anxiety, depression, and substance use disorders in an urban general medicine practice. Arch Fam Med 9:876–883
1104. Ollenschläger G, Thomeczek C, Thalau F et al. (2005) Von der Leitlinienmethodik zur Leitlinienimplementierung. Medizinische Leitlinien in Deutschland, 1994 bis 2004. Z Arztl Fortbild Qualitatssich 99:7–13
1105. Organization WH (2004) The global burden of disease. 2004 Update. World Health Organization, Geneva, Verfügbar auf: http://www.who.int/healthinfo/global_burden_disease/GBD_report_2004update_full.pdf [Letzter Zugriff: 14.09.2016]
1106. Orgeta V, Qazi A, Spector AE et al. (2014) Psychological treatments for depression and anxiety in dementia and mild cognitive impairment. Cochrane Database Syst Rev CD009125
1107. Orlinsky DE, Grawe K, Parks BK (1994) Process and outcome in psychotherapy: Noch einmal. In: Bergin AE, Garfield SL (Hrsg.) Bergin and Garfields handbook of psychotherapy and behavior change. Wiley, Oxford, S. 270–376
1108. Orlinsky DE, Ronnestad MH, Willutzki U (2004) Fifty years of psychtherapy and process-outcome research: continuity and change. In: Lambert MJ (Hrsg.) Bergin and Garfields handbook of psychotherapy and behavior change. Wiley, New York, S. 307–390
1109. Ormel J, Von Korff M, Burger H et al. (2007) Mental disorders among persons with heart disease – results from World Mental Health surveys. Gen Hosp Psychiatry 29:325–334
1110. Ormel J, von Korff M, Oldehinkel AJ et al. (1999) Onset of disability in depressed and non-depressed primary care patients. Psychol Med 29:847–853
1111. Ormel J, von Korff M, Ustun TB et al. (1994) Common mental disorders and disability across cultures. Results from the WHO Collaborative Study on Psychological Problems in General Health Care. JAMA 272:1741–1748
1112. Osgood-Hynes DJ, Greist JH, Marks IM et al. (1998) Self-administered psychotherapy for depression using a telephone-accessed computer system plus booklets: an open U.S.-U.K. study. J Clin Psychiatry 59:358–365
1113. Oslin DW, Datto CJ, Kallan MJ et al. (2002) Association between medical comorbidity and treatment outcomes in late-life depression. J Am Geriatr Soc 50:823–828
1114. Ottosson JO (1960) Experimental studies of the mode of action of electroconvulsive therapy: introduction. Acta Psychiatr Scand Suppl 35:5–6
1115. Oudman E (2012) Is electroconvulsive therapy (ECT) effective and safe for treatment of depression in dementia? A short review. J ECT 28:34–38
1116. Ownby RL, Crocco E, Acevedo A et al. (2006) Depression and risk for Alzheimer disease: systematic review, meta-analysis, and metaregression analysis. Arch Gen Psychiatry 63:530–538
1117. Oyebode F, Rastogi A, Berrisford G et al. (2012) Psychotropics in pregnancy: safety and other considerations. Pharmacol Ther 135:71–77
1118. Özmen M, Özmen E (2005) Treatment approaches in patients with comorbid depression and personality disorder. Yeni Symposium: psikiyatri, nöroloji ve davranis bilimleri dergisi 43:54–57
1119. Pagnin D, de Queiroz V, Pini S et al. (2004) Efficacy of ECT in depression: a meta-analytic review. J ECT 20:13–20
1120. Palmsten K, Hernandez-Diaz S, Huybrechts KF et al. (2013) Use of antidepressants near delivery and risk of postpartum hemorrhage: cohort study of low income women in the United States. BMJ 347:f4877
1121. Pampallona S, Bollini P, Tibaldi G et al. (2004) Combined pharmacotherapy and psychological treatment for depression: a systematic review. Arch Gen Psychiatry 61:714–719
1122. Pan A, Lucas M, Sun Q et al. (2011) Increased mortality risk in women with depression and diabetes mellitus. Arch Gen Psychiatry 68:42–50
1123. Papakostas GI, Montgomery SA, Thase ME et al. (2007) Comparing the rapidity of response during treatment of major depressive disorder with bupropion and the SSRIs: a pooled survival analysis of 7 double-blind, randomized clinical trials. J Clin Psychiatry 68:1907–1912
1124. Papakostas GI, Perlis RH, M.J. S et al. (2006) A meta-analysis of early sustained response rates between antidepressants and placebo for the treatment of major depressive disorder. J Clin Psychopharmacol 26:56–60
1125. Pariante CM, Seneviratne G, Howard L (2011) Should we stop using tricyclic antidepressants in pregnancy? Psychol Med 41:15–17
1126. Parker G, Blanch B, Crawford J (2011) Does gender influence response to differing psychotherapies by those with unipolar depression? J Affect Disord 130:17–20
1127. Parker G, Wilhelm K, Mitchell P et al. (2000) Predictors of 1-year outcome in depression. Aust N Z J Psychiatry 34:56–64
1128. Parker J, Smarr K, Slaughter J et al. (2003) Management of depression in rheumatoid arthritis: a combined and pharmacologic and cognitive-behavioral approach. Arthritis Rheum 49:766–777

1129. Parsons B, Quitkin FM, McGrath PJ et al. (1989) Phenelzine, imipramine, and placebo in borderline patients meeting criteria for atypical depression. Psychopharmacol Bull 25:524–534
1130. Pascual-Leone A, Rubio B, Pallardo F et al. (1996) Rapid-rate transcranial magnetic stimulation of left dorsolateral prefrontal cortex in drug-resistant depression. Lancet 348:233–237
1131. Patten SB (2001) Long-term medical conditions and major depression in a Canadian population study at waves 1 and 2. J Affect Disord 63:35–41
1132. Patten SB (1999) Long-term medical conditions and major depression in the Canadian population. Can J Psychiatry 44:151–157
1133. Patten SB, Beck CA, Kassam A et al. (2005) Long-term medical conditions and major depression: strength of association for specific conditions in the general population. Can J Psychiatry 50:195–202
1134. Paulson JF, Bazemore SD (2010) Prenatal and postpartum depression in fathers and its association with maternal depression: a meta-analysis. JAMA 303:1961–1969
1135. Paykel ES (2002) Achieving gains beyond response. Acta Psychiatr Scand Suppl 106:12–17
1136. Paykel ES (2007) Cognitive therapy in relapse prevention in depression. Int J Neuropsychopharmacol 10:131–136
1137. Paykel ES (2001) Continuation and maintenance therapy in depression. Br Med Bull 57:145–159
1138. Paykel ES, Cooper Z (1992) Life events and social stress. In: Paykel ES (Hrsg.) Handbook of affectives disorders. Churchill Livingstone, Edinburgh
1139. Paykel ES, Ramana R, Cooper Z et al. (1995) Residual symptoms after partial remission: An important outcome in depression. Psychol Med 25:1171–1180
1140. Paykel ES, Scott J, Teasdale JD et al. (1999) Prevention of relapse in residual depression by cognitive therapy. A controlled trial. Arch Gen Psychiatry 56:829–835
1141. Payne K, Marcus D (2008) The efficacy of group psychotherapy for older adult clients: a meta-analysis. Group Dyn 12:268–278
1142. Pedersen LH, Henriksen TB, Vestergaard M et al. (2009) Selective serotonin reuptake inhibitors in pregnancy and congenital malformations: population based cohort study. BMJ 339:b3569
1143. Peng XD, Huang CQ, Chen LJ et al. (2009) Cognitive behavioural therapy and reminiscence techniques for the treatment of depression in the elderly: a systematic review. J Int Med Res 37:975–982
1144. Perales M, Refoyo I, Coteron J et al. (2015) Exercise during pregnancy attenuates prenatal depression: a randomized controlled trial. Eval Health Prof 38:59–72
1145. Perlis RH, Fraguas R, Fava M et al. (2005) Prevalence and clinical correlates of irritability in major depressive disorder: a preliminary report from the Sequenced Treatment Alternatives to Relieve Depression study. J Clin Psychiatry 66:159–166
1146. Perlis RH, Nierenberg AA, Alpert JE et al. (2002) Effects of adding cognitive therapy to fluoxetine dose increase on risk of relapse and residual depressive symptoms in continuation treatment of major depressive disorder. J Clin Psychopharmacol 22:474–480
1147. Peselow ED, Fieve RR, DiFiglia C (1992) Personality traits and response to desipramine. J Affect Disord 24:209–216
1148. Petersen TJ (2006) Enhancing the efficacy of antidepressants with psychotherapy. J Psychopharmacol 20:19–28
1149. Petracca G, Teson A, Chemerinski E et al. (1996) A double-blind placebo-controlled study of clomipramine in depressed patients with Alzheimer's disease. J Neuropsychiatry Clin Neurosci 8:270–275
1150. Petrides G, Fink M, Husain MM et al. (2001) ECT remission rates in psychotic versus nonpsychotic depressed patients: a report from CORE. J ECT 17:244–253
1151. Petrides G, Tobias KG, Kellner CH et al. (2011) Continuation and maintenance electroconvulsive therapy for mood disorders: review of the literature. Neuropsychobiology 64:129–140
1152. Peyrot M, Rubin RR (1997) Levels and risks of depression and anxiety symptomatology among diabetic adults. Diabetes Care 20:585–590
1153. Pfaff M, Seidl A, Angst K et al. (2013) Elektrokonvulsionstherapie als Ultima Ratio in der Behandlung der Depression? Psychiatr Prax 40:385–390
1154. Pfennig A, Berghöfer A, Bauer M (2005) Medikamentöse Behandlung der Suizidalität. Verhaltenstherapie 15:29–37
1155. Pflug B (1978) The influence of sleep deprivation on the duration of endogenous depressive episodes. Arch Psychiatr Nervenkr 225:173–177
1156. Pfohl B, Black D, Noyes R et al. (1991) Axis I and Axis II comorbidity findings: Implications for validity. In: Oldham J (Hrsg.) Personality disorders: new perspectives on diagnostic validity. American Psychological Association, Washington, S. 147–161
1157. Piccinni A, Del Debbio A, Medda P et al. (2009) Plasma Brain-Derived Neurotrophic Factor in treatment-resistant depressed patients receiving electroconvulsive therapy. Eur Neuropsychopharmacol 19:349–355
1158. Pies R (1994) Clinical manual of psychiatric diagnosis and treatment. American Psychiatric Press, Washington
1159. Piet J, Hougaard E (2011) The effect of mindfulness-based cognitive therapy for prevention of relapse in recurrent major depressive disorder: a systematic review and meta-analysis. Clin Psychol Rev 31:1032–1040

1160. Piet J, Wurtzen H, Zachariae R (2012) The effect of mindfulness-based therapy on symptoms of anxiety and depression in adult cancer patients and survivors: a systematic review and meta-analysis. J Consult Clin Psychol 80:1007–1020
1161. Pignone MP, Gaynes BN, Rushton JL et al. (2002) Screening for depression in adults: a summary of the evidence for the U.S. Preventive Services Task Force. Ann Intern Med 136:765–776
1162. Pilkonis PA, Frank E (1988) Personality pathology in recurrent depression: nature, prevalence, and relationship to treatment response. Am J Psychiatry 145:435–441
1163. Pinchasov BB, Shurgaja AM, Grischin OV et al. (2000) Mood and energy regulation in seasonal and non-seasonal depression before and after midday treatment with physical exercise or bright light. Psychiatry Res 94:29–42
1164. Pincus H, Zarin D, Tanielian T et al. (1999) Psychiatric patients and treatments in 1997: findings from the American Psychiatric Practice Research Network. Arch Gen Psychiatry 56:441–449
1165. Pinquart M, Forstmeier S (2012) Effects of reminiscence interventions on psychosocial outcomes: a meta-analysis. Aging Ment Health 16:541–558
1166. Pinto-Meza A, Usall J, Serrano-Blanco A et al. (2006) Gender differences in response to antidepressant treatment prescribed in primary care. Does menopause make a difference? J Affect Disord 93:53–60
1167. Piran N, Kennedy S, Garfinkel PE (1985) Affective disturbance in eating disorders. J Nerv Ment Dis 173:395–400
1168. Piscitelli SC, Burstein AH, Chaitt D et al. (2000) Indinavir concentrations and St John's wort. Lancet 355:547–548
1169. Placidi GF, Lenzi A, Lazzerini F et al. (1986) The comparative efficacy and safety of carbamazepine versus lithium: a randomized, double-blind 3-year trial in 83 patients. J Clin Psychiatry 47:490–494
1170. Pöldinger W, Sonneck G (1980) Die Abschätzung der Suizidalität. Nervenarzt 51:147–151
1171. Pollock BG (1999) Adverse reactions of antidepressants in elderly patients. J Clin Psychiatry 60:4–8
1172. Pollock BG, Mulsant BH, Nebes R et al. (1998) Serum anticholinergicity in elderly depressed patients treated with paroxetine or nortriptyline. Am J Psychiatry 155:1110–1112
1173. Popkin M, Callies A, Lentz R et al. (1988) Prevalence of major depression, simple phobia, and other psychiatric disorders in patients with long-standing type I diabetes mellitus. Arch Gen Psychiatry 45:64–68
1174. Pos AE, Greenberg LS, Goldman RN et al. (2003) Emotional processing during experiential treatment of depression. J Consult Clin Psychol 71:1007–1016
1175. Posternak MA, Solomon DA, Leon AC et al. (2006) The naturalistic course of unipolar major depression in the absence of somatic therapy. J Nerv Ment Dis 194:324–329
1176. Posternak MA, Zimmerman M (2005) Is there a delay in the antidepressant effect? A meta-analysis. J Clin Psychiatry 66:148–158
1177. Potter R, Ellard D, Rees K et al. (2011) A systematic review of the effects of physical activity on physical functioning, quality of life and depression in older people with dementia. Int J Geriatr Psychiatry 26:1000–1011
1178. Pratt LA, Ford DE, Crum RM et al. (1996) Depression, psychotropic medication, and risk of myocardial infarction. Prospective data from the Baltimore ECA follow-up. Circulation 94:3123–3129
1179. Preskorn SH (1993) Recent pharmacologic advances in antidepressant therapy for the elderly. Am J Med 94:2S–12S
1180. Price TR, McAllister TW (1989) Safety and efficacy of ECT in depressed patients with dementia: a review of clinical experience. Convuls Ther 5:61–74
1181. Prien RF (1990) Efficacy of continuation drug therapy of depression and anxiety: issues and methodologies. J Clin Psychopharmacol 10:86–90
1182. Prien RF, Kupfer DJ (1986) Continuation drug therapy for major depressive episodes: how long should it be maintained? Am J Psychiatry 143:18–23
1183. Priest R, Vize C, Roberts A et al. (1996) Lay people's attitudes to treatment of depression: results of opinion poll for Defeat Depression Campaign just before its launch. BMJ 313:858–859
1184. Propping P (1989) Psychiatrische Genetik. Befunde und Konzepte. Springer, Berlin
1185. Proudfoot J, Ryden C, Everitt B et al. (2004) Clinical efficacy of computerised cognitive-behavioural therapy for anxiety and depression in primary care: randomised controlled trial. Br J Psychiatry 185:46–54
1186. Prudic J, Haskett RF, Mulsant B et al. (1996) Resistance to antidepressant medications and short-term clinical response to ECT. Am J Psychiatry 153:985–992
1187. Prudic J, Sackeim HA, Devanand DP (1990) Medication resistance and clinical response to electroconvulsive therapy. Psychiatry Res 31:287–296
1188. Rabheru K, Persad E (1997) A review of continuation and maintenance electroconvulsive therapy. Can J Psychiatry 42:476–484
1189. Radisch J, Büchtemann D, Kästner D et al. (2013) Eine literatur- und expertengestützte Analyse der Versorgungspraxis von depressiv erkrankten Menschen in Deutschland. Psychiatrische Praxis 40:252–258
1190. Rai D, Lee BK, Dalman C et al. (2013) Parental depression, maternal antidepressant use during pregnancy, and risk of autism spectrum disorders: population based case-control study. BMJ 346:f2059
1191. Raimo E, Schuckit M (1998) Alcohol dependence and mood disorders. J Behav Addict 23:933–946

1192. Ramchandani P, A; S (2003) The impact of parental psychiatric disorder on children. BMJ 327:242–243
1193. Ramchandani PG, Stein A, O'Connor TG et al. (2008) Depression in men in the postnatal period and later child psychopathology: a population cohort study. J Am Acad Child Adolesc Psychiatry 47:390–398
1194. Rao D, Young M, Raguram R (2007) Culture, somatization, and psychological distress: symptom presentation in South Indian patients from a public psychiatric hospital. Psychopathology 40:349–355
1195. Rao V, Lyketsos CG (2000) The benefits and risks of ECT for patients with primary dementia who also suffer from depression. Int J Geriatr Psychiatry 15:729–735
1196. Raskin J, Wiltse CG, Siegal A et al. (2007) Efficacy of duloxetine on cognition, depression, and pain in elderly patients with major depressive disorder: an 8-week, double-blind, placebo-controlled trial. Am J Psychiatry 164:900–909
1197. Ravindran AV, Anisman H, Merali Z et al. (1999) Treatment of primary dysthymia with group cognitive therapy and pharmacotherapy: Clinical symptoms and functional impairments. Am J Psychiatry 156:1608–1617
1198. Ray WA, Griffin MR, Malcolm E (1991) Cyclic antidepressants and the risk of hip fracture. Arch Intern Med 151:754–756
1199. Ray WA, Griffin MR, Schaffner W et al. (1987) Psychotropic drug use and the risk of hip fracture. N Engl J Med 316:363–369
1200. Reck C, Backenstrass M, Mundt C (2002) Depression und interaktive Affektregulation. In: Böker H, Hell D (Hrsg.) Therapie der affektiven Störungen. Schattauer, Stuttgart, S. 45–54
1201. Rector NA, Bagby RM, Segal ZV et al. (2000) Self-criticism and dependency in depressed patients treated with cognitive therapy or pharmacotherapy. Cognit Ther Res 24:571–584
1202. Reefhuis J, Devine O, Friedman JM et al. (2015) Specific SSRIs and birth defects: Bayesian analysis to interpret new data in the context of previous reports. BMJ 351:h3190
1203. Regier D, Farmer M, Rae D et al. (1990) Comorbidity of mental disorders with alcohol and other drug abuse. Results from the Epidemiologic Catchment Area (ECA) Study. JAMA 264:2511–2518
1204. Regier D, Rae D, Narrow W et al. (1998) Prevalence of anxiety disorders and their comorbidity with mood and addictive disorders. Br J Psychiatry 34:24–28
1205. Reijnders JS, Ehrt U, Weber WE et al. (2008) A systematic review of prevalence studies of depression in Parkinson's disease. Mov Disord 23:183–189
1206. Reimherr FW, Amsterdam JD, Quitkin FM et al. (1998) Optimal length of continuation therapy in depression: a prospective assessment during long-term fluoxetine treatment. Am J Psychiatry 155:1247–1253
1207. Reis M, Kallen B (2010) Delivery outcome after maternal use of antidepressant drugs in pregnancy: an update using Swedish data. Psychol Med 40:1723–1733
1208. Reuster T (2006) Effektivität der Ergotherapie im psychiatrischen Krankenhaus. Mit einer Synopse zu Geschichte, Stand und aktueller Entwicklung der psychiatrischen Ergotherapie. Steinkopff, Darmstadt
1209. Reynolds ICF, Dew MA, Pollock BG et al. (2006) Maintenance treatment of major depression in old age. N Engl J Med 354:1130–1138
1210. Reynolds ICF, Frank E, Perel JM et al. (1999) Nortriptyline and interpersonal psychotherapy as maintenance therapies for recurrent major depression. A randomized controlled trial in patients older than 59 years. J Am Med Assoc 281:39–45
1211. Reynolds ICF, Miller MD, Pasternak RE et al. (1999) Treatment of bereavement-related major depressive episodes in later life: a controlled study of acute and continuation treatment with nortriptyline and interpersonal psychotherapy. Am J Psychiatry 156:202–208
1212. Rhebergen D, Huisman A, Bouckaert F et al. (2015) Older age is associated with rapid remission of depression after electroconvulsive therapy: a latent class growth analysis. Am J Geriatr Psychiatry 23:274–282
1213. Richard E, Reitz C, Honig LH et al. (2013) Late-life depression, mild cognitive impairment, and dementia. JAMA Neurol 70:374–382
1214. Richards DA, Bower P, Pagel C et al. (2012) Delivering stepped care: an analysis of implementation in routine practice. Implement Sci 7:1748–5908
1215. Richards DA, Lovell K, Gilbody S et al. (2008) Collaborative care for depression in UK primary care: a randomized controlled trial. Psychol Med 38:279–287
1216. Rieckmann N, Kronish IM, Shapiro PA et al. (2013) Serotonin reuptake inhibitor use, depression, and long-term outcomes after an acute coronary syndrome: a prospective cohort study. JAMA Intern Med 173:1150–1151
1217. Riedel-Heller S, Luppa M (2013) Depression im Alter – was trägt die aktuelle epidemiologische Forschung bei? Psychiatr Prax 40:173–175
1218. Rief W, Schaefer S, Hiller W et al. (1992) Lifetime diagnoses in patients with somatoform disorders: which came first? Eur Arch Psychiatry Clin Neurosci 241:236–240
1219. Riemann D, Konig A, Hohagen F et al. (1999) How to preserve the antidepressive effect of sleep deprivation: A comparison of sleep phase advance and sleep phase delay. Eur Arch Psychiatry Clin Neurosci 249:231–237
1220. Rizzo M, Creed F, Goldberg D et al. (2011) A systematic review of non-pharmacological treatments for depression in people with chronic physical health problems. J Psychosom Res 71:18–27

1221. Robert Koch-Institut (2006) Gesundheit in Deutschland. Gesundheitsberichterstattung des Bundes. Robert Koch-Institut, Berlin
1222. Robert P, Montgomery SA (1995) Citalopram in doses of 20–60 mg is effective in depression relapse prevention: a placebo-controlled 6 month study. Int Clin Psychopharmacol 10:29–35
1223. Robertson R, Robertson A, Jepson R et al. (2012) Walking for depression or depressive symptoms: a systematic review and meta-analysis. Mental Health and Physical Activity 5:66–75
1224. Robinson RG, Jorge RE, Moser DJ et al. (2008) Escitalopram and problem-solving therapy for prevention of poststroke depression: a randomized controlled trial. JAMA 299:2391–2400
1225. Rocha FL, Fuzikawa C, Riera R et al. (2012) Combination of antidepressants in the treatment of major depressive disorder: a systematic review and meta-analysis. J Clin Psychopharmacol 32:278–281
1226. Romera I, Perez V, Menchon JM et al. (2012) Early switch strategy in patients with major depressive disorder: a double-blind, randomized study. J Clin Psychopharmacol 32:479–486
1227. Roose SP (2001) Depression, anxiety, and the cardiovascular system: the psychiatrist's perspective. J Clin Psychiatry 62:19–22
1228. Roose SP (2003) Treatment of depression in patients with heart disease. Biol Psychiatry 54:262–268
1229. Roose SP, Glassman AH, Attia E et al. (1998) Cardiovascular effects of fluoxetine in depressed patients with heart disease. Am J Psychiatry 155:660–665
1230. Roose SP, Glassman AH, Siris SG et al. (1981) Comparison of imipramine- and nortriptyline-induced orthostatic hypotension: a meaningful difference. J Clin Psychopharmacol 1:316–319
1231. Roose SP, Laghrissi-Thode F, Kennedy JS et al. (1998) Comparison of paroxetine and nortriptyline in depressed patients with ischemic heart disease. JAMA 279:287–291
1232. Rosenbaum JF, Fava M, Hoog SL et al. (1998) Selective serotonin reuptake inhibitor discontinuation syndrome: a randomized clinical trial. Biol Psychiatry 44:77–87
1233. Ross HE, Swinson R, Larkin EJ et al. (1994) Diagnosing comorbidity in substance abusers. Computer assessment and clinical validation. J Nerv Ment Dis 182:556–563
1234. Ross LE, Grigoriadis S, Mamisashvili L et al. (2013) Selected pregnancy and delivery outcomes after exposure to antidepressant medication: a systematic review and meta-analysis. JAMA Psychiatry 70:436–443
1235. Rossi S, Hallett M, Rossini PM et al. (2009) Safety, ethical considerations, and application guidelines for the use of transcranial magnetic stimulation in clinical practice and research. Clin Neurophysiol 120:2008–2039
1236. Rotella F, Mannucci E (2013) Depression as a risk factor for diabetes: a meta-analysis of longitudinal studies. J Clin Psychiatry 74:31–37
1237. Roth A, Fonagy P, Parry G et al. (1996) What works for whom? A critical review of psychotherapy research. Guilford Press, New York
1238. Roth AJ, McClear KZ, Massie MJ (2000) Oncology. In: Stoudemire A, Fogel B, Greenberg D (Hrsg.) Psychiatric care of the medical patient. Oxford University Press, New York, S. 733–755
1239. Rothschild R, Quitkin HM, Quitkin FM et al. (1994) A double-blind placebo-controlled comparison of phenelzine and imipramine in the treatment of bulimia in atypical depressives. Int J Eat Disord 15:1–9
1240. Rouget BW, Aubry JM (2007) Efficacy of psychoeducational approaches on bipolar disorders: a review of the literature. J Affect Disord 98:11–27
1241. Rouillon F, Phillips R, Serrurier D et al. (1989) Rechutes de depression unipolaire et efficacite de la maprotiline. Encephale 15:527–534
1242. Rubin RR, Ciechanowski P, Egede LE et al. (2004) Recognizing and treating depression in patients with diabetes. Curr Diab Rep 4:119–125
1243. Rudd MD (1998) The assessment, management and treatment of suicidality: toward clinically informed and balanced standards of Care. Clin Psychol 5:135–150
1244. Rudolf G, Grande T, Dilg R et al. (2004) Effektivität und Effizienz psychoanalytischer Langzeittherapie: Die Praxisstudie analytische Langzeittherapie. In: Gerlach A, Schlösser A, Springer A (Hrsg.) Psychoanalyse des Glaubens. Psychosozial-Verl, Gießen, S. 515–528
1245. Rudolf S, Bermejo I, Schweiger U et al. (2006) Diagnostik depressiver Störungen in Praxis und klinischem Alltag. Dtsch Arztebl 103:A-1754–1762
1246. Rudolph RL (1999) Goal of antidepressant therapy: response or remission and recovery? J Clin Psychiatry 60:3–4
1247. Rudolph RL, Fabre LF, Feighner JP et al. (1998) A randomized, placebo-controlled, dose-response trial of venlafaxine hydrochloride in the treatment of major depression. J Clin Psychiatry 59:116–122
1248. Rugulies R, Siegrist J (2002) Soziologische Aspekte der Entstehung und des Verlaufs der koronaren Herzkrankheit: Soziale Ungleichverteilung der Erkrankung und chronische Distress-Erfahrungen. VAS, Frankfurt/Main
1249. Ruhrmann S, Kasper S, Hawellek B et al. (1998) Effects of fluoxetine versus bright light in the treatment of seasonal affective disorder. Psychol Med 28:923–933

1250. Ruschitzka F, Meier PJ, Turina M et al. (2000) Acute heart transplant rejection due to Saint John's wort. Lancet 355:548–549
1251. Rush AJ, Kupfer DJ (2001) Strategies and tactics in the treatment of depression. In: Gabbard GO (Hrsg.) Treatment of psychiatric disorders. American Psychiatric Publishing, Washington, S. 1417–1439
1252. Rush AJ, Marangell LB, Sackeim HA et al. (2005) Vagus nerve stimulation for treatment-resistant depression: a randomized, controlled acute phase trial. Biol Psychiatry 58:347–354
1253. Rush AJ, Sackeim HA, Marangell LB et al. (2005) Effects of 12 months of vagus nerve stimulation in treatment-resistant depression: a naturalistic study. Biol Psychiatry 58:355–363
1254. Rush AJ, Trivedi MH, Wisniewski SR et al. (2006) Acute and longer-term outcomes in depressed outpatients requiring one or several treatment steps: a STAR*D report. Am J Psychiatry 163:1905–1917
1255. Russell J, Raskin J, Wiltse C et al. (2007) Efficacy and tolerability of duloxetine treatment in elderly patients with major depressive disorder and concurrent anxiety symptoms. Psychiatr 4:33–45
1256. Russell JM, Kornstein SG, Shea MT et al. (2003) Chronic depression and comorbid personality disorders: response to sertraline versus imipramine. J Clin Psychiatry 64:554–561
1257. Ruthazer R, Lipsitz LA (1993) Antidepressants and falls among elderly people in long-term care. Am J Public Health 83:746–749
1258. Rutledge T, Redwine LS, Linke SE et al. (2013) A meta-analysis of mental health treatments and cardiac rehabilitation for improving clinical outcomes and depression among patients with coronary heart disease. Psychosom Med 75:335–349
1259. Rutz W (2001) Preventing suicide and premature death by education and treatment. J Affect Disord 62:123–129
1260. Saarto T, Wiffen PJ (2005) Antidepressants for neuropathic pain. Cochrane Database Syst Rev CD005454
1261. Sackeim HA (2000) Repetitive transcranial magnetic stimulation: what are the next steps? Biol Psychiatry 48:959–961
1262. Sackeim HA, Haskett RF, Mulsant BH et al. (2001) Continuation pharmacotherapy in the prevention of relapse following electroconvulsive therapy: a randomized controlled trial. J Am Med Assoc 285:1299–1307
1263. Sackeim HA, Prudic J, Devanand DP et al. (1990) The impact of medication resistance and continuation pharmacotherapy on relapse following response to electroconvulsive therapy in major depression. J Clin Psychopharmacol 10:96–104
1264. Sackeim HA, Prudic J, Devanand DP et al. (1993) Effects of stimulus intensity and electrode placement on the efficacy and cognitive effects of electroconvulsive therapy. N Engl J Med 328:839–846
1265. Sackeim HA, Rush AJ, George MS et al. (2001) Vagus nerve stimulation (VNS) for treatment-resistant depression: efficacy, side effects, and predictors of outcome. Neuropsychopharmacology 25:713–728
1266. Sado M, Ota E, Stickley A et al. (2012) Hypnosis during pregnancy, childbirth, and the postnatal period for preventing postnatal depression. Cochrane Database Syst Rev CD009062
1267. Safran JD, Muran JC (2000) Negotiating the therapeutic alliance: a relational treatment guide. Guilford Press, New York
1268. Salkovskis PM, Atha C, Storer D (1990) Cognitive-behavioural problem solving in the treatment of patients who repeatedly attempt suicide. A controlled trial. Br J Psychiatry 157:871–876
1269. Samuelian JC, Hackett D (1998) A randomized, double-blind, parallel-group comparison of venlafaxine and clomipramine in outpatients with major depression. J Psychopharmacol 12:273–278
1270. Sandell R, Blomberg J, Lazar A (1999) Wiederholte Langzeitkatamnesen von Langzeitpsychotherapien und Psychoanalysen. Z Psychosom Med Psychother 45:43–56
1271. Sandell R, Blomberg J, Lazar A et al. (2001) Unterschiedliche Langzeitergebnisse von Psychoanalysen und Langzeitpsychotherapien. Aus der Forschung des Stockholmer Psychoanalyse- und Psychotherapieprojekts. Psyche 55:273–310
1272. Sanford M, Boyle M, McCleary L et al. (2006) A pilot study of adjunctive family psychoeducation in adolescent major depression: feasibility and treatment effect. J Am Acad Child Adolesc Psychiatry 45:386–495
1273. Sareen J, Enns M, Guertin JE (2000) The impact of clinically diagnosed personality disorders on acute and one-year outcomes of electroconvulsive therapy. J ECT 16:43–51
1274. Sartorius N (2001) The economic and social burden of depression. J Clin Psychiatry 62:8–11
1275. Sato T, Sakado K, Sato S et al. (1994) Cluster a personality disorder: a marker of worse treatment outcome of major depression? Psychiatry Res 53:153–159
1276. Schaap C, Bennun I, Schindler L et al. (1993) The therapeutic relationship in behavioural psychotherapy. Wiley, Oxford
1277. Schatzberg AF, Rush AJ, Arnow BA et al. (2005) Chronic depression: Medication (Nefazodone) or psychotherapy (CBASP) is effective when the other is not. Arch Gen Psychiatry 62:513–520
1278. Schaub A (2000) Angehörigenarbeit und psychoedukative Patientengruppen in der Therapie affektiver Störungen. In: Möller HJ (Hrsg.) Therapie psychischer Erkrankungen. Thieme, Stuttgart, S. 462–473
1279. Scheidt CE, Waller E, Endorf K et al. (2013) Is brief psychodynamic psychotherapy in primary fibromyalgia syndrome with concurrent depression an effective treatment? A randomized controlled trial. Gen Hosp Psychiatry 35:160–167
1280. Schene AH, Koeter MW, Kikkert MJ et al. (2007) Adjuvant occupational therapy for work-related major depression works: randomized trial including economic evaluation. Psychol Med 37:351–362
1281. Scherrer J, Garfield L, Chrusciel T et al. (2011) Increased risk of myocardial infarction in depressed patients with type 2 diabetes. Diabetes Care 34:1729–1734

1282. Schmacke N (2006) Evidenzbasierte Medizin und Psychotherapie: die Frage nach den angemessenen Erkenntnismethoden. Psychother Psychosom Med 56:202–209
1283. Schmidt P (2012) The 2012 hormone therapy position statement of: The North American Menopause Society. Menopause 19:257–271
1284. Schmoll D (2012) Nebenwirkungen bei psychoanalytisch orientierten Therapien. Psychotherapeut 57:395–401
1285. Schneider D, Zobel I, Härter M et al. (2008) Wirkt die Interpersonelle Psychotherapie besser bei Frauen als bei Männern? Ergebnisse einer randomisierten, kontrollierten Studie. Psychother Psychosom Med 58:23–31
1286. Schneider F, Falkai P, Maier W (2012) Psychiatrie 2020 plus. Springer, Berlin, Heidelberg
1287. Schneider F, Frister H, Olzen D (2015) Begutachtung psychischer Störungen. Springer, Berlin
1288. Schneider F, Härter M, Brand S et al. (2005) Adherence to guidelines for treatment of depression in in-patients. Br J Psychiatry 187:462–469
1289. Schneider F, Kratz S, Bermejo I et al. (2004) Insufficient depression treatment in outpatient settings. Ger Med Sci 26
1290. Schneider LS, Small GW, Clary CM (2001) Estrogen replacement therapy and antidepressant response to sertraline in older depressed women. Am J Geriatr Psychiatry 9:393–399
1291. Schou M (2000) Suicidal behavior and prophylactic lithium treatment of major mood disorders: a review of reviews. Suicide Life Threat Behav 30:289–293
1292. Schouler-Ocak M, Rapp MA, Reiske SL et al. (2008) Psychotherapie bei traumatisierten Patientinnen mit türkischem Migrationshintergrund: Berücksichtigung kultureller Faktoren. Psychother Psychosom Med 58:169–175
1293. Schramm E (1998) Interpersonelle Psychotherapie. Schattauer, Stuttgart
1294. Schramm E (2003) Interpersonelle Psychotherapie. Schattauer, Stuttgart
1295. Schramm E, Van Calker D, Dykierek P et al. (2007) An intensive treatment program of interpersonal psychotherapy plus pharmacotherapy for depressed inpatients: Acute and long-term results. Am J Psychiatry 164:768–777
1296. Schraufnagel TJ, Wagner AW, Miranda J et al. (2006) Treating minority patients with depression and anxiety: what does the evidence tell us? Gen Hosp Psychiatry 28:27–36
1297. Schuch JJ, Roest AM, Nolen WA et al. (2014) Gender differences in major depressive disorder: results from the Netherlands study of depression and anxiety. J Affect Disord 156:156–163
1298. Schueler YB, Koesters M, Wieseler B et al. (2011) A systematic review of duloxetine and venlafaxine in major depression, including unpublished data. Acta Psychiatr Scand 123:247–265
1299. Schulberg HC, Block MR, Madonia MJ et al. (1996) Treating major depression in primary care practice. Eight-month clinical outcomes. Arch Gen Psychiatry 53:913–919
1300. Schulte D (1996) Therapieplanung. Hogrefe, Göttingen
1301. Schulz H, Harfst T, Härter M (2015) Psychotherapeutische Versorgung bei Menschen mit körperlichen Erkrankungen. Schattauer, Stuttgart
1302. Schulz R, Drayer RA, Rollman BL (2002) Depression as a risk factor for non-suicide mortality in the elderly. Biol Psychiatry 52:205–225
1303. Schweizer E, Feighner J, Mandos LA et al. (1994) Comparison of venlafaxine and imipramine in the acute treatment of major depression in outpatients. J Clin Psychiatry 55:104–108
1304. Schweizer E, Weise C, Clary C et al. (1991) Placebo-controlled trial of venlafaxine for the treatment of major depression. J Clin Psychopharmacol 11:233–236
1305. Scogin FR, Hanson A, Welsh D (2003) Self-administered treatment in stepped-care models of depression treatment. J Clin Psychol 59:341–349
1306. Scope A, Leaviss J, Kaltenthaler E et al. (2013) Is group cognitive behaviour therapy for postnatal depression evidence-based practice? A systematic review. BMC Psychiatry 13:321
1307. Scott K, Von Korff M, Ormel J et al. (2007) Mental disorders among adults with asthma: results from the World Mental Health Survey. Gen Hosp Psychiatry 29:123–133
1308. Scottish Intercollegiate Guidelines Network (SIGN) (2010) Nonpharmaceutical management of depression in adults. A national clinical guideline. Scottish Intercollegiate Guidelines Network, Edinburgh
1309. Segal ZV, Whitney DK, Lam RW (2001) Clinical guidelines for the treatment of depressive disorders. III. Psychotherapy. Can J Psychiatry 46:29S–37S
1310. Seikkula J, Aaltonen J, Kalla O et al. (2013) Couple therapy for depression in a naturalistic setting in finland: a 2-year randomized trial. J Fam Ther 35:281–302
1311. Seitz DP, Gill SS, Conn DK (2010) Citalopram versus other antidepressants for late-life depression: a systematic review and meta-analysis. Int J Geriatr Psychiatry 25:1296–1305
1312. Sekera E, Archinard H, Stalder H (2004) Depression. Strategien für die ambulante Medizin. Prim Care 4:314–318
1313. Seligman MEP (1975) Helplessness. Freeman, San Francisco
1314. Selmi PM, Klein MH, Greist JH et al. (1990) Computer-administered cognitive-behavioral therapy for depression. Am J Psychiatry 147:51–56

1315. Semkovska M, McLoughlin DM (2010) Objective cognitive performance associated with electroconvulsive therapy for depression: a systematic review and meta-analysis. Biol Psychiatry 68:568–577
1316. Shabnam GN, Th C, Kho D et al. (2003) Therapies for depression in Parkinson's disease. Cochrane Database Syst Rev CD003465
1317. Shadish W, Matt G, Navarro A et al. (2000) The effects of psychological therapies under clinically representative conditions: a meta-analysis. Psychol Bull 126:512–529
1318. Shadish W, Matt G, Navarro A et al. (1997) Evidence that therapy works in clinically representative conditions. J Consult Clin Psychol 65:355–365
1319. Shapira B, Tubi N, Drexler H et al. (1998) Cost and benefit in the choice of ECT schedule. Twice versus three times weekly ECT. Br J Psychiatry Suppl 172:44–48
1320. Shapiro D, Shapiro D (1982) Meta-analysis of comparative therapy outcome studies: a replication and refinement. Psychol Bull 92:581–604
1321. Shapiro DA, Barkham M, Rees A et al. (1994) Effects of treatment duration and severity of depression on the effectiveness of cognitive-behavioral and psychodynamic-interpersonal psychotherapy. J Consult Clin Psychol 62:522–534
1322. Sharma V, Mazmanian D, Persad E et al. (1995) A comparison of comorbid patterns in treatment-resistant unipolar and bipolar depression. Can J Psychiatry 40:270–274
1323. Sharp DJ, Chew-Graham C, Tylee A et al. (2010) A pragmatic randomised controlled trial to compare antidepressants with a community-based psychosocial intervention for the treatment of women with postnatal depression: the RESPOND trial. Health Technol Assess 14:1–153
1324. Sharpe D (1997) Of apples and oranges, file drawers and garbage: why validity issues in meta-analysis will not go away. Clin Psychol Rev 17:881–901
1325. Shay LA, Lafata JE (2015) Where is the evidence? A systematic review of shared decision making and patient outcomes. Med Decis Making 35:114–131
1326. Shea MT, Elkin I, Imber SD et al. (1992) Course of depressive symptoms over follow-up: findings from the National Institute of Mental Health Treatment of Depression Collaborative Research Program. Arch Gen Psychiatry 49:782–787
1327. Shea MT, Hirschfeld RM (1996) Chronic mood disorder and depressive personality. Psychiatr Clin North Am 19:103–120
1328. Shea MT, Pilkonis PA, Beckham E et al. (1990) Personality disorders and treatment outcome in the NIMH Treatment of Depression Collaborative Research Program. Am J Psychiatry 147:711–718
1329. Sheikh JI, Yesavage JA (1986) Geriatric Depression Scale (GDS): Recent evidence and development of a shorter version. Clin Gerontol 5:165–173
1330. Shelton C, Entsuah R, Padmanabhan SK et al. (2005) Venlafaxine XR demonstrates higher rates of sustained remission compared to fluoxetine, paroxetine or placebo. Int Clin Psychopharmacol 20:233–238
1331. Shelton RC, Keller MB, Gelenberg AJ et al. (2001) Effectiveness of St John's wort in major depression: a randomized controlled trial. JAMA 285:1978–1986
1332. Shin D, Oh YH, Eom CS et al. (2014) Use of selective serotonin reuptake inhibitors and risk of stroke: a systematic review and meta-analysis. J Neurol 261:686–695
1333. Shinohara K, Honyashiki M, Imai H et al. (2013) Behavioural therapies versus other psychological therapies for depression. Cochrane Database Syst Rev CD008696
1334. Shuster JL, Chochinov HM, Greenberg DB (2000) Psychiatric aspects and psychopharmacologic strategies in palliative care. In: Stoudemire A, Fogel B, Greenberg D (Hrsg.) Psychiatric care of the medical patient. Oxford University Press, New York, S. 315–327
1335. Sieberer M, Ziegenbein M, Clark D et al. (2009) Gesundheit und Akkulturation durch Bewegung? Ergebnisse einer Querschnittsstudie zur körperlichen Aktivität von Migranten. Z Med Psychol 18 (Sonderheft Migration und Gesundheit): 170–179
1336. Siegrist J (2008) Chronic psychosocial stress at work and risk of depression: evidence from prospective studies. Eur Arch Psychiatry Clin Neurosci 258:115–119
1337. Sikorski C, Luppa M, Konig HH et al. (2012) Does GP training in depression care affect patient outcome? – A systematic review and meta-analysis. BMC Health Serv Res 12:10
1338. Silverman F, Berman A, Bongar B et al. (1999) Inpatient standards of care and the suicidal patient. In: Bongar B, Berman AK, Maris RW, Silverman MM, Harris EA, Packman WL (Hrsg.) Risk management with suicidal patients. Guilford Press, New York
1339. Silverstein B, Edwards T, Gamma A et al. (2013) The role played by depression associated with somatic symptomatology in accounting for the gender difference in the prevalence of depression. Soc Psychiatry Psychiatr Epidemiol 48:257–263
1340. Silverstone PH, Ravindran A (1999) Once-daily venlafaxine extended release (XR) compared with fluoxetine in outpatients with depression and anxiety. Venlafaxine XR 360 Study Group. J Clin Psychiatry 60:22–28
1341. Simhandl C, Denk E, Thau K (1993) The comparative efficacy of carbamazepine low and high serum level and lithium carbonate in the prophylaxis of affective disorders. J Affect Disord 28:221–231

1342. Simon GE, Katon WJ, VonKorff M et al. (2001) Cost-effectiveness of a collaborative care program for primary care patients with persistent depression. Am J Psychiatry 158:1638–1644
1343. Simon GE, von Korff M, Barlow W (1995) Health care costs of primary care patients with recognized depression. Arch Gen Psychiatry 52:850–856
1344. Simons AD, Murphy GE, Levine JL et al. (1986) Cognitive therapy and pharmacotherapy for depression. Sustained improvement over one year. Arch Gen Psychiatry 43:43–48
1345. Skapinakis P, Bakola E, Salanti G et al. (2010) Efficacy and acceptability of selective serotonin reuptake inhibitors for the treatment of depression in Parkinson's disease: a systematic review and meta-analysis of randomized controlled trials. BMC Neurol 10:49
1346. Skegg K (2005) Self-harm. Lancet 366:1471–1483
1347. Skodol A, Stout R, McGlashan T et al. (1999) Co-occurrence of mood and personality disorders: a report from the Collaborative Longitudinal Personality Disorders Study (CLPS). Depress Anxiety 10:175–182
1348. Smith EC, Grawe K (2003) What makes psychotherapy sessions productive? A new approach to bridging the gap between process research and practice. Clin Psychol Psychother 10:275–285
1349. Smith WT, Glaudin V, Panagides J et al. (1990) Mirtazapine vs. amitriptyline vs. placebo in the treatment of major depressive disorder. Psychopharmacol Bull 26:191–196
1350. Smits CH, de Vries WM, Beekman AT (2005) The CIDI as an instrument for diagnosing depression in older Turkish and Moroccan labour migrants: an exploratory study into equivalence. Int J Geriatr Psychiatry 20:436–445
1351. So M, Yamaguchi S, Hashimoto S et al. (2013) Is computerised CBT really helpful for adult depression? A meta-analytic re-evaluation of CCBT for adult depression in terms of clinical implementation and methodological validity. BMC Psychiatry 13:113
1352. Sockol LE, Epperson CN, Barber JP (2011) A meta-analysis of treatments for perinatal depression. Clin Psychol Rev 31:839–849
1353. Sockol LE, Epperson CN, Barber JP (2013) Preventing postpartum depression: a meta-analytic review. Clin Psychol Rev 33:1205–1217
1354. Soloff PH, Cornelius J, George A et al. (1993) Efficacy of phenelzine and haloperidol in borderline personality disorder. Arch Gen Psychiatry 50:377–385
1355. Sorensen MJ, Gronborg TK, Christensen J et al. (2013) Antidepressant exposure in pregnancy and risk of autism spectrum disorders. Clin Epidemiol 5:449–459
1356. Sotsky SM, Glass DR, Shea MT et al. (1991) Patient predictors of response to psychotherapy and pharmacotherapy: findings in the NIMH Treatment of Depression Collaborative Research Program. Am J Psychiatry 148:997–1008
1357. Souery D, Amsterdam J, de Montigny C et al. (1999) Treatment resistant depression: methodological overview and operational criteria. Eur Neuropsychopharmacol 9:83–91
1358. Souery D, Serretti A, Calati R et al. (2011) Citalopram versus desipramine in treatment resistant depression: effect of continuation or switching strategies: a randomized open study. World J Biol Psychiatry 12:364–375
1359. Souza FG, Goodwin GM (1991) Lithium treatment and prophylaxis in unipolar depression: a meta-analysis. Br J Psychiatry Suppl 158:666–675
1360. Soyka M, Lieb M (2004) Komorbidität von Depression und Alkoholabhängigkeit: Klinische und neurobiologische Aspekte. Nervenheilkunde 23:13–20
1361. Speierer GW (1994) Das differentielle Inkongruenzmodell (DIM). Handbuch der Gesprächspsychotherapie als Inkongruenzbehandlung. Asanger, Heidelberg
1362. Spielmans G, Berman M, Usitalo A (2011) Psychotherapy versus second-generation antidepressants in the treatment of depression: a meta-analysis. J Nerv Ment Dis 199:142–149
1363. Spielmans GI, Berman MI, Linardatos E et al. (2013) Adjunctive atypical antipsychotic treatment for major depressive disorder: a meta-analysis of depression, quality of life, and safety outcomes. PLoS Med 10:e1001403
1364. Spijker J, de Graaf R, Bijl RV et al. (2002) Duration of major depressive episodes in the general population: results from the Netherlands Mental Health Survey and Incidence Study (NEMESIS). Br J Psychiatry 181:208–213
1365. Spinelli MG, Endicott J (2003) Controlled clinical trial of interpersonal psychotherapy versus parenting education program for depressed pregnant women. Am J Psychiatry 160:555–562
1366. Spinelli MG, Endicott J, Leon AC et al. (2013) A controlled clinical treatment trial of interpersonal psychotherapy for depressed pregnant women at 3 New York City sites. J Clin Psychiatry 74:393–399
1367. Spitzer RL, Kroenke K, Williams JB (1999) Validation and utility of a self-report version of PRIME-MD: the PHQ primary care study. Primary Care Evaluation of Mental Disorders. Patient Health Questionnaire. JAMA 282:1737–1744
1368. Sproule BA, Hardy BG, Shulman KI (2000) Differential pharmacokinetics of lithium in elderly patients. Drugs Aging 16:165–177
1369. Srinivasan J, Cohen NL, Parikh SV (2003) Patient attitudes regarding causes of depression: implications for psychoeducation. Can J Psychiatry 48:493–495

1370. Stacey D, Bennett CL, Barry MJ et al. (2011) Decision aids for people facing health treatment or screening decisions. Cochrane Database Syst Rev CD001431
1371. Stacey D, Legare F, Col NF et al. (2014) Decision aids for people facing health treatment or screening decisions. Cochrane Database Syst Rev CD001431
1372. Stahl SM (2000) Placebo-controlled comparison of the selective serotonin reuptake inhibitors citalopram and sertraline. Biol Psychiatry 48:894–901
1373. Stamm K, Reinhard I, Salize HJ (2010) Kosten und Kostenverläufe von Versicherten mit Depressionsdiagnose und ohne psychische Störung im Vergleich – eine Sekundäranalyse von Routinedaten einer Betriebskrankenkasse. Neuropsychiatr 24:99–107
1374. Stamm K, Salize HJ, Härter M et al. (2007) Ressourcenverbrauch stationärer Episoden bei depressiven Störungen. Eine Analyse aus Sicht der Krankenkassen. Nervenarzt 78:665–671
1375. Stassen HH, Kuny S, D H (1998) The speech analysis approach to determining onset of improvement under antidepressants. Eur Neuropsychopharmacol 8:303–310
1376. Stassen HH, Angst J, Delini-Stula A (1997) Delayed onset of action of antidepressant drugs? Survey of results of Zurich meta-analyses. Eur Psychiatry 12:166–176
1377. Stassen HH, Angst J, Hell D et al. (2007) Is there a common resilience mechanism underlying antidepressant drug response? Evidence from 2848 patients. J Clin Psychiatry 68:1195–1205
1378. Statistisches Bundesamt (2013) Bevölkerung und Erwerbstätigkeit: Bevölkerung mit Migrationshintergrund – Ergebnisse des Mikrozensus 2013. Verfügbar auf: https://www.destatis.de/DE/Publikationen/Thematisch/Bevoelkerung/MigrationIntegration/Migrationshintergrund2010220137004.pdf?__blob=publicationFile [Letzter Zugriff: 14.09.2016]
1379. Statistisches Bundesamt (2014) Gesundheit: Grunddaten der Krankenhäuser 2013. Verfügbar auf: https://www.destatis.de/DE/Publikationen/Thematisch/Gesundheit/Krankenhaeuser/GrunddatenKrankenhaeuser2120611137004.pdf?__blob=publicationFile [Letzter Zugriff: 14.09.2016]
1380. Statistisches Bundesamt (2013) Gesundheit: Todesursachen in Deutschland 2012. Verfügbar auf: https://www.destatis.de/DE/Publikationen/Thematisch/Gesundheit/Todesursachen/Todesursachen2120400127004.pdf?__blob=publicationFile [Letzter Zugriff: 14.09.2016]
1381. Statistisches Bundesamt (2014) Gesundheit: Todesursachen in Deutschland 2013. Verfügbar auf: https://www.destatis.de/DE/Publikationen/Thematisch/Gesundheit/Todesursachen/Todesursachen2120400137004.pdf?__blob=publicationFile [Letzter Zugriff: 14.09.2016]
1382. Statistisches Bundesamt (2013) Krankheitskosten. Verfügbar auf: www.gbe-bund.de [Letzter Zugriff: 14.09.2016]
1383. Statistisches Bundesamt (2013) Rentenzugänge wegen verminderter Erwerbsfähigkeit in der Gesetzlichen Rentenversicherung. Verfügbar auf: www.gbe-bund.de [Letzter Zugriff: 14.09.2016]
1384. Statistisches Bundesamt (2013) Verlorene Erwerbstätigkeitsjahre. Verfügbar auf: www.gbe-bund.de [Letzter Zugriff: 14.09.2016]
1385. Steffanowski A, Löschmann C, Schmidt J et al. (2007) Meta-Analyse der Effekte stationärer psychosomatischer Rehabilitation – MESTA-Studie. Huber, Bern
1386. Steffens DC, Krishnan KR, Helms MJ (1997) Are SSRIs better than TCAs? Comparison of SSRIs and TCAs: a meta-analysis. Depress Anxiety 6:10–18
1387. Steglitz R-D, Freyberger HJ (2013) DSM-5 und ICD-10: Was kommt auf uns zu? Psychother Psychosom Med 63:207
1388. Stieglitz RD, Wolfersdorf M, Metzger R et al. (1998) Stationäre Behandlung depressiver Patienten. Konzeptuelle Überlegungen und Ergebnisse eines Pilotprojekts zur Qualitätssicherung in Baden-Württemberg. Nervenarzt 69: 59–65
1389. Stingl J, Schmidt L G (1999) Blutungsneigung unter neueren Antidepressiva (SSRI) (Arzneiverordnung in der Praxis). Arzneimittelkommission der deutschen Ärzteschaft (AkdÄ), Köln, Verfügbar auf: http://www.akdae.de/Arzneimitteltherapie/AVP/Ausgaben/1998-2002/19992.pdf [Letzter Zugriff: 14.09.2016]
1390. Stinner B, Bauhofer A, Sitter H et al. (2000) Nominaler Gruppenprozess als Konsensusinstrument zur Einschränkung der Therapieheterogenität in einer komplexen »outcome«-Studie. Intensivmed Notfallmed 37:30
1391. Stolk P, Ten Berg MJ, Hemels ME et al. (2003) Meta-analysis of placebo rates in major depressive disorder trials. Ann Pharmacother 37:1891–1899
1392. Stompe T, Ortwein-Swoboda G, Chaudhry HR et al. (2001) Guilt and depression: a cross-cultural comparative study. Psychopathology 34:289–298
1393. Stoppe G (2006) Alte. In: Stoppe G, Bramesfeld A, Schwartz FW (Hrsg.) Volkskrankheit Depression. Springer, Berlin
1394. Stoppe G (2006) Demenz. UTB Ernst Reinhardt, München
1395. Stoppe G (2000) Depressionen bei Alzheimer Demenz. In: Calabrese P, Förstl H (Hrsg.) Psychopathologie und Neuropsychologie der Demenz. Pabst, Lengerich, S. 68–86
1396. Stoppe G, Staedt J (1993) Die frühe diagnostische Differenzierung primär dementer von primär depressiven Syndromen im Alter – ein Beitrag zur Pseudodemenzdiskussion. Fortschr Neurol Psychiatr 61:172–182

1397. Storosum JG, Elferink AJ, van Zwieten BJ et al. (2001) Short-term efficacy of tricyclic antidepressants revisited: a meta-analytic study. Eur Neuropsychopharmacol 11:173–180
1398. Storosum JG, van Zwieten BJ, van den Brink W et al. (2001) Suicide risk in placebo-controlled studies of major depression. Am J Psychiatry 158:1271–1275
1399. Strauss C, Cavanagh K, Oliver A et al. (2014) Mindfulness-based interventions for people diagnosed with a current episode of an anxiety or depressive disorder: a meta-analysis of randomised controlled trials. PLoS One 9:e96110
1400. Strober M, Katz J (1988) Depression in the eating disorder: a review and analysis of descriptive, family and biological factors. In: Garner DM, Garfinkel PE (Hrsg.) Diagnostic issues in anorexia nervosa and bulimia nervosa. Brunner und Mazel, New York, S. 80–111
1401. Strotzka H (1975) Psychotherapie: Grundlagen, Verfahren, Indikationen. Urban und Schwarzenberg, Berlin
1402. Stuart S, Simons AD, Thase ME et al. (1992) Are personality assessments valid in acute major depression? J Affect Disord 24:281–289
1403. Su-Jung Y, Chi-Un P, Dai-Jin K et al. (2006) Mirtazapine für patients with alcohol dependence and comorbid depressive disorders: A multicentre, open label study. Prog Neuropsychopharmacol Biol Psychiatry 30:1196–1201
1404. Sutej I, Wiethoff K, Neuhaus K et al. (2006) Pharmakotherapie und Psychotherapie bei unipolarer Depression. Ist die kombinierte Behandlung einer Monotherapie überlegen? Z Klin Psychol Psychiatr Psychother 54:163–172
1405. Swan J, Sorrell E, MacVicar B et al. (2004) «Coping with depression": an open study of the efficacy of a group psychoeducational intervention in chronic, treatment-refractory depression. J Affect Disord 82:125–129
1406. Swartz CM (2009) Electroconvulsive therapy and neuromodulation therapies. Cambridge University Press, New York
1407. Swift JK, Callahan JL (2009) The impact of client treatment preferences on outcome: a meta-analysis. J Clin Psychol 65:368–381
1408. Swinnen SG, Selten JP (2007) Mood disorders and migration: meta-analysis. Br J Psychiatry 190:6–10
1409. Takahashi S, Mizukami K, Yasuno F et al. (2009) Depression associated with dementia with Lewy bodies (DLB) and the effect of somatotherapy. Psychogeriatrics 9:56–61
1410. Tarricone I, Atti AR, Salvatori F et al. (2009) Psychotic symptoms and general health in a socially disadvantaged migrant community in Bologna. Int J Soc Psychiatry 55:203–213
1411. Taylor D, Meader N, Bird V et al. (2011) Pharmacological interventions for people with depression and chronic physical health problems: systematic review and meta-analyses of safety and efficacy. Br J Psychiatry 198:179–188
1412. Teasdale JD, Segal ZV, Williams JMG et al. (2000) Prevention of relapse/recurrence in major depression by mindfulness-based cognitive therapy. J Consult Clin Psychol 68:615–623
1413. Tedeschini E, Levkovitz Y, Iovieno N et al. (2011) Efficacy of antidepressants for late-life depression: a meta-analysis and meta-regression of placebo-controlled randomized trials. J Clin Psychiatry 72:1660–1668
1414. Teresi J, Abrams R, Holmes D et al. (2001) Prevalence of depression and depression recognition in nursing homes. Soc Psychiatry Psychiatr Epidemiol 36:613–620
1415. Teri L, Logsdon RG, Uomoto J et al. (1997) Behavioral treatment of depression in dementia patients: a controlled clinical trial. J Gerontol B Psychol Sci Soc Sci 52:159–166
1416. Terman M, Terman JS, Ross DC (1998) A controlled trial of timed bright light and negative air ionization for treatment of winter depression. Arch Gen Psychiatry 55:875–882
1417. Terra JL, Montgomery SA (1998) Fluvoxamine prevents recurrence of depression: results of a long-term, double-blind, placebo-controlled study. Int Clin Psychopharmacol 13:55–62
1418. Teusch L, Bohme H, Finke J et al. (2001) Effects of client-centered psychotherapy for personality disorders alone and in combination with psychopharmacological treatment: an empirical follow-up study. Psychother Psychosom 70: 328–336
1419. Teusch L, Bohme H, Finke J et al. (2003) Antidepressant medication and the assimilation of problematic experiences in psychotherapy. Psychother Res 13:307–322
1420. Thapa PB, Gideon P, Cost TW et al. (1998) Antidepressants and the risk of falls among nursing home residents. N Engl J Med 339:875–882
1421. Tharwani HM, Yerramsetty P, Mannelli P et al. (2007) Recent advances in poststroke depression. Curr Psychiatry Rep 9:225–231
1422. Thase M (1999) Redefining antidepressant efficacy toward long-term recovery. J Clin Psychiatry 60:15–19
1423. Thase M, Entsuah A, Rudolph R (2001) Remission rates during treatment with venlafaxine or selective serotonin reuptake inhibitors. Br J Psychiatry 178:234–241
1424. Thase M, Rush A (1995) Treatment-resistent depression. Raven, New York
1425. Thase ME (2003) Effectiveness of antidepressants: comparative remission rates. J Clin Psychiatry 64:3–7
1426. Thase ME (1997) Efficacy and tolerability of once-daily venlafaxine extended release (XR) in outpatients with major depression. The Venlafaxine XR 209 Study Group. J Clin Psychiatry 58:393–398
1427. Thase ME (2003) Evaluating antidepressant therapies: remission as the optimal outcome. J Clin Psychiatry 64:18–25

1428. Thase ME, Entsuah R, Cantillon M et al. (2005) Relative antidepressant efficacy of venlafaxine and SSRIs: sex-age interactions. J Womens Health 14:609–616
1429. Thase ME, Frank E, Mallinger AG et al. (1992) Treatment of imipramine-resistant recurrent depression, III: Efficacy of monoamine oxidase inhibitors. J Clin Psychiatry 53:5–11
1430. Thase ME, Greenhouse JB, Frank E et al. (1997) Treatment of major depression with psychotherapy or psychotherapy-pharmacotherapy combinations. Arch Gen Psychiatry 54:1009–1015
1431. Thase ME, Nierenberg AA, Vrijland P et al. (2010) Remission with mirtazapine and selective serotonin reuptake inhibitors: a meta-analysis of individual patient data from 15 controlled trials of acute phase treatment of major depression. Int Clin Psychopharmacol 25:189–198
1432. Thase ME, Reynolds ICF, Frank E et al. (1994) Do depressed men and women respond similarly to cognitive behavior therapy? Am J Psychiatry 151:500–505
1433. The Management of Major Depressive Disorder Working Group (2000) VHA/DOD Clinical Practice Guideline for the Management of Major Depressive Disorder in Adults. Version 2.0. Veterans Health Administration, Department of Defense Verfügbar auf: http://www.healthquality.va.gov/mdd/mdd_cpg_v21.pdf [Letzter Zugriff: 14.09.2016]
1434. The UK ECT review group (2003) Efficacy and safety of electroconvulsive therapy in depressive disorders: a systematic review and meta-analysis. Lancet 361:799–808
1435. Thies-Flechtner K, Müller-Oerlinghausen B, Seibert W et al. (1996) Effect of prophylactic treatment on suicide risk in patients with major affective disorders. Data from a randomized prospective trial. Pharmacopsychiatry 29:103–107
1436. Thombs BD, Arthurs E, Coronado-Montoya S et al. (2014) Depression screening and patient outcomes in pregnancy or postpartum: a systematic review. J Psychosom Res 76:433–446
1437. Thombs BD, Bass EB, Ford DE et al. (2006) Prevalence of depression in survivors of acute myocardial infarction. J Gen Intern Med 21:30–38
1438. Thompson DR, Lewin RJ (2000) Coronary disease. Management of the post-myocardial infarction patient: rehabilitation and cardiac neurosis. Heart 84:101–105
1439. Thompson LW, Gallagher D, Breckenridge JS (1987) Comparative effectiveness of psychotherapies for depressed elders. J Consult Clin Psychol 55:385–390
1440. Thorlund K, Druyts E, Wu P et al. (2015) Comparative efficacy and safety of selective serotonin reuptake inhibitors and serotonin-norepinephrine reuptake inhibitors in older adults: a network meta-analysis. J Am Geriatr Soc 63:1002–1009
1441. Thornicroft G, Sartorius N (1993) The course and outcome of depression in different cultures: 10-year follow-up of the WHO Collaborative Study on the Assessment of Depressive Disorders. Psychol Med 23:1023–1032
1442. Thota AB, Sipe TA, Byard GJ et al. (2012) Collaborative care to improve the management of depressive disorders: a community guide systematic review and meta-analysis. Am J Prev Med 42:525–538
1443. Thürmann PA (2007) Geschlechtsspezifische Unterschiede bei Arzneimitteln. Ther Umsch 64:325–329
1444. Tiemeier H (2003) Biological risk factors for late life depression. Eur J Epidemiol 18:745–750
1445. Tiemeier H, van Dijck W, Hofman A et al. (2004) Relationship between atherosclerosis and late-life depression: the Rotterdam Study. Arch Gen Psychiatry 61:369–376
1446. Tlach L, Wusten C, Daubmann A et al. (2014) Information and decision-making needs among people with mental disorders: a systematic review of the literature. Health Expect 21:12251
1447. Tolin D (2010) Is cognitive-behavioral therapy more effective than other therapies?: A meta-analytic review. Clin Psychol Rev 30:710–720
1448. Tölle R (2008) Nicht die Elektrokrampftherapie, sondern ihre Gegner stehen in der Kritik. Nervenarzt 79:1310–1312
1449. Tondo L, Baldessarini RJ, Floris G et al. (1997) Effectiveness of restarting lithium treatment after its discontinuation in bipolar I and bipolar II disorders. Am J Psychiatry 154:548–550
1450. Tondo L, Hennen J, Baldessarini RJ (2001) Lower suicide risk with long-term lithium treatment in major affective illness: a meta-analysis. Acta Psychiatr Scand Suppl 104:163–172
1451. Torrens M, Fonseca F, Mateu G et al. (2005) Efficacy of antidepressants in substance use disorders with and without comorbid depression. A systematic review and meta-analysis. Drug Alcohol Depend 78:1–22
1452. Toseland RW, Siporin M (1986) When to recommend group treatment: A review of the clinical and the research literature. Int J Group Psychother 36:171–201
1453. Trenckmann U, Bandelow B (2002) Empfehlungen zur Patienteninformation Psychiatrie und Psychotherapie. Steinkopff, Darmstadt
1454. Trindade E, Menon D, Topfer LA et al. (1998) Adverse effects associated with selective serotonin reuptake inhibitors and tricyclic antidepressants: a meta-analysis. CMAJ 159:1245–1252
1455. Tritt K, von Heymann F, Loew TH et al. (2003) Patienten in stationärer psychosomatischer Krankenhausbehandlung: Patientencharakteristika und Behandlungsergebnisse anhand der Psy-Bado-PTM. Psychother Psychosom Med 8:244–251
1456. Trivedi R, Nieuwsma J, Williams J (2011) Examination of the utility of psychotherapy for patients with treatment resistant depression: a systematic review. J Gen Intern Med 26:643–650

1457. Tronick EZ, Weinberg MK (1997) Depressed mothers and infants: Failure to form dyadid states of consciousness. In: Murray L, Cooper PJ (Hrsg.) Postpartum depression and child development. Guilford Press, New York, S. 54–81
1458. Tsuang MT, Faraone SV (1990) The genetics of mood disorders. John Hopkins University Press, Baltimore
1459. Tully PJ, Baune BT (2014) Comorbid anxiety disorders alter the association between cardiovascular diseases and depression: the German National Health Interview and Examination Survey. Soc Psychiatry Psychiatr Epidemiol 49:683–691
1460. Turner EH, Matthews AM, Linardatos E et al. (2008) Selective publication of antidepressant trials and its influence on apparent efficacy. N Engl J Med 358:252–260
1461. Tursi MF, Baes C, Camacho FR et al. (2013) Effectiveness of psychoeducation for depression: a systematic review. Aust N Z J Psychiatry 47:1019–1031
1462. Tuunainen A, Kripke DF, Endo T (2004) Light therapy for non-seasonal depression. Cochrane Database Syst Rev CD004050
1463. Tyrer P (1995) Somatoform and personality disorders: personality and the soma. J Psychosom Res 39:395–397
1464. Tyrer P, Gunderson J, Lyons M et al. (1997) Extent of comorbidity between mental state and personality disorders. J Pers Disord 11:242–259
1465. Uher R, Payne JL, Pavlova B et al. (2014) Major depressive disorder in DSM-5: implications for clinical practice and research of changes from DSM-IV. Depress Anxiety 31:459–471
1466. Unutzer J, Patrick DL, Diehr P et al. (2000) Quality adjusted life years in older adults with depressive symptoms and chronic medical disorders. Int Psychogeriatr 12:15–33
1467. Ustun TB, Ayuso-Mateos JL, Chatterji S et al. (2004) Global burden of depressive disorders in the year 2000. Br J Psychiatry 184:386–392
1468. van't Veer-Tazelaar PJ, van Marwijk HW, van Oppen P et al. (2009) Stepped-care prevention of anxiety and depression in late life: a randomized controlled trial. Arch Gen Psychiatry 66:297–304
1469. van den Hoofdakker RH (1994) Chronobiological theories of nonseasonal affective disorders and their implications for treatment. J Biol Rhythms 9:157–183
1470. van der Sande R, van Rooijen L, Buskens E et al. (1997) Intensive in-patient and community intervention versus routine care after attempted suicide. A randomised controlled intervention study. Br J Psychiatry 171:35–41
1471. van der Wurff FB, Beekman AT, Dijkshoorn H et al. (2004) Prevalence and risk-factors for depression in elderly Turkish and Moroccan migrants in the Netherlands. J Affect Disord 83:33–41
1472. van der Wurff FB, Stek ML, Hoogendijk WJ et al. (2003) The efficacy and safety of ECT in depressed older adults: a literature review. Int J Geriatr Psychiatry 18:894–904
1473. van der Wurff FB, Stek ML, Hoogendijk WL et al. (2003) Electroconvulsive therapy for the depressed elderly. Cochrane Database Syst Rev CD003593
1474. van Dooren F, Nefs G, Schram M et al. (2013) Depression and risk of mortality in people with diabetes mellitus: a systematic review and meta-analysis. PLoS One 8:e57058
1475. van Hees ML, Rotter T, Ellermann T et al. (2013) The effectiveness of individual interpersonal psychotherapy as a treatment for major depressive disorder in adult outpatients: a systematic review. BMC Psychiatry 13:22
1476. van het Hoofd MGV, Roelse H, Kwakkel G et al. (2011) Does exercise therapy affect depression or depressive symptoms after stroke? Phys Ther Rev 13:191–200
1477. van Loon A, van Schaik A, Dekker J et al. (2013) Bridging the gap for ethnic minority adult outpatients with depression and anxiety disorders by culturally adapted treatments. J Affect Disord 147:9–16
1478. van Melle JP, de Jonge P, Honig A et al. (2007) Effects of antidepressant treatment following myocardial infarction. Br J Psychiatry 190:460–466
1479. van Steenbergen-Weijenburg KM, van der Feltz-Cornelis CM, Horn EK et al. (2010) Cost-effectiveness of collaborative care for the treatment of major depressive disorder in primary care. A systematic review. BMC Health Serv Res 10:19
1480. van Straten A, Tiemens B, Hakkaart L et al. (2006) Stepped care vs. matched care for mood and anxiety disorders: a randomized trial in routine practice. Acta Psychiatr Scand 113:468–476
1481. Vander-Voort DJ, Fuhriman A (1991) The efficacy of group therapy for depression: a review of the literature. Small Gr Res 22:320–338
1482. Vartiainen H, Leinonen E (1994) Double-blind study of mirtazapine and placebo in hospitalized patients with major depression. Eur Neuropsychopharmacol 4:145–150
1483. Verbosky LA, Franco KN, Zrull JP (1993) The relationship between depression and length of stay in the general hospital patient. J Clin Psychiatry 54:177–181
1484. Versiani M, Amrein R, Stabl M (1997) Moclobemide and imipramine in chronic depression (dysthymia): an international double-blind, placebo-controlled trial. International Collaborative Study Group. Int Clin Psychopharmacol 12:183–193
1485. Versiani M, Nardi AE, Mundim FD et al. (1990) Moclobemide, imipramine and placebo in the treatment of major depression. Acta Psychiatr Scand Suppl 360:57–58
1486. Versiani M, Oggero U, Alterwain P et al. (1989) A double-blind comparative trial of moclobemide v. imipramine and placebo in major depressive episodes. Br J Psychiatry Suppl 155:72–77

1487. Vieweg T, Trabert W (2002) Psychoedukation in der Depressionsbehandlung. Ein psychoedukatives Gruppenprogramm im Rahmen stationärer Psychotherapie. Verhaltenstherapie und Verhaltensmedizin 23:479–497
1488. Viguera AC, Baldessarini RJ, Friedberg J (1998) Discontinuing antidepressant treatment in major depression. Harv Rev Psychiatry 5:293–306
1489. Viguera AC, Newport DJ, Ritchie J et al. (2007) Lithium in breast milk and nursing infants: clinical implications. Am J Psychiatry 164:342–345
1490. Vinkers DJ, Gussekloo J, Stek ML et al. (2004) Temporal relation between depression and cognitive impairment in old age: prospective population based study. BMJ 329:881
1491. Visser PJ, Verhey FR, Scheltens P et al. (2002) Diagnostic accuracy of the Preclinical AD Scale (PAS) in cognitively mildly impaired subjects. J Neurol 249:312–319
1492. Vittengl JR, Clark LA, Dunn TW et al. (2007) Reducing Relapse and Recurrence in Unipolar Depression: a Comparative Meta-Analysis of Cognitive-Behavioral Therapy's Effects. J Consult Clin Psychol 75:475–488
1493. Vivian-Taylor J, Hickey M (2014) Menopause and depression: is there a link? Maturitas 79:142–146
1494. Voderholzer U, Valerius G, Schaerer L et al. (2003) Is the antidepressive effect of sleep deprivation stabilized by a three day phase advance of the sleep period? A pilot study. Eur Arch Psychiatry Clin Neurosci 253:68–72
1495. Volkert J, Schulz H, Harter M et al. (2013) The prevalence of mental disorders in older people in Western countries – a meta-analysis. Ageing Res Rev 12:339–353
1496. von Korff M, Goldberg D (2001) Improving outcomes in depression. BMJ 323:948–949
1497. Von Korff M, Katon W, Bush T et al. (1998) Treatment costs, cost offset, and cost-effectiveness of collaborative management of depression. Psychosom Med 60:143–149
1498. von Wolff A, Hölzel L, Westphal A et al. (2012) Combination of pharmacotherapy and psychotherapy in the treatment of chronic depression: a systematic review and meta-analysis. BMC Psychiatry 12:61
1499. von Wolff A, Holzel LP, Westphal A et al. (2013) Selective serotonin reuptake inhibitors and tricyclic antidepressants in the acute treatment of chronic depression and dysthymia: a systematic review and meta-analysis. J Affect Disord 144:7–15
1500. Waern M, Runeson BS, Allebeck P et al. (2002) Mental disorder in elderly suicides: a case-control study. Am J Psychiatry 159:450–455
1501. Wahl R (1994) Kurzpsychotherapie bei Depressionen. Interpersonelle Psychotherapie und kognitive Therapie im Vergleich. Westdeutscher Verlag, Opladen
1502. Waldorff FB, Buss DV, Eckermann A et al. (2012) Efficacy of psychosocial intervention in patients with mild Alzheimer's disease: the multicentre, rater blinded, randomised Danish Alzheimer Intervention Study (DAISY). BMJ 345:e4693
1503. Walpole SC, McMillan D, House A et al. (2013) Interventions for treating depression in Muslim Patients: a systematic review. J Affect Disord 145:11–20
1504. Walsh BT, Seidman SN, Sysko R et al. (2002) Placebo response in studies of major depression: variable, substantial, and growing. JAMA 287:1840–1847
1505. Wampold B (2001) The great psychotherapy debate: model, methods, and findings. Erlbaum, Mahwah
1506. Wampold BE, Minami T, Baskin TW et al. (2002) A meta-(re)analysis of the effects of cognitive therapy versus ›other therapies‹ for depression. J Affect Disord 68:159–165
1507. Wan YJ, Poland RE, Han G et al. (2001) Analysis of the CYP2D6 gene polymorphism and enzyme activity in African-Americans in southern California. Pharmacogenetics 11:489–499
1508. Wang C, Bannuru R, Ramel J et al. (2010) Tai Chi on psychological well-being: systematic review and meta-analysis. BMC Complement Altern Med 10:23
1509. Wang F, Man JK, Lee EK et al. (2013) The effects of qigong on anxiety, depression, and psychological well-being: a systematic review and meta-analysis. Evid Based Complement Alternat Med 2013:152738
1510. Ward E, King M, Lloyd M et al. (2000) Randomised controlled trial of non-directive counselling, cognitive-behaviour therapy, and usual general practitioner care for patients with depression. I: Clinical effectiveness. Br Med J 321:1383–1388
1511. Wassermann EM (1998) Risk and safety of repetitive transcranial magnetic stimulation: report and suggested guidelines from the International Workshop on the Safety of Repetitive Transcranial Magnetic Stimulation, June 5–7, 1996. Electroencephalogr Clin Neurophysiol 108:1–16
1512. Wassermann EM (2000) Side effects of repetitive transcranial magnetic stimulation. Depress Anxiety 12:124–129
1513. Watanabe N, Omori IM, Nakagawa A et al. (2011) Mirtazapine versus other antidepressive agents for depression. Cochrane Database Syst Rev CD006528
1514. Watson JC, Bedard DL (2006) Clients' emotional processing in psychotherapy: A comparison between cognitive-behavioral and process-experiential therapies. J Consult Clin Psychol 74:152–159
1515. Watson JC, Gordon LB, Stermac L et al. (2003) Comparing the effectiveness of process-experiential with cognitive-behavioral psychotherapy in the treatment of depression. J Consult Clin Psychol 71:773–781
1516. Watson JC, Greenberg LS (1996) Pathways to change in the psychotherapy of depression: Relating process to session change and outcome. Psychotherapy 33:262–274

1517. Watzke B, Büscher C, Koch U et al. (2006) Leitlinienentwicklung bei der Behandlung von Patienten mit psychischen Störungen. In: Pawils S, Koch U (Hrsg.) Psychosoziale Versorgung in der Medizin. Schattauer, Stuttgart, S. 85–99
1518. Watzke B, Heddaeus D, Steinmann M et al. (2014) Gestuftes Vorgehen (Stepped-Care) bei der Behandlung von Patienten mit Depressionen. Bericht über das Gesundheitsnetz Depression im psychenet – Hamburger Netz psychische Gesundheit. Verhaltenstherapie und Psychosoziale Praxis 46:455–458
1519. Weiner MF, Martin-Cook K, Foster BM et al. (2000) Effects of donepezil on emotional/behavioral symptoms in Alzheimer's disease patients. J Clin Psychiatry 61:487–492
1520. Weissman MM (2014) Treatment of depression: men and women are different? Am J Psychiatry 171:384–387
1521. Weissman MM, Bland RC, Canino GJ et al. (1996) Cross-national epidemiology of major depression and bipolar disorder. JAMA 276:293–299
1522. Weissman MM, Prusoff BA, Dimascio A et al. (1979) The efficacy of drugs and psychotherapy in the treatment of acute depressive episodes. Am J Psychiatry 136:555–558
1523. Wells KB, Golding JM, Burnam MA (1988) Psychiatric disorder and limitations in physical functioning in a sample of the Los Angeles general population. Am J Psychiatry 145:712–717
1524. Wells KB, Stewart A, Hays RD et al. (1989) The functioning and well-being of depressed patients. Results from the Medical Outcomes Study. JAMA 262:914–919
1525. Wenzel-Seifert K, Wittmann M, Haen E (2011) QTc prolongation by psychotropic drugs and the risk of Torsade de Pointes. Dtsch Arztebl Int 108:687–693
1526. Wernher I, Bjerregaard F, Tinsel I et al. (2014) Collaborative treatment of late-life depression in primary care (German IMPACT): study protocol of a cluster-randomized controlled trial. Trials 15:1745–6215
1527. Wexler BE, Cicchetti DV (1992) The outpatient treatment of depression. Implications of outcome research for clinical practice. J Nerv Ment Dis 180:277–286
1528. Weymann N, Unger HP, Dirmaier J et al. (2014) Burnout. Verfügbar auf: http://www.psychenet.de/psychische-gesundheit/informationen/burnout.html [Letzter Zugriff: 14.09.2016]
1529. Whooley MA, Avins AL, Miranda J et al. (1997) Case-finding instruments for depression. Two questions are as good as many. J Gen Intern Med 12:439–445
1530. Whyte IM, Dawson AH, Buckley NA (2003) Relative toxicity of venlafaxine and selective serotonin reuptake inhibitors in overdose compared to tricyclic antidepressants. QJM 96:369–374
1531. Wiegand MH, Lauer CJ, Schreiber W (2001) Patterns of response to repeated total sleep deprivations in depression. J Affect Disord 64:257–260
1532. Wijeratne C, Halliday GS, Lyndon RW (1999) The present status of electroconvulsive therapy: a systematic review. Med J Aust 171:250–254
1533. Wijkstra J, Lijmer J, Burger H et al. (2013) Pharmacological treatment for psychotic depression. Cochrane Database Syst Rev CD004044
1534. Wilke S, Grande T (1991) Krankheitskonzepte als Verhandlungsgegenstand – ein Modell zur interaktionellen Ausarbeitung von Ursachenvorstellungen in psychoanalytischen Erstinterviews. In: Flick U (Hrsg.) Alltagswissen über Gesundheit und Krankheit. Asanger, Heidelberg, S. 177–197
1535. Wilkinson P, Izmeth Z (2012) Continuation and maintenance treatments for depression in older people. Cochrane Database Syst Rev CD006727
1536. Williams J, Russell I, Russell D (2008) Mindfulness-based cognitive therapy: further issues in current evidence and future research. J Consult Clin Psychol 76:524–529
1537. Williams Jr. JW, Barrett J, Oxman T et al. (2000) Treatment of dysthymia and minor depression in primary care: A randomized controlled trial in older adults. J Am Med Assoc 284:1519–1526
1538. Williams Jr. JW, Mulrow CD, Chiquette E et al. (2000) A systematic review of newer pharmacotherapies for depression in adults: evidence report summary. Ann Intern Med 132:743–756
1539. Williams JW, Jr., Noel PH, Cordes JA et al. (2002) Is this patient clinically depressed? JAMA 287:1160–1170
1540. Wilson K, Mottram P (2004) A comparison of side effects of selective serotonin reuptake inhibitors and tricyclic antidepressants in older depressed patients: a meta-analysis. Int J Geriatr Psychiatry 19:754–762
1541. Wilson K, Mottram P, Sivanranthan A et al. (2001) Antidepressants versus placebo for depressed elderly. Cochrane Database Syst Rev CD000561
1542. Wilson KC, Mottram PG, Vassilas CA (2008) Psychotherapeutic treatments for older depressed people. Cochrane Database Syst Rev CD004853
1543. Wimmer-Puchinger B, Wolf H, Engleder A (2006) Migrantinnen im Gesundheitssystem. Inanspruchnahme, Zugangsbarrieren und Strategien zur Gesundheitsförderung. Bundesgesundheitsblatt – Gesundheitsforschung – Gesundheitsschutz 49:884–892
1544. Winkler D, Pjrek E, Kasper S (2005) Anger attacks in depression – evidence for a male depressive syndrome. Psychother Psychosom Med 74:303–307

1545. Wirz-Justice A, van den Hoofdakker RH (1999) Sleep deprivation in depression: what do we know, where do we go? Biol Psychiatry 46:445–453
1546. Wisniewski SR, Rush AJ, Nierenberg AA et al. (2009) Can phase III trial results of antidepressant medications be generalized to clinical practice? A STAR*D report. Am J Psychiatry 166:599–607
1547. Wissenschaftlicher Beirat der Bundesärztekammer (2003) Stellungnahme zur Elektrokrampftherapie (EKT) als psychiatrische Behandlungsmaßnahme. Dtsch Arztebl 100:504–506
1548. Wittchen H, Müller N, Schmidtkunz B et al. (2000) Erscheinungsformen, Häufigkeit und Versorgung von Depressionen. Ergebnisse des bundesweiten Gesundheitssurveys »Psychische Störungen«. Fortschr Med Sonderheft I:4–9
1549. Wittchen HU (1996) Critical issues in the evaluation of comorbidity of psychiatric disorders. Br J Psychiatry Suppl 168:9–16
1550. Wittchen HU, Lieb R, Wunderlich U et al. (1999) Comorbidity in primary care: presentation and consequences. J Clin Psychiatry 60:29–36
1551. Wittchen HU, Nelson CB, Lachner G (1998) Prevalence of mental disorders and psychosocial impairments in adolescents and young adults. Psychol Med 28:109–126
1552. Wittchen HU, Pfister H (1997) DIA-X Interviews: Manual für Screening, Verfahren und Interview, Interviewheft Längsschnittuntersuchung (DIA-X lifetime); Ergänzungsheft (DIA-X), Interviewheft Querschnittuntersuchung (DIA-X 12 Monate); PC-Programm zur Durchführung des Interviews (Längs- und Querschnittsuntersuchung); Auswertungsprogramm. Swets und Zeitlinger, Frankfurt
1553. Wittchen HU, Semler G (1990) Composite International Diagnostic Interview (CIDI, Version 1.0). Beltz, Weinheim
1554. Wittchen HU, Winter S, Höfler M et al. (2000) Häufigkeit und Erkennensrate von Depressionen in der hausärztlichen Praxis. Fortschr Med 118:22–30
1555. Wittkowski A, Gardner PL, Bunton P et al. (2014) Culturally determined risk factors for postnatal depression in Sub-Saharan Africa: a mixed method systematic review. J Affect Disord 163:115–124
1556. Wold PN (1991) Eating disorder symptoms in affective disorder. J Psychiatry Neurosci 16:204–208
1557. Wolfersdorf M (2003) Depressionsstationen Stand 2002 – eine Standortbestimmung. Krankenhauspsych 14:44–48
1558. Wolfersdorf M (2002) Krankheit Depression. Erkennen, verstehen und behandeln. Psychiatrie-Verlag, Bonn
1559. Wolfersdorf M, Lehle B (2003) Depressionsstationen – Struktur- und Prozessqualität Stand 1998. Psychiatr Prax 30:140–142
1560. Wolfersdorf M, Mäulen B (1992) Suizidprävention bei psychisch Kranken. In: Wedler H, Wolfersdorf M, Welz R (Hrsg.) Therapie bei Suizidgefährdung. Röderer, Regensburg, S. 175–197
1561. Wolfersdorf M, Muller B (2007) Zur Situation der stationären Depressionsbehandlung in Deutschland. Psychiatr Prax 34:S277–280
1562. Wolfersdorf MD (2000) Der suizidale Patient in Klinik und Praxis. Suizidalität und Suizidprävention. Wissenschaftliche Verlagsgesellschaft, Stuttgart
1563. Wong MC, Chung JW, Wong TK (2007) Effects of treatments for symptoms of painful diabetic neuropathy: systematic review. BMJ 335:87
1564. Woodside BD, Staab R (2006) Management of psychiatric comorbidity in anorexia nervosa and bulimia nervosa. CNS Drugs 20:655–663
1565. World Federation of Societies of Biological Psychiatry (WFSBP) (2013) Treatment of unipolar depressive disorders, part 1: Acute and continuation treatment of major depressive disorder.
1566. World Health Organization (1983) Depressive disorders in different cultures. World Health Organization, Geneva
1567. World Health Organization (2008) The global burden of disease: 2004 update. World Health Organization, Geneva, Verfügbar auf: http://www.who.int/healthinfo/global_burden_disease/GBD_report_2004update_full.pdf [Letzter Zugriff: 14.09.2016]
1568. World Health Organization (2010) Global Recommendations on Physical Activity for Health. World Health Organization, Geneva, Verfügbar auf: http://whqlibdoc.who.int/publications/2010/9789241599979_eng.pdf [Letzter Zugriff: 14.09.2016]
1569. World Health Organization (1993) The ICD-10 classification of mental and behavioural disorders: diagnostic criteria for research. World Health Organization, Geneva
1570. World Health Organization (1998) Wellbeing measures in primary health care: the DepCare project. World Health Organization, Copenhagen
1571. Wurst KE, Poole C, Ephross SA et al. (2010) First trimester paroxetine use and the prevalence of congenital, specifically cardiac, defects: a meta-analysis of epidemiological studies. Birth Defects Res A Clin Mol Teratol 88:159–170
1572. Wynn ZJ, Cummings JL (2004) Cholinesterase inhibitor therapies and neuropsychiatric manifestations of Alzheimer's disease. Dement Geriatr Cogn Disord 17:100–108
1573. Xie CL, Wang XD, Chen J et al. (2015) A systematic review and meta-analysis of cognitive behavioral and psychodynamic therapy for depression in Parkinson's disease patients. Neurol Sci 36:833–843
1574. Yi ZM, Liu F, Zhai SD (2010) Fluoxetine for the prophylaxis of poststroke depression in patients with stroke: a meta-analysis. Int J Clin Pract 64:1310–1317

1575. Yon A, Scogin F (2009) Behavioural activation as a treatment for geriatric depression. Clin Gerontol 32:91–103
1576. Yonkers KA, Blackwell KA, Glover J et al. (2014) Antidepressant use in pregnant and postpartum women. Annu Rev Clin Psychol 10:369–392
1577. Yonkers KA, O‹Brien PM, Eriksson E (2008) Premenstrual syndrome. Lancet 371:1200–1210
1578. Yonkers KA, Wisner KL, Stewart DE et al. (2009) The management of depression during pregnancy: a report from the American Psychiatric Association and the American College of Obstetricians and Gynecologists. Gen Hosp Psychiatry 31:403–413
1579. Zautra A, Davis M, Reich J et al. (2008) Comparison of cognitive behavioral and mindfulness meditation interventions on adaptation to rheumatoid arthritis for patients with and without history of recurrent depression. J Consult Clin Psychol 76:408–421
1580. Zeeb H, Razum O (2006) Epidemiologische Studien in der Migrationsforschung: Ein einleitender Überblick. Bundesgesundheitsblatt – Gesundheitsforschung – Gesundheitsschutz 49:845–852
1581. Zeiler J (1997) Psychiatrische Diagnostik bei Migranten: Typische Fehlerquellen. T & E Neurologie und Psychiatrie 11: 889–891
1582. Zerbin-Rüding E (1980) Psychiatrische Genetik. In: Kisker KP, Meyer JE, Müller C, Strömgren E (Hrsg.) Grundlagen und Methoden der Psychiatrie. Teil 2. Springer, Berlin, S. 545–618
1583. Ziegelstein R, Fauerbach J, Stevens S et al. (2000) Patients with depression are less likely to follow recommendations to reduce cardiac risk during recovery from a myocardial infarction. Arch Intern Med 160:1818–1823
1584. Ziemann GH (2002) Der Stellenwert der Ergotherapie im stationären psychiatrischen Therapiekonzept – Ergebnisse einer Befragung von Patienten und Angestellten. In: Reuster T, Bach O (Hrsg.) Ergotherapie und Psychiatrie. Perspektiven aktueller Forschung. Thieme, Stuttgart, S. 85–98
1585. Zimmerman M (1994) Diagnosing personality disorders. A review of issues and research methods. Arch Gen Psychiatry 51:225–245
1586. Zimmerman M, Posternak MA, I. C (2005) Is the cutoff to define remission on the Hamilton Rating Scale for Depression too high? J Nerv Ment Dis 193:170–175
1587. Zimmerman M, Coryell W, Pfohl B et al. (1986) ECT response in depressed patients with and without a DSM-III personality disorder. Am J Psychiatry 143:1030–1032
1588. Zimmerman M, McGlinchey JB, Posternak MA et al. (2006) How should remission from depression be defined? The depressed patient's perspective. Am J Psychiatry 163:148–150
1589. Zivin K, Wharton T, Rostant O (2013) The economic, public health, and caregiver burden of late-life depression. Psychiatr Clin North Am 36:631–649
1590. Zuidersma M, Conradi HJ, van Melle JP et al. (2013) Depression treatment after myocardial infarction and long-term risk of subsequent cardiovascular events and mortality: a randomized controlled trial. J Psychosom Res 74:25–30